H.C. ALLEN, M.D.

DIE HEILMITTEL VON FIEBERN

SCHRIFTENREIHE DER
CLEMENS VON BÖNNINGHAUSEN-AKADEMIE
Band 18

DIE HEILMITTEL VON FIEBERN

Kontinuierlich, biliös, intermittierend, Malaria-ähnlich, remittierend, perniziös, typhoid, Typhus, septisch, Gelbfieber, zymotisch, usw.

von H.C. Allen, M.D.
Autor von „Leitsymptome und Charakteristika der Materia Medica" und „Materia Medica der Nosoden"

Übersetzung: Gerhard Risch

Verlag Müller & Steinicke München

ISBN 3-87569-127-X

Gesamtherstellung: Grafik + Druck GmbH, München

Inhaltsverzeichnis

Teil I: Theorie

Teil II: Arzneimittellehre

Teil III: Repertorium

Vorbemerkung

H.C. ALLEN veröffentlichte 1879 die erste, und 1884 die zweite Ausgabe dieses Buches, das damals noch den Titel „The Therapeutics of Intermittent Fever" trug. Etwa zwei Jahrzehnte nach der ersten Auflage gab er das Buch unter dem Titel „The Therapeutics of Fevers" erneut heraus, und es war - wie der Titel schon sagt - wesentlich erweitert. In dieser dritten Ausgabe hatte er nun nicht nur alle fieberhaften Erkrankungen im Auge, sondern er hatte inzwischen Hahnemanns Lehre von den chronischen Krankheiten gründlich studiert und nahm diese Erkenntnisse und die Erfahrungen, die er damit gemacht hatte, in sein Buch auf. Dementsprechend erweiterte er auch seine dargebotenen Mittelbilder. Leider ließ er aus Platzgründen viele Kasuistiken aus der zweiten Ausgabe weg. Da diese größtenteils aber sehr instruktiv sind, füge ich sie hier wieder ein; sie sind mit einem * bezeichnet. Auch ein paar kleinere Mittel, deren Symptomatik auch nicht sehr ausführlich beschrieben wurde, ließ er in der dritten Auflage weg. Diese wurden ebenfalls hier wieder aufgenommen und mit einem * bezeichnet.

Soweit ich sehe, ist dieses Buch der erste literarische Versuch eines großen und erfahrenen homöopathischen Arztes, HAHNEMANNS Lehre von den chronischen Miasmen auf akute Krankheiten anzuwenden. Er hält die meisten akuten, fieberhaften Krankheiten für „Ausbrüche" und „Explosionen" der chronischen Miasmen Psora, Syphilis, Sykosis und Tuberkulinie, vor allem dann, wenn diese hereditär beim Patienten vorhanden sind. Und er kommt - besonders in schweren Fällen und bei Rückfällen - von der Vorgeschichte des Patienten und von der Familienvorgeschichte zu den heilenden homöopathischen Mitteln, wobei er aber nie das Ähnlichkeitsgesetz außer Acht läßt. Beim Lesen dieses Buches wird klar, daß es auch nach fast einem Jahrhundert, in dem Chemotherapie und Antibiotika Triumphe gefeiert haben, die nun verblassen, nichts von seiner Aktualität eingebüßt hat.

Wo H.C. ALLEN Zitate von HAHNEMANN aus dem Organon oder den „Chronischen Krankheiten" anführt, habe ich den Original-Wortlaut aus den deutschen Ausgaben eingesetzt, beim Organon aus der 5. Auflage, die ja damals nur zur Verfügung stand. Ich weiß nicht, welche englische Übersetzung H.C. ALLEN hatte, aber sie war ausgezeichnet und gibt für uns heute das, was HAHNEMANN meinte, fast noch präziser wieder als das - oft so schwierige - HAHNEMANN-Deutsch.

Zur Übersetzung der Begriffe „Typhoid“ und „Typhus“ kann man in modernen medizinischen Wörterbüchern lesen, daß „Typhoid fever“ den Typhus meint, während „Typhus“ das Fleckfieber bezeichnet. Ob diese strenge Unterscheidung schon zu H.C. ALLEN’s Zeiten eingebürgert war, wage ich zu bezweifeln. In alten Wörterbüchern aus der 2. Hälfte des vorigen Jahrhunderts gibt es diese Unterscheidung noch nicht; dort ist typhoid = typhusähnlich und Typhus = Typhus in einem weiteren Sinne. Auch die von H.C. ALLEN selbst dargebotene Definition (im Kapitel: Der Name) läßt nicht erkennen, daß er mit „Typhus“ nur das Fleckfieber (= „Läusetyphus“) meint. Die Literatur der damaligen Zeit zeigt, daß man den Begriff „Typhus“ weit faßte und durch Zusätze wie „abdominalis“, „haemorrhagicus“, „exanthematicus“, usw. näher bestimmte. Für H.C. ALLEN hatte der klinische Name auch keine große Bedeutung, denn „wir behandeln nicht den Namen“. Ich bin daher bei der Übersetzung bei folgender Nomenklatur geblieben: „Typhoid“ = Typhoid, „Typhoid fever“ = Typhoid-Fieber, „Typhus“ = Typhus.

Zum besseren Verständnis dieses Buches sei - aus Platzgründen nur andeutungsweise - angemerkt, daß der Begriff „Fieber“ damals wesentlich mehr bedeutete als heute. Für die meisten heutigen Menschen ist Fieber ein Zustand, den man an der Skala des Thermometers ablesen kann. Dies aber ist eine bedauernswerte Verkümmerung und Einengung der Betrachtung der tatsächlichen Vorgänge, die eintreten, wenn ein Mensch fieberhaft erkrankt. Zu H.C. ALLEN’s Zeiten bezeichnete man häufig mit „Fieber“ einen gesamten Krankheitsablauf, was mit den am Thermometer ablesbaren Graden der Körperwärme oft wenig zu tun hatte. Gerade das „intermittierende Fieber“ (= Wechselfieber) hatte seine genaue Einteilung in das *Prodromalstadium*, dem das *Froststadium* folgte, danach kam das *Hitzestadium*, danach das *Schweißstadium* und schließlich die *Apyrexie* (= die „fieberfreie Zeit“). Das Ganze war „der Anfall“, der sich regelmäßig oder unregelmäßig wiederholen konnte. (So konnte ein Patient 40° Fieber haben, sich aber dennoch im Froststadium befinden, weil er einen schweren Schüttelfrost hatte; später hatte er vielleicht nur noch 38,5°, war aber im Hitzestadium, weil er objektiv und subjektiv heiß war, usw.) In den meisten Fällen gebrauchte man für den Begriff „Froststadium“ einfach nur das Wort „Frost“, für „Hitzestadium“ einfach nur „Hitze“, usw. Statt des Begriffs „anteponierend“, den man gebrauchte, um die zeitliche Vorverlegung eines wiederkehrenden Anfalls auszudrücken, benutzte H.C. ALLEN (und auch andere) das Wort „anticipierend“, was bei der Übersetzung auch so beibehalten wurde.

Für die Mittelwahl des Homöopathen war es nun wichtig, alles herauszufinden, was die einzelnen Stadien begleitete oder was der aufgezeigten Folge nicht entsprach. Das waren dann die Symptome nach § 153 des Organon von HAHNEMANN. Hinzu kamen die „Charakteristika“, die den Patienten während des ganzen Anfalls oder während einzelner Stadien auszeichneten.

Bei seinen Arzneimittelbildern folgte H.C. ALLEN der damaligen Mode, am Anfang bestimmte „Typen“, „Konstitutionen“, „Temperamente“, usw. für den Patienten anzugeben, die sich in „blonden Haaren“, „blauen Augen“, „heller Hautfarbe“ und noch manchem anderen ausdrückten. Mit solchen Dingen, die ja keine Krankheitssymptome sind, muß man äußerst vorsichtig sein! Das zeigt schon die einfache Überlegung, daß in Indien, Afrika und Südamerika wahrlich nur selten „blonde, blauäugige, hellhäutige“ Patienten anzutreffen sind, daß aber Pulsatilla, Phosphor, Kalium bichromicum, usw. - also „blonde, blauäugige, hellhäutige“ Mittel - dort genau so kräftig wirken wie in Europa oder Nordamerika, wo solche „hellen“ Menschen öfter als in Indien zu finden sind. KENT hat immer wieder darauf hingewiesen, daß wir krankhafte Symptome zur Mittelfindung brauchen, daß aber blonde Haare, blaue Augen und helle Haut absolut keine Krankheitszeichen sind. Während wir diese Dinge also als eine Modeerscheinung der damaligen Zeit vernachlässigen können, so sollte uns doch die damalige Betrachtung von Fieber umso mehr interessieren. Selbst wenn wir über ein paar heute nicht mehr gebräuchliche Ausdrücke stolpern (wie z.B. „zymotisch“, was dem septischen Fieber ähnlich ist, oder „perniziös“, was eine Bösartigkeit ausdrücken soll, oder „low type“, das ich mit „heimtückisch“ übersetzt habe, was eine besonders gefürchtete Form beim Typhoid oder bei der Malaria darstellt, wenn der Körper nicht mehr die Kraft hat, Fieber zu entwickeln, sondern nur Untertemperatur vorhanden ist), so helfen diese Klassifizierungen in gewisser Weise doch, die in Frage kommenden Mittel einzugrenzen. Und die genaue Beobachtung des „Anfalls“ und seiner Stadien führt in vielen Fällen direkt zum Mittel.

Die Zeichensetzung H.C. ALLEN's wurde bei der Übersetzung der Materia Medica weitgehendst beibehalten, da sie für die Sinnerfassung der Symptome wichtig ist. Ein Punkt (.) bedeutet immer den Abschluß eines Symptoms; ein Semikolon (;) schließt eine Modalität oder eine Unterrubrik eines Symptoms ab, das mit dem Begriff am Anfang des Satzes begann; was durch ein Komma (,) unterbrochen wird, bezieht sich in den meisten Fällen auf den Begriff, der als erster nach einem Punkt oder Semikolon genannt wird.

Ebenso wurde bei der Übersetzung so nahe wie möglich am englischen Text geblieben. Für den Kundigen werden dadurch die oft kurzen Zusammenfassungen längerer Symptome, die man in anderen Arzneimittellehren (z.B. bei C. HERING) ausführlicher nachlesen kann, deutlicher. Auch die vielen „As-if“-Symptome [„Als-ob“-Symptome] sind so sofort zu erkennen.

Die Abkürzungen der Mittelnamen wurden - soweit dies möglich war - denen des KENT'schen Repertoriums angeglichen. Statt *Cimicifuga* sagt H.C. ALLEN *Actea racemosa*, was hier beibehalten wurde. Wenn er von „konstitutionellen Symptomen“ spricht (z.B. in der Apyrexie), dann meint er damit Symptome der hereditär-chronischen Miasmen.

H.C. ALLEN stellt mit diesem Buch eine völlig andere Betrachtungsweise der Behandlung von fieberhaften Erkrankungen vor, als sie uns die Schulmedizin unserer Tage bietet. Die Homöopathie hat aber gerade zu den Zeiten, als man noch nicht zu Chemotherapie und Antibiotika greifen konnte, ihre triumphalsten Lorbeeren geerntet, indem sie mit den schwersten Infektionskrankheiten fertig werden konnte. Zu Beginn des 19. Jahrhunderts trat HAHNEMANN einer Scharlachepidemie höchst wirksam entgegen, 1813 konnte er für seine Patienten den Typhus besiegen, und in den Cholera-Epidemien des vorigen Jahrhunderts bewährte sich die Homöopathie ausgezeichnet. Trotz aller Erreger-Theorien hat sie nun zwei Jahrhunderte lang ihre Überlegenheit auch bei schwersten fieberhaften Erkrankungen - auch bei Malaria, Tropenfiebern, Sepsis, usw. - bewiesen. Ihre einizige Schwierigkeit besteht darin, daß der Behandler alle seine geistigen Kräfte, seine Zeit, seine Mühe und all sein medizinisches Wissen darangeben muß, um das Simillimum zu finden. Und genau dies wird ihm nur gelingen, wenn er in seiner Materia Medica gut zu Hause ist. Dazu will H.C. ALLEN mit seinem Buch helfen, das eines der ganz wenigen ist, in dem die Arzneimittelbilder so dargestellt sind, daß man auf einen Blick erkennen kann, welche Symptome im Frost-, Hitze- oder Schweißstadium vorkommen. Natürlich wird der Fortgeschrittene auf viele ihm bekannte Symptome in der Arzeimittellehre und im Repertorium treffen, dennoch wird er aus beiden viel Neues lernen, und die Anordnung und Auflistung der Symptome wird ihm viel Anregung bieten und Rüstzeug für die Praxis sein.

Angesichts der Tatsache, daß auch bei vielen Schulmedizinern sich die Erkenntnis Bahn bricht, daß der Erreger und seine Abtötung nicht alles ist, und daß - worauf schon der alte PASTEUR hinwies - das Terrain, auf dem er sich festsetzen kann, eine große Rolle spielt, und angesichts der Tatsache, daß viele Erreger gegen die modernen Antibiotika resistent geworden sind und diese dadurch ihre Wirksamkeit verloren haben, wird die homöopathische Betrachtungsweise und Behandlung von fieberhaften Erkrankungen in Zukunft wieder mehr ihre Überlegenheit beweisen müssen. Darauf müssen die Homöopathen vorbereitet sein.

Ich danke meiner Frau Gisela für die gründliche und zeitaufwendige Mitarbeit bei den Korrekturen.

Juli 1996 *Gerhard Risch*

Die Heilmittel von Fiebern

Kontinuierlich, biliös, intermittierend, Malaria-ähnlich, remittierend, perniziös, typhoid, Typhus, septisch, Gelbfieber, zymotisch, usw.

von H.C. ALLEN, M.D.
Autor von „Schlüsselsymptome und Charakteristika der Materia medica" und „Materia Medica der Nosoden"

Teil I: Theorie

Vorwort

Der Autor ist seinen Berufskollegen, besonders in Indien, wo Fieber jeden Typs endemisch sind, zutiefst dankbar für ihre Empfehlungen der Monographie über das intermittierende Fieber. Seit der Veröffentlichung der ersten Auflage im Jahre 1879 hat eine ausgedehnte Erfahrung in der Behandlung der chronischen intermittierenden Fieber HAHNEMANNs Lehren endgültig verifiziert, daß die hartnäckigsten und widerspenstigsten Fälle hauptsächlich bei psorischen und tuberkulösen Patienten vorkommen, und je tiefer die Dyskrasie ist, desto länger hingezogen ist das Fieber. Eine andere klinische Tatsache, die von vielen beobachtenden homöopathischen Ärzten verifiziert wurde, ist die, daß die unterdückende Behandlung durch massive Dosen von Chinin, wie sie von der dominierenden Schulmedizin praktiziert wird, nicht nur unbedingt schädlich, sondern oft tödlich ist. Massive Dosen der Chinarinde oder eines ihrer Alkaloide können nur die Symptome unterdrücken und dadurch die Leiden des Patienten verstärken.

HAHNEMANNs Ausführungen in den „*Chronischen Krankheiten*“ über die Behandlung der akuten Syphilis müssen auf Fieber jeden Typs und auf akute Krankheiten jeden Namens und jeder Art angewendet werden, ohne Rücksicht auf den Ort des Auftretens. Wenn - wie er im ORGANON versichert - akute Krankheiten „im allgemeinen nur ein vorübergehender Ausbruch, eine Explosion der latenten psorischen Affektion sind“, dann muß der symptomatische Ausdruck davon oder irgendeine andere Dyskrasie in die Anamnese mit eingeschlossen werden, und das Mittel, das über die Totalität ausgewählt wird, auf diese Weise gewonnen werden.

Dieser Band enthält die Heilmittel von Typhoid, Typhus und Fiebern jeden Grades und jeden Namens, von akuten, sporadischen und epidemischen intermittierenden Fiebern bis zum malignen Typ des tropischen Malaria-Fiebers. Aber für jeden Patienten wird dasselbe Gesetz der Heilung, dieselbe Regel der Praxis angewandt. Es muß der *Patient* und nicht das *Fieber* sein, was hauptsächlich und speziell zu bedenken ist. Es ist das Individuum mit seiner oder ihrer besonderen Idiosynkrasie und konstitutioneller Erbbelastung, mit dem wir es zu tun haben. Die Symptome der verborgenen psorischen Affektion müssen genau so ganz und vollkommen analysiert werden wie die Symptome des „vorübergehenden Ausbruchs", des Fieberanfalls. In der Regel ist die Familienvorgeschichte viel hinweisender auf das heilende Mittel als der schnelle Puls und die hohe Temperatur und sollte sorgfältig studiert werden. Wenn es zu entdecken war, sollte das konstitutionelle Miasma - Psora, Sykosis, Syphilis, Tuberkulose - besonders notiert werden, denn dort wird oft der Schlüssel gefunden, mit dem man das Geheimnis der Schwere des Anfalls oder der Rückfalltendenz des Fiebers aufschließen kann. Der Autor hat die Erfahrung gemacht, daß der Patient in jedem Stadium von Fieber geheilt werden kann, wenn das Mittel über die Totalität der objektiven, subjektiven und miasmatischen Symptome ausgewählt wird. Es ist nicht notwendig, daß ein Typhoid oder ein anderes Fieber „seinen Verlauf nehmen muß".

Der Autor möchte seinen Dank zum Ausdruck bringen an die Drs. Geo. H. CLARK, C.B. GILBERT, Wm. Jefferson GUERNSEY, St. Clair SMITH, E.V. ROSS und P.C. MAJUMDAR für ihre wertvollen Anregungen; und an die Drs. C.E. FISHER und C.B. HALL für die Anregungen und die Hilfe beim Korrekturlesen. Er ist auch gebührend dankbar dafür, daß er mit einem Verleger und einem Drucker gesegnet ist, die stolz auf den Ruf und die Qualität ihres Werkes sind ohne Rücksicht auf die betreffenden Dollars.

Heilmittel der Fieber

„Nachdem der Arzt alle vorhandenen und spürbaren Symptome der Krankheit gefunden hat, hat er die Krankheit selbst gefunden - er hat eine vollkommene Vorstellung von ihr und weiß alles, was er zu wissen braucht, um sie zu heilen." HAHNEMANN, Erfahrungsheilkunde.

Die Causa

Man wird kaum einen Arzt finden, der nicht sofort und mit offenbarer Sicherheit *eine Theorie* für die *Ursache* von intermittierenden oder anderen Fiebern formulieren könnte. Diesem umfassenden Wissen kommen nur die Verschiedenheit der Theorien gleich, mit denen man unterhalten wird, und die Fehlschläge, die untrennbar mit dem Versuch verbunden sind, die *Theorie der Ursache* und den *Namen der Krankheit* an Stelle der subjektiven und objektiven Symptome, die der Patient bietet, zu behandeln. Das natürliche Ergebnis dieses Versuchs, den Lehren und der Praxis der Allopathie zu folgen, ist der Vorwurf, der so oft von unseren ärztlichen Brüdern aus der gegnerischen Schule gemacht wird, daß „die Homöopathen nicht ehrenhaft in ihrer Praxis sind"; und dieser Vorwurf gründet häufiger in dem, was sie bei unserer Behandlung von Fiebern gesehen haben als bei allen anderen Krankheiten zusammen. Die Allopathie beteuert, daß intermittierendes Fieber nicht ohne Chinin geheilt werden kann, weil Chinin das Antidot der „Sumpfansteckung" sei; und viele Homöopathen - indem sie sich von dem Gesetz der Heilung verabschieden und ihre Materia Medica mißachten - huldigen aufrichtig einer ähnlichen Illusion.

Der Gegenstand dieses Buches ist, sich mit therapeutischen Fakten zu befassen und nicht mit spekulativen Theorien. Der Autor kann keine Theorie vorbringen und keine widerlegen außer der, daß man mit der erfolgreichen homöopathischen Therapie gegen dieses „schwarze Tier" unseres Berufsstandes einschreiten kann. Wir sind nicht in der Lage, eine kluge Erklärung für die *Causa* von sporadischem oder epidemischem intermittierenden Fieber anzubieten, die die Prüfung wissenschaftlicher Forschung bestehen würde, und HAHNEMANNs *eine therapeutische Tatsa-*

che ist am Krankenbett mehr wert als alle Theorien, die jemals vorgebracht wurden.

„Intermittierendes Fieber ist eine Neurose. Seine Phänomene wie Frost und Hitze sind deutlich; ihr Ursprung muß ebenfalls deutlich sein. Die Hitze kommt aus der Wirkung des sympathischen Systems, der Frost aus dem spinalen System" - *LORD, On Interm. Fever.*

„Wir glauben, daß intermittierendes Fieber eine Neurose ist, deren Sitz speziell im ganglionischen System ist, und darum können nur Nerven-Mittel heilen, und besonders diejenigen, die auf den vasomotorischen Teil wirken." - *WURMB und CASPAR, On Interm. Fever.*

„Akute Fälle müssen immer mit cerebro-spinalen Mitteln behandelt werden, chronische Fälle mit organischen Mitteln". - *BURT's Characteristics.*

„Malaria-Mittel können in zwei Klassen eingeteilt werden: Chinin, Gelsemium, Eucalyptus, Nux vomica, Arsenicum und Cedron, welche die Kraft haben, Protozoen, Aufgußtierchen und kryptogame Pilze zu zerstören, und Eupatorium, Cornus, Salizine, Arnica, Natrium mur. und Hydrastis, welche diese Kraft nicht haben, jedoch der Periodizität des Anfalls entsprechen." - *HALE's Therapeutics, S. 609.*

BARTLETT, SALISBERRY und andere, die die kryptogamische Theorie verfechten, haben viele Anhänger in unserer Schule; und hier müssen Carbolicum acidum, Salicylicum acidum, Natrium sulf. usw. gebraucht werden, um die Keime zu zerstören.

GRAUVOGL's Theorie der Milz-Kongestion und der konstitutionellen Einteilungen hat viele Verteidiger. Aber es erfordert einen GRAUVOGL, um die Konstitution und die Milz-Kongestion herauszufinden; oder einen LORD, einen WURMB und CASPAR, um ein cerebro-spinales oder sympathisches Mittel auszuwählen; oder einen BURT, HUGHES, HALE oder KAFKA, um die Mittel zu klassifizieren.

Die Malaria-Theorie (Sumpfansteckung)

ist jedoch ganz allgemein akzeptiert. Der Beweis, der zu ihrer Erhärtung vorgebracht wird, ist das vorherrschende Auftreten von Epidemien dort, wo das Gift vermutlich existiert. Es wird angenommen, daß es das Resultat verrottender Pflanzen und anderen organischen Materials ist, und wird an Wasserläufen mit niedrigen, morastigen, aufgeschwemmten Ufern, die häufig überflutet werden, gefunden; an Gewässern mit stehendem Wasser; in der Nachbarschaft von kürzlich gegrabenen Kanälen, Kellern oder frisch gepflügtem jungfräulichen Boden; in der Nähe von Sümpfen, besonders an der windgeschützten Seite von herrschenden Winden. Es ist beschränkt auf Bodennähe, scheint sich in horizontaler Richtung auszubreiten; und sein Fortschreiten kann unterbrochen werden von Wällen, Hecken, hohen Dämmen und dichten Wäldern. Anders als das Gift von Diphtherie, Röteln, Scharlach, Pocken und Typhus ist es weder übertragbar noch infektiös; doch ebenfalls anders als bei diesen macht jeder Anfall den Organismus nur anfälliger für einen folgenden.

Aber andererseits ist schon lange bekannt, daß das Fieber auch auf einem trockenen, ja sogar sandigen Boden auftreten kann, und ebenso in felsigen Bergregionen, wo es oft extensiver und schwerer ist als im angrenzenden Flachland. ZIEMSSEN sagt: „Man findet Fieber in den Appeninen der Toscana auf einer Höhe von 350 m, an den Hängen der Berge auf Ceylon auf 1900 m, in den Pyrenäen auf 1500 m, und in den Anden in Peru auf 3000 und 3350 m, während zur selben Zeit die benachbarten Ebenen völlig frei sind oder nur von einer sehr milden Form heimgesucht werden". Es gibt große Landstriche, in denen alle Bedingungen für Malaria existieren, und doch gibt es dort kein intermittierendes Fieber; und in anderen Distrikten, in denen keine Bedingungen für eine Ansteckung gefunden werden können, ist Wechselfieber dennoch zu jeder Jahreszeit endemisch. Das Fieber tritt in einer sporadischen Form auf, wo niemals Ansteckung vorherrscht und die Patienten nie in einer Malariagegend waren. Darüber hinaus werden die Einwohner eines Tals, in dem die Krankheit verbreitet ist, oft von intermittierendem Fieber befallen, wenn sie sich in eine Gebirgsgegend begeben, wo die Krankheit unbekannt ist. Der Mikroskopist ist mit seinen kräftigsten Linsen noch nie in der Lage gewesen, die Ansteckung zu entdecken, und chemische oder spektrale Analysen sind ebenfalls machtlos, das Problem zu lösen. Die innere Causa aller Fieber liegt in unseren eigenen Körpern und ist *unbekannt*, und weil es unbekannt ist, können wir nicht erwarten, sein Gegenteil zu finden, denn wir müssen das Gift kennen, bevor wir ein Antidot geben können.

Bei solcher Beweislage - die genauso stark gegen als für die Malaria-Theorie spricht - kann uns verziehen werden, wenn wir an der Existenz eines solchen Agens beim Hervorbringen von intermittierendem Fieber zweifeln. Und wenn wir aufgefordert werden, die *Gewißheiten* unseres *Heilgesetzes* aufzugeben und eine Behandlung anzunehmen, die darauf basiert, ein unbekanntes Gift zu antidotieren, sollten wir als Homöopathen höflich ablehnen. Wir wissen ebenso viel vom Wesen solcher Gifte, die Scharlach, Diphtherie und Typhus produzieren, wie von denen, die intermittierendes Fieber hervorrufen; doch der Erfolg der sogenannten antidotarischen Behandlung ist nicht von der Art, daß er einen Homöopathen berechtigen würde, für ihn die Lehren seiner Materia Medica aufzugeben. Dieses Suchen nach einer hypothetischen Causa und die Annahme einer Behandlung, die auf ihrer angeblichen Entdeckung basiert, ist schon immer die tödliche Skylla gewesen, an der viele homöopathische Erfolge gestrandet sind. Wenn das Element der Genauigkeit erst einmal entfernt ist, dann degeneriert unsere Praxis in die Kurpfuscherei.

Die psorische Diathese

Eine weitere Causa für intermittierende Fieber, und besonders für *die hartnäckigsten Typen* - eine Causa, die allgemein unbekannt ist oder von der Mehrheit der homöopathischen Ärzte übersehen wird - muß in der vererbten Dyskrasie des Patienten gefunden werden, in der psorischen oder tuberkulinischen Diathese. HAHNEMANN sagt (Chronische Krankheiten, S. 95):

Wechselfieber, wenn sonst keine beim Volke weder sporadisch, noch epidemisch[1], noch auch endemisch herrschen, von sehr verschiedenen Formen, Dauer und Typus, alltägige, drei-, vier-, fünf- und siebentägige.
Alle Abende Fieberfrost mit blauen Nägeln.
Alle Abende einzelne Schauer.
Alle Abende Hitze mit Wallung nach dem Kopfe mit rothen Backen, auch wohl mit untermischtem Froste.
Wechselfieber von etlichen Wochen Dauer, worauf ein nässender, jückender Ausschlag einige Wochen lang folgt, aber beim Ausbruch einer gleichen Wechselfieber-Periode abheilt, und so abwechselnd Jahre lang fort.

Dies ist wahr, nicht nur bei intermittierenden Fiebern, sondern auch bei Typhoid, Typhus und allen Typen von langdauernden Fiebern. Alle Fieber, die zu einem sich hinziehenden, heimtückischen oder bösartigen Typus tendieren, treten beim psorischen oder tuberkulinischen Patienten auf, und je tiefer psorisch, desto bösartiger ist der Anfall.

Das Ähnlichkeitsgesetz - ein nie versagender Führer

Ohne Zweifel wäre es eine große Genugtuung, wenn man in der Lage wäre, *die Causa* für intermittierendes Fieber zu erklären; und es wäre gleichermaßen befriedigend, wenn man sagen könnte, warum **nicht alle Personen, die derselben Ansteckungsquelle ausgesetzt waren, befallen werden**; genauso wie es eine Genugtuung wäre, wenn man den Grund für viele Phänome in der physikalischen Wissenschaft, die alle um uns herum existieren, erklären könnte. Solch ein Wissen könnte uns eine Hilfe sein, auf hygienischem Wege der Krankheit vorzubeugen oder sie in ihrer Schwere zu modifizieren; aber es könnte niemals auch nur die kleinste Hilfe bei ihrer homöopathischen Behandlung sein. Wenn wir erst einmal

1 Epidemisch herrschende Wechselfieber befallen wohl nie von Psora freie Menschen, so daß Geneigtheit dazu für ein Psora-Symptom zu achten ist.

Abschied genommen haben von HAHNEMANNs Methode der Individualisation jedes einzelnen Falles, dann begeben wir uns auf das Meer des Zweifels und der Unsicherheit, auf dem unsere allopathischen Brüder immer schon ohne Kompaß gesegelt sind.

„Wenn unsere Schule die strikt induktive Methode HAHNEMANNs aufgibt, dann sind wir verloren und sind nur noch wert, als eine Karikatur innerhalb der Geschichte der Medizin erwähnt zu werden." - CONSTANTIN HERING.

HALE - indem er den blinden Gebrauch von Chinin verdammt - sagt: „Wenn der Arzt nicht absolut gewiß ist, daß der Anfall auf das ansteckende Gift zurückzuführen ist, dann sollte er warten, bis die Krankheit ihren wahren Charakter zeigt." Wie aber ist es für den Arzt möglich, „absolut *gewiß*" zu sein, daß er es mit ansteckendem Gift zu tun hat? Und wie kann dieses Wissen die Symptome verändern, die der Patient präsentiert, oder uns in die Lage versetzen, leichter oder mit größerer Gewißheit das Mittel auszuwählen? Es gibt einen sehr feinen Unterschied zwischen *gewiß* und *sicher*. Ich bin *gewiß*, daß die Sonne aufgehen wird; ich bin *sicher*, daß sie aufgegangen ist. Die erfolgreiche Behandlung von intermittierendem Fieber erfordert es, daß der Arzt nicht nur *gewiß*, sondern *sicher* sein sollte. Ich bin *sicher*, daß ich einen kranken Menschen behandeln muß, der gewisse Symptome präsentiert; aber ich bin nicht *gewiß*, daß er mit einer Ansteckung vergiftet ist oder innerhalb von 100 Meilen eines Ansteckungsgebiets gewesen ist; und ich bin ziemlich *ungewiß*, ob das „cerebro-spinale" oder das „sympathische" Nervensystem angegriffen ist; oder *ob* man oder *wie* man ein cerebro-spinales oder organisches Mittel auswählen soll. Es gibt viele Mittel, die beide Nervensysteme affizieren; mein Patient aber braucht nur *eines*. *Aber darin bin ich mir sicher, daß die objektiven und subjektiven Symptome, unter denen er leidet, in jeder Hinsicht ähnlich sind zu denen, die bei einer gesunden Person durch China hervorgerufen werden.* Für mich und meinen Patienten ist diese simple Tatsache hinreichend. Das kommt einer mathematischen Demonstration nahe. Darüber gibt es keine Zweifel und Ungewißheiten. Mein Patient wartet nicht, bis ich die Wahrheit oder Falschheit irgendeiner schönen Theorie demonstrieren kann, die - ob richtig oder falsch - niemals die Charakteristika seines Falles verändern kann, soweit es die Auswahl des Mittels betrifft.

Die Befragung des Patienten

Der erste Schritt beim Individualisieren - der Eckstein des homöopathischen Gewölbes - beginnt mit einer Befragung des Patienten. Es ist unmöglich, einen Patienten *im allgemeinen* zu befragen und dann für ihn *im besonderen* eine Verschreibung vorzunehmen. Bevor wir ein Mittel für einen gegebenen Fall auswählen können, müssen wir uns zuerst der besonderen Symptome, an denen der Patient leidet, versichern, denn diese bilden das Bild der Krankheit; und dies ist oft eine äußerst schwierige Aufgabe.

HAHNEMANN sagt: „Wenn die Totalität der Symptome, die einen gegebenen Fall charakterisieren, erst einmal genau aufgezeichnet ist, dann ist der schwerste Teil vollbracht."

DUNHAM sagt: „Wollen Sie sagen, daß dies eine leichte Sache sei? Meine Herren, es ist der schwierigste Teil ihrer Pflicht. Das Mittel auszuwählen, ist nach einer meisterlichen Befragung und Niederschrift des Falles vergleichsweise leicht. Aber den Fall *aufzunehmen* erfordert großes Wissen von der menschlichen Natur, von der Vorgeschichte der Krankheit und - wie wir sehen werden - von der *Materia Medica*."

„Mache die Eile langsam" - dieser Satz hatte nie eine bessere Illustration in der medizinischen Wissenschaft als in diesem Rat; denn keine Krankheit erfordert für ihre erfolgreiche Behandlung eine genauere Beobachtung von Vorschriften oder ein strengeres Festhalten am Prinzip als intermittierendes oder andere Fieber.

Die Symptome, die vor oder während *des Frostes, der Hitze, des Schweißes* und *der Apyrexie* auftreten; die *Zeit* des Auftretens des Anfalls, die *Teile* des Körpers, in denen der Frost zuerst erscheint; die *Regelmäßigkeit* ihrer Stadien; der *Grad* oder die *Abwesenheit* von *Durst*, und die *Zeit* seines Auftretens; genauso wie die *konstitutionellen Leiden, die durch das Fieber aufgerüttelt werden* - all dies muß sorgfältig notiert werden.

„Die bisherige, noch in der unverständigen Kindheit liegende Pathologie weiß nur von einem einzigen Wechelfieber, was sie auch das kalte Fieber nennt, und nimmt keine andere Verschiedenheit an, als nach der Zeit, in welcher die Unfälle wiederkehren, das tägliche, dreitägige, viertägige, usw. Es giebt aber außer den Rückkehr-Zeiten der Wechselfieber noch weit bedeutendere Verschiedenheiten derselben; es giebt dieser Fieber unzählige, deren viele nicht einmal kalte Fieber genannt werden können, da ihre Anfälle in bloßer Hitze bestehen; wieder andere, welche bloß Kälte haben, mit oder ohne drauf folgenden Schweiß; wieder andere, welche Kälte über und über, zugleich mit Hitzeempfindung, haben, oder bei äußerlich fühlbarer Hitze, Frost; wieder andre, wo der eine Paroxysm aus bloßem Schüttelfroste oder bloßer Kälte, mit drauf folgendem Wohlbefinden, der andre aber aus bloßer Hitze besteht, mit oder ohne drauf folgenden Schweiß; wieder andre, wo die Hitze zuerst kommt, und Frost erst dann drauf folgt; wieder andre, wo nach Frost und Hitze Apyrexie eintritt, und dann als zweiter Anfall, oft viele Stunden hernach, bloß Schweiß folgt; wieder andre, wo gar kein Schweiß erfolgt, und wieder andre, wo der ganze Anfall, ohne Frost oder Hitze, bloß aus Schweiß besteht, oder wo der Schweiß bloß während der Hitze zugegen ist; und so noch unglaublich andre Verschiedenheiten, vorzüglich in Rücksicht der Neben-Symptome, des besonderen Kopfwehs, des bösen Geschmacks, der Übelkeit, des Erbrechens, des Durchlaufs, des fehlenden oder heftigen Durstes, der Leib- oder Gliederschmerzen besondrer Art, des Schlafs, der Delirien, der Gemüths-Verstimmungen, der Krämpfe, usw., vor, bei oder nach dem Froste, vor, bei oder nach der Hitze, vor, bei oder nach dem Schweiße, und so noch andre zahllose Abweichungen. All diese sind offenbar sehr verschieden geartete Wechselfieber, deren jedes, ganz natürlich, seine eigene (homöopathische) Behandlung verlangt. Unterdrückt, das muß man gestehen, können sie zwar fast alle werden (wie so oft geschieht) durch große, ungeheure Gaben [China-]Rinde und ihres pharmaceutischen, schwefelsauren Auszugs, Chinin, das ist, ihr periodisches Wiederkehren (ihr Typus) wird von ihr, obgleich oft erst nach gesteigerten und oft wiederholten Gaben, ausgelöscht, aber die Kranken, welche an solchen, nicht für Chinarinde geeigneten Wechselfiebern gelitten hatten, wie alle die, ganze Länder und selbst Gebirge überziehenden, epidemischen Wechselfieber sind, werden durch den so ausgelöschten Typus nicht gesund, nein! sie bleiben nun andersartig krank und kränker, oft weit kränker als vorher, an eigenartigen, chronischen China-Siechthumen, die selbst durch ächte Heilkunst oft kaum in langer Zeit wieder zur Gesundheit herzustellen sind - und das sollte man Heilen nennen wollen?" - Anmerkung zu § 235 Organon.

Der Typ des Fiebers - intermittierend (tertiana, quartana, usw.), remittierend, biliös, malaria-ähnlich, typhoid, usw., usw. - ist bestenfalls nur ein einzelnes Symptom und von wenigem oder keinem Wert als ein Symptom zur Auswahl des Mittels. Wir müssen alle Erweise der gestörten Gesundheit aufnehmen, sowohl lokal als allgemein, um daraus eine Mittelwahl vornehmen zu können.

Der Arzt der „rationalen" Schule forscht nur nach allgemeinen Zuständen. Es reicht ihm, wenn er Wechselfieber und seine tägliche, dreitägliche oder viertägliche Form, biliöses oder remittierendes Fieber diagnostizieren kann; dies befriedigt die angenommenen Erfordernisse der Wissenschaft und macht ihn fähig, Chinin oder irgendeine Präparation von Chinarinde zu verschreiben. Entweder die bequeme Oberflächlichkeit der verallgemeinernden Praxis mit der völligen Abwesenheit von Konsistenz in ihren Anwendungen oder ein lobenswerter, doch erfolgloser Versuch, die pathologischen Theorien der Allopathie sich nutzbar zu machen, haben viele sehr gute Männer unserer Schule dazu verführt, das Wissen von HAHNEMANNs induktiver Methode - wenn sie es je besessen haben - aufzugeben wegen dieses „Kurzschlusses" zum Erfolg. Das kann am besten durch den folgenden Vergleich zwischen Generalisieren und Individualisieren illustriert werden:

GENERALISIEREN:

Arsenicum.

Wenn der Anfall weit von der typischen Form abweicht; wenn es keinen Frost oder keinen Schweiß gibt; wenn es unübliche gastrische, hepatische, intestinale oder cerebrale Störungen gibt; deutlich ausgeprägte kapillare Kongestion, und der Patient ist halb krank während der Apyrexie; wir können sicher sein, daß das Malaria-Gift einen tiefen Eindruck auf die sympathischen Ganglien gemacht hat. Arsenicum, nicht Chinin, ist das typische Mittel für diesen Zustand. - W.H. HOLCOMBE, U.S.M. & S.J., Jan. 1872.

INDIVIDUALISIEREN:

China.

Dem Anfall geht Kopfschmerz, Übelkeit, Hunger, Angst und Herzklopfen voraus. Durst vor dem Frost und während des Schweißstadiums. Fröste abwechselnd mit Hitze, Haut kalt und blau, Kopfschmerz, Übelkeit und Abwesenheit von Durst. Während des Hitzestadiums Trockenheit des Mundes und der Lippen, rotes Gesicht und Kopfweh. Nach der Hitze *Durst* und *reichlicher Schweiß*. Klingen in den Ohren, mit Schwindeligkeit und einem Gefühl, als sei der Kopf vergrößert. - *Johnson's Key.*

Es gibt viele Mittel, die die Bedingungen von Dr. HOLCOMBE's Arsen-Fall erfüllen würden. Jedes von Dr. BURT's Organ-Mitteln wäre offensichtlich bestens indiziert. Andererseits gibt es aber nur ein einziges Mittel, das die Bedingungen von Dr. JOHNSON's Fall trifft. Es hilft uns bei der Mittelfindung nichts, wenn wir wissen, daß der Anfall nicht von der typischen Art ist, oder daß gastrische oder cerebrale Störungen vorhanden sind, oder daß das Malaria-Gift die sympathischen Ganglien tief beeindruckt hat, ja nicht einmal, daß der Patient sich fühlt, wie er sich bei früheren Anfällen gefühlt hat. Wir brauchen eine klare Darstellung des Falles in plastischer, bildlicher Sprache und nicht in den abstrakten Begriffen der Wissenschaft. Wir brauchen eine klare Darstellung der objektiven und subjektiven Phänomene, die den verschiedenen Stadien des Anfalls vorausgehen, sie begleiten oder ihnen folgen.

Chinin:

Ein einfacher, frischer, unkomplizierter Fall von intermittierendem Fieber mit deutlichen Kälte-, Hitze- und Schweißstadien und vollkom-

Arsenicum:

Dreitägig intermittierendes Fieber; erst Frost, dann Hitze, dann Schweiß. Durst während des ganzen Anfalls, *trinkt oft, aber nur wenig*

mener Apyrexie wird prompt durch mäßige Gaben von Chinin geheilt. - W.H. HOLCOMBE, *U.S.M. and S.J.* Jan. 1872.

auf einmal; während des Kältestadiums Schmerz im Kreuz und den unteren Extremitäten; Zunge blau; große Prostration und Schwäche nach dem Anfall. Arsen heilte. - B.F. JOSLIN, *Hom. News.*

„Ein einfacher, frischer, unkomplizierter Fall von intermittierendem Fieber" usw. kann von 25 oder 30 anderen Mitteln genauso gut wie von Chinin geheilt werden; aber nur Arsen wird Dr. JOSLIN's Fall heilen. Das Wissen, daß Chinin oder irgendein anderes Mittel intermittierendes Fieber geheilt hat, *ist für den Homöopathen ohne Wert*, wenn ihm nicht die Besonderheiten gegeben werden, durch welche sich *dieses Fieber*, das durch Chinin geheilt wurde, *von anderen ähnlichen Fiebern unterscheidet*; und eine Verallgemeinerung kann ihm dieses Wissen niemals geben.

„Es gibt Unterschiede bei der Form, in welcher intermittierendes Fieber erscheint bei verschiedenen Personen und verschiedenen Epidemien; diese Formen verlangen verschiedene Mittel, und so gibt es eine Form, die nur durch Arsen - und durch nichts anderes - geheilt werden kann, und eine Form, die nur von Chinin - und durch nichts anderes - geheilt werden kann; und so geht es weiter mit anderen Mitteln. Bei dieser Betrachtungsweise kann, wenn sich ein Fall von intermittierendem Fieber präsentiert, die Frage niemals lauten: Ist für diesen Fall Arsenicum ein besseres Mittel als Chinin? Bietet es größere Chancen einer Heilung? Hierbei kann es kein „besser" oder „schlechter" geben. Hierbei gibt es nur die Wahl zwischen „recht" oder „falsch"; passend oder nicht passend. Die Frage muß immer lauten: Welches Mittel entspricht diesem besonderen Fall und ist deswegen für ihn angezeigt?" *DUNHAM*, Vol II, S. 201.

Der Genius epidemicus

Wie der herrschende Husten, der während eines epidemischen Keuchhustens auftritt, gebessert wird durch den Genius der Epidemie, oder wie die akute Angina, die auftritt, wenn eine Diphtherie herrscht, ebenfalls schnell beherrscht wird durch das Mittel, das die Epidemie beherrscht, so können wir auch bei intermittierendem Fieber unsere Aufmerksamkeit gerichtet sein lassen auf das heilende Mittel, indem wir sorgfältig den Charakter der herrschenden Krankheit beobachten. Dies ist besonders der Fall bei intermittierenden Fiebern an der Meeresküste, die so oft ihr Simillimum in Arsenicum, Gelsemium oder Natrium muriaticum finden. Wo die Epidemie nach einer Überflutung durch einen Fluß ausbricht, da können Baptisia, Bryonia, Capsicum oder Rhus häufig in Frage kommen, oder während einer epidemischen Dysenterie, die im Herbst auftritt, kann Colchicum jeden Fall bessern. China, Eucalyptus, Eupatorium, Ipecacuanha, Malaria officinalis und andere Mittel müssen in diesem Zusammenhang oft bedacht werden, wenn ein sorgfältiges Studium zu dem erforderlichen Mittel führt.

HAHNEMANN lenkt die Aufmerksamkeit auf diese Seite einer Krankheit mit folgenden Worten: „Epidemien von Wechselfiebern, wo sonst keine endemisch sind, haben die Natur chronischer Krankheiten, aus einzelnen, acuten Anfällen zusammengesetzt; jede einzelne Epidemie ist eines eignen, den erkrankten Individuen gemeinsamen, sich gleichen Charakters, der, wenn er nach dem Inbegriffe der Allen gemeinsamen Symptome aufgefunden ist, auf das für die Gesammtheit der Fälle homöopathisch (spezifisch) passende Heilmittel hinweist, welches dann auch fast allgemein hilft bei Kranken, welche vor dieser Epidemie einer erträglichen Gesundheit genossen, das ist, die nicht an entwickelter Psora krank waren" - ORGANON, § 241, 5. Aufl.

Wann das Mittel zu geben ist

Obwohl dies niemals eine Frage von großer Meinungsverschiedenheit gewesen ist, ist es dennoch die vorherrschende Praxis gewesen, Aconitum, Gelsemium, Veratrum viride oder ein anderes Lieblingsmittel während des Anfalls zu geben, und zwar aus dem zweifachen Grund, „irgendetwas zu tun" und „das Fieber zu kontrollieren". Jeder beobachtende Arzt aber, der reichliche Erfahrung in der Behandlung von intermittierenden oder anderen Fiebern gewonnen hat, wird bezeugen, daß dieses Vorgehen selten eine wahrnehmbare Wirkung auf den Anfall hat, außer daß man ihn dunkler macht. Dieses „irgendetwas tun“ kann man erfolgreich mit Sacch. lact. durchführen, wenn es denn absolut notwendig ist, etwas zu tun. Die leichteste, sicherste, befriedigendste und wissenschaftliche Methode ist die von HAHNEMANN, und man wird niemals Grund haben zu bedauern, daß man ihr gefolgt ist.

HAHNEMANN sagt in § 236 des ORGANON: Die Arzneigabe in diesem Falle wird am zweckmäßigsten und hülfreichsten gleich, oder doch sehr bald nach Beendigung des Anfalls, sobald sich der Kranke einigermaßen davon wieder erholt hat, gegeben; da hat sie Zeit, alle ihr möglichen Veränderungen des Organismus zur Gesundheit zu bewirken, ohne Sturm und heftigen Angriff; während die Wirkung einer gleich vor dem Paroxysm gereichten, auch noch so spezifisch angemessenen Arznei mit der natürlichen Krankheits-Erneuerung zusammentrifft, und eine solche Gegenwirkung im Organism, einen so heftigen Widerstreit veranlaßt, daß ein solcher Angriff wenigstens viel Kräfte raubt, wo nicht gar das Leben in Gefahr setzt[2]. Giebt man aber die Arznei gleich nach Beendigung des Anfalls, das ist, zu der Zeit, wo die fieberfreieste Zwischenzeit eingetreten ist, und ehe, auch nur von weitem, der künftige Paroxysm sich wieder vorbereitet, so ist die Lebenskraft des Organisms in möglichst guter Verfassung, von dem Heilmittel sich ruhig verändern und so in den Gesundheitszustand versetzen zu lassen.

§ 237: Ist aber die fieberfreie Zeit sehr kurz, wie in einigen sehr schlimmen Fiebern, oder mit Nachwehen des vorigen Paroxysms verunreinigt, so muß die homöopathische Arzneigabe schon zu der Zeit, wann der Schweiß sich zu mindern, oder die nachgängigen andern Zufälle des verfließenden Anfalls sich zu mildern anfangen, gereicht werden.

§ 238: Bloß wenn die angemessene Arznei mit Einer Gabe mehr Anfälle getilgt hat und offenbare Gesundheit eingetreten ist, dann aber nach einiger Zeit wiederum Spuren eines neuen Anfalls sich zeigen, bloß dann kann und muß, wenn der Symptomen-Inbegriff noch derselbe ist,

2 Dieß sieht man an den nicht ganz seltenen Todesfällen, wo eine mäßige Gabe Mohnsaft, im Fieber-Froste eingegeben, schnell das Leben raubte.

auch dieselbe Arznei wieder gegeben werden [Dieser Paragraph wird in der 6. Auflage modifizert! (Anm. d. Übers.)]

Wenn nach der Entfaltung des richtigen Mittels der nächste Anfall *früher* und *schwerer* oder *später* und *milder* als der vorausgehende sein sollte, dann sollte die Wirkung des Mittels nicht unterbrochen werden; warte auf den folgenden Anfall, der noch leichter sein oder überhaupt nicht wiederkehren kann.

§ 245: Jede merklich fortgehende und auffallend zunehmende Besserung in einer schnellen (acuten) oder anhaltenden (chronischen) Krankheit ist ein Zustand, der, so lange er anhält, jede Wiederholung irgendeines Arzneigebrauchs durchgängig ausschließt, weil alles Gute, was die genommene Arznei auszurichten fortfährt, hier seiner Vollendung zueilt. Jede neue Gabe irgend einer Arznei, selbst der zuletzt gegebnen, bisher heilsam sich erwiesenen, würde in diesem Falle das Besserungswerk stören. [Dies ist in der 6. Aufl. der § 246, und auch er ist modifiziert, weil HAHNEMANN inzwischen den Gebrauch der LM- oder Q-Potenzen eingeführt hat. (Anm. d. Übers.)]

Für viele - wie es auch jahrelang für HAHNEMANN war - ist dies eines der verwirrendsten Probleme in der Praxis. Diejenigen, die es erprobt haben, sind nicht nur von der Gültigkeit der HAHNEMANN'schen Folgerungen überzeugt, sondern auch von ihren überlegenen Erfolgen in der Praxis. Diejenigen, die es nie ausprobiert haben, können niemals ihren wissenschaftlichen Wert erkennen.

Das Simillimum

Die Auswahl des Mittels ist die Frage aller Fragen - es ist die eine lebenswichtige Frage sowohl für den Arzt als auch für den Patienten. Wenn es einmal unverkennbar gefunden ist, dann wird eine Heilung als Resultat gewiß sein. Vergleichsweise dazu sinkt die Frage der Potenz in die Bedeutungslosigkeit. Je vollkommener das Simillimum, desto schneller und sicherer die Heilung. Wenn jedoch das Mittel nicht das richtige ist, ganz gleich, wie hoch oder tief die Potenz ist, wie roh die Arznei oder wie massiv die Dosis ist, dann werden wir entschieden einen Fehlschlag haben oder bestenfalls nur teilweise heilen, indem wir den Anfall unterdrücken. Wir sind recht langsam im Lernen der großen Lektion, die HAHNEMANN von der ersten bis zur letzten Seite des ORGANON einschärft, **daß es nämlich die Qualität und nicht die Quantität ist, die heilt**; daß *die richtige Wahl des Mittels* von viel größerer Bedeutung ist als die Quantität, die gegeben wird; daß *Krankheit nicht ein eigenes Wesen ist, das aus dem Organismus durch* **Quantität** *herausgetrieben werden kann*; daß *Quantität niemals den Platz einer unrichtigen oder imperfekten Mittelwahl einnehmen oder sie wiedergutmachen kann*; und daß Arsen, China, Chinin in irgendeiner Form - roh, tief oder potenziert - niemals ein Nux vomica-Fieber heilen können.

DUNHAM sagt: „Die Wahl des Mittels für einen Krankheitsfall ist ein Prozeß des Vergleichens. Wir vergleichen die Symptome des Falles mit den Symptomen, die Arzneien beim Gesunden hervorgerufen haben; und wir wählen das Mittel, dessen Symptome am ähnlichsten zu denen des Patienten sind. Wir suchen einen Parallelismus zwischen Arzneisymptomen und denen des Patienten. Die Symptome eines Krankheitsfalles - wie auch die physiologischen Phänomene von gesunden Personen - sind nicht immer und zu jeder Zeit dieselben; sie variieren von Tag zu Tag, von Stunde zu Stunde, und von Minute zu Minute. Man könnte tatsächlich richtigerweise sagen, daß das Leben, wenn man alle physiologischen Prozesse bedenkt, eine Reihe von Schwankungen innerhalb physiologischer Grenzen ist: einmal ist die Aktion heftig, einmal mild, der Verfall ist einmal exzessiv, einmal abnehmend.
Genauso ist es mit den krankhaften Phänomenen oder Symptomen, ob sie nun von einer natürlichen oder künstlichen oder einer Arzneikrankheit stammen. Wir setzen also sozusagen einen Vergleich zwischen schwankenden und dauernd wechselnden Folgen in Gang.
Der wichtigste Punkt hierbei ist nun, daß Schwankung und Wechsel Zeit erfordern und daß deswegen unsere Übersicht der Symptome nicht nur den Augenblick erfassen muß, in dem wir den Patienten beobachten, sondern ebenso die voraufgegangene Zeit, während der die Symptome verschieden gewesen sein können von denen zur gegenwärtigen

Zeit. Das bezieht sich sowohl auf die Arznei als auch auf den Fall. Dies ist nötig, damit man nicht nur ein vollständiges Bild des Falles bekommt, sondern ebenso, damit man gewiß sein kann, daß ein völliger Parallelismus zwischen dem Fall und der Arznei besteht, die man dem Patienten zu geben gedenkt.
Zwei Linien, jede einen Inch lang, können parallel zu sein scheinen. Wenn wir gewiß sein wollen, ob sie es sind oder nicht, dann sollten wir jede Linie ausziehen, bis sie einen Fuß lang sind. Dann können wir leichter sehen, ob eine Divergenz oder Konvergenz vorhanden ist. Genauso können zu einem bestimmten Zeitpunkt die Symptome eines Falles und eines Mittels sehr ähnlich erscheinen, aber wenn wir die Folge und die Reihe von Symptomen im Zeitraum von ein oder zwei Tagen vergleichen mit der Folge oder der Reihe von Symptomen einer Arznei, dann können wir einen deutlichen Unterschied feststellen.
Dies wird durch das Vergleichen von Symptomen, die von zwei Mitteln bei einem gesunden Prüfer hervorgebracht werden, illustriert. Da gibt es eine Periode in der Wirkung von beiden, in der - nach meinem Verstand - die Symptome von Aconitum und Carbo vegetabilis sehr ähnlich sind, aber wenn wir einen größeren Überblick über diese Mittel haben, dann können wir kaum etwas Unähnlicheres finden.
Soll ich meine Hörer dadurch schocken, daß ich diese Notwendigkeit des Bedenkens von Verlauf und Folge der Symptome bei der Mittelwahl konstatiere, und soll ich mir sagen lassen, daß die genaue Homöopathie verlangt, daß eine Verschreibung aufgrund der gegenwärtig vorhandenen Symptome vorgenommen werden und das Mittel gewechselt werden soll, wenn die Symptome wechseln? Ich glaube, daß mancher gewissenhafte Arzt dieser Verfahrensweise zu genau folgt - zu genau, um guten Erfolg zu haben. Nehmen wir ein praktisches Beispiel, einen Fall von intermittierendem Fieber. Der Patient hat bestimmte Symptome, die dem Frost vorausgehen und in ihn hineinführen. Danach hat er für zwei oder mehr Stunden die Symptome, die den Frost ausmachen; nach einem Intervall hat er dann jene, die das Hitzestadium ausmachen; danach jene des Schweißstadiums; und danach kommt eine Periode von 10 bis 40 Stunden, die die Apyrexie ausmachen, während der der Patient wahrscheinlich einige Symptome hat, die dazu dienen, seinen Fall zu charakterisieren und zu individualisieren. Wir

können den Patienten während eines oder all dieser Zeiträume sehen. Seine Symptome sind während der verschiedenen Zeiten sicherlich sehr verschieden. Ist es nun unsere Art, ist es eine gute Praxis, dem Patienten jedesmal ein anderes Mittel zu geben, wie es dem jeweiligen Stadium entspricht? Oder würde das schärfste Auswahlvermögen uns dazu führen, ein und dasselbe Mittel für jedes Stadium auszuwählen, zu dem uns der Überblick über den ganzen Fall bringen würde? Das erstere ist nicht unsere Art. Es wäre keine gute Praxis. So könnten wir kein Mittel wählen. Im Gegenteil: wir verlängern unsere Linien der Symptome - wenn sie nicht mit dem gesamten Anfall und der Apyrexie korrespondieren - und können danach über ihren Parallelismus urteilen. Wir suchen ein Mittel, das genau solche Kälte-, Hitze- und Schweißstadien in genau solcher Reihenfolge und mit genau solchen Begleitsymptomen hervorruft, und das auf gleiche Art genau solche Symptome in der Apyrexie produziert. Möchten Sie mich auf Fälle aufmerksam machen, bei denen kein solcher Parallelismus vorhanden war, und bei denen dennoch eine erfolgreiche Verschreibung vorgenommen wurde? Ich antworte, daß - wie ich schon anfangs sagte - wir den Israeliten gleichen und Ziegelsteine machen müssen, ob wir nun Stroh haben oder nicht. Wir müssen nach unserer Materia Medica verschreiben, wie sie ist. Wo wir es nicht besser können, müssen wir eben aufgrund von wenigen Symptomen verschreiben oder aufgrund eines Rückschlusses oder einer Analogie, was immer noch besser ist, als eine Verschreibung überhaupt abzulehnen. Dennoch wird keiner leugnen, daß man mit größerer Sicherheit verschreiben kann, wo ein solcher Parallelismus festgestellt werden konnte. In solchen Fällen folgen wir dem Patienten dann auf einer Reihenfolge von heftigen Schwankungen zwischen Kälte, Hitze, Schweiß und wieder normalem Zustand, und das tun wir auch mehr oder weniger in vielen Krankheiten, bei denen die Schwankungen nicht so heftig sind. Ich glaube, daß eine wirklich umfassende Beschäftigung mit diesen Dingen die Ärzte dazu bringen würde, vom Wechsel der Mittel Abstand zu nehmen, selbst in den paar Fällen, in denen Hahnemann es erlaubte, und sie von dem Irrtum - wie ich meine - abbrächte, dem Patienten einige Mittel dazulassen, die er abwechselnd einnehmen soll, je nachdem wie verschiedene Phasen von Empfindung oder objektiven Phänomenen einander folgen. Aber um in dieser umfassend überblickenden Weise für Ihren Patienten verschreiben zu können, müssen Sie die Materia Medica in derselben umfassenden Weise studiert haben; Sie müssen den Zusammenhang und die Folge der Symptome studiert haben. Ein bloßes Repertoriums-Studium wird für den zu behandelnden Fall nicht ausreichen. Wenn wir also die Mittel suchen, um den Patienten zu heilen, schauen wir in den Arzneimittelprüfungen nach einer ähnlichen Reihe von Phänomenen. Nehmen wir an, daß wir eines finden, das ziemlich gut korrespondiert; jedoch nicht ganz genau, denn dabei sind gewisse Symptome charakteristisch für diese Arznei, über die der Patient nicht geklagt hat. Nun fragen wir den Patienten in bezug auf jene Symptome aus. Nein, seine Symptome sind in dieser Hinsicht völlig andere. Dann versuchen wir es mit einem anderen ähnlichen Mittel, indem wir dessen Symptome mit denen des Patienten vergleichen, und fragen den Patienten weiterhin aus; und so geht das Vergleichen und Versuchen weiter, bis wir ein passendes finden. Das ist ein geistiger Prozeß, der manchmal so schnell vor sich geht, daß wir uns kaum bewußt werden, wie wir davon in Anspruch genommen sind. Aber er zeigt, wie schwierig es ist, einen Fall aufzunehmen, wenn wir nicht einige Kenntnisse der Materia Medica haben, und wie viel uns eine eingehende Kenntnis der Materia Medica bei der Fallaufnahme hilft; und das erklärt auch, warum die Meister unserer Kunst solche Musterfälle geben konnten."

„Um ein intermittierendes Fieber zu heilen, müssen wir

1) den Patienten während der Apyrexie studieren, um eine genaue Vorstellung von der funktionalen Aktion - normal oder anders - aller Organe zu bekommen;
2) alle Symptome des Fiebers in seinen drei Stadien der Kälte, der Hitze und des Schweißes beobachten;
3) besonders bemerken, ob ein Stadium fehlt, und welches von ihnen das ausgeprägteste ist;
4) uns ganz besonders auf die sonderlichen, einmaligen, ungewöhnlichen Phänomene einlassen, weil sie vor allen anderen charakteristisch sind und an erster Stelle der Symptome stehen, zu denen das Mittel ähnlich sein muß, um eine Heilung zu vollbringen." - A. CHARGE, M.D.

Je mehr Zeit und Aufmerksamkeit für eine sorgfältige und achtsame Fallaufnahme aufgewendet werden, desto weniger gibt es nachher ein Raten oder Abwechseln oder Wechseln der Mittel; ein gut aufgenommener Fall ist schon halb geheilt. Die folgende

Fall-Analyse

ist ein Beispiel der vergleichenden oder Eliminations-Methode bei der Mittelwahl:

Zeit	Anfall jeden 2. Tag am Nachmittag.	üblich bei vielen Mitteln
Prodrom	Heftiges Gähnen und Strecken.	Ant-t., Arn., **Ign.,** Ipec., Chinin., Rhus-t.
Frost	Besonders den Rücken und die Arme entlang, eine Stunde lang, *mit Durst*, gefolgt von	Arn., Caps., Carb-v., **Ign.**
Hitze	(ohne Durst) über den ganzen Körper, mit kalten Füßen; begleitet von innerlichem Schaudern, nicht vergehend bis der	Caps., Chin., **Ign.,** Led.
Schweiß	ausgebrochen ist, der Schweiß dauert mehrere Stunden (ohne Durst).	**Ign.,** Ipec., Puls.
Dumpfer,	weher Schmerz in der Magengrube; Schwere in den Gliedern, mit Schmerzen in den Gelenken.	Bry., **Ign.,** Rhus-t.
Während der	Apyrexie große Müdigkeit und Beugen der Knie.	**Ign.**
Schlaf	fest, mit schnarchender Atmung.	**Ign.,** Nux-m., Op.
Zunge	weiß belegt, Lippen rissig und trocken. Schweigsam, gleichgültig, aufschreckend.	Ars., **Ign.,** Nat-m.
Gesicht	blaß.	Ferr., **Ign.,** Sec.

Die Potenz

Das größte Unglück, das in der Praxis einem homöopathischen Arzt zustoßen kann, ist das Übernehmen einer routinemäßigen Denkgewohnheit, nach der ein Mittel nur bestimmte Zustände und Krankheiten - und keine anderen - heilen kann. Dies ist gewöhnlich der erste Schritt in eine routinemäßige Verschreibungsweise, und das führt mit der Zeit unweigerlich zu der anderen Denkgewohnheit, daß „die Potenz, die ich benutze, die einzig erfolgreiche ist“. Die Einwände, daß „keine Kraft in potenzierten Arzneien steckt, daher habe ich sie nie benutzt“, oder „ich glaube nicht, daß sie heilen können, sonst würde ich sie benutzen“, oder „ich kann nicht verstehen, wie sie hergestellt werden“, sind täglich von den Allopathen vorgebrachte Einwände gegenüber unseren Tiefpotenzen, ja sogar gegenüber unseren Tropfen-Dosen der Urtinktur. Wahrheit ist Wahrheit, ob wir sie nun glauben oder nicht. Die Potenz - ob hoch oder tief - wird niemals auch nur im geringsten Grade von solchen Einwänden betroffen. Glaube kann keinen Platz in einer Wissenschaft haben, in der eine Tatsache durch ein Experiment demonstriert werden kann. Die Frage der Potenz kann nur durch einen experimentellen Test festgelegt werden, und jeder Praktiker muß dieses Experiment für sich selbst durchführen. Jene, die immer nur eine Potenz benutzen, können niemals ein durch das Experiment gewonnenes Wissen von irgendeiner anderen Potenz haben. HAHNEMANN wollte seine große Entdeckung der Prüfung der Praxis - nach den Regeln, die er festgelegt hatte - unterworfen haben, und die Fehlschläge teilte er der Weltöffentlichkeit mit. Setzen Sie die Potenzfrage derselben Prüfung aus, schreiben Sie den Fall, *von vorn bis hinten*, auf, mit Mittel und Potenz, und veröffentlichen Sie die Fehlschläge; dann kann der Berufsstand entscheiden, ob der Fehlschlag an der Wahl des gebrauchten Mittels lag oder an der Potenz. Columbus hatte keine Schwierigkeiten dabei, das Ei zum Stehen zu bringen. Gegenseitiges Beschimpfen kann weder die Frage lösen noch die widerstreitenden Standpunkte versöhnen. Im Interesse der Wissenschaft sollten veröffentlichte Tatsachen, die den Stempel der Zuverlässigkeit auf ihrem Gesicht tragen, um uns und unseren Patienten gerecht zu werden, als solche angenommen werden, ohne Rücksicht auf die Potenz, anstatt mit den Waffen, die von den Zeitgenossen Hahnemanns und Jenners gebraucht wurden, bekämpft zu werden. **Je mehr bei**

HAHNEMANN die Kenntnis der Materia Medica anwuchs, desto mehr verkleinerte er die Dosis. Gibt es eine bessere Regel für uns?

„Prahlerische homöopathische Ärzte behaupten oft, daß man *jeden* Fall von Wechselfieber mit hohen Potenzen heilen können. Doch jene, die viele Jahre in Malaria-Gegenden praktiziert haben, wissen, daß solche Behauptungen falsch sind. Ich brauche Sie nur auf die Schriften und die Erfahrung von solchen Männern wie Holcombe, Ellis, Douglas, Marcy, Pulte, und hunderten anderen in diesem Lande hinzuweisen; ebenso auf Hughes, Baehr, Roth, Kafka und anderen in England und in Europa.“ - *HALE's Therap.*, S. 610.

„Jeder Fall von intermittierendem Fieber *kann homöopathisch geheilt werden, ist geheilt worden und muß geheilt werden* mit den potenzierten Mitteln nach dem Ähnlichkeitsgesetz“ - *Lippe*.

Dieser Satz wird bestätigt durch die Schriften und die Erfahrungen solcher Männer wie Hering, Raue, Guernsey, Wells, Dunham, Bayard, Joslin, Bell, Gallupe, H.V. Miller, Baer, Wilson und vielen anderen in diesem Lande; ebenso Hahnemann, Gross, Bönninghausen, Müller und anderen in England und Europa.

DUNHAM sagt: „Nichts wird das Vertauen eines Patienten so sicher wachsen lassen wie *Erfolg*. Sein Vertrauen, wenn es einmal durch *Erfolg* gestärkt ist, kann nicht durch die Form Ihrer Potenz erschüttert werden! Doch, es kann dennoch! Wenn er sieht, daß - während Ihre Lehren von Ihnen verlangen, kleine Dosen zu geben - Sie dennoch heucheln und jonglieren, und durch den Gebrauch von großen Pillen und Pastillen und Mixturen versuchen, den Anschein zu erwecken, als gäben Sie genau so große Dosen wie Ihr schulmedizinischer Nachbar, dann wird er argwöhnen, daß Ihr Glaube an die Heilmethode, zu der Sie sich bekennen, nicht wirklich stark ist, und er wird sowohl an Ihnen als auch an Ihrer Heilmethode Zweifel haben. Der kranke Mensch, der fühlt, daß Sie ihn *heilen,* kümmert sich nicht die Bohne um die logischen Ungereimtheiten Ihrer Lehren noch um die wissenschaftlichen Schwierigkeiten, die mit der Erklärung der Wirkung Ihrer kleinen Dosis zusammenhängen. Groß oder klein, viel oder nichts - wenn unter Ihrer Obhut seine Gesundheit wiederkehrt, dann wird er gleicherweise Glauben in Sie und in Ihre Methoden setzen.

Patienten sind wie Soldaten; sie glauben an einen Mann, der an sich selbst glaubt. Wir sagen das in aller Bescheidenheit, denn in Sachen Wissenschaft heißt Glaube an sich selbst Vertrauen auf die Gesetze, nach denen man sich in der Praxis zu richten verpflichtet hat. Und wenn der Arzt Vertrauen in seine Methoden zeigt, werden seine Patienten stillschweigend in seine Führung einwilligen. Die Voreingenommenheit zugunsten großer und vieler Dosen ist ein Relikt vergangener Zeitalter, in denen der Praktiker nicht für sein Können und seine persönlichen Dienste bezahlt wurde, sondern für die Arzneien, die er hergestellt hatte."

Eine homöopathische Heilung tut unseren Patienten genauso gut wie eine allopathische; und wenn sie schneller, sicherer, gewisser und angenehmer ist, warum sollten wir ihn dann nicht homöopathisch heilen?

Das Charakteristische

Ich bin davon überzeugt, daß wir bei der Behandlung von Fiebern, ebenso wie bei vielen anderen Affektionen, den lokalen Manifestationen der Krankheit - und den lokalen Symptomen der Arznei - zu viel Aufmerksamkeit zollen und zu wenig Wert auf die *allgemeinen Symptome des Patienten* und auf die konstitutionelle Wirkung des Mittels legen. Aus diesem Grunde bekommen wir kein wahres Bild der Krankheit - von der Totalität der objektiven und subjektiven Symptome - und sind geneigt, in die Routine-Praxis der Behandlung der Krankheit statt des Patienten zu verfallen. Dies zeigt sich besonders bei der großen Gruppe von chronischen intermittierenden Fiebern, bei denen die *Psora* HAHNEMANNs - die konstitutionelle Dyskrasie der deutschen Pathologen - zu einem ganz wichtigen Faktor wird.

Ebenso sind bei „maskierten intermittierenden Fiebern", bei denen der Charakter der Krankheit nicht durch den üblichen Frost, die Hitze und den Schweiß deutlich ausgeprägt ist, die konstitutionellen Symptome des Patienten unser einziger Führer. Auf diese Weise können wir eine Menge von Leiden bessern, genauso wie intermittierendes Fieber, für dessen lokale Symptome und Gewebsläsionen wir bis jetzt noch keine Analogie in unseren Arzneimittelprüfungen haben finden können. Aus diesem Grunde, und auch um das Buch zu einem vollständigeren Nachschlagewerk zu machen,

habe ich einige der führenden Besonderheiten eines jeden Mittels unter dem Begriff „CHARAKTERISTISCH" hinzugefügt. Was charakteristisch ist, wird im § 153 des ORGANON definiert:
„Bei dieser Aufsuchung eines homöopathisch specifischen Heilmittels, das ist, bei dieser Gegeneinanderhaltung des Zeichen-Inbegriffs der natürlichen Krankheit gegen die Symptomenreihen der vorhandenen Arzneien, um unter diesen eine dem zu heilenden Uebel in Aehnlichkeit entsprechende Kunstkrankheits-Potenz zu finden, sind die *auffallenden, sonderlichen, ungemeinen* und *eigenheitlichen* (charakteristischen) Zeichen und Symptome des Krankheitsfalles vorzüglich und fast einzig fest in's Auge zu fassen; denn *vorzüglich diesen müssen sehr ähnliche in der Symptomenreihe der gesuchten Arznei entsprechen,* wenn sie die passendste zur Heilung seyn soll. Die allgemeinern und unbestimmten: Eßlust-Mangel, Kopfweh, Mattigkeit, unruhiger Schlaf, Unbehaglichkeit, usw., verdienen in dieser Allgemeinheit und Unbestimmtheit, und wenn sie nicht näher bezeichnet sind, wenig Aufmerksamkeit, da man so etwas Allgemeines fast bei jeder Krankheit und fast von jeder Arznei sieht." [§ 153 ORGANON, 5. Aufl.]

DUNHAM sagt: „Man kann sich die Tatsache nicht oft genug in Erinnerung rufen noch nachdrücklichst darauf bestehen, daß unsere charakteristischsten Anzeigen für den Gebrauch eines Mittels, das gut definierte Allgemeinsymptome bietet, wie etwa Arsenicum oder wie faktisch jedes gut geprüfte Mittel, nicht hergeleitet werden von seiner lokalen Wirkung auf irgendein Organ oder System, nicht von einer Kenntnis der besonderen Gewebe, die es affizieren kann, und wie es sie affizieren kann, sondern von den allgemeinen konstitutionellen Symptomen und ihren Modalitäten und Begleitsymptomen. Wenn das nicht so wäre, dann wären wir angesichts unzähliger Krankheiten, deren geheime Natur wir absolut nicht kennen und die wir dennoch heilen, äußerst hilflos und könnten nichts Gutes bewirken.

Ein Fall soll dazu dienen, nicht nur diesen Punkt zu illustrieren, sondern auch noch einen anderen, nämlich die Entdeckung und Behandlung dessen, was manchmal „maskiertes intermittierendes Fieber" genannt wird, womit eine Krankheit gemeint ist, die eindeutig von Sumpf-Malaria herkommt, die sich aber dennoch nicht durch den üblichen Anfall von Frost, Hitze und Schweiß, der intermittierendes Fieber ausmacht, darstellt.

Ein frühreifes Mädchen in Dutchess Co., 12 Jahre alt, hatte schon länger als 18 Monate über einen schlimmen Schmerz im linken Ohr geklagt. Sie wurde zur Behandlung in meine Praxis gebracht mit der Feststellung, daß sie deswegen schon sowohl lokal als auch konstitutionell wegen einer Mittelohrentzündung von einigen der berühmtesten New Yorker Chirurgen behandelt worden sei, doch ohne jedes gute Resultat. Ich konnte keine deutlichen Zeichen einer lokalen Läsion entdecken, nahm aber trotzdem an, daß es ein Fall von Otalgie sei, und wegen einer sehr genauen Übereinstimmung des Falles, wie er mir beschrieben wurde, mit den Symptomen von Chamomilla, gab ich ihr dieses Mittel. Es ging ihr aber nicht besser. Dann hörte ich, daß sie auch unter der Obhut eines guten homöopathischen Arztes gewesen war, der sie bestimmt geheilt hätte, wenn es eine einfache Otalgie gewesen wäre. Diese Tatsache brachte mich dazu, diesen Fall sehr sorgfältig und genauestens zu untersuchen, bevor ich erneut verschrieb. Indem ich die Patientin wiederholt zu Hause und zu verschiedenen Zeiten des Tages besuchte, fand ich heraus, daß die Schmerzattacken regelmäßig und deutlich anfallsweise auftraten, daß sie von dem besonderen Durst, der so charakteristisch für Arsenicum ist, und von der Ruhelosigkeit und Angst begleitet waren, und von der Prostration, die ebenso charakteristisch ist, gefolgt wurden. Weiterhin zeigten sich auch Begleitsymptome einer Arsenicum-Gastralgie und -Diarrhoe. Da fiel mir ein, daß dies wahrscheinlich ein Fall von maskiertem intermittierenden Fieber war. Die Lage des Hauses und die Topographie der Umgebung begünstigten diesen Gedanken. Wegen der Stärke der beschriebenen Symptome gab ich ihr Arsenicum C 200. Innerhalb von fünf Tagen hatten die Schmerzen aufgehört zu erscheinen, doch an ihrer Stelle kam ein regulärer Anfall von Frost, Fieber und Schweiß, der die Existenz eines Quotidian-Fiebers anzeigte. Diese Anfälle kamen vier Tage lang wieder, wobei sie sich schrittweise an Intensität verminderten. Dann hörten sie auf, und die Patientin blieb gesund.

Wie demnach auch immer der lokale Name der Krankheit sein mag, welchen pathologischen Namen sie auch immer tragen mag, wenn die allgemeinen Symptome zu denen von Arsenicum passen in der Art, wie ich es ausgeführt habe, dann zögern Sie nicht einen Moment, dieses Mittel zu geben."

Die klinischen Fälle

früherer Ausgaben wurden zum größten Teil ausgetauscht gegen Mittelbeschreibungen. Sie waren dazu bestimmt, den Bereich der Wirkung und den Auswahlvorgang eines Mittels zu illustrieren, und sollten gleichzeitig den Irrglauben zerstören, dem viele scheinbar so ehrlich huldigen, „daß Patienten nicht auf die Wirkung eines homöopathischen Mittels *warten* wollen, und daher muß man seine Zuflucht zu Chinin nehmen". Die Patienten *warten* auf die prompte Wirkung eines homöopathischen Mittels bei Krupp, Cholera, Diphtherie, Dysenterie, Pneumonie und Gelbfieber! Das *Mittel* irrt sich nicht; **es wirkt genau so schnell bei Fieber wie bei anderen Krankheiten.**

Typhoid, Typhus, Continua-Fieber

Vielleicht gibt es keine dem homöopathischen Arzt zu Gesicht kommende Krankheit, die mehr geduldige Untersuchung, mehr sorgfältige wissenschaftliche Erforschung erfahren hat als Typhoid-Fieber und seine artverwandten Affektionen. Von den Zeiten der LOUIS, ANDRAL, SKODA, ROKITANSKY und VIRCHOW in Europa bis hin zu den neueren Werken von WOOD, FLINT, OSLER, RAUE und anderen in Amerika ist das ganze Feld offensichtlich gut erfaßt worden. Was Geschichte, Ätiologie, Symptomatologie, Differentialdiagnose und Prognose angeht, wurde alles, was durch das Skalpell und das Mikroskop offenbart werden konnte, gefunden, und alles, was tausende von Biopsien eröffnen konnten, wurde gesehen. Doch diese brillanten Ergebnisse - über die sich alle freuen, denn sie sind gemeinsames Erbe des Berufsstandes - stellen die Pathologie vermehrt an den ersten Platz, setzen die Wirkungen an die Stelle von Ursachen, sehen die Produkte der krankhaften Aktion als die Krankheit selbst an, und auf diesen „tödlichen Irrtum" und seine daraus resultierenden Lehren gründet man die Struktur der Heilmittel.

Doch warum sollte der Zustand des Drüsengewebes des Ileums und seine Entdeckung bei der Obduktion als *die Krankheit* angesehen werden, mehr noch als die trockene, rissige Zunge, die Sordes an den Zähnen und den Lippen, die Petechien, die Schweißfriesel, der Dekubitus oder andere objektive Symptome, die genauso das Resultat der gestörten Lebenskraft sind wie die Ulzeration der PEYER'schen Plaques oder des Bazillus von EBERTH? Zukünftige Forschungen werden unsere Kenntnis und unsere Ansichten von der Pathologie von Typhoid erweitern, aber der Treibsand einer unvollkommenen, immer sich ändernden Pathologie kann niemals die Basis für eine sichere Praxis und beständige Heilmittel sein. Dies wird bestätigt durch die Tatsache, daß trotz der Entdeckung der pathologischen Veränderung die Sterblichkeit unter der Praxis der herrschenden Schulmedizin unverändert bleibt. Mit dieser Tatsache vor Augen müssen wir berufsmäßigen Homöopathen uns fragen, warum wir das Gesetz der Heilung des Meisters - seine Heilmittel! - preisgeben sollten gegen die Unsicherheiten der Schulmedizin? Wir können auch keine besseren Ergebnisse von solchen Behandlungsmethoden erwarten, wie sie von anderen Schulen angewandt werden - das kalte Bad oder die Eispackung, um die Temperatur zu mindern, tierische Extrakte und Stimulantien, um die Kraft zu erhalten, usw. Die gleichen Methoden ergeben die gleiche Sterblichkeit.

Das Ähnlichkeitsgesetz weist einen besseren Weg, eine natürliche Methode der Heilung, und ein ungleich besserer Erfolg ist denen gewährt, die ihr folgen; nicht jenen, die nur an sie *glauben*, sondern jenen, die *jede ihrer Regeln befolgen*. Das Verschreiben homöopathischer Mittel für die pathologischen Veränderungen von Typhoid ist weit entfernt davon, homöopathische Behandlung zu sein. Je mehr wir uns den allopathischen Methoden nähern, desto sicherer ernten wir deren Resultate; doch der höchste Erfolg und die niedrigste Sterblichkeitsrate wird nur dann erreicht, wenn man das ähnliche Mittel genauestens auswählt in strikter Übereinstimmung mit den Forderungen des Ähnlichkeitsgesetzes.

Die Anamnese

In den §§ 83-104 des ORGANON findet man die vollständigste Anweisung für die Fallaufnahme, die es in der medizinischen Literatur gibt. Sie ist die persönliche Erfahrung des scharfsinnigsten und sorgfältigsten Beobachters, den die Medizingeschichte hervorgebracht hat, und sie sollte von einem Arzt beherrscht werden und für ihn gelten, bevor er die Pflichten und Verantwortlichkeiten für einen Fall von Typhoid-Fieber übernimmt; denn *das Leben hängt oft von der ersten Verschreibung ab.* Es kommt nicht oft vor, daß die Krankheit mit dem ersten Schlag vernichtet werden kann, denn ihre Ursache kann schon monatelang geschlummert haben, aber wenn das erste Mittel das Simillimum ist, dann ist der ganze zukünftige Verlauf vergleichsweise klar. Daher ist der erste Schritt, nämlich **die völlige und gründliche Examination des Patienten**, der Schlüssel zum Erfolg, und er ist höchst wichtig für den Patienten und den Arzt. Auf diese Weise erstellten die früheren Giganten, die Pioniere der Homöopathie - HAHNEMANN, GROSS, BÖNNINGHAUSEN, HERING, LIPPE, WESSELHOEFT, WELLS, GUERNSEY, BAYARD und andere - ihre wundervollen Fallaufzeichnungen und gewannen dadurch ihre unvergleichlichen Erfolge bei der Behandlung von Fiebern. *Dies ist die Stelle, wo das echte Heilungswerk getan wird.* Es kann nicht genug Gewicht auf diesen ersten Teil der Verschreibung gelegt werden noch zu viel Zeit auf ihn verwendet werden; er ist das erste Element des Erfolgs, und seine Vernachlässigung ist der häufigste Grund für Fehlschläge beim Typhoid.

Und doch sind wir durch reichliche persönliche Erfahrung zu der Behauptung berechtigt, daß keine 10 Prozent des homöopathischen Berufsstandes diese wichtigste Anweisung HAHNEMANNs jemals gelesen und noch weniger in der Praxis angewendet hat, also jene Regeln, die so lebenswichtig für den Erfolg sind, daß die Vernachlässigung ihrer strikten Befolgung nichts anderes als kriminell ist. Eine genaueste Individualisation ist der Eckstein des homöopathischen Gebäudes, und ohne sie muß die Auswahl des ähnlichen Mittels größtenteils empirisch sein. Es ist ein anerkannter Grundsatz, daß weder Arsen, noch Bryonia, noch Rhus - ob einzeln oder im Komplex oder im Wechsel gegeben - jemals den Verlauf eines Baptisia-Typhoid stoppen können; und dies gilt genauso von jedem Mittel in der Materia Medica. Dem Gesetz der Natur ist der stellvertretende Austausch verhaßt.

Es ist ebenso ein anerkannter Grundsatz, daß *das ähnliche Mittel* ein Typhoid oder andere Fieber in jedem Stadium heilen oder abkürzen wird, aber es muß das **ähnliche** sein. Wie wesentlich ist es daher, daß die Fallaufnahme als *erster Schritt* zu seiner Auswahl gründlich gemacht und die „Symptome zu Papier gebracht werden" müssen. Danach kann der Arzt *wissen*, nicht *glauben*, er habe das Simillimum. Ohne die schriftliche Aufzeichnung ist die Mittelwahl schwierig, wenn nicht gar unmöglich, und doch: wie wenige befolgen diese höchst wichtige erste Pflicht!

Wenn das erste Mittel das Simillimum ist, aber es wirkt nur palliativ - es bessert für einige Zeit, aber heilt nicht -, dann ist das konstitutionelle Miasma übersehen oder nicht beachtet worden und muß in die Totalität der Symptome bei der nächsten Anamnese mit hineingenommen werden. Studieren Sie die Familienvorgeschichte! Man hat tatsächlich gesagt, daß Aconitum, Belladonna oder Mercur bei Typhoid nicht gegeben werden sollten, weil dies das Symptomenbild beeinträchtigen und die Heilung verschleppen würde; denn diese Mittel korrespondierten selten mit diesem Fiebertyp. Dasselbe könnte von jedem Mittel der Materia Medica gesagt werden. Es ist das Fehlen von Ähnlichkeit und nicht das Mittel, was Schuld daran hat.

Am Schluß seiner meisterhaften Anleitung, wie man den Kranken untersuchen solle, sagt HAHNEMANN: „Nachdem die Totalität der Symptome zu Papier gebracht ist, hat man den schwierigsten Teil getan". Dies wurde so hervorragend von Dr. P.P. WELLS in seinem wertvollen Buch über Typhoid-Fieber zum Ausdruck gebracht und von Dr. Caroll DUNHAM bestätigt, daß wir es hier noch einmal abdrucken, selbst wenn wir uns dabei wiederholen, denn es ist ein Blatt aus der persönlichen Erfahrung eines fähigen Klinikers:

Die erste Pflicht eines Arztes bei der Behandlung ist eine *genaue Untersuchung* aller Elemente seines Falles. Dies kann nicht nachdrücklich genug betont werden, und es kann nicht sorgfältig genug ausgeführt werden. Bei keiner anderen Krankheit ist dies so wichtig, obwohl es bei keiner unwichtig ist. Wenn er sich dieser Pflicht redlich entledigt hat, und wenn er nicht nur das Fieber, das er bekämpfen soll, sondern auch alle Elemente, die es nun zeigt, ermittelt hat, dann soll er sie gut und sorgfältig überdenken, bevor er sich für seine erste Verschreibung entscheidet, und er soll *unumstößlich sicher* sein, daß er richtig handelt, bevor er seine erste Gabe wagt, denn keine folgende Bemühung in dem Fall ist von gleicher Wichtigkeit. Wenn die erste Verschreibung falsch war, dann können keine späteren Bemühungen ausreichen, um die Konsequenzen des groben Fehlers zu beheben. Man hat oft eine Verwirrung des Falles aus diesem Ursprung feststellen müssen, die keine Kunstfertigkeit mehr aus dem Wege räumen konnte. Wenn aber die erste Verschreibung *richtig* war, dann ist der nachfolgende Verlauf verhältnismäßig leicht. Wenn sie falsch war, dann gibt es nur Ärger, Schwierigkeiten und Angst für den Arzt, und für den Patienten und seine Freunde gibt es höchstwahrscheinlich auch nur einen Ausblick auf Schmerzen, Gefahr und Tod. Lassen Sie uns nie vergessen, daß die *Zeit* hierbei keine Rolle spielt, wenn es um die Frage von Zeit oder einer falschen Verschreibung geht. Wenden Sie für die genaue Erforschung des Falles so viel Zeit auf, wie er es erfordert, ganz gleich, wie lange es dauern mag, denn es ist unendlich viel besser für den Patienten, daß wir nichts tun, als daß wir Falsches tun.

Wenn das genaue Ähnlichkeits-Mittel einmal gefunden ist, dann sollte es nicht gewechselt werden, bis eine Veränderung der Symptome ein neues Bild der Krankheit formt, das dann erneut von seinem Simillimum getroffen werden muß. Die Versuchung ist manchmal groß, das Mittel zu wechseln, oder zu interpolieren, oder im Wechsel mit einem anderen Mittel zu geben, um ein neues Symptom oder einen offensichtlich neuen Zustand zu treffen, und jeder ehrliche Arzt, der darauf bedacht ist, das Beste für seinen Patienten zu tun, wird in diese Lage kommen. Hierbei wird dann HAHNEMANNs Pochen auf eine schriftliche Aufzeichnung von unschätzbarem Wert, denn ein einzelnes Symptom ist ebenso wenig die ganze Krankheit wie ein einzelnes Organ der ganze Patient ist. Wenn das erste Mittel ausgewählt war, weil es die Totaltät der Symptome deckte, muß es richtig gewesen sein, und es sollte ihm Zeit zur Wirkung eingeräumt werden, denn ein verfrühter oder hastiger Mittelwechsel wird im allgemeinen ohne das notwendige Studium des ganzes Falles vorgenommen und führt zu einem Mittel, das weniger ähnlich und daher weniger passend ist, und das Ergebnis könnte ein ernster oder sogar ein tödlicher Schaden für den Patienten sein mit bitterer Reue bei dem Arzt, wenn es zu spät war, den Irrtum zu korrigieren. HAHNEMANN und jeder seiner echten Nachfolger lernten diese Regel der Praxis nach Jahren der Erfahrung; lassen Sie uns da anfangen, wo sie aufhörten und von ihren Fehlern lernen. Diese Regel bezieht sich auf die Behandlung aller Krankheiten, akut oder chronisch, aber mehr noch als auf irgendeine andere Krankheit besonders auf Typhoid.

Typhoid - ebenso wie alle anderen Leiden - neigt dazu, sich aus einem Ausgesetztsein von niederdrückendem oder erschöpfendem krankhaften Einfluß zu entwickeln, der entweder psychisch oder physisch sein kann, wenn die Lebenskraft am wenigsten in der Lage ist, sich dem Anfang zu widersetzen. Daher ist die Empfänglichkeit in der Pubertät, wenn die Vitalkraft durch ein schnelles Wachstum geschwächt oder verbraucht ist, größer und die Widerstandskraft kleiner, und man muß einen Anfall von Continua-Fieber fürchten, und eine besondere Wachsamkeit von seiten des Arztes ist gefordert. Dasselbe gilt vom Klimakterium und von den schweren psychischen Belastungen durch das Geschäft und bei finanziellen Rückschlägen.

Der Name: sein Nutzen und sein Mißbrauch

Typhoid-Fieber (heimtückisch, Stupor) ist gekennzeichnet durch Gruppen von Symptomen, die sporadisch, epidemisch, manchmal jährlich erscheinen, und einen Typus annehmen, für den dieser Name gegeben wird.

Typhus, eine ernstere Form - Schiffs-Fieber, Lager-Fieber, Kriegs-Typhus, usw. - ansteckender und bösartiger, ist abhängig von schlechten sanitären Verhältnissen, wo Personen, die schon durch ihre Lage, schlechte Behandlung, usw. erschöpft sind, zusammengepfercht sind in schlecht gelüfteten Räumen oder Gefängnissen, Mietskasernen, Schiffsladeräumen, oder wenn irgendeine chronische organische Krankheit einen fieberhaften Typus annimmt.

Die Gruppen von Symptomen, nach denen wir das Fieber benennen, heißen *diagnostische*; jene, nach denen wir das Mittel auswählen, heißen *therapeutische*. Je wertvoller die Symptome für den Zweck der Diagnose werden, desto wertloser werden sie für die Heilmittel; denn die diagnostischen basieren auf dem Namen, auf der Pathologie, die wir ja nicht behandeln, während die therapeutischen auf den Charakteristika eines jeden einzelnen Patienten basieren.

HAHNEMANN sagt in der Fußnote zu § 73 des ORGANON: Der homöopathische Arzt erkennt die Namen Kerker-, Gall-, Typhus-, Faul-, Nerven- oder Schleimfieber nicht an, sondern heilt sie, jedes nach seiner Eigenthümlichkeit.

Da wir keine „Spezifika" für Typhoid, Typhus oder irgendein anderes Fieber haben, kann jedes Mittel in der Materia Medica durch die Individualität des Patienten gefordert werden. In einigen Epidemien mag dasselbe Mittel eine Zeit lang für viele Fälle passen, kann der Genius epidemicus sein, aber unter dem Ähnlichkeitsgesetz können wir kein Mittel für den pathologischen Namen irgendeines Fiebers haben. Der Name des sogenannten Gallen-, Typhoid- oder Typhus-Fiebers ist äußerst wertlos für die Auswahl des Mittels. Daß unsere Freunde von anderen medizinischen Richtungen für den Namen des Fiebers verschreiben, ist der passabelste Grund dafür, warum wir Homöopathen dem gegenteiligen Verfahren folgen und von unseren Prinzipien geleitet werden sollten, denn wir wünschen andere Erfolge. Natürlich können wir niemals die Patholgie vernachlässigen. Wir brauchen sie, wie wir die Anatomie, die Physiologie, die Wissenschaft der Hygiene brauchen; wir brauchen sie für die Prognose, Hygiene, diätetische Maßnahmen, Quarantäne, aber wir brauchen sie nicht als Faktor bei der Auswahl des heilenden Agens. Die symptomatische Pathologie muß umfangreicher gemacht werden und die konstitutionellen Miasmen HAHNEMANNs mit einschließen, denn Appendizitis, Diabetes und Bright'sche Krankheit werden beim Mann vielleicht genauso oft durch die Sykosis verursacht wie Zellgewebsentzündungen des Beckens und Salpingitis bei der Frau.

Die wahre Ursache von Typhoid

Seit der ersten Ausgabe von „Intermittierendem Fieber“ vor mehr als zwanzig Jahren hat der Autor viel Zeit daran gewendet, die wahre Ursache von Typhoid-Fieber zu erforschen. Die ganze Mühe wurde aufgewendet für die Verifikation der Wahrheit von HAHNEMANNs Theorie der chronischen Krankheiten in Richtung der symptomatischen Pathologie, bis die Vermutungen früherer Jahre zur Überzeugung heranreiften, daß er, als er seine psorische Theorie veröffentlichte, „etwas besseres baute als er sich bewußt war“. Er begriff nicht völlig, daß er in der Heilwissenschaft eine Entdeckung gemacht hatte, die gleichen Ranges mit der Entdeckung des Heilgesetzes und der dynamischen Arznei ist. Es träumte ihm nicht einmal, daß seine psorische Theorie, die so wertvoll und unverzichtbar bei der Heilung chronischer Krankheiten wurde, von noch größerem Wert bei der Behandlung akuter Krankheiten ist.

Der Autor hat ihre Wahrheit in hunderten von Fällen bei allen Formen und Typen von akuter und chronischer Krankheit, besonders bei allen Typen von Fiebern, verifiziert, und er hat in den letzten zwanzig Jahren nicht einen einzigen Fall von kontinuierlichem Fieber irgendeines Typs - vom milden Wechselfieber bis hin zum bösartigen haemorhagischen Typhoid und Typhus - gesehen, der nicht bei einem Patienten mit einer psorischen oder tuberkulinischen Vorgeschichte aufgetreten wäre. Und je ausgeprägter das psorische Miasma (Diathese, Dyskrasie) war, desto ernster und tödlicher war die Krankheit. Je mehr die Lebenskraft (Vitalität) durch die psorische und tuberkulinische Diathese geschwächt ist, desto empfänglicher wird der Patient gegenüber allen äußeren dynamischen krankhaften Einflüssen, und desto geringer ist infolgedessen die vitale Widerstandskraft gegenüber dem Angriff von Typhoid oder anderen Fiebern; und dies mag gleicherweise für Sykosis und Syphilis gelten.

Und dennoch wurde HAHNEMANNs Werk über die chronischen Krankheiten seit seiner Veröffentlichung 1830 [die erste Auflage war 1828, - Anm. d. Übers.] - wie das Gesetz der Heilung und das dynamische Arzneimittel - von der dominierenden Schulmedizin verlacht und beschimpft, und wir sagen mit Bedauern, daß auch die Mehrheit der homöopathischen Ärzte ebenso wenig diese Wahrheit überprüft, ihre Unrichtigkeit bewiesen oder ihre Lehren angenommen hat. Und so befremdlich es auch scheint: in beiden medizinischen Richtungen sind diejenigen ihre erbittertsten Gegener gewesen, die sie am wenigsten studiert haben und die nichts von ihrem praktischen Wert bei der Heilung der Kranken wissen. Wird dieser Versuch, sie einzuführen und in akuten Krankheiten anzuwenden, eine ähnliche Akzeptanz finden?

HAHNEMANN definiert diese akuten Krankheiten im § 73 des ORGANON: Was die acuten Krankheiten betrifft, so sind sie theils solche, die den einzelnen Menschen befallen auf Veranlassung von Schädlichkeiten, denen gerade er insbesondere ausgesetzt war. Ausschweifungen in Genüssen, oder ihre Entbehrung, psychische heftige Eindrücke, Erkältungen, Erhitzungen, Strapazen, Verheben, usw., oder physische Erregungen, Affecten, usw., sind Veranlassung solcher acuten Fieber, im Grunde aber meist nur überhingehende Aufloderungen latenter Psora, welche von selbst wieder in ihren Schlummer-Zustand zurückkehrt, wenn die acuten Krankheiten nicht allzuheftig waren und bald beseitigt wurden [Im englischen Text von H.C. ALLEN lautet der entscheidende Passus, den er im Druck hervorgehoben hat und auf den es ihm ankommt: Aber in Wirklichkeit sind sie im allgemeinen ein vorübergehender Ausbruch, eine Explosion der latenten psorischen Affektion. - Anm. d. Übers]

Im ORGANON und in den „Chronischen Krankheiten“ erwähnt HAHNEMANN nur drei konstitutionelle Miasmen oder Diathesen - Sykosis, Syphilis und Psora -, wobei er unter die letztere das einschließt, was wir gegenwärtig als die tuberkulinische Diathese kennen, die, obwohl sie eine verschlimmerte Form der Psora ist, durch die späteren Forschungen in der Pathologie und die Entdeckung des tuberkulösen Bazillus mit Recht in den Rang eines anderen und eigenen Miasmas, Dyskrasie oder Diathese erhoben wird, mit dem wir es bei akuten Krankheiten zu tun haben. Die sporadische Influenza, die sogenannte Grippe, ist im allgemeinen ein „Ausbruch“ einer latenten tuberkulinischen Diathese.

... die Psora (ist) die einzig wahre Grund-Ursache und Erzeugerin aller der übrigen vielen, ja unzähligen Krankheits-Formen, welche unter den Namen Nerven-Schwäche, Hysterie, Hypochondrie, Manie, Melancholie, Blödsinn, Raserei, Fallsucht und Krämpfen aller Art, von Knochen-Erweichung (Rhachitis), Skoliosis und Kyphosis, Knochenfäule, Krebs, Blutschwamm, Afterorganisationen, Gicht, Hämorrhoiden, Gelb- und Blausucht, Wassersucht, Amenorrhoe und Blutsturz aus Magen, Nase, Lungen, aus der Harnblase, oder der Bährmutter, von Asthma und Lungenvereiterung, von Impotenz und Unfruchtbarkeit, von Migräne, Taubheit, grauem und schwarzem Staar, Nierenstein, Lähmungen, Sinne-Mängel und Schmerzen tausenderlei Art usw., in den Pathologien als eigne, abgeschlossene Krankheiten figurieren. *Organon,* § 80.

Ein Ausbruch latenter Psora kann, der auslösenden Ursache entsprechend, jede akute Krankheit, jede Form von Fieber hervorbringen. Und hier erkennen wir den Wert einer gründlich durchgeführten Fallaufnahme; denn ein Patient, in dessen eigener oder familiärer Vorgeschichte eine dieser Krankheiten aufgespürt werden kann, oder der in der Vergangenheit Asthma, Heufieber, Krupp, Bronchitis, Pneumonie, Appendizitis, Peritonitis, Ekzem oder andere Hautkrankheiten, aktiv oder unterdrückt, Erysipel, Drüsenschwellungen, Tonsillitis, Halsentzündung, besonders beim Wechsel der Jahreszeiten, Akne, Katarrh, Otorrhoe, Typhoid oder andere Fieber, oder eine deutliche Empfänglichkeit für jeden epidemischen Einfluß gezeigt hat, leidet an dieser konstitutionellen Dyskrasie. Eine Person, deren Lebenskraft belastet ist von einer psorischen Erblast, ist besonders empfänglich gegenüber psychischen Eindrücken. Da können ein schwerer psychischer Schock, Ärger, Verdruß, Furcht, Kränkung, Kummer, finanzielle Rückschläge, Verlust der Ehre oder des guten Rufes - lauter dynamische Dinge - ein mildes in ein schweres oder sogar tödliches Typhoid verwandeln. Und bis jetzt hat die Wissenschaft noch kein Instrument, das fein genug ist, um eine Kraft zu messen, die auf gesunde Menschen nur wenig oder gar keine Wirkung hat.

Die Tendenz zum Rückfall

Die Tendenz zu einem Rückfall kann man bei allen akuten Krankheiten finden, und bei den meisten Fiebern nimmt dieser „Ausbruch der latenten Psora" eine Periodizität an - er tritt alle 3, 5, 7, 14, 21, 28 Tage auf - und gehört zum *Patienten*, nicht zum *Fieber*. In den milden Formen ist es diese periodische Rückkehr des Anfalls, dem man die Namen Quotidiana, Quartana, Tertiana, usw. gegeben hat; bei Typhoid, Typhus und einigen Malaria-Fiebern nimmt der Rückfall eine wöchentliche oder monatliche Verschlimmerung an.

Die erste Verschreibung, die für irgendeinen fieberhaften Anfall aufgrund der Totalität der Symptome ausgewählt wird, mag Aconitum, Arnica, Baptisia, Belladonna, Gelsemium, Rhus, usw. lauten, und kann nicht nur die Gruppe von Symptomen, für die es gegeben wurde, wegnehmen, sondern scheinbar auch die Gesundheit des Patienten wiederherstellen, doch wenn der eigentliche Urgrund dabei unberücksichtigt bleibt, dann produziert er eine Rückkehr des Fiebers.

Wie der fallende Apfel NEWTON's Aufmerksamkeit fesselte, brachte diese Rückfalltendenz akuter Krankheiten HAHNEMANN zum Nachdenken, und er sagt:

„Zwölf Jahre brachte ich darüber zu, um die Quelle jener unglaublich zahlreichen Menge langwieriger Leiden aufzufinden, diese der ganzen Vor- und Mitwelt unbekannt gebliebene, große Wahrheit zu erforschen und zur Gewißheit zu bringen und zugleich die vorzüglichsten (antipsorischen) Heilmittel zu entdecken." *Organon, Fußnote zu* § 80.

Wenn nach dem ersten Rückfall die Symptome für die zweite Verschreibung aufgenommen werden, dann müssen die Vergleichslinien erweitert werden und auch das Miasma - die Heredität - mit eingeschlossen werden, und es muß die Familien-Vorgeschichte sorgfältig untersucht werden, denn dabei wird man den Schlüssel zur Erschließung dieser Tendenz finden. Mag es nun Appendizitis, Typhlitis, Halsentzündung, Krupp, Pneumonie, Wechselfieber oder Tyhoid-Fieber sein - der Name ist nicht wichtig, der Patient ist alles! Sulfur kann das Mittel sein und ist es auch oft, denn bei ihm ist „Leiden, die dauernd Rückfälle haben“ ein ausgeprägtes Charakteristikum. Wenn Sulfur oder das bestens ausgewählte Mittel darin versagen, zu erleichtern oder dauernd zu bessern, dann werden Psorinum oder Tuberkulinum - ausgewählt aufgrund der Symptome und Besonderheiten der Familien-Vorgeschichte und der vererbten Diathese - den akuten Anfall abkürzen und einem zukünftigen Rückfall vorbeugen. Dies wurde bei einer großen Zahl von Patienten und bei allen Formen und Typen von Fieber verifiziert und ist vollkommen zuverlässig. Es ist eines der wertvollsten Geschenke, die uns durch den Genius HAHNEMANNs hinterlassen wurden; aber - ähnlich wie bei seiner Theorie von den chronischen Krankheiten - ist es wohl niemals bei Typhoid oder anderen Fiebern angewendet worden, und zwar aus dem gleichen Grund, weil wir es nämlich nicht glauben; und deswegen werden wir es auch nicht erforschen, und wir wollen es nicht erforschen, weil wir es nicht glauben.

Zum ersten Mal wurde die Aufmerksamkeit des Autors auf den Gebrauch eines antipsorischen Mittels bei Typhoid gelenkt durch einen Fall von Dr. P.P. WELLS im *American Homoepathic Review* im Jahre 1863. Aber dieser Hinweis wurde vor 1876 nicht in die Praxis umgesetzt. Und hier folgt der Fall:

Ein Mädchen, 10 Jahre alt, helle Gesichtsfarbe, schlank, gemischte nervöse und lymphatische Veranlagung, dessen Mutter häufige Anfälle von Gesichtserysipel hatte, und dessen Vater psorisch oder skrofulös war. Im frühen Stadium gab es kein zu bemerkendes Charakteristikum, außer der Geschwindigkeit, mit der der Fall den Zustand erreichte, der gewöhnlich im letzten Stadium von schweren Fieberformen angetroffen wird. Nach einem ununterbrochenen Abwärtsverlauf war die Patientin am sechsten Tag in Bewußtlosigkeit gefallen, in ein tiefes Koma mit stierenden Augen, unfreiwilligen und unbemerkten Entleerungen von Stuhl und Urin; Sehnenhüpfen; wenn die Augen offen waren, Greifen nach Dingen und Zupfen an der Bettdecke; völliger Verlust des Gehörs und offensichtlich auch des Sehvermögens; Diarrhoe, flüssig, bräunlich und sehr stinkend; Puls 130, klein, schwach, schnell. Auf den Rat von Dr. A.F. HAYNEL, der zur Konsultation hinzugezogen war, erhielt die Patientin vier Globuli von Psorinum C 30. Obwohl sie keine weitere Dosis und auch keine andere Arznei bekommen hatte, konnte sie nach zwölf Stunden Fragen beantworten, die laut gestellt wurden, die Diarrhoe war weniger häufig, der Puls 120. Wir erlaubten der Gabe zu wirken, und die Besserung schritt achtundvierzig Stunden lang voran, als sie wieder bewußtlos wurde mit unfreiwilligen Entleerungen und einer Verstärkung der übrigen Symptome, die jedoch leichter waren als vor der Einnahme von Psorinum. Nun erhielt sie ½ Gran Sulfur C 3. Die Besserung setzte sofort ein, die Rekonvaleszenz war schnell und vollständig. Es wurde keine weitere Mittelgabe nötig oder gegeben.

Hygiene - das Krankenzimmer

Das hygienische Umfeld des Fieber-Patienten kann nicht peinlich genug beaufsichtigt werden. Die Temperatur sollte so weit als möglich der Behaglichkeit des Kranken angeglichen werden, das Zimmer sollte tagsüber reichlich belüftet werden, besonders wenn die Sonne scheint, und zu allen Zeiten für reichliche frische, reine Luft gesorgt werden. Gleicherweise sollte ein Zimmer mit Lage nach Süden vorgezogen werden. Wenn der Patient einen kühlen oder gar einen kalten Raum bevorzugen sollte, dann sollten die Helfer und Schwestern sich mit ausreichender Kleidung schützen, denn wenn es überhaupt eine Regel in bezug auf die Temperatur gibt, dann die, daß die für den Patienten angenehmste die richtige ist.

Um den Raum zu desinfizieren, überfluten Sie ihn mit frischer Luft, aber schützen Sie den Patienten vor Zugluft und unzulässiger Entblößung! Die sogenannten Desinfektionsmittel, die allgemein im Gebrauch sind - Chlorkalk, Karbolsäure, Platt's Chlorid, usw. - sind chemische Greuel, nachteiliger als nützlich, oft eindeutig schadend. Es ist ein stümperhafter Versuch, einen theoretischen Keim durch chemische Wirkstoffe zu zerstören, und man sollte ihn in einem Krankenzimmer niemals gestatten. Sollten außer frischer Luft andere Desinfektionsmittel erforderlich sein, dann erfüllt das ähnliche dynamische Arzneimittel alles, was die Wissenschaft verlangt.

Baden ist in jedem Stadium von Typhoid etwas Wesentliches, besonders während der Fieber-Exacerbation. Das warme oder lauwarme Bad ist sehr wohltuend und im allgemeinen sehr angenehm. Es sollte das Badetuch oder ein nasses Handtuch, aber kein Schwamm, benutzt werden; und wenn der Patient sehr empfindlich oder im Schweiß ist, unter den Kleidern. Benutzen Sie niemals ein kaltes oder Eis-Bad, um die Temperatur zu senken; dies ist immer schädlich, oft tödlich.

Das Bettzeug sollte gut gelüftet und häufig gewechselt werden, so behaglich und sanft als möglich.

Wecken Sie nie einen schlafenden Patienten auf; aber vergessen Sie nie, daß der Stupor des Deliriums kein Schlaf ist!

HERING sagt: Wannen oder Pfannen mit Wasser unter dem Bett verhüten in den meisten Fällen den Dekubitus. Versuchen Sie es!

Die feuchte Kompresse - kalt oder warm, wie es der Patient mag - auf dem Bauch wird angenehm und wohltuend sein, wenn er schmerzhaft oder empfindlich bei Berührung ist. Ich lege im allgemeinen ein mit kaltem Wasser befeuchtetes Handtuch, das trocken gewrungen ist, über den Bauch oder um den Körper in dieser Gegend, bedeckt mit einem trockenen Wolltuch, um die Kleidung zu schützen und die Hitze zurückzuhalten, und lasse es dort, bis es trocknet, bevor es erneuert oder gewechselt wird. In ein paar Minuten wird es warm und angenehm und bringt oft erfrischenden Schlaf für einen nervösen Patienten.

Die Diät beim Typhoid

„Alle Straßen führen nach Chicago." Jeder Arzt hat - ohne Rücksicht auf seine medizinische Richtung oder auf den Zustand des Patienten - eine bevorzugte Diät, auf die er im Typhoid vertraut. Die Voraussetzungen und Indikationen sind im wesentlichen in allen Fällen gleich, nämlich die erkrankten Schleimhäute des Verdauungstraktes und die altertümlichen akademischen Forderungen der medizinischen Richtungen, „die Kraft des

Patienten zu erhalten", bis das Fieber seine Macht erschöpft oder seinen Verlauf nimmt. Offenbar ist die Diät des Fieber-Patienten - einer der wesentlichsten Faktoren bei der Behandlung - ohne jede Regel, Vernunft oder Wissenschaft; obwohl die Indikationen der Natur so klar und ihre Gebote so imperativ sind wie das Ähnlichkeitsgesetz bei der Heilwissenschaft oder die Gravitation in der Astronomie.

Absolute Ruhe der Verdauungsorgane ist genau so notwendig für eine sichere und schnelle Wiederherstellung in langdauernden Fiebern wie sie es bei Iritis, bei chirurgischen Wunden oder beim gebrochenen Knochen ist. Wenn Nahrung weder verdaut noch assimiliert werden kann, dann ist verstärkte Fütterung äußerst unklug, um keinen stärkeren Ausdruck zu gebrauchen. Kein Fieber-Patient wird verhungern wegen Mangel an Nahrung, die er sich gar nicht aneignen kann.

Die Natur bemüht sich, dies verständlich zu machen. Sie zeigt auf die dick belegte oder trockene, ausgedörrte Zunge, die totale Abscheu beim Anblick oder sogar dem Geruch von Speisen, den schnellen Puls und den Temperaturanstieg nach Essen, mit völligem Appetitverlust, als ein Protest gegen die Sitte, die schlimmer als nutzlos ist; das kann tatsächlich der Tropfen sein, der das Faß zum Überlaufen bringt, die Lebenskraft besiegt und das vorantreibt, was wir zu verhindern suchen: einen tödlichen Ausgang. Ein entzündetes Auge zwingen wir nicht, seine Pflichten auszuführen, wenn Licht - seine normale Nahrung - das Organ nur reizt; wir verordnen einen dunklen Raum und absolute Ruhe. Warum sollten wir dann das empfindliche und entzündete Drüsengewebe des Verdauungstraktes zwingen zu arbeiten, wenn es nicht in der Lage ist, seine Funktionen auszuführen, oder wenn auch nur ein kleiner Versuch dazu starke Reizung hervorrufen kann, oder einen unangenehmen Rückfall oder eine tödliche Blutung?

Reines Wasser, ad libitum, ist die beste und sicherste *Diät* für den Fieber-Patienten, *bis die Zunge sauber ist, der Appetit - der Ruf der Natur nach Nahrung - wiederkehrt und der Puls und die Temperatur beinahe normal sind.* Die besten Resultate erzielt man im allgemeinen mit *heißem* Wasser, wenn es aufgenommen werden kann; wenn es lauwarm ist, verursacht es oft Übelkeit. Kleingebrochenes Eis oder geschmolzenes Eis ist schädlich, und wenn man dem Patienten kaltes Wasser geben muß, dann sollte es durch Eis gekühlt werden, das man rund um die Außenseite des Glases legt. Eiswasser sollte bei Typhoid, Typhus oder Gelb-Fieber weder innerlich noch äußerlich gebraucht werden.

Diese Diät kann eintönig werden und wird es manchmal auch, und dann kann sie - um dem Geschmack des Patienten entgegenzukommen - variiert werden durch Zusatz von Saft von Orangen, Trauben, Himbeeren, Erdbeeren, Wassermelonen, Johannisbeeren, usw., aber nicht von Zitronen oder Essig. Wenn die Zunge sauber wird und der Appetit zurückkehrt, kann Reiswasser, Wasser mit unreifen, getrockneten Äpfeln oder Wasser mit Toastbrot erlaubt werden. Altbackenes Brot, gut getoastet, sollte in abgekochtes Wasser, so lange es heiß ist, gegeben und in einem irdenen Gefäß gekühlt werden. Gerste, gemahlener Weizen, oder Haferschleimsuppe, gut gekocht, kann später erlaubt werden. Der verstorbene Dr. WOODRUFF aus Detroid ernährte seine Fieber-Patienten mit Kabeljau-Wasser. Der sogenannte Extrakt oder die Essenz aus Rindfleisch ist ein Greuel, enthält keine Nahrungsstoffe für den Typhoid-Patienten, ist immer nachteilig und schädlich und bei Typhus und Gelb-Fieber oft tödlich. Alkoholische Stimulantien sind selten ratsam, obwohl HERING reinen amerikanischen oder ungarischen Wein *während der Rekonvaleszenz* empfiehlt, aber Portwein verbietet. Es ist jedoch eine bessere und sicherere Praxis, den abnormalen Hunger oder den totalen Appetitverlust durch die angezeigte Arznei zu korrigieren als durch Diät oder Stimulatien. Das abnormale Verlangen des Fieber-Patienten kann manchmal das führende Charakteristikum des Falles sein, und - wie bei den Gelüsten der Schwangerschaft - sollte auch der Arzneimittelsüchtige und der Alkoholiker durch das ähnliche Mittel in Ordnung gebracht werden statt durch Nachsicht, die nicht immer sicher ist.

Teil II: Arzneimittellehre

Die Heilmittel von Fiebern

ACONITUM NAPELLUS

Charakteristisch: Aconitum ist sehr häufig angezeigt in frischen Fällen, die bei jungen Personen auftreten; besonders bei *Mädchen mit einem vollen, plethorischen Habitus, die eine sitzende Lebensweise haben*; Personen, die leicht von atmosphärischen Schwankungen affiziert werden; dunklem Haar und Augen, festen Muskeln.

Beschwerden durch Aufenthalt in *trockener, kalter Luft*; trockenen Nord- oder Ostwinden (Landwinden); Zugluft während eines Schweißes; schlechte Wirkungen von unterdrücktem Schweiß.

Beim Aufrichten von einer liegenden Stellung wird das rote Gesicht totenblaß, oder er wird ohnmächtig oder schwindelig und fällt um; er fürchtet sich vor dem Wiederaufrichten; oft begleitet von Schwinden des Sehvermögens und Bewußtlosigkeit.

GROSSE FURCHT UND GEMÜTSANGST, mit großer nervöser Erregbarkeit; hat Angst, auszugehen, in ein Gedränge zu gehen, wo es irgendeine Aufregung oder viele Menschen gibt, eine Straße zu überqueren.

Sein Gesicht drückt Furcht aus; sein Leben wird dadurch unglücklich; er ist sich sicher, daß seine Krankheit tödlich ausgehen wird; er sagt den Tag voraus, an dem er sterben wird; Furcht vor Tod während der Schwangerschaft.

Diese Gemütsangst, Sorge, Furcht begleiten die geringfügigsten Beschwerden.

Musik ist unerträglich, macht sie traurig (Sabin. - während der Menses: Nat-c.).

Ruhelos, ängstlich, tut alles in großer Hast; muß oft die Lage wechseln; alles erschreckt ihn.

Hahnemann sagt: „Immer wenn man Aconitum homöopathisch auswählt, dann muß man vor allem auf die Gemütssymptome achten und sorgfältig darauf bedacht sein, daß es diesen genau entspricht: die psychische und körperliche Angst, die Ruhelosigkeit, die Besorgnis, die nicht beschwichtigt werden kann.“

Verschlimmerung: Am Abend und in der Nacht sind die Schmerzen unerträglich; in einem warmen Zimmer; beim Aufrichten im Bett; beim Liegen auf der betroffenen Seite (Hep., Nux-m.).

Besserung: Tagsüber; in der frischen Luft (Alum., Mag-c., Puls., Sabin.); während der Ruhe (außer nachts im Bett); nach Schwitzen; durch Wein.

Beziehung: Aconitum ist das akute Pendant von Sulfur, es geht ihm voraus und folgt ihm bei akuten entzündlichen Zuständen. Mißbrauch von Aconitum erfordert Sulfur.

Typ: Quotidiana; Quartana. Keine Regelmäßigkeit; Periodizität nicht ausgeprägt. Neigt dazu, entzündlich zu werden, oder entzündliche Symptome mit Kongestion von lokalen Organen wie Kopf und Brust können eine Komplikation bilden.

Zeit: Gewöhnlich am Abend.

Causa: Trockene, kalte Nord- oder Ostwinde; heiße Tage und kalte Nächte; Naßwerden (Dulc., Rhus-t.); Schweiß unterdrückt durch Aufdecken oder Sitzen in Zugluft; *durch Schreck*; rheumatischer Zustand.

Frost: *Steigt von den Füßen zur Brust auf*; mit innerer Hitze und dem Gefühl von heißem Wasser im Kopf; frostig *bei Aufdecken oder sogar Berührung*; Frieren bei *der kleinsten Bewegung, sogar beim Aufheben der Bettdecke* (Nux-v.); kaltes Gefühl in den Blutgefäßen (Ars., Rhus-t.).

Kälte mit **Röte und Hitze der einen, mit Kälte und Blässe der anderen Wange** (Cham., Ip.). Frost mit *einer heißen Wange*; kontrahierten Pupillen; Angst; oder *Körper frostig* mit *rotem Gesicht, heißen Wangen, heißer Stirn* und *heißen Ohrläppchen*; Gesicht heiß, Hände und Füße kalt. *Frost in den Extremitäten zu Kopf und Gesicht; Hitze umgekehrt.*

Hitze: Mit Durst. *Gegen Abend trockene Hitze im Gesicht, mit Angst; hohes Fieber;* **TROCKENE, BRENNENDE HITZE**, die von Kopf und Gesicht ausgeht; brennende Hitze mit Frostschauern, die den Rücken hinauf laufen. *Große Furcht; nervöse Erregung*; **RUHELOSIGKEIT** und **ÄNGSTLICHES UMHERWERFEN**; exzessive Angst und Bedrückung. *Husten während der Hitze*, mit Herzklopfen und pleuritischen Stichen in der Brust (Husten während Frost und Hitze: Bry., - Husten vor und während Frost: Rhus-t.). *Rotes Gesicht im Liegen*, und *blasses Gesicht und Ohnmacht beim Aufrichten. Großer Durst auf große Mengen Wasser; alles andere schmeckt bitter* (Durst nach großen Mengen in jedem Stadium: Bry., Nat-m. - nur während der Hitze: Ip.). Kann es nicht ertragen, bedeckt zu sein, fürchtet jedoch, aufgedeckt zu werden (Camph., Sec.). *Lang anhaltende trockene Hitze.*

Schweiß: Muß zugedeckt sein, sobald der Schweiß beginnt; bedeckte oder affizierte Teile schwitzen überreichlich (Ant-t.) oder Schweiß nur auf der Seite, auf der er liegt (Chin., Nit-ac.); Schweiß nur an einzelnen Teilen (Bry.). Reichlicher warmer Schweiß über den ganzen Körper, durch den die nervöse Erregung, die Ruhelosigkeit und die Angst gebessert werden (Schweiß bringt Erleichterung aller Beschwerden: Nat-m.). Allgemeiner warmer, dampfender Schweiß. Meist an bedeckten Teilen. Reichlich während des Schlafes. Es geht ihm schlechter während des Schwitzens.

Zunge: Weiß belegt; Papillen rot und erhaben. „Erdbeerzunge".

Puls: Während des Frostes: intermittierend, fadenförmig; während der Hitze: schnell, voll, hart, hüpfend. *Kältegefühl in den Blutgefäßen.*

Apyrexie: *Niemals deutlich.* Appetitverlust; Schlaf ruhelos und durch Träume gestört; *sehr ängstlich* um die Wiederherstellung; schwach und erschöpft von der kleinsten psychischen oder physischen Anstrengung.

Ist selten angezeigt als ein Mittel, das *per se* heilt. Die Causa ist oft die charakteristische Indikation; wenn sie getroffen ist, dann wirkt es prompt und heilt dauerhaft.

Wenn es nicht durch die auslösende Ursache angezeigt ist, dann ist es in den frühen Stadien von Typhoid fast immer schädlich.

„Aconitum darf nie am Anfang gegeben werden, um das Fieber herunterzudrücken und danach ein anderes Mittel folgen zu lassen, das den Fall trifft; es darf nie im Wechsel mit anderen Mitteln gegeben werden, um das Fieber zu beherrschen. Wenn das Fieber von der Art ist, daß es Aconitum erfordert, dann ist kein anderes Mittel nötig. Wenn andere Mittel angezeigt zu sein scheinen, dann sollte man eines suchen, das das Fieber genau so gut trifft; denn viele Mittel außer Aconitum produzieren Fieber, jedes nach seiner Art." *Dunham* I, S. 87.

Analyse: CAUSA; fast immer führend; Aufenthalt in trockenem, kalten Wind, Zugluft, Folgen von unterdrücktem Schwitzen, Naßwerden bei Erhitzung.

Frost: Von den Extremitäten zu Brust und Kopf; eine Wange rot und heiß, die andere kalt und blaß (Cham., Nux-v.); < kleinste Bewegung oder Anheben der Bettdecke (Nux-v.).

Hitze: Haut trocken und heiß; Gesicht rot, oder abwechselnd blaß und rot; *brennender Durst nach großen Mengen kalten Wassers*; **starke nervöse Ruhelosigkeit, Umherwerfen in Todesqualen**; wird unerträglich gegen Abend und beim Schlafengehen; *lang anhaltend.*

Schweiß: Muß zugedeckt werden, sobald er beginnt.

„Aconitum erweist sich manchmal als hilfreich zur Erleichterung von Beklemmung des Herzens und der Atmung, wenn dies stark während des Anfalls vorhanden ist. *Es ist die einzige Ausnahme von der Regel, die besagt, daß das Mittel gegen dieses Fieber im fieberfreien Stadium gegeben werden sollte.* Wenn diese Beklemmung groß ist und die übrigen Symptome nicht dagegensprechen, dann können ein paar Globuli der passenden Potenz in Wasser gelöst und alle 15, 20 oder 30 Minuten ein Teelöffel voll davon gegeben werden, wie es den Symptomen entspricht, bis Erleichterung eingetreten ist. Wenn das Mittel angebracht ist, wird dies die Wirkung des spezifischen Mittels für den Fall nicht hindern.

Dieses Mittel wird um so passender sein, wenn die Beklemmung begleitet wird von dem charakteristischen lauten Klagen und der gleichfalls charakteristischen Furcht vor dem Tod.“ *Dr. Geo. H. CLARK.*

Kasuistik:

*1) Mrs. H. 49 Jahre alt, suchte nach einem ermüdenden Spaziergang einen kühlen Platz zum Ruhen; schon bald begann sie, Frostschauer, die über ihren Rücken hinabliefen, zu fühlen, gefolgt von Schaudern und einem unbeschreiblichen Schmerz vom Kopf bis zu den unteren Extremitäten; sie konnte kaum den Kontakt mit der Bettdecke ertragen, und dieses empfindliche und wunde Gefühl ging über ihren ganzen Körper; großer Durst; dicker, weißer Belag auf der Zunge; angeschwollenes Gesicht, das großen Schmerz ausdrückte. Puls nicht sehr beschleunigt; Frost und Hitze in schnellem Wechsel; unerträgliches Wehtun; Durst und trockene Haut dauerten die ganze Nacht über. Am Nachmittag bewegten sich die schrecklichen Schmerzen zum Kopf. Aconitum C 3 in Wasser. Die erste Dosis hatte eine beruhigende Wirkung; Schmerzen weniger; Haut feucht; Empfindlichkeit gegenüber Kontakt weg; schlief bis zum Morgen. Kam wieder zu guter Gesundheit. - A.E. SMALL, *U.S. Med. and Surg. Journ.*, 1871.

*2) Vier Dosen Aconitum, gegeben während der Apyrexie, heilten ein intermittierendes Fieber bei einer plethorischen Person, bei der der Frost sehr heftig war und gefolgt wurde von *trockener, glühender Hitze und exzessiver Angst und Beklemmung*. - A.H.Z. I, S. 146.

*3) Zwei Dosen Aconitum C 3 befreiten ein zweijähriges Kind von einem Quartana-Fieber, das schon länger als ein Jahr dauerte, und das mit *einem Frost am Abend* begann und von *einer zehn Stunden dauernden Hitze* gefolgt wurde. - *Hygea* I, S. 79.

ACTEA RACEMOSA (= CIMICIFUGA)

Charakteristisch: Ängstlich, gleichgültig, melancholisch, schweigsam.

Gefühl, als ob *eine schwere schwarze Wolke sich ganz über sie gesenkt habe* und ihren Kopf einhülle, so daß alles Dunkelheit und Verwirrung ist.

Delirium: mit Übelkeit, Brechwürgen, erweiterten Pupillen; unaufhörliches Reden, von einem Thema zum anderen wechselnd; sah Drähte, die ihn einsperren; Visionen von Ratten und Tieren; Träume von Negern, Teufeln, usw., die erschreckt vom Schlaf aufwachen lassen; Furcht vor dem Tod.

Kopf und Nacken zurückgezogen.

Nervöse, starke Ruhelosigkeit.

Menses: unregelmäßig; erschöpfend (Alum., Cocc.); verzögert oder unterdrückt durch Gemütserregung, durch Kälte, durch Fieber; mit Chorea, Hysterie oder Manie; Verstärkung der Gemütssymptome während; schwere linksseitige Schmerzen innen in den Mammae (Ust.).

Spasmen: hysterisch oder epileptisch; reflex von Uterus-Erkrankung; schlechter während der Menses; Chorea < linke Seite.

Heftige Schmerzen in den Nacken- und Rückenmuskeln; sie fühlen sich steif, lahm oder kontrahiert an; Wirbelsäule empfindlich, vom Gebrauch der Arme beim Nähen, Schreiben auf der Schreibmaschine, Klavierspielen (Agar., Ran-b.).

Rheumatismus, der die Muskelbäuche affiziert; Schmerzen stechend, krampfend. Exzessive Wundheit der Muskeln.

Rheumatische Dysmenorrhoe.

Scharfe, lanzinierende Schmerzen, wie elektrisch, in verschiedenen Teilen, synalgisch mit Reizung von Eierstöcken oder Uterus; in der Uterus-Gegend, zucken von Seite zu Seite.

Verschlimmerung: Während der Menstruation: je reichlicher der Fluß, desto größer die Leiden.

Typ: Gelbfieber; cerebro-spinales Fieber.

Frost: Den Rücken hinab von 11.00 bis 12.00 Uhr. Frost, dann Hitze, dann Schweiß, wechselnd mit Trockenheit der Haut, um 17.00 Uhr. Frost, kalte Schauder vom Rücken; Hitzewallungen, dann Schweiß auf dem Bauch.

AESCULUS HIPPOCASTANUM

Charakteristisch: Besonders geeignet für Personen mit Tendenz zu Hämorrhoiden, die an gastrischen, biliösen oder katarrhalischen Beschwerden leiden.

Verzagt, trübsinnig; sehr reizbar; gerät leicht in Wut und gewinnt nur langsam die Kontrolle zurück; *erbärmlich mürrisch* (Cham.).

Dauernder Rückenschmerz - ein starker, dumpfer Schmerz -, der Sakrum und Hüften affiziert, *sakro-iliakale Gelenkverbindungen*, schlechter beim Gehen oder Vorwärtsbeugen.

Der Rücken versagt an dieser Stelle beim Gehen, muß sich hinsetzen oder niederlegen.

Venöse Kongestion (portal und hämorrhoidal); *Völle in verschiedenen Teilen*, wie von einer übermäßigen Blutmenge; Herz, Lungen, Magen, Gehirn, Becken, Haut.

Die Schleimhäute des Mundes, Rachens, Rektums sind geschwollen, brennen, fühlen sich trocken und roh an.

Schnupfen; dünn, wässerig, brennend; Rauheit und Empfindlichkeit gegenüber eingeatmeter kalter Luft.

Follikuläre Pharyngitis, besonders bei zu Hämorrhoiden neigenden Personen; heftig brennend, rohes Gefühl im Rachen; Trockenheit und Rauheit des Rachens.

Häufige Neigung zu schlucken, mit brennenden, stichelnden, stechenden und trocken zusammengeschnürten Fauces (Apis, Bell.).

Rektum: *Trockenheit und Hitze*; Gefühl wie *voll von kleinen Holzstücken*; wie vom Messer geschnittene Schmerzen schießen das Rektum hinauf (Ign., Nit-ac., Sulf.); Hämorrhoiden blind, schmerzhaft, brennend, purpurn; selten blutend; wund, mit Völle, brennend und juckend.

Verstopfung: harter, trockener Stuhl, schwierig zu entleeren; mit Trockenheit und Hitze des Rektums; *schlimme lumbo-sakrale Rückenschmerzen.*

Verschlimmerung: Rückenschmerzen und Wundheit durch Gehen und Vorwärtsbeugen; Bewegung; Einatmen von kalter Luft; Schlucken von Flüssigkeiten.

Typ: Quotidiana; Tertiana; Tertiana duplicata. Periodizität ausgeprägt. Herbstliche Fieber. Remittierend. Malaria-Fieber.

Zeit: 16.00 Uhr (Lyc., Puls.). Abend. Fieber ohne Frost von 19.00-24.00 Uhr.

Prodrom: Gähnen, Strecken und berstendes Kopfweh. Ohne Durst.

Frost: Um 16.00 Uhr, mit Gänsehaut, gebessert durch Hitze des Feuers (Ign.); entlang der Wirbelsäule; läuft den Rücken hinauf, oder kriecht den Rücken hinauf und herunter (Gels.), mit Hitze und Brennen in Rektum und Anus. Schwerer Frost, mit Schütteln; kann nicht warm werden.

Hitze: Wellen von Hitze über das Gesicht, den Hinterkopf, den Hals und die Schultern, oder über den ganzen Körper. Am Abend Fieber von 19.00 bis 24.00 Uhr, kein Durst, Haut heiß und trocken, Handteller und Fußsohlen brennen, ist geneigt zu gähnen und sich zu strecken; Kopfweh, als würde er bersten. Photophobie. Lungen fühlen sich angeschoppt an; das Herz schlägt heftig.

Brennen im Mund und reichlicher Speichelfluß. Brennende Trockenheit und Zusammenschnüren des Rachens, dauernde Neigung zu schlucken, reichlicher Speichel und häufiges Spucken von Schleim aus dem Mund.

Während des Anfalls Brennen des Rachens und des Pharynx wie von glühenden Kohlen; großer Durst mit Unfähigkeit zu schlucken wegen der schmerzhaften Trockenheit des Rachens.

Schweiß: Reichlich, heiß, setzt mit der Hitze ein, nicht nach ihr: an Kopf und Gesicht. Die Kongestionen von Kopf, Gesicht und Brust nehmen ab und die abdominalen Symptome verschwinden während des Schweißstadiums.

Puls: Weich, langsam und schwach. Funktionale Störungen des Herzens durch hämorrhoidale Schwierigkeiten; Herzschlag voll und schnell; kann die Pulsationen über den ganzen Körper fühlen (Nat-m.).

Zunge: Weiß oder gelb belegt; Spitze wund wie von einem Geschwür; fühlt sich verbrüht an. Geschmack süß mit klebrigem Schleim; metallisch, kupferig, mit Speichelfluß.

Apyrexie: Verstopfung und Hämorrhoiden, mit den charakteristischen Rückenschmerzen, Trockenheit und Brennen des Rektums. Schmerzhafte Trockenheit und Brennen des Rachens und Pharynx mit Schluckschwierigkeiten.

Während der Kontinental-Kriege des Empires war die Blockade der europäischen Häfen so streng, daß in Frankreich die Chinarinde - das anerkannte Spezifikum gegen intermittierendes Fieber - absolut nicht mehr zu erhalten war. Zu dieser Zeit fand bei den Medizinern eine lebhafte Suche nach einem Ersatzstoff für die Rinde statt, und es wurden viele Mittel versuchsweise gebraucht, unter anderen auch Arsen und Aesculus. Der *Bulletin des Science Médicales* veröffentlichte 1808 (Vol. II, S. 560) eine große Anzahl von Heilungen, die mit der Rinde der Roßkastanie erreicht wurden. Dr. Ranque berichtet 43 Fälle, Dr. Cazin 2 Fälle von Tertiana und einen von Tertiana duplikata, und Dr. Lacroix behandelte in einer Epidemie von intermittierendem Fieber im Departement Loire und Cher über 200 Fälle erfolgreich mit Aesculus allein.

Analyse: Die hämorrhoidale Diathese mit lumbo-sakralem Rückenschmerz und der trockene, brennende Rachen und das trockene, brennende Rektum sind am ausgeprägtesten.

Frost: *Um 16.00 Uhr* (Anac., Lyc., Puls.); Kälte mit Schaudern; durstig, aber kann nicht trinken wegen des Schmerzes im Rachen.

Hitze: Mit heißem Schweiß des ganzen Körpers.

Kasuistik: * Eine Frau von 44 Jahren kam mit dem folgenden Zustand in meine Praxis: Seit vierzehn Monaten hatte sie jeden Tag um 16.00 Uhr einen Anfall von Kälte ohne Schaudern, gefolgt von Hitze und Schweiß; der Anfall dauerte insgesamt vier bis fünf Stunden. Während des Anfalls litt sie grausam im Rachen und konnte nichts schlucken; es schien ihr, als ob die Innenseite ihres Rachens mit einer glühenden Kohle gerieben würde; sie war durstig, aber die Schluckschwierigkeit war so groß, daß sie nicht trinken konnte; außerdem floß der Speichel reichlich und ihr ganzer Mund war mit Schleim bedeckt. Auf meine Fragen erzählte sie, daß ihr in der anfallsfreien Zeit der Hals immer weh täte, aber nicht so schlimm; sie war verstopft und litt manchmal an Hämorrhoiden. Die zahlreichen Ärzte, die sie davor konsultierte, waren sich alle darin einig, dieses intermittierende Fieber mit dem Antiperiodikum *par excellence*, Chinin, zu bekämpfen, aber immer ohne Wirkung. In Erwägung der Periodizität der Symptome, der Halsentzündung, der Verstopfung, der hämorrhoidalen Affektion - alles pathogenetische Wirkungen von Aesculus - gab ihr dieses Mittel in der C 30, und zwei Dosen à 3 Globuli reichten aus, um die Patientin von allen ihren Leiden zu befreien. - A. CHARGE.

A E T H U S A

Charakteristisch: Besonders für Kinder während der Zahnung in heißem Sommerwetter; **Kinder, die keine Milch vertragen können.**

Große Schwäche; die Kinder können nicht stehen; sie können ihren Kopf nicht hochhalten (Abrot., Calc-p., Sil.); Prostration mit Schläfrigkeit.

Idiotie bei Kindern; Unfähigkeit zu denken; verwirrt.

Das Gesicht drückt große Angst und Schmerz aus, sieht abgehärmt aus und zeigt sehr deutliche naso-labiale Linien.

Herpesartige Ausschläge an der Nasenspitze.

Völlige Abwesenheit von Durst (Apis, Puls., das Gegenteil von Arsen).

Unverträglichkeit von Milch: *kann Milch in keiner Form vertragen*; sie wird in großen geronnenen Klumpen erbrochen, sobald sie getrunken ist; danach verursacht die Schwäche eine Schläfrigkeit (vgl. Mag-c.).

Verdauungsschwäche der zahnenden Kinder; *heftiges, plötzliches Erbrechen* einer schaumigen, milchig-weißen Substanz; oder gelbflüssig, *gefolgt von geronnener Milch und käsiger Masse.*

Wiederhochbringen von Nahrung etwa eine Stunde nach Essen; reichliches grünliches Erbrechen.

Epileptische Spasmen mit *geballten Daumen*, rotem Gesicht, **nach unten gedrehten** Augen, fixierten und erweiterten Pupillen; Schaum um den Mund, Kiefersperre; Puls klein, hart, schnell.

Schwäche und Entkräftung mit Schläfrigkeit; nach Erbrechen, nach Stuhl, nach Spasmus.

Verschlimmerung: Nach Essen oder Trinken; nach Erbrechen; nach Stuhl, nach Spasmus.

Frost: Heftig, ohne Durst, durch den ganzen Körper mit allgemeiner und äußerer Kälte.

Kälte des Bauches, objektiv und subjektiv (Tab.); mit rotem Gesicht; mit Haarsträuben; mit Schütteln und Steifheit der Glieder; mit Delirium; Kältegefühl an Kinn und Mundecken.

Hitze: Allgemein; Haut heiß und trocken; mit völliger Abwesenheit von Durst.

Schweiß: Durch die kleinste Anstrengung; reichlich, kalt; beim Einschlafen (China); kann es nicht ertragen, während des Schweißes unbedeckt zu sein (Acon., Nux-v.); erleichtert das Unwohlsein und das Delirium.

Analyse: Das Fieber tritt gewöhnlich bei Säuglingen auf, während der Zahnung, am Morgen; mit deutlicher Mattigkeit, Entkräftung und Delirium. Die völlige Abwesenheit von Durst, die Unverträglichkeit von Milch und andere gastrische Phänomene machen seine Auswahl leicht.

AGARICUS

Charakteristisch: Personen mit hellem Haar; Haut und Muskeln schlaff.

Alte Leute, mit schwachem, trägen Kreislauf.

Trinker, besonders gegen ihre Kopfschmerzen; *schlimme Folgen von einem Besäufnis* (Lob., Nux-v., Ran-b.).

Delirium: mit dauerndem Phantasieren; versucht, aus dem Bett herauszukommen (Bell., Hyos.); bei Typhoid oder Typhus.

Kopfschmerzen: bei solchen Menschen, die schnell bei Fieber oder bei Schmerzen delirieren (Bell.); bei solchen, die zu Chorea, Zuckungen oder Grimassieren neigen; durch spinale Affektionen.

Frostbeulen, die jucken und unerträglich brennen; Erfrierung und alle Folgen von der Kälte Ausgesetztsein, besonders im Gesicht.

Unfreiwillige Bewegungen *während des Wachseins*, hören auf während des Schlafes; Chorea, von einfachen Bewegungen und Zuckungen von einzelnen Muskeln bis zum Tanzen des ganzen Körpers; Zittern des ganzen Körpers (Zucken der Gesichtsmuskeln: Myg.).

Gefühl, als ob man von Eis berührt oder eiskalte Nadeln in die Haut eindringen würden; wie von heißen Nadeln.

Brennende, juckende Röte verschiedener Teile; Ohren, Nase, Gesicht, Hände und Füße; Teile rot, geschwollen, heiß.

Unsicherheit beim Gehen, stolpert über alles, was im Wege ist; Fersen schmerzen beim Stehen, als ob sie geschlagen wären.

Wirbelsäule empfindlich gegen Berührung (Chin-s., Ther.); schlechter morgens.

Schmerz: wund, wehtuend, in lumbalen und sakralen Gegenden; während Anstrengung am Tage; *beim Sitzen* (Zinc.).

Spinale Irritation nach sexuellen Exzessen.

Nervöse Entkräftung nach sexuellen Ausschweifungen.

Epilepsie durch unterdrückte Hautaussschläge (Psor., Sulf.).

Jede Bewegung, jedes Drehen des Körpers verursacht Schmerz in der Wirbelsäule. Einzelne Wirbel sind empfindlich gegen Berührung.

Uterusprolaps, postklimakterisch; der herunterdrängende Schmerz ist fast unerträglich (vgl. Lil-t., Murx., Sep.).

Äußerst empfindlich gegen kalte Luft (Calc., Kali-c., Psor.).

Die Beschwerden erscheinen diagonal; obere linke und untere rechte Seite (Ant-t., Stram.), obere rechte, untere linke (Ambr., Brom., Med., Phos., Sulf-ac.).

Beziehungen: Ähnlich zu Calc., Cann., Cimic., Ind., Hyos., Kali-p., Lach., Nux-v., Op., Stram. beim Alkohol-Delirium; Myg., Tarant., Zinc. bei Chorea.

Verschlimmerung: Nach Essen; nach Koitus., kalte Luft., geistige Arbeit; vor einem Gewitter (Phos., Psor.).

Zeit: Von 10.00 bis 11.00 Uhr; von 12.00 bis 13.00 Uhr.

Frost: Schaudern, von oben nach unten (Verat.); allgemein, über den Körper; in der frischen Luft; bei der kleinsten Bewegung; vom Aufheben der Bettdecke; Schüttelfrost mit Gähnen.

Frost im Rücken, als ob kaltes Wasser herunterläuft, wenn er sich im Stuhl zurücklehnt.

Frostgefühl: mit Gähnen; Glieder kalt und blau; Schwäche; schlechte Laune; Appetitlosigkeit.

Hitze: Fast fehlend; hauptsächlich an unteren Teilen des Körpers; im Gesicht und oberen Teil des Körpers.

Brennende Hitze, muß die Unterglieder aufdecken; das Blut scheint glühend durch die Gefäße zu laufen; Umdrehen im Bett und Aufheben der Bettdecke ruft Frösteln hervor.

Schweiß: *Reichlich*; ölig, aber nicht übelriechend (Chin.); die ganze Nacht; während des Schlafes; durch kleinste Anstrengung oder körperliche Mühe; an der Vorderseite des Körpers, besonders um die Beine. Das Gesicht, der Hals und die Brust waren naß von kaltem Schweiß. Der Schweiß, obwohl reichlich, schwächt nicht. Klebrig, und große Prostration.

*ALSTONIA

Dieses Mittel hat sich häufig bei chronischen Fällen als wirksam erwiesen, bei denen die Anfälle wiederholt durch Chinin unterdrückt wurden. Es wird manchmal den Tag des Frostes postponieren, und es kann einen anticipierenden in einen regelmäßigen Typ verändern oder verwandeln. Aber es sind noch nicht genügend Daten gesammelt worden, um diesem

Mittel seinen richtigen Platz unter den Heilmitteln der intermittierenden Fieber zuzuweisen.

Die Anfälle treten am Vormittag, von 9.00 - 11.00 Uhr auf. Der Durst beginnt während des Prodromalstadiums und der Hitze (während Prodromalstadium und Schweiß: Chin.)

Hitze: Mit Kopfschmerz, Rückenschmerz, und Durst nach großen Mengen von Wasser, das manchmal wieder hochkommt, sobald es den Magen erreicht (Ars., Nat-m., Phos.)

Das Schweißstadium ist nicht ausgeprägt. Unser Wissen ist empirisch, hauptsächlich klinisch.

A L U M I N A

Charakteristisch: Passend für hagere, trockene, dünne Personen von skrofulösem Habitus, die durch chronische Krankheiten leiden; dunkler Teint; ängstliche, milde, tränenreiche Veranlagung; Konstitutionen mit Mangel an Lebenswärme; alte Menschen; Hypochonder.

Trockener, flechtenartiger, juckender Hautausschlag, schlechter im Winter (Petr.); unerträgliches Jucken des ganzen Körpers beim Warmwerden im Bett (Psor., Sulf.); kratzt, bis es blutet, danach wird es schmerzhaft.

Zeit vergeht zu langsam; eine Stunde scheint wie ein halber Tag zu sein (Cann-i.).

Unfähigkeit zu gehen, ausgenommen, wenn die Augen offen sind, und am Tage; Torkeln und Fallen beim Augenschließen (Arg-n., Gels.).

Unnormaler Appetit; Verlangen nach Stärke, Kalk, Holzkohle, Gewürznelken, Kaffee- oder Teesatz, Säuren und unverdaulichen Dingen (Cic., Psor.); *Kartoffeln bekommen nicht*, verursachen Kolik.

Chronisches Aufstoßen jahrelang; schlechter am Abend.

Alle reizenden Dinge - Salz, Wein, Essig, Pfeffer - rufen sofort Husten hervor.

Verstopfung: *Kein Stuhldrang und keine Fähigkeit, Stuhl zu entleeren, bis eine große Ansammlung vorhanden ist* (Meli.); **mit starker Anstrengung**, muß den Sitz des Klosetts fest packen; Stühle hart, knotig, mit Schleim bedeckt; oder weich, lehmig, festhaftend an den Teilen (Plat.); bei Säuglingen, von künstlicher Nahrung; **untätiges Rektum**, *selbst weicher Stuhl erfordert große Anstrengung* (Anac., Plat., Sanic., Sil., Verat.); alter Menschen (Lyc., Op.); in der Schwangerschaft (Sep.).

Urin wird abgelassen bei der Anstrengung für die Stuhlentleerung, oder er kann ihn nicht lassen ohne solche Anstrengung.

Nach den Menses; *psychisch und physisch erschöpft* (Carb-an., Cocc.).

Leukorrhoe; **scharf, reichlich, läuft in großer Menge bis zu den Fersen hinab** (Lyc., Lyss., Onos., Syph.); > kaltes Baden; < während des Tages.

Verschlimmerung: Allgemein in kalter Luft; im Freien; alle zwei Tage; beim Sitzen; Essen von Kartoffeln, Suppen; bei Neu- und Vollmond.

Besserung: Allgemein in der Wärme; in mildem Wetter; beim Gehen; beim Essen (Psor.); in nassem Wetter (Caust., Nux-v., Lach., Sulf.).

Alumina ist das chronische Pendant von Bryonia.

Beziehung: Komplementär zu Bryonia. Folgt gut auf Bry.

Typ: Tertiana. Chronisch; rückfällig. Keine Regelmäßigkeit.

Zeit: Frösteln um 16.00 Uhr, das bis abends dauert. Abendlicher Anfall von 17.00 bis 20.00 Uhr.

Frost: *Mit großem Durst; mit Übelkeit* (Arn., Caps., Ign.). Innerlich kalt und frostig, mit Verlangen nach Ofenwärme, ohne Erleichterung durch Hitze (Lach.; - durch Ofenhitze erleichtert: Ign.), mit Strecken und Beugen der Glieder; *schlechter nach warmen Getränken*, und *nach Essen warmer Suppe* (nach kalten Getränken: Ars., Caps., Eup-per.). Frösteln des ganzen Körpers, Füße kalt wie Eis den ganzen Tag, mit Hitze des Kopfes, *äußerliches Frösteln* und *äußere Hitze*, besonders *dunkle Röte der Wangen*. Häufige Wiederholung von *Frostanfällen am Abend*, jeden zweiten Tag. Fröstelt neben dem warmen Ofen. Heftiges Frösteln am Abend, besonders Füße und Rücken, die neben dem Ofen nicht warm werden können. Fröstelig während des Tages, Hitze die ganze Nacht (Frost dauert 12 Stunden: Canth.). Frost durch die kleinste Bewegung verstärkt (Acon., Bry., - verstärkt durch Aufdekken: Am-m., Nux-v., Sep.).

Hitze: *Ohne Durst; Hitze, mit Angst in der Nacht, und Schweiß.* Hitze am Abend beginnend und sich ausbreitend vom Gesicht und Kopf, häufig *nur auf der rechten Seite des Körpers.* Hitze < durch Bewegung (Bry., - > durch Bewegung: Caps.).

Schweiß: *In der Nacht, im Bett, gegen Morgen;* am reichlichsten im Gesicht, *oft nur auf der rechten Seite des Gesichtes* (Nux-v., Puls.). Schweiß nach jeder Bewegung (Bry., Sep.), gefolgt von kalten Schauern, als ob man eine Erkältung bekäme. Manchmal völlige Unfähigkeit zu schwitzen (Hep.).

Zunge: Sauber. Appetit gut. Verlangen nach Obst und Gemüse. Verlangen nach unverdaulichen Dingen. Abneigung gegen Fleisch (Arn.).

Apyrexie: *Fortwährendes leeres Aufstoßen, das Erleichterung bringt. Große Mattigkeit des ganzen Körpers*; große Erschöpfung und Neigung, sich niederzulegen; unüberwindbare Neigung, sich niederzulegen.

Wenn der Patient häufige Anfälle von Blei-Kolik (Maler-Kolik) gehabt hat. Das Mittel ist selten angezeigt, aber wenn es erforderlich wird, dann sind chronische konstitutionelle Leiden fast immer vorhanden. Oft vollendet es eine Heilung, die mit Bryonia begonnen hat, und man sollte immer an es als nächstes Mittel denken, wenn die Symptome passen.

Analyse: Die konstitutionellen Symptome dieses Antipsorikums sind immer leitend. Bei Fieber, das Myelitis oder andere Krankheiten des Rückenmarks begleitet.

Frost: Mit Durst und Übelkeit, < durch die kleinste Bewegung, warme Getränke, warme Suppe.

Hitze: Ohne Durst; oft nur rechtsseitig; < durch Bewegung; mit Schweiß.

Schweiß: < durch Bewegung; der rechten Gesichtsseite.

AMBRA GRISEA

Charakteristisch: Für Kinder, besonders junge Mädchen, die erregbar, nervös und schwach sind; nervöse Affektionen alter Menschen, die Nerven sind „völlig erschöpft“.

Schlanke, dünne, abgemagerte Personen, die sich leicht erkälten.

Große Traurigkeit, sitzt tagelang und weint.

Nach geschäftlichen Verlegenheiten, ist unfähig zu schlafen, muß aufstehen (Act-r., Sep.).

Ranula mit stinkendem Atem (Thuj.).

Gefühl von Kälte im Bauch (Aeth., Calc.).

Die Gegenwart anderer, sogar der Krankenschwester, ist unerträglich während Stuhlgang (während Urinieren: Nat-m.); häufiger, vergeblicher Drang, was sie ängstlich macht.

Absonderung von Blut zwischen den Perioden, bei jedem kleinen Zufall - einem langen Spaziergang, nach jedem harten Stuhl, usw.

Leukorrhoe; *dicker, bläulich-weißer Schleim*, besonders, oder nur, nachts (Caust., Merc., Nit-ac.).

Heftiger Husten in spasmodischen Anfällen, mit Aufstoßen und Heiserkeit; schlechter beim Reden oder laut Lesen (Dros., Phos.); abends ohne, morgens mit Auswurf (Hyos.); Keuchhusten, aber ohne krähende Einatmung.

Verschlimmerung: Warme Getränke; warmes Zimmer; niederlegen; nachts; zu wenig Schlaf; die Gegenwart anderer während Stuhlgang.

Besserung: Nach Essen; kalte Luft; kaltes Zimmer und kalte Getränke.

Typ: Keine Periodizität.

Zeit: Am Vormittag. Fieber, ohne Frost, 19.00-20.00 Uhr.

Frost: *Einzelner Teile des Körpers*, mit Hitze des Gesichts. Frost, mit Mattigkeit und Schläfrigkeit, > *durch Essen* (Schweiß > durch Essen: Anac.); Fröste vor dem Abendessen. Haut des ganzen Körpers außer Gesicht, Hals und Genitalien, kalt (eiskalte Genitalien: Sulf.). Kälte der linken Hand, mit Kopfschmerz.

Hitze: Im Gesicht und über den ganzen Körper jede Viertelstunde, am heftigsten abends zwischen 19.00 und 20.00 Uhr.

Schweiß: Reichlicher Nachtschweiß, < nach Mitternacht, wobei der Körper warm ist. Schweiß jeden Morgen, **schlechter an der betroffenen Seite** (Ant-t.). Reichlicher Schweiß des Bauches und der Oberschenkel (während Körperübungen).

Analyse: Frost: *einzelner Teile,* > durch Essen.

Schweiß: Reichlich, *der affizierten Teile; < auf der affizierten Seite.* Sollte nicht am Abend gegeben werden, weil es nächtliche Verschlimmerung hervorrufen könnte.

AMMONIUM MURIATICUM

Charakteristisch: Paßt zu jenen, die fett und träge sind; **oder Körper groß und fett, aber Beine dünn** (siehe Lyc.).

Wässeriger, scharfer Schnupfen, der die Lippen wund macht (All-c.); Mund und Lippen schmerzhaft und wund (Nat-m.).

Stühle: wie Schabsel von Fleisch oder reichlich, aus koaguliertem Blut bestehend; grün, schleimig, gelb, wässerig und unverdaut.

Die verschiedenen Affektionen des Darms haben viel Flatulenz (Aloe, Carb-v., Lyc., Podo.).

Hartnäckige Verstopfung, von viel Flatus begleitet.

Harte, bröckelnde Stühle erfordern bei der Entleerung große Anstrengung; bröckeln vom Rand des Anus (Mag-m.); variieren in der Farbe, keine zwei Stühle sind gleich (Puls.).

Hämorrhoiden: wund und schmerzend; mit Brennen und Stechen im Rektum stundenlang nach dem Stuhlgang (Aesc., Sulf.); besonders nach unterdrückter Leukorrhoe.

Während der Menses: *Diarrhoe und Erbrechen; blutige Absonderung aus dem Darm* (Phos.); neuralgische Schmerzen in den Füßen; Fluß nachts stärker (Bov., - beim Niederlegen: Kreos.).

Leukorrhoe; wie das Weiße vom Ei, es geht ihr ein greifender Schmerz um den Nabel voraus; braun, schleimig, schmerzlos, *immer nach dem Urinieren.*

Gefühl von Kälte im Rücken, zwischen den Schulterblättern (Lachn.).

Kniesehnen fühlen sich schmerzhaft kurz an beim Gehen; Spannung in den Gelenken, als ob die Muskeln zu kurz wären (Caust., Cimex.).

Übelriechender Fußschweiß (Alum., Graph., Psor., Sil.).

Das Blut scheint in dauernder Wallung zu sein. Fröste wechseln alle halbe Stunde mit Hitze ab.

Verschlimmerung: Durch Aufdecken während des Fieberanfalls (Acon., Nux-v.).

Typ: Keine Periodizität.

Zeit: 3.00-4.00 Uhr. 17.00, 18.00 und 19.00 Uhr.

Wochenrhythmus: Frost und Fieber gefolgt von reichlichem Schweiß jeden siebenten Tag (Chin., Sulf.).

Prodrom: Durst; Schlaflosigkeit.

Frost: Ohne Durst. Frösteln abends nach dem Niederlegen, und *so oft sie erwacht*, die ganze Nacht dauernd. Heftiges Schaudern, ohne folgende Hitze (ohne folgende Hitze oder Schweiß: Bov.). Frost läuft den Rükken hinauf; warme Bedeckung erleichtert die Kälte nicht. Frost mit äußerer Kälte tags, abends und nachts; *schlechter durch Aufdecken, wagt nicht, sich aufzudecken wegen des Fröstelns* (Nux-v.). *Frost wechselt* **alle halbe Stunde** *mit Hitze und aufgedunsenem roten Gesicht ab* (gelbliches, mahagonirotes Gesicht: Eup-per.). Schlimmer Schmerz in der lumbo-sakralen Gegend.

Hitze: Mit Durst; über den ganzen Körper, mit Röte des Gesichts und einer Art stechender Hitze in der Haut, besonders über der ganzen Brust (Apis, Nit-ac., - Jucken über den ganzen Körper: Led., Petr.).

Hitzewallungen beginnen oft und enden immer mit Schweiß, der am reichlichsten im Gesicht, den Handtellern und Fußsohlen ist.

Schweiß: Ohne Durst; Tag und Nacht; der Hitze folgend. Verstärktes Schwitzen; jede Bewegung läßt ihn schwitzen (Bry., Sulf., Verat., - beim ruhig Sitzen: Staph.). Schweiß am unteren Teil des Körpers. Nachtschweiß, am reichlichsten nach Mitternacht und gegen Morgen, im Bett. Die Fieberanfälle beginnen mit Frösteln, danach Hitze, und enden mit Schweiß.

Analyse: Frost < durch Aufdecken (Nux-v.); *alle halbe Stunde* abwechselnd mit Hitze und aufgetriebenem roten Gesicht. Die Blähungen im Darm, die Stühle wie geschabtes Fleisch und von Blutgerinnseln lassen es bei enterischem und kontinuierlichem Fieber angezeigt sein.

ANACARDIUM ORIENTALE

Charakteristisch: Paßt zu boshaften, nervösen, hysterischen Personen, bei deren Krankheiten die Gemütssymptome vorherrschen.

Plötzlicher Gedächtnisverlust; alles erscheint wie in einem Traum; der Patient ist sehr besorgt wegen seiner Vergeßlichkeit. Hypochondrie.

Zur Boshaftigkeit geneigt, scheint zur Gottlosigkeit entschlossen zu sein; *unwiderstehlicher Drang zu fluchen und zu schwören* (Lac-c., Lil-t., Nit-ac., - möchte beten: Stram.).

Verdächtigt jeden und alles um ihn herum; beim Gehen fühlte er sich ängstlich, als ob irgendjemand ihn verfolgen würde; Mangel von Vertrauen in sich selbst und andere; Schwäche aller Sinne.

Merkwürdige Stimmung; lacht über ernste Angelegenheiten, und ist ernst bei lächerlichen Sachen; glaubt, er sei ein Dämon; schwört.

Gefühl von einem Reifen oder Band um das Teil (Cact., Carb-ac., Sulf.).

Kopfweh; völlig gebessert beim Essen (Psor.), nachts beim Niederlegen ins Bett, und wenn er gerade am Einschlafen ist; schlechter während Bewegung und Arbeit (Arg-n., Bry.).

Schluckt Nahrung und Getränk hastig; Symptome verschwinden während des Essens (Kali-p., Psor.).

Magen: Gefühl von hungriger Schwäche, beginnt nur, wenn der Magen leer ist, und ist > durch Essen (Chel., Jod.); > während des Verdauungsprozesses (Gegenteil von Bry., Nux-v.).

Starker Stuhldrang, aber beim Versuch, dem Drang nachzugeben, verschwindet er ohne Entleerung; das Rektum erscheint kraftlos, gelähmt, mit dem Gefühl, als ob es zugestöpselt sei (unregelmäßig, peristaltisch oder überaktiv: Nux-v.).

Besserung: Durch Essen (Psor.).

Typ: Quotidiana; Tertiana; Quartana.

Zeit: 4.00 Uhr. Nachmittag. *Jeden Nachmittag um 16.00 Uhr Fieber ohne Frost* (Lyc.).

Frost: Besonders in der frischen Luft, gebessert im Sonnenschein (Con., Sec.). Schaudern über den Rücken und den ganzen Körper, wie von kaltem Wasser, das über die Person gegossen wird, mit Hitze des Gesichts (Rhus-t., Ant-t., Arn.). Wiederholtes eiskaltes Kriebeln; Gefühl des Fröstelns der Glieder, Hände und Füße, was Zittern verursacht; innerlicher Frost selbst in einem warmen Zimmer; schlechter in der frischen Luft. Schüttelfrost, mit übler Laune und Ruhelosigkeit. Stirn kalt und Wangen rot. Äußerliche Hitze mit innerlicher Kälte. Innerliche Hitze mit kaltem Schweiß. Hitze nur der linken Seite.

Hitze: Von 16.00 Uhr bis zum Abend, täglich > *durch Essen*; Hitze des oberen Teils des Körpers; mit heißem Atem, kalten Füßen mit innerlichem Schaudern; äußerliche Hitze, besonders des Gesichtes und der Handteller; Bauch und Knie schwach; Hitze über den ganzen Körper, aber klagt, daß er kalt sei. Wenn überhaupt Durst, dann zwischen Hitze und Schweiß (Chin., - zwischen Kälte- und Hitzestadium: Sabad.).

Schweiß: Nachtschweiße; häufiges Erwachen vom Schlaf mit allgemeinem Schweiß. In den Nächten schwitzt er auf der *Brust* und dem *Bauch*. Feuchtkalter Schweiß in den Handtellern, besonders dem linken. *Schweiß > durch Essen*. Schwitzt beim Sitzen. Dyspnoe und quälende Kurzatmigkeit (während Frost: Apis.).

Zunge: Ist weiß und rauh; Geschmack wie Heringslake; *bitterer Geschmack nach Rauchen.* Fader, widerwärtiger Geschmack im Mund. Verschluckt sich leicht beim Essen oder Trinken. Ißt und trinkt hastig.

Bei Fiebern von Säuglingen, die jeden Nachmittag um 16.00 Uhr wiederkehren, wetteifert Anacardium mit Lycopodium; aber das Fieber ist nicht so schwer im Charakter und alle Stadien sind milder. *Das Kind ist sehr reizbar, ein leicher Anstoß oder Widerspruch macht ihn äußerst zornig* (Bry., Cham.).

Analyse: Die Gemütssymptome sind vorherrschend. Der Patient ist reizbar, nervös, hysterisch, boshaft und gottlos. Der Anfall tritt um 16.00 Uhr auf; und alle Stadien werden *durch Essen gebessert.*

A N G U S T U R A

Charakteristisch: Äußerst ermüdet, fühlt es am meisten in den Oberschenkeln.

Karies und sehr schmerzhafte Geschwüre, die die Knochen befallen und diese bis zum Mark durchlöchern, besonders wenn der Patient nach Kaffee verlangt und ein sehr reizbares und empfindliches Gemüt hat; *sehr leicht verletzt,* kann nicht den kleinsten Scherz ertragen (Ign.).

Furchtsam; dyspeptisch.

Traumatischer Tetanus (Hyper.)

Verschlimmerung: Durch Berührung des affizierten Teils; 15.00 Uhr, am Nachmittag.

Typ: Keine ausgeprägte Periodizität.

Zeit: 15.00 Uhr (Apis, Ars., Chin-s.).

Causa: Fieber, die in tropischen Ländern auftreten; nach Reisen durch Sümpfe in einem heißen Klima (Cedr.).

__Frost__: **Heftiger Frost jeden Nachmittag um 15.00 Uhr** (Apis). *Schaudern mit Gänsehaut, ohne Durst*, mehrere Tage hintereinander. Starkes Kältegefühl über den Rücken; kalte Hände, Finger und Füße; ziehender Schmerz in Ellbogen, Knien und Zehen (Schmerzen in Fußknöcheln und Handgelenken: Podo.). Frost dauert eine halbe Stunde. Kriebeln den Rücken hinauf, mit Ruhelosigkeit, die sich auf innere Teile erstreckt und ein Zittern mit warmen Lippen ohne Durst verursacht. Kälte, am selben Tag gefolgt von Hitze; einmal am Abend, ein andermal am Nachmittag, ein andermal am Morgen wiederkehrend, mit Durst zu Beginn des Fiebers und Galleerbrechen.

__Hitze__: Wärme des ganzen Körpers, außer dem Kopf, gegend Abend, so daß sie nicht wiedereinschlafen kann nach 3.00 Uhr (schlechter um 3.00 und 15.00 Uhr: Thuj.). Kalte Wangen. Die Hitze steigt auf (Sep). Hitzewallungen mit Angst.

__Schweiß__: Schweiß nachts im Bett. Schweiß nur am Morgen; an der Stirn.

__Analyse__: Dieses Mittel paßt - wie Cedron - für Fieber tropischer Gegenden. Jeder Anfall tritt um 15.00 Uhr auf und ist schwer und entkräftend.

ANTIMONIUM CRUDUM

__Charakteristisch__: Gastrische Beschwerden durch *Überessen*; Magen schwach, Verdauung ist schnell gestört; **dicker, milchig-weißer Belag auf der Zunge.**

Junge Menschen, *die zur Fettleibigkeit neigen* (Calc.). Alte Menschen mit morgendlicher Diarrhoe bekommen plötzlich Verstopfung; Durchfall und Verstopfung wechseln einander ab (Nux-v.).

Empfindlich gegen Kälte; < nach Erkältung.

Kind ist gereizt, verdrießlich, **kann es nicht ertragen, berührt oder angesehen zu werden**; mürrisch, möchte nicht sprechen (Ant-t., Jod., Sil.); ungehalten über jede Aufmerksamkeit.

Große Traurigkeit, mit Weinen.

Abscheu vor dem Leben; äußerste Hoffnungslosigkeit, Selbstmord durch Ertränken.

Ängstliche, weinerliche Stimmung, die kleinste Sache ergreift sie (Puls.). Unwiderstehlicher Drang, in Reimen zu reden oder Verse zu rezitieren.

Kopfweh: nach Baden im Fluß; durch Erkältung; alkoholische Getränke; gestörte Verdauung, Säuren, Fett, Obst; unterdückter Hautausschlag.

Verlangen nach Säuren und Essiggurken.

Gastrische und intestinale Affektionen; von Brot und Kuchen; Säuren, besonders Essig; saurem oder schlechtem Wein; *nach kalt Baden*, Überhitzung; heißem Wetter.

Dauernder Blähungsabgang, herauf und herunter, jahrelang; Rülpsen (Alum.), nach dem Gegessenen schmeckend.

Schleim: in großen Mengen aus den hinteren Nasengängen durch Raksen; aus dem Anus, *jauchig, sickernd*, gelbfärbend; *Schleimhämorrhoiden.*

Neigung zu abnormalen Hautgewächsen; Fingernägel wachsen nicht schnell genug; gequetschte Nägel wachsen in Spalten, wie Warzen, und mit hornigen Flecken.

Große hornige Stellen (Hühneraugen) an den Sohlen, die beim Gehen sehr empfindlich sind, besonders auf Steinpflaster.

Wenn die Symptome wiedererscheinen, dann wechseln sie den Ort, oder gehen von einer Körperseite zur anderen.

Abneigung gegen kaltes Baden; das Kind schreit, wenn es gewaschen oder gebadet wird mit kaltem Wasser: verursacht Kopfweh; unterdrückte Menses; Erkältungen oder Fieber durch Schwimmen oder Naßwerden (Rhus-t.).

Kann *Sonnenhitze* nicht vertragen; < durch Anstrengung in der Sonne; *erschöpft in warmem Wetter.*

Verschlimmerung: Nach Essen; *kalt Baden*; saurer Wein oder Säuren; *Hitze der Sonne oder von Feuer*; Hitze- oder Kälteextreme.

Besserung: Während der Ruhe; in der frischen Luft; ein warmes Bad.

Typ: Quotidiana; Qotidiana duplicata; Tertiana. Remittierendes Fieber der Kinder. Kontinuierliches: Typhoid.

Zeit: 12.00 Uhr oder nachmittags. *Schweiß jeden zweiten Tag zur selben Stunde.*

Prodrom: Kündigt sich an durch gastrische Störungen, mit **großer Melancholie, Traurigkeit und jammervoller Stimmung.**

Frost: *Ohne Durst* (Apis, Chin., Puls.). Heftiger Schüttelfrost um die Mittagszeit; oder Frost am Nachmittag mit Schaudern im Rücken; Frost mit Schweiß zur selben Zeit; Frost und Schauer über den Rükken, Füße kalt wie Eis, mit Schweiß am übrigen Körper; **Frösteln herrscht vor** (Meny.); selbst in einem warmen Zimmer, Kälte und frostig während des Tages (Frost schlechter im warmen Zimmer oder neben einem Ofen: Apis, - Frost < äußere Hitze, Bewegung: Ip.).Schmerzhafte Kälte der Nase während des Einatmens, als ob man kalte Luft einatmen würde. Großer Drang zu schlafen (möchte schlafen während des Hitzestadiums: Apis.). Ziehender Schmerz im Sakrum.

Hitze: Wenn Schweiß im Hitzestadium einsetzt; eine Stunde lang große Hitze, danach hört der Schweiß plötzlich auf, gefolgt von trockener Hitze für zwei Stunden, oder sogar die ganze Nacht. *Hitze mit Schweiß.* Hitze mit Durst gefolgt von Schweiß. Große Hitze von der kleinsten Körperübung, besonders in der Sonne. Hitze nachts, vor Mitternacht, mit kalten Füßen. Während der Hitze Schmerz in der Brust. Erbrechen während der Hitze (Nat-m.).

Schweiß: Setzt zeitgleich oder unmittelbar nach dem Frost ein (Podo.). Schweiß am Morgen beim Erwachen, der ein Schrumpeln der Fingerspitzen verursacht (Canch., Verat.). Schweiß, der genau zur selben Stunde jeden zweiten Morgen wiederkehrt. Schweiß abwechselnd mit Frösteln, oder umgekehrt. Schweiß verschwindet bald und hinterläßt trockene Hitze. Wenn der Schweiß vorüber ist, kehren Hitze und Durst wieder.

Zunge: Dick belegt: milchig-weiß ist charakteristisch. Geschmack bitter. *Großes Verlangen nach Essiggemüse.* Speichel salzig. Hunger, der durch Essen nicht gemildert wird.

Puls: Unregelmäßig; schnell, danach langsam; alle paar Schläge wechselnd.

Apyrexie: *Vorherrschen der gastrischen Symptome* (Ip., Puls., Nux-v.). Appetitmangel, Übelkeit, Erbrechen und bitterer Geschmack im Mund (Ip.); Spannung und Druck in der Magengegend; Rülpsen mit Geschmack des Gegessenen, Schmerz im Darm mit Durchfall oder Verstopfung; *Abneigung gegen Nahrung; Verlangen nach Saurem, besonders Essiggemüse* (Verlangen nach Salz: Nat-m.); *Widerwille gegen Trinken und Essen; sich verstärkender Schweiß.*

Antimonium crudum	**Pulsatilla**
Prodrom: Große Traurigkeit und ein *jammervolles Gemüt.*	Prodrom: Durst und *Durchfall nachts.*
Frost: Vorherrschend, gefolgt von *Schweiß*, danach *Hitze*; oder Frost und Schweiß gleichzeitig; oder Frost und Schweiß oder Schweiß und Hitze miteinander abwechselnd.	Frost: *Hitze* und *Schweiß* in der üblichen Reihenfolge, aber geneigt, ineinander überzugehen. Einseitige Kälte. Keine zwei Fröste gleichen sich.
Zunge: *Dick belegt; milchig-weiß.* Durchfall oder Verstopfung. Kein Durst in jedem Stadium.	Zunge: Belegt mit gelbem Schleim; fühlt sich wund an, wie verbrüht. Durchfall. Durst vor dem Frost.

Antimonium crudum wird oft bessern, wo Pulsatilla oder Ipecacuanha angezeigt zu sein scheinen und versagen. Eines der wenigen Mittel, bei denen Schweiß dem Frost folgt und von Hitze gefolgt wird. Üblicherweise sind gastrische Symptome vorhanden; es wirkt prompt und heilt vollständig.

Rückfälle kommen oft von Magenstörungen. Febris quotidiana oder tertiana mit *Ekel, Übelkeit, Erbrechen, Schneiden im Darm und Durchfall* oder Verstopfung (Puls., aber keine Verstopfung).

Analyse: Die traurige, jammervolle, selbstmordgeneigte Stimmung. Die gastrischen Störungen durch Überessen. Zunge dick belegt; milchig-weiß.

Abneigung gegen Essen und Trinken.

Verlangen nach Saurem, besonders Essiggemüse.

Anfall gemischt: Frost herrscht vor; gefolgt von Schweiß, danach Hitze; oder Frost und Schweiß, oder Schweiß und Hitze; kein Durst in jedem Stadium.

Häufig Rückfall durch gastrische Störung, bei allen Typen von Fiebern, besonders durch Überessen während der Rekonvaleszenz beim Typhoid.

Kasuistik: *Im Frühjahr 1876 diente mir Ant-c. gut in zwei Fällen von Quotidiana duplikata, bei denen sehr viel Übelkeit und Erbrechen vorhanden war mit *dick weiß belegter Zunge*; dem Froststadium folgte *eine Stunde lang Schweiß mit großer Hitze*, und als das Schwitzen aufhörte, *blieb zwei Stunden lang trockene Hitze*. Das zunächst gegebene Pulsatilla machte überhaupt keinen Eindruck auf die Fälle, während zwölf Stunden nach der Gabe von Antimonium crudum die Rekonvaleszenz eingesetzt hatte. - A.L. FISHER, *N.A.J.*

Ich habe festgestellt, daß Ant-c. ein ausgezeichnetes Mittel bei remittierendem Fieber von Kindern ist, wenn folgende Symptome vorhanden sind: Kind delirös: *schläfrig, mit Übelkeit; heißes und rotes Gesicht, Zunge dick weiß, großer Durst,* besonders nachts; mag nicht gebadet werden; ist ärgerlich und verdrießlich; *mag nicht angesehen werden.* - E.B. NASH, *Am. Homoep. III*, S. 161.

ANTIMONIUM TARTARICUM

Charakteristisch: Paßt zu trägen, phlegmatischen Konstitutionen: die hydrogenoide (von Grauvogl).

Intermittierende oder andere Fieber durch Aufenthalt in feuchten Kellern oder Gewölben (Aran., Ars., Ter.).

Kind: klammert sich an die Umstehenden; möchte getragen werden; schreit und weint, wenn irgendjemand es berührt; möchte sich nicht den Puls fühlen lassen.

Wenn der Patient hustet, dann scheint eine große Ansammlung von Schleim in den Bronchien zu sein, und es scheint, als könne er viel auswerfen, aber nichts kommt herauf.

Gesicht kalt, blau, blaß, bedeckt mit kaltem Schweiß (Tab.).

Übelkeit, Erbrechen, Appetitverlust und Verstopfung bei intermittierenden Fiebern (Ant-c.).

Erbrechen: in jeder Stellung außer beim Liegen auf der rechten Seite; bis er ohnmächtig wird; gefolgt von *Schläfrigkeit und Entkräftung*; bei Cholera mit Diarrhoe und kaltem Schweiß, eine Gabe nach jedem Anfall (Verat.).

Asphyxie: mechanisch, scheinbar wie Tod durch Ertrinken; durch Schleim in den Bronchien; von drohender Lungenlähmung; von Fremdkörpern in Larynx oder Trachea; mit *Schläfrigkeit und Koma.*

Kind ist bei der Geburt blaß, ohne Atem, nach Luft schnappend; Asphyxia neonatorum. Bessert das „Todesrasseln“ (Tarant.).

Große Schläfrigkeit, *oder unwiderstehliche Neigung zu schlafen*, bei fast allen Beschwerden (Nux-m., Op.).

Verschlimmerung: In feuchtem, kalten Wetter; am Abend; beim Niederlegen nachts; Bewegung; Wärme des Zimmers; Wetterwechsel im Frühjahr (Kali-s.).

Besserung: Kalte frische Kuft; Aufrechtsitzen; Aufstoßen; Auswurf; Liegen auf der rechten Seite (Tab.)

Typ: Quotidiana; Tertiana; Quartana. Neigung, remittierend oder typhoid zu werden. Epidemien im Winter oder am Frühlingsanfang. *Bei Tertiana anticipieren die Anfälle mehrere Stunden.* Gelbfieber.

Zeit: 9.00 Uhr, schwerer Frost ohne Schütteln. 15.00 Uhr oder abends um 18.00 Uhr. *Alle Perioden*; keine Regelmäßigkeiten.

Causa: Rheumatischer Zustand, Leben oder Arbeiten in Kellern oder Gewölben, Aufenthalt oder Beschäftigung unter der Erde.

Prodrom: Gähnen und Strecken (Chin., Eup-per.). Nach dem Gähnen bleibt der Mund eine Zeit lang offen, konnte ihn nicht schließen.

Frost und **Hitze**, *ohne Durst*, tagsüber abwechselnd (Ars., - Frost und Schweiß, oder Hitze und Schweiß abwechselnd: Ant-c.). Frost als ob mit kaltem Wasser übergossen (Rhus-t.), mit Gänsehaut, Gähnen, Fehlen von Durst; Schläfrigkeit folgt der Hitze mit Dumpfheit im Kopf. Frost mit Zittern und Schütteln über den ganzen Körper. Rükkenschmerzen beim Frost. Er sieht ganz blaß aus und ist so frostig, wenn er an die frische Luft geht, daß er zittert (frostig, wenn man aus der frischen Luft in ein Zimmer kommt: Ars., - siehe auch Rhus-t.). *Kalte Haut. Zittern und Frösteln immer von innen nach außen. Kurzer Frost und langdauernde Hitze, mit Schläfrigkeit und reichlichem Schweiß an der Stirn.* Frost mit äußerlicher Kälte, zu allen Zeiten des Tages auftretend, mit Schläfrigkeit; meist mit Zittern und Schütteln. Frost, der 45 Minuten dauert und von Erbrechen, Kopfweh, Hitze und Durst gefolgt wird; nach Trinken Brechwürgen.

Hitze: *Heftige kurze Hitze, die einem langen Frost folgt und durch jede Bewegung verschlechtert wird* (fühlt sich frostig, wenn er sich bewegt: Nux-v., Apis.). Durst nicht beständig während des Hitzestadiums, aber ausgeprägt zwischen Hitze und Schweiß. Manchmal tritt bei Tertiana eine lange und schwere Hitze mit viel Schweiß, starkem Durst und Delirium auf.

Schweiß: *Reichlich überall*; kann die ganze Nacht dauern; folgt lange nachher, am Nachmittag während des Schlafes, oder reichlicher Schweiß in der folgenden Nacht, mit vermehrtem Wasserlassen. **Der affizierte Teil schwitzt reichlich** (Ambr.). Schweiß oft, *kalt, klamm, klebrig*; < durch Schwitzen, aber noch besser danach (Ip.).

Zunge: Charakteristische, *rote Ränder*, oder *rote* und weiße Streifen im Wechsel; Papillen rot und *erhaben wie bei Scharlach*; Zunge leuchtend rot und trocken in der Mitte, bedeckt mit einem dicken, weißen, teigigen Pelz. Nahrung geschmacklos; Tabak schmeckt nicht. *Starkes*

Verlangen nach Äpfeln; Säuren (Verlangen nach saftigem Obst: Verat.).

Puls: Durch die kleinste Bewegung sehr beschleunigt; kräftig und voll während des Frostes; klein, langsam und sehr schwach, wenn die Hitze weggeht.

Apyrexie: Der *gastrische, rheumatische, soporöse* Charakter des intermittierenden Fiebers, für das Antimonium tartaricum paßt, wird deutlich die Aufmerksamkeit auf dieses Polychrest lenken. Im Frühjahr und Herbst sind, besonders bei Kindern, die Fieber geneigt, einen remittierenden Charakter anzunehmen, begleitet von Übelkeit, Erbrechen und Schläfrigkeit. Gastrische Symptome sind sehr ausgeprägt, wie bei Ant-c. Übelkeit und Erbrechen können vorhanden sein; wenn es so ist, dann sind sie sehr entkräftend. Schwäche und Erschöpfung, mit großer Depression des Gemüts. Müdigkeit und Mattigkeit mit Appetitlosigkeit.

Analyse: Arbeiten oder Leben in Gewölben oder feuchten unterirdischen Räumen (Aran., Ars.).

Während des Anfalls kann er seine Augen nicht offen halten; unwiderstehliche Schläfrigkeit und tiefer, betäubter Schlaf; wenn wach, Hoffnungslosigkeit und Verzweiflung.

Heftige, aber nicht lang dauernde Hitze, die einem langen Frost folgt, verschlechtert durch jede Bewegung.

Lang dauernde Hitze nach einem kurzen Frost, mit Schlafsucht und Schweiß auf der Stirn.

Die affizierten Teile schwitzen reichlich.

Bei einigen Epidemien, die im Winter und am Frühjahrsanfang erscheinen, entspricht es oft dem *Genius epidemicus*; besonders wenn gastrische und typhoide Fieber vorherrschen, oder wenn jedes Fieber geneigt ist, remittierend oder typhoid zu werden.

ANTHRACINUM

Bei dem septischen Fieber des Karbunkels, des bösartigen Geschwürs und bei Leiden mit *Geschwürsbildung, Schorfbildung und unerträglichem Brennen.*

Wenn Arsenicum oder das bestgewählte Mittel versagen, den *brennenden Schmerz* des Karbunkels oder der bösartigen Geschwürsbildung zu bessern.

Hämorrhagien: Blut sickert aus dem Mund, der Nase, dem Anus oder den Geschlechtsorganen; schwarz, dick, Teer-ähnlich, schnell zersetzend (Crotal.).

Nekrotische Geschwüre; Panaritium, Karbunkel, Erysipel bösartigen Typs.

Panaritium; die schlimmsten Fälle, mit Schorfbildung und schrecklich brennendem Schmerz (Ars., Carb-ac., Lach.).

Pustula maligna; *schwarz oder Blasen*; oft tödlich innerhalb von 24 oder 48 Stunden (Lach., Pyrog.).

Karbunkel; *mit schrecklich brennenden Schmerzen*; Absonderung von jauchendem stinkenden Eiter.

Sektionswunden, besonders wenn eine Tendenz besteht, gangränös zu werden; septisches Fieber, ausgeprägte Entkräftung (Ars., Pyrog.).

Verdächtige Insektenstiche. Wenn die Schwellung die Farbe wechselt und rote Streifen von der Wunde aus den Verlauf der Lymphbahnen zeichnen (Lach., Pyrog.).

Septische Entzündungen durch Infektion mit Eiter oder anderen schädlichen Substanzen, mit brennendem Schmerz und großer Entkräftung (Ars., Pyrog.).

Üble Folgen durch Einatmen fauler Gerüche von septischem Fieber oder Leichen-Sektionsräumen; Vergiftung durch faule Luft (Pyrog.).

Typ: Kontinuierliche Fieber; septisch, Typhoid oder Typhus, mit schnell sinkendem Puls, Kräftverlust, Ohnmacht und Delirium.

Prodrom: Ruheloser Schlaf, große Hinfälligkeit und Depression viele Tage lang.

Frost: Mit Schwäche; Kopfweh gefolgt von Appetitverlust und allgemeinem Unwohlsein.

Frösteln, mit großer Entkräftung, Schmerz in Rücken und Gliedern, hohem Fieber und Schwäche; Angst, Ruhelosigkeit, Schwindel, dumpfes Kopfweh und Delirium; Haut trocken, später bedeckt mit kaltem Schweiß.

Deutliches Froststadium, gefolgt von Kolik, Übelkeit, Erbrechen, und in zwei oder drei Tagen von Kollaps, Zyanose und Tod.

Im Allgemeinen Untertemperatur.

Causa: *Septische Infektion*; Faulschlammgas, Gerüche des Leichenhauses oder des Sezierraumes, Infektion mit Eiter oder verwesendem tierischen Gewebe.

Fieber: Mit Durst; mit Durchfall; mit Schweiß.

Schweiß: Allgemein, schwächend, klebrig. In schweren Fällen reichlicher, kalter Schweiß.

Zunge: Trocken; dick belegt mit einem braunen Pelz; Geschmack süßlich, oder verloren.

Puls: Häufig klein, weich, fast nicht wahrnehmbar; rote oder verfärbte Linien über den Venen oder Lymphbahnen.

Analyse: Die septische Causa steht an erster Stelle. Die Tendenz, Bösartigkeit hervorzubringen.

Die deutliche Entkräftung mit Untertemperatur.

Der intensiv brennende Schmerz, den das bestgewählte Mittel nicht lindern kann.

APIS MELLIFICA

Paßt zur strumösen Konstitution; Drüsen vergrößert, verhärtet; Szirrhus oder offener Krebs.

Frauen, besonders Witwen; Kinder und Mädchen, die - obwohl sie im allgemeinen sorgfältig sind - ungeschickt werden und Dinge fallen lassen, wenn sie mit ihnen umgehen (Bov.).

Üble Folgen von akuten Exanthemen, die unvollkommen entwickelt oder unterdrückt sind (Zinc.); Masern, Scharlach, Urtikaria.

Beschwerden von Eifersucht, Schreck, Wut, Ärger, schlechten Nachrichten.

Reizbar; nervös; zappelig; schwer zufriedenzustellen.

Weinerliche Veranlagung; kann nicht anders, muß weinen; entmutigt, verzweifelt (Ant-c., Puls.).

Plötzliche, schrille, durchdringende Schreie bei Kindern beim Erwachen oder Schlafen (Hell., Tub.).

Ödem: sackartige, aufgedunsene Schwellung *unter den Augen* (über den Augen: Kali-c.); der Hände und Füße; Wassersucht, ohne Durst (Acet-ac., Apoc.).

Extreme Empfindlichkeit gegen Berührung (Bell., Lach.).

Schmerz: **brennend, stechend, wund**; plötzlich von einem Teil zu einem anderen wandernd (Kali-bi., Lac-c., Puls.).

Inkontinenz der Blase, mit großer Reizung der Teile; kann den Urin kaum einen Moment halten, und beim Wasserlassen brennt es schlimm wie verbrüht; Urin häufig, schmerzhaft, spärlich, blutig.

Verstopfung: Gefühl im Bauch, als würde etwas Straffes brechen, wenn viel Anstrengung nötig ist.

Durchfall: der Trinker; bei Ausschlagskrankheiten, besonders wenn der Hautausschlag unterdrückt wurde; unwillkürlich bei jeder Bewegung, als ob *der Anus weit offen stehen würde* (Phos.).

Beziehungen: Komplementär: Nat-m.

Es darf nicht vor oder nach Rhus-t. gegeben werden!

Ars. und Puls. folgen Apis gut.

Bei Dyspnoe folgt Nat-m., wenn Apis nur teilweise heilt.

Verschlimmerung: Nach Schlaf (Lach.); geschlossene, speziell warme oder überhitzte Räume sind unerträglich. Schlechter durch Naßwerden (Ant-t., Calc., Rhus-t.), aber besser durch Waschen oder Befeuchten des Teils mit kaltem Wasser.

Besserung: Frische Luft; kaltes Wasser oder kaltes Baden; Aufdecken.

Typ: Quotidiana oder Quotidiana duplicata. Tertiana ist am üblichsten. Kongestiv, continua, remittierend, Typhoid, Typhus, Gelbfieber.

Zeit: 15.00 Uhr und 15.00-16.00 Uhr (16.00 Uhr: Lyc.); um 16.00 Uhr Fieber, *ohne Frost*; 17.00 Uhr, selten, *danach nachts und morgens Anfälle.*

Prodrom: Plötzliches Erbrechen.

Frost: Mit Durst, *immer* (Alum., Arn., Ign., Carb-v., Caps.). Frost plötzlich, beginnt *auf der Vorderseite von Brust, Bauch, Knien* und läuft den Rücken herunter (Gegenteil von Eup-pur.); Frost **schlechter in einem warmen Zimmer**; durch **äußere Hitze** (Ip.).

Kann Ofenhitze nicht vertragen (> durch Ofenhitze: Ign., - durch äußere Hitze: Ars.); Frösteln *wird erneuert durch die kleinste Bewegung* (Frost verstärkt durch Bewegung: Caps., - *kann keine Bewegung oder Aufdeckung ertragen in jedem Stadium:* Nux-v.). Frost, mit *kalten Füßen* und *Fingern, Hitze von Gesicht und Händen*, und *beklemmter Atmung* (während Schweiß: Anac.). **Beklemmung der Brust, als ob der Patient ersticken würde.** Fällt in einen *tiefen Schlaf*, wenn die Schwere des Frostes weggeht, und eine Urtikaria bricht aus (Urtikaria vor und während Frost: Hep., - während Hitze und Schweiß: Rhus-t., - nur während der Hitze: Ign.). Gefühl von Kälte ohne äußerliche Kälte der Haut; kalte Glieder und Füße, mit brennenden Zehen und brennenden Wangen.

Hitze: *Selten mit Durst*; Hitze mit Neigung, sich aufzudecken (Acon., Sec.); mehr oder weniger heftiger Kopfschmerz und im allgemeinen ein dauernder tiefer Schlaf (Op.); Frösteln bei Bewegung oder Aufdecken *während der Hitze* (Arn., Nux-v.). *Brennende, heiße, trockene Haut überall*, besonders in *Abdomen, Epigastrium* und *Brust* und *Händen* gefühlt, mit *Murmeln* und *Bewußtlosigkeit; abwechselnd trockene und heiße Haut*, oder kühl an manchen Stellen und *heiß an anderen, mit gelegentlichen Schweißausbrüchen.* **Große Beklemmung und Brennen in der Brust, mit Erstickungsgefühl.** Juckender, brennender Nesselausschlag, in diesem Stadium (Ign., Hep.). *Die Hitze des Zimmers ist unerträglich.* Hitzegefühl durch den ganzen Körper, besonders auf der Brust und in der Magengegend, ohne Hitze der Haut.

Schweiß: *Kein Durst im Schweißstadium. Schweiß nach Zittern und Ohnmacht, danach Nesselausschlag. Schweiß kann alternieren mit Trockenheit der Haut.* Das Schweißstadium ist oft nicht vorhanden oder nur leichten Grades. Schwach und zitternd. Schlaf, oder schläfrig.

„Dieses Stadium fehlt gewöhnlich, und das ist charakteristisch für ein Apis-Fieber bei alten, sich hinziehenden Fällen.“ - CARROLL DUNHAM.

Zunge: Sauber bei alten Fällen. In akuten Anfällen trocken, rot, mit einer rohen, wunden, schmerzhaften Empfindlichkeit; möchte nicht reden oder sie herausstrecken. *Schwellung und Brennen der Lippen während des ganzen Anfalls.* Kein Appetit, kein Verlangen zu essen; verlangt nach Milch, welche bessert.

Apyrexie: Wundheit und Schmerz unter den Rippen der linken Seite, in der Gegend der Milz; große Wundheit aller Glieder und Gelenke; Füße geschwollen; Urin spärlich; ruhelos; schlaflos; Urtikaria und große Schwäche. In alten Fällen, die mit Hausmitteln oder Patentarzneien schlecht behandelt wurden. Natrium muriaticum ist oft angezeigt, wenn Apis nicht vollständig heilen kann. Sowohl in akuten wie auch in chronischen Fällen treten oft Hautauschlagskrankheiten als Folgen auf.

*Bei Aszites: *„Gefühl im Bauch, als würde etwas brechen, wenn für die Stuhlentleerung viel Anstrengung nötig ist.“* - GUERNSEY.

„Fröste und Fieber in Jahreszeiten, in denen die Mücken mit unüblicher Kraft stechen.“ - HERING.

Apis	**Bryonia**
Zeit: 15.00 Uhr; 15.00 - 16.00 Uhr.	**Zeit**: Alle Zeiten.
Prodrom: Ohne Schmerz. Plötzliches Erbrechen.	**Prodrom**: Strecken und Ziehen in den Gliedern; Kopfschmerz, Schwindel und *großer Durst.*

Frost: *Mit Durst,* immer im Frost, fehlend bei Hitze und Schweiß. Beginnt an *der Vorderseite von Brust, Bauch, Knien.* Beklemmung der Brust, als würde er ersticken. *Schlaf* und *Urtikaria,* wenn der Frost verschwindet.

Hitze: Beklemmung der Brust mit Brennen, Erstickungsgefühl. Hitze schlechter in Brust, Abdomen, Epigastrium. Urtikaria. Schlaf.

Schweiß: Dieses Stadium fehlt gewöhnlich. Schläfrig. Urtikaria.

Apyrexie: Wundheit in der Milz, in allen Gliedern und Gelenken; Füße geschwollen; Urin spärlich; Urtikaria.

Frost: Mit *großem Durst* in allen Stadien. Beginnt in *den Fingerspitzen, Zehen* und *an den Lippen.* Heftiger, trockener, folternder Husten, mit pleuritischen Stichen. Stechender Schmerz im Hypochondrium.

Hitze: Husten, mit pleuritischen Stichen. Hitze, als ob das Blut in den Venen brennen würde; Kopfweh und Schwindel.

Schweiß: Reichlich, sauer, leicht ausgelöst durch Körperbewegung. Durstig. Reizbar.

Apyrexie: Verstopfung, trockene, harte, knotige Stühle. *Außerordentlich reizbar*; alles versetzt ihn in Zorn.

Analyse: Die Zeit um 15.00 Uhr ist leitend.

Frost mit Durst, < im warmen Zimmer, und von äußerlicher Hitze. Frösteln mit Hitze von Händen und Füßen, das Gegenteil von Belladonna, das kalte Hände und Füße hat und Hitze von Kopf und Gesicht.

Kein Durst bei Hitze oder Schweiß.

Brennen, Beklemmung, erstickendes Gefühl in der Brust bei Frost und Hitze.

Schweiß mit Urtikaria.

Kasuistik:

*1) Apis heilte einen Fall von intermittierendem Fieber; der Patient *schlief während des Fiebers*; Durst nur im Froststadium, fehlte während *Hitzestadium* und *Schweißstadium.* Frost verschlechtert durch äußerliche Hitze. - C. PRESTON in *H.M.*, S. 296.

*2) Mr. H., 28 Jahre alt, wurde nach Aufenthalt in Kälte und Schlafen in einem Wagen in Missouri am 28. September 1865 um 8.00 Uhr von einem heftigen, kongestiven Frost befallen, der eine Stunde dauerte. Er war sehr blaß und kraftlos, mit viel inwendigem Fieber; Puls schwach, 130; wenig Durst; Neigung zu Durchfall; starker Schmerz im Kreuz; klagte sehr über *Druck* oder ein *Zusammenschnüren über die Brust, das Husten erregte*; Zunge belegt, aber nicht dick belegt. Der Frost begann mit einem heftigen Hustenanfall mit dem *Gefühl des Erstickens*; die Hitze dauerte einige Stunden; der *Schweiß war leicht*. Am 29. September war er fieberfrei, aber war ruhelos, schlaflos, und hatte etwas Rückenschmerzen. - Am nächsten Vormittag, dem 30. September: starker Frost um 7.00 Uhr; dachte, daß er sterben würde. Seine Extremitäten waren kalt; die Nägel purpurn; die Venen sahen wie dunkle Linien aus; Nase kalt und spitz; das Gesicht zusammengezogen; Puls flatternd und kaum wahrnehmbar, und das allgemeine Erscheinungsbild war das des Kollaps-Zustandes der Cholera. *Er hatte große Angst durch ein Erstickungsgefühl; er wünschte, aufgesetzt zu werden, um Atem zu bekommen*, aber beim Aufsetzen wurde er von Hustenanfällen und Brechwürgen befallen, mit ohnmachtsartiger Schwäche, die in Bewußtlosigkeit endete. Ich gab *Veratrum alb.* C 4 in Wasser, zwei Teelöffel voll alle 15 Minuten, bis der Frost aufhörte. Nach etwa 1 Stunde war das Fieber stark, hielt den ganzen Tag an und endete mit wenig Schweiß wie gehabt. Ich gab Milchzucker bis 21.00 Uhr und dann Apis C 100, und ließ eine zweite Dosis zurück, die am nächsten Vormittag genommen werden sollte. -

1. Oktober: Hier lag ein böser Fall von kongestiven Frösten vor, wie wir ihn meiner Meinung nach selten in der Praxis antreffen. Zwei Anfälle hatten sich schon ereignet. Man sagt uns, daß der Patient den dritten niemals überlebt. Die Allopathen sagen, daß es Torheit sei, auf irgendetwas anderes als auf Chinin zu vertrauen - gib 10, 20, oder sogar 30 Gran und vermeide den nächsten Frost, oder dein Patient wird mit Sicherheit sterben. Aber die Brustsymptome deuteten klar auf Apis (es war nicht genug kalter Schweiß für *Veratrum* vorhanden - H.C. Allen), und nachdem ich Milchzucker den Tag über gegeben hatte, ließ ich ein weiteres Pulver von Apis C 100 da, das in der Nacht genommen werden sollte; ich zog es vor, mich auf die *Homöopathie und mein eigenes Urteilsvermögen* zu verlassen. Ich sah ihn am nächsten Morgen früh wieder. Er hatte nur einen leichten Frost gehabt. Es wurde fünf oder sechs Tage lang abends ein Pulver gegeben. Es gab keinen Rückfall. - C. PEARSON, *U.S.M* and *S.J*, 1-208.

ARANEA DIADEMA

Charakteristisch: Kopfschmerz und Verwirrung des Kopfes, gebessert *durch Rauchen*, und es hört gänzlich in der frischen Luft auf (Tab.).

Plötzliche heftige Schmerzen in den Zähnen des Ober- und Unterkiefers, nachts, unmittelbar nach dem Niederlegen.

Zahnschmerzen jeden Tag zur selben Stunde.

Verschlimmerung: In kaltem regnerischen Wetter; feuchte Wohnungen; kalt Baden; Schlafen in feucht-nassen Räumen; Niederlegen.

Besserung: Durch Tabakrauch; in der frischen Luft.

Typ: Quotidiana, Tertiana. Deutliche Periodizität bei jedem Typ. Sumpf-Ursprung; perniziös; Dengue-Fieber.

Zeit: Exakt zur selben Stunde, *jeden Tag, oder jeden zweiten Tag* (Cedr., Sabad.). **Große Regelmäßigkeit des Anfalls.**

Causa: Rheumatische Auslösung: Naßwerden; Arbeiten im Regen, Arbeiten beim Stehen im Wasser (Ant-t., Calc., Led., Rhus-t.); durch Leben oder Arbeiten in Gewölben; Arbeiten in Kellern oder unterirdischen Plätzen (Ars.).

Frost: *Lang dauernd,* oft 24 Stunden; Frost herrscht vor. Dauerndes Frostgefühl, *schlechter an regnerischen, kalten Tagen; durch Baden in kaltem Wasser; von feuchten Wohnungen.* Frost, sobald er die kalten Bettlaken berührt, gefolgt von Hitze, aber keinem Schweiß. Frost heftig, schüttelnd; starke innere Kälte, wie erfroren (Helod.). Frostig die ganze Zeit, Tag und Nacht, im Hochsommer. Vier Wochen lang Knochenschmerzen; Fieberanfälle, die beinahe ganz aus Kälte bestehen. Frost ohne *Hitze, Schweiß* oder *Durst. Kopfschmerz, der gänzlich in der frischen Luft aufhört.* Große Erschöpfung; Mattigkeit. Schmerzhaftes Kältegefühl der unteren Schneidezähne jeden Tag zur selben Stunde.

Hitze: Wenig, eingeleitet durch Frost: Abendliche Hitze, mit Völle und Schwere im Epigastrium wie von einem Stein; Übelkeitsgefühl in der Magengrube, und Schwere der Oberschenkel, so daß sie kaum in der Lage ist, ihre Beine dahinzuschleppen. Unterarme und Hände so schwer, daß er sich einbildet, sie nicht heben zu können. *Dieses Stadium fehlt oft.*

Schweiß: Fehlend.

Zunge: Leicht belegt; Geschmack: Übelkeit erregend, bitter, > durch Rauchen.

Apyrexie: Rein. Milz vergrößert. Menses acht Tage zu früh, zu stark und zu reichlich.

Der Anfall von Aranea hat oft weder ein Hitze- noch ein Schweißstadium und besteht nur aus Kälte, die andauernd und schwer ist, und *durch nichts gebessert werden kann.* Er ist gewöhnlich ohne Durst in jedem Stadium; wenn etwas Durst vorhanden ist, dann gewöhnlich während des Hitzestadiums.

Kasuistik:

*1) Eine Dame, 40 Jahre alt, schlank, von erethischer Natur, hydraemischer Konstitution, wurde als Folge einer Erkältung von einem *heftigen Schüttelfrost angefallen, der ununterbrochen 24 Stunden anhielt*, ohne *von Hitze oder Schweiß* oder irgendeiner anderen Affektion *gefolgt zu werden*. Innerliche Anwendung warmer Dinge ergab keine Besserung. Aranea diadema C 4, ein paar Globuli in Wasser, besserte den Frost innerhalb einer halben Stunde. Am nächsten Tag war sie vollkommen gesund. - C. HEINIGKE, *H.Kl.*, 1870, S 44.

2) Ein Fuhrmann, 43 Jahre alt, 1,88 m groß, gut entwickelt und niemals vorher krank gewesen, schlief in einer Winternacht auf etwas Stroh auf dem Fußboden des Schankraumes in Frankfurt. Am Morgen fühlte er sich *steif in den Gliedern, müde und krank. Der Frost begann um 19.00 Uhr und hielt bis genau 8.00 Uhr am Morgen an, jeden Tag zur selben Stunde, ohne Hitze oder Schweiß*, mit Husten, Appetitlosigkeit, Schlaflosigkeit und großer Erschöpfung, was ihn am meisten quälte, denn es beeinträchtigte die Ausübung seines Berufs. Da ich noch unerfahren in der Homöopathie war und nicht das geringste Vertrauen in sie bei Fieber und Wechselfieber hatte, gab ich ihm zunächst alle zwei Stunden 2-Gran-Dosen von Chinin, und danach jede Stunde während des Tages, bis er 40 Pulver ohne auch nur die geringste Besserung eingenommen hatte; stattdessen hatte sich seine allgemeine Schwäche verstärkt. Nun sah ich in den originalen Prüfungsprotokollen nach und fand heraus, daß - dem Ähnlichkeitsgesetz entsprechend - *Aranea diadema* das Mittel sein müsse. Er erhielt jede

Stunde 5 Tropfen der D 2. Am nächsten Tag rief der Patient aus: „Nun haben Sie die richtige Medizin getroffen; nach zwei Stunden fühlte ich in meinem ganzen Körper wieder Wärme, und zum ersten Mal nach drei Wochen schlief ich nachts wieder ein paar Stunden ohne jeglichen Frost.“ In sechs Tagen war die Heilung komplett, und seit 17 Jahren gab es keinen Rückfall. - GRAUVOGL, S. 204.

Wie bei vielen unserer heutigen Kollegen kommt Grauvogls Mangel an Vertrauen in die homöopathische Behandlung von Fieber und Wechselfieber (bei seinen ersten Forschungen) nur seine unvollständige Kenntnis (zu dieser Zeit) des wirklich heilenden Bereichs von Chinin bei dieser Krankheit gleich. Hier war ein Fieber mit *prolongiertem* und *vorherrschendem Frost; Hitze und Schweiß fehlten.* Es konnte niemals durch Chinin geheilt werden, das doch alle drei Stadien hat, aber *ganz besonders Hitze und Schweiß*, die hervorstechend entwickelt sind. Möglicherweise, weil es sich ja um eine Erkrankung mit rheumatischem Charakter handelte, scheint Chinin noch nicht einmal in der Lage gewesen zu sein, sie zu unterdrücken, denn es war ja gewiß genug gegeben worden (80 Gran), um seine unterdrückende Kraft bestens zu testen.

3) Ein hochgewachsener, robuster, stark bärtiger Mann, der wegen der Art seines Geschäftes allen Arten von Wetter ausgesetzt war, litt seit Wochen unter folgenden Erscheinungen: Obwohl er sich tagsüber erträglich gut fühlte und regelmäßig seinen vielen täglichen Pflichten nachgehen konnte, wurde er doch jede Nacht, sobald er zu Bett ging, von einem schweren Frost befallen, der vielleicht zwei Stunden anhielt und von Hitze, aber nicht von Schweiß gefolgt wurde. Weil er dachte, daß die kalten Bettlaken, auf die er sich legte, etwas damit zu tun hätten, tauschte er sie gegen Wolldecken aus, aber ohne Besserung. *Aranea* mit seinen bemerkenswerten Symptomen „Zahnschmerz jeden Tag zur selben Stunde“ tauchte vor meinem Geist auf, und hier gab es ein ähnlich Bemerkenswertes: *„Frost, sobald er das Bett berührt“*, und Aranea C 30, vier Tage lang abends und morgens eine Dosis, wurde gegeben. Die Fröste hörten nach der vierten Dosis auf und kehrten nicht wieder. - C.C. SMITH, M.D., *Hom. Phys.*, Vol. 5, S. 236.

Analyse: Rheumatische Auslösung.

Regelmäßigkeit des Anfalls.

Schwerer, langdauernder, die Knochen durchdringender Frost; innerliche Kälte wie erfroren (Helod.).

Hitze und Schweiß wenig oder fehlend.

ARNICA MONTANA

Charakteristisch: Hydrogenoide Konstitution. Dunkles Haar; stramme Muskeln. Plethorisch; rotes Gesicht. Besonders passend zu jenen Menschen, die selbst durch die geringsten mechanischen Verletzungen lange beeindruckt bleiben.

Nervös, kann Schmerzen nicht ertragen; der ganze Körper überempfindlich (Cham., Coff., Ign.); **wundes, zerschlagenes Gefühl durch den ganzen Körper, wie geschlagen.**

Alles, worauf er liegt, scheint zu hart zu sein; klagt ständig darüber und wechselt dauernd den Platz, um einen weichen Fleck zu finden (muß sich dauernd bewegen, um Besserung für die Schmerzen zu bekommen: Rhus-t., - siehe Bapt., Pyrog.).

Hitze der oberen Hälfte des Körpers; Kälte der unteren.

Das Gesicht, oder Kopf und Gesicht allein sind heiß, während der Körper kalt ist.

Krankheiten traumatischen Ursprungs, wobei hauptsächlich die Muskeln betroffen sind; mit Stupor durch Erschütterung; durch einen stumpfen Gegenstand (Symph.).

Bewußtlos; wenn man ihn anspricht, antwortet er richtig, aber Bewußtlosigkeit und Delirium kehren sofort zurück (fällt mitten im Satz in Schlaf: Bapt.).

Fürchtet, berührt oder geschlagen zu werden von Personen, die ihm nahe kommen.

Rülpsen; Aufstoßen; stinkend, faulig, wie verdorbene Eier.

Verstopfung: *Rektum überladen*, die Faeces wollen nicht herauskommen; bandartige Stühle durch vergrößerte Prostata oder retrovertierten Uterus.

Kann nicht aufrecht gehen wegen eines zerschlagenen, wunden Gefühls in der Beckengegend (Bell-per.).

Schmerzhaftigkeit der Teile nach Geburtswehen; verhütet nachgeburtliche Blutung und puerperale Komplikationen.

Retention oder Inkontinenz des Urins nach Geburtswehen (Op.)

Tendenz zu kleinen, schmerzhaften Furunkeln, eines nach dem anderen; äußerst wehtuend (kleine Furunkel in Haufen: Sulf.).

Beziehung: Komplementär zu Acon., Hyper., Rhus-t.

Ähnlich: zu *Wundheitsgefühl wie zerschlagen*: Bapt., Chin., Nat-m., Phyt., Pyrog., Rhus-t., Ruta., Staph.

Arnica folgt gut nach: Acon., Apis, Ars., Ham., Ip., Verat., es wird gefolgt von: Sulf-ac., Psor.

Es antidotiert den Mißbrauch von Chinin und andere unterdrükkende Maßnahmen.

Verschlimmerung: In der Ruhe, beim Liegen; durch Wein.

Besserung: Durch Berührung, Bewegung (Rhus-t., Ruta).

Typ: Tertiana; Quartana. **KONGESTIV**. Intermittierende Malaria. Cerebrales Typhoid; Typhus.

Zeit: Nicht charakteristisch; gewöhnlich 4.00 Uhr; 8.00 - 10.30 Uhr; *nachmittags oder abends*, 17.00 - 18.00 Uhr.

Prodrom: **Durst** nach großen Mengen kalten Wassers, manchmal mit Erbrechen (Eup-per.). Viel Gähnen und Strecken; Ziehender Schmerz, als ob er im Periost wäre; schmerzende Handgelenke; Haut blau; Trinken erfrischt (Nat-m.).

Frost: **Mit Durst**, und wenn er eine große Menge trinkt, erbricht er danach (Ars.). Frost, als ob kaltes Wasser über ihn strömen würde (Rhus-t., - als ob kaltes Wasser über ihn gegossen würde: Ant-t.). Frost **mit Schmerz in den Rückenmuskeln und Extremitäten, als ob sie zerschlagen wären; Schmerzen in den Knochen** (Nat-m., Rhus-t.); *Wundheit des ganzen Körpers* (der ganze Körper fühlt sich wund an: Bapt.). Frost *wird am stärksten in der* **MAGENGRUBE** *gefühlt. Frost nach jedem Schlaf; mit Hitze und Röte einer Wange*; mit Brennen des *Kopfes allein*, oder *Gesicht allein, der übrige Körper dabei kalt*. Innerlicher Frost mit äußerlicher Hitze (Ars., Thuj.). Frösteln auf einer (der rechten) Seite; auf der Seite, auf der er liegt. **Fröstelig, mit Hitze und Röte einer Wange. Schaudern über den ganzen Körper und den Kopf, zur selben Zeit Hitze im Kopf und Röte und Hitze im Gesicht**, *begleitet von Kühle der Hände und einem Gefühl, als ob die Hüften, der Rücken und die Vorderflächen der Arme* **zerschlagen wären.** *Frost morgens im Bett*; beginnt, bevor sie aufsteht, und dauert vier Stunden. Fröstelig von der geringsten Bewegung der Bettdecken (Acon., Rhus-t., - dauerndes Verlangen, fest zugedeckt zu sein: Nux-v.). Haut von Armen und Händen blau gefleckt (Nux-v.).

Hitze: *Durst* dauert an, aber weniger als während des Froststadiums, außer früh am Morgen, wo er heftig ist. Trockene, allgemeine Hitze, mit *Teilnahmslosigkeit, Stupor* und solcher *Schwäche*, daß er ohnmächtig wird, wenn er versucht, sich aufzusetzen (Acon.). **Während der Hitze** *verursacht das geringste Aufheben der Bettdecken, selbst das Bewegen im Bett, bei ihm Frösteln* (Apis, Nux-v., Rhus-t., genauso in allen Stadien des Anfalls). *Große innerliche Hitze, mit Kälte der Hände und Füße*. **Die Hitze wird für ihn unerträglich** (Apis, Puls.), *und er versucht, sich aufzudecken, aber durch das Aufdecken fühlt er sich fröstelig*. Trockene Hitze über den ganzen Körper früh am Morgen nach Erwachen. Brennende Hitze an einem Fleck, der kalt bei Berührung ist; abwechselnd Hitze und Kälte hier und da über den ganzen Körper.

Obere Häfte des Körpers warm, untere Hälfte kalt.

Schweiß: *Sauer, foetid, widerlich*, wie *vermodernde Erde*; in alten Fällen manchmal kalt und klamm. Die Atemluft riecht sauer; der Nachtschweiß ist sauer. Schlechter beim Schwitzen (Ant-c., Ip.). Partielle Schweiße am vorderen Körper; in den Handtellern und Unterarmen. Allgemeiner Schweiß um Mitternacht, gefolgt von ohnmachtsartiger Schwäche. Kopfschmerz (der im Hitzestadium beginnt) und Wundheitsgefühl dauern an; aber der Schmerz und das Ziehen im Periost, das vor dem Frost auftrat, verschwinden schrittweise (*alle Schmerzen verschwinden bei Schweiß*: Nat-m.).

Zunge: *Niemals sauber.* Trocken gelb, oder schmutzig weiß belegt, und oft in akuten Fällen mit einem braunen Streifen entlang der Mitte. **Atem sauer, foetid.** Geschmack *bitter,* **stinkend, nach verdorbenen Eiern**. Verlangen nach alkoholischen Getränken; nach Saurem. Widerwille gegen Essen.

Puls: Veränderlich; voll, hart, oder schwach und langsam; am Abend starke Pulsationen durch den ganzen Körper.

Apyrexie: Kopfschmerz, *Wundheit und zerschlagenes Gefühl der Muskeln* hält an; **Aufstoßen schmeckt wie verdorbene Eier.** *Gelbes Gesicht; bitterer Geschmack; Abneigung gegen Fleisch;* und, besonders in chronischen Fällen, Schwäche und Abneigung gegen körperliche Betätigung. Die Apyrexie ist nicht ausgeprägt in frischen Fällen, ist aber immer ein Charakteristikum in chronischen Fällen, in denen große Mengen Chinin eingenommen wurden, und dabei sind die Wundheit und das zerschlagene Gefühl immer wahlanzeigend.

Alle drei Stadien, Frost, Hitze und Schweiß, sind gut ausgeprägt; und in jedem Stadium werden gewöhnlich dieselben Charakteristika des Mittels angetroffen.

Arnica	**Eupatorium perfoliatum**
Prodrom: Ziehende Schmerzen, als ob sie im Periost seien.	**Prodrom**: Schmerz im Rücken und den Knochen der Extremitäten, wie gebrochen.
Durst: Nach großen Mengen kalten Wassers, das ihn erfrischt.	**Durst**: Er kann nicht genug trinken, aber Trinken facht den Frost an und ruft Übelkeit hervor.
Frost: *Mit Durst*, Schmerz in den Rückenmuskeln und Extremitäten wie *zerschlagen*; große Wundheit des ganzen Körpers.	**Frost**: *Mit Durst*, aber Trinken ruft Übelkeit hervor. Kopfschmerz, mit intensivem Schmerz in Rücken und Knochen, *als ob sie gebrochen wären.*
Hitze: *Weniger Durst*, aber verstärkte Wundheit des Körpers; muß sich niederlegen, doch das Bett fühlt sich zu hart an; er kann keine weiche Stelle finden und verändert dauernd seine Lage, um eine zu suchen.	**Hitze**: *Weniger Durst*, aber verstärkte Kopfschmerzen und Knochenschmerzen. *Erbrechen von bitterer Galle, bevor die Hitze beginnt* (Lyc.: saures Erbrechen).

Schweiß: Bei frischen Anfällen allgemein fehlend. Bei alten Fällen sauer und widerlich.

Schweiß: Im allgemeinen fehlend, wenn überhaupt, dann spärlich. Die Kopfschmerzen halten noch einige Stunden an, nachdem das Fieber verschwunden ist; Schweiß erleichtert alle Schmerzen außer den Kopfschmerzen (alle Schmerzen: Nat-m.).

Apyrexie: Zerschlagenes Gefühl und Wundheit halten durch alle Stadien hindurch an und dauern auch während der Apyrexie fort.

Apyrexie: Knochenschmerzen beginnen vor dem Frost, aber verschinden mit dem Aufhören des Schweißes. Keine während der Apyrexie. Lockerer Husten; Nachtschweiße.

In der „Reinen Arzneimittellehre" empfiehlt HAHNEMANN Arnica als ein Mittel, das in seiner Pathogenese der Chinin-Kachexie entspricht; und die klinische Erfahrung von vielen Jahren hat diese Beobachtung bekräftigt. Arnica ist wahrscheinlich häufiger als irgendein anderes Mittel angezeigt bei Fällen, die mit Chinin malträtiert worden sind; und hier liegt sein hauptsächlicher Wert bei der Behandlung von Fiebern. Es ist ebenso eine Tatsache, daß in akuten Fällen, bei denen Arnica angezeigt ist, die Rückfälle vielleicht häufiger sind als bei jedem anderen angezeigten Mittel. Offensichtlich antidotiert es die voraufgegangene Mißhandlung, doch nun wird irgendein anderes Mittel erforderlich, um die Heilung zu vollenden. Der Patient fühlt sich nicht gut, doch kann er kaum sagen, warum, und in vier oder fünf Tagen hat er den nächsten Anfall. Dieser Anfall jedoch unterscheidet sich wesentlich von den vorhergehenden, und Arnica hat offensichtlich den Weg gebahnt für Apis, Arsenicum, Ipecacuanha oder Natrium muriaticum (die gut auf Arnica folgen), um die Heilung zu vollenden. Arnica ist oft das beste Mittel, mit dem man die Behandlung eines Falles beginnen kann, der mit Chinin oder „Patent-Wechselfieberkuren" mißhandelt wurde. Psorinum oder Sulfur können die Neigung zu Rückfällen verhindern.

Das „Schlüsselsymptom" von Arnica ist bei Fiebern und in allen anderen Krankheiten dasselbe (wobei die Einnahme von Chinin immer eine zusätzliche Indikation ist): **Zerschlagen, wund, müde; große Schwäche,**

muß sich deswegen niederlegen, aber das Bett fühlt sich zu hart an; daher häufiger Lagewechsel bei der Suche nach einem weichen Platz, der Schmerz hervorrufen kann. In alten Fällen, bei denen Arnica angezeigt ist, sollten die Symptome der Apyrexie sorgfältig studiert werden.
Analyse: Häufig Unterdrückung des Urinflusses.

Prodrom: Durst und ziehende Schmerzen in Knochen und Periost.

Frost: Mit Durst; zerschlagen, wund, schwach; Bett fühlt sich hart an, daher häufiger Lagewechsel.

Hitze: Bewegung oder geringstes Aufdecken rufen Frösteln bei ihm hervor; *Hitze unerträglich.*

Schweiß: Sauer, widerlich, wie vermoderte Erde.

Kasuistik:
*1) Ein junger Mann von 18 Jahren, groß und gut gebaut, hatte Frostanfälle und war mehrere Monate lang in allopathischer Behandlung gewesen. Sorgfältig ausgesuchte [homöopathische] Mittel versagten, und deswegen wurde eine Befragung nach einer verborgenen Ursache durchgeführt. Dabei stellte sich heraus, daß er sich sechs Monate zuvor eine Verletzung am Rücken (dorsum) durch einen Sturz von einem Wagen zugezogen hatte. Bei jedem Fieberanfall wurde die Stelle der Verletzung schmerzhaft. Arnica C 30, in Wasser, alle sechs Stunden, heilte die Frostanfälle ganz schnell. - C.P. JENNINGS, *Med. Ind.,* VII-257.

*2) Eine Dame litt viele Monate lang an Tertiana-Fieber, das zeitweise durch Chinin unterdrückt wurde. Sie hatte keinen Appetit und wurde immer schwächer. Sie klagte über *Wundheit der Kopfhaut und der Muskeln allgemein*, und über einen Husten, der ihr viel Qual bereitete wegen der *Wundheit der Brust und der Brustmuskeln.* Arnica wurde zwei Tage lang in Tropfen-Dosen in Abständen von zwei Stunden gegeben. In zehn Tagen war sie völlig wiederhergestellt. - A.E. SMALL, *U.M.* and *S.J.*

*3) Mathias Novak, 23 Jahre alt, hatte seit neun Tagen ein tägliches Fieber, das am Morgen mit einem schlimmen Frost begann und von einer heftigen Hitze und reichlichem Schweiß gefolgt wurde. Mittelmäßiger Durst während des Frostes, aber großer Durst während der Hitze. Beim ersten Anfall erbrach er während des Frostes und klagte über Schmerzen im Epigastrium; hatte keinen Appetit, *Abneigung und Horror vor Fleisch,* von dem er sagte, daß es sein Fieber verstärken würde. Arnica C 6, zwei Dosen, heilte in drei Tagen. - M.K., *Gazette Homoeop.*VIII, 234, 1836.

*4) Arnica C 6 heilte ein Quartana-Fieber. Der Anfall trat alle vier Tage auf, im allgemeinen nachmittags oder abends. *Heftiger Durst vor dem Frost* und bis die Hitze einsetzte, danach hörte der Durst auf. Schmerzen im vorderen Teil des Scheitels. Kopfschmerz während der Apyrexie, gelbliche Gesichtsfarbe, bitterer Geschmack im Mund. - *Clinique Homoeop., Pr. Com. 1,* S. 179.

ARSENICUM ALBUM

Charakeristisch: Große Entkräftung, *mit schnellem Sinken der Lebenskräfte*. Ohnmacht.

Die Disposition ist:

a) Depressiv, melancholisch, verzweifelt, teilnahmslos.

b) Furchtsam, ruhelos, ängstlich, voller Pein.

c) Reizbar, empfindlich, verdrießlich, leicht beunruhigt. (DUNHAM).

Geistig ruhelos, *aber körperlich zu schwach, um sich zu bewegen*; kann an keinem Ort Ruhe finden; verändert dauernd seinen Platz, möchte von einem Bett zum anderen gebracht werden, und liegt einmal hier und einmal dort.

Ängstliche **Furcht vor dem Tod**; glaubt, es sei nutzlos, Medizin zu nehmen, *er sei unheilbar*; er wird mit Sicherheit sterben; *Furcht vor dem Tod* beim Alleinsein oder Zu-Bett-Gehen.

„Brennende Schmerzen > durch Hitze“ ist sehr charakteristisch.

Brennende Schmerzen, die affizierten Teile brennen wie Feuer.

Exzessive Angst; große Pein; extreme Ruhelosigkeit; Furcht vor dem Tod.

Brennender Durst, ohne besonderen Wunsch zu trinken; der Magen scheint kaltes Wasser nicht zu vertragen, weil er es nicht absorbieren kann; er hat Verlangen danach, aber er kann es nicht trinken.

Großer Durst nach kaltem Wasser; *trinkt oft, aber nur wenig zur Zeit*, einfach nur, um den trockenen Mund und Lippen zu befeuchten; ißt selten, aber viel.

Zahnende Kinder sind blaß, schwach, gereizt, und möchten schnell getragen werden.

Kann den Geruch oder den Anblick von Nahrung nicht ertragen (Colch., Sep.).

Verlangen: Saures, Bier, Weinbrand, Wein, Kaffee, warmes Essen, Milch, Obst und Gemüse.

Abneigungen: Süßes, Fleisch, fette Sachen, Mehl-Nahrung, verabscheut sogar den Gedanken an Essen.

Gastrische Störungen: nach kaltem Obst; Eiscreme; Eiswasser; saurem Bier; schlechter Wurst; alkoholischen Getränken; schwerem Käse.

Üble Folgen von verdorbener Nahrung oder tierischer Substanz, ob nun durch Einimpfung, Einatmung oder Nahrungsaufnahme.

Durchfall *nach Essen oder Trinken*; Stuhl spärlich, von dunkler Farbe, widerlichem Geruch, **gefolgt von großer Schwäche.**

Schnelle Abmagerung: mit kaltem Schweiß und großer Schwäche (Verat., - der affizierten Teile: Tub.).

Exzessive Erschöpfung von der geringsten Bewegung.

Der Patient fühlt die Erschöpfung nicht, solange er still liegt; wenn er sich aber bewegt, dann ist er überrascht davon, daß er so schwach ist.

Haut: trocken und schuppig; kalt, blau und faltig; mit kaltem, klammen Schweiß; wie Pergament; weiß und teigig; schwarze Blasen und brennender Schmerz.

Atmung: asthmatisch; muß vorwärts gebeugt sitzen; springt nachts aus dem Bett, besonders nach 24.00 Uhr; *kann sich nicht niederlegen aus Furcht vor Erstickung*; Anfälle von Krupp anstelle der üblichen Urtikaria.

Beziehung: Komplementär: All-s., Carb-v., Phos., Pyrog.

Verschlimmerung: Nach Mitternacht (1.00 - 2.00 Uhr; 13.00 - 14.00 Uhr); durch Kälte; kalte Getränke oder Speisen; beim Liegen auf der befallenen Seite oder mit dem Kopf tief.

Besserung: Durch Hitze im allgemeinen (Gegenteil von Sec.), außer der Kopfschmerz, der zeitweilig durch kaltes Baden besser wird (Spig.).

Typ: Quotidiana; Tertiana; Quartana; Tertiana duplicata und Quartana duplicata. Anticipierend (Bry., Chin., Nux-v.). Alle 14 Tage. Jährlich (Lach., Nat-m.). Unregelmäßigkeit, beim Typ und im Stadium (Nux-v.). Remittierendes Fieber und Rückfallfieber tendieren zum Typhoid und zum Typhus, besonders nach Chinin-Mißbrauch.

Septisch, typhoid, Typhus oder Gelbfieber.

Zeit: Alle Zeiten - *meistens Nachmittags-Anfälle*, **13.00 - 14.00 Uhr; 0.00 - 2.00 Uhr;** 15.00 - 18.00 Uhr; 17.00 Uhr; 12.00 Uhr. *Alle 14 Tage* (Calc., Chin., Puls.).

Anticipiert (kommt früher), jeden zweiten Tag um eine Stunde.

Jährliche Wiederkehr der Beschwerden (Carb-v., Sulf., Thuj.).

Fieber ohne Frost: 2.00 Uhr; 16.00 Uhr, 22.00 Uhr.

Nachmittags intermittierendes Fieber der Säuglinge, *ohne Frost, muß zugedeckt sein,* und ist *sehr durstig; Fieber dauert die ganze Nacht.*

Prodrom: „Eine Schläfrigkeits-Nacht vor dem Anfall“ (H.V. MILLER)

Gähnen und Strecken; Unwohlsein; Entkräftung; Schwäche; Kopfschmerz; Schwindel; *große Mattigkeit und Neigung, sich niederzulegen*; Leichtes Kriebeln über den Rücken nach Trinken; schneidender Schmerz in Brust und Darm wie von Messern, und wässerige Diarrhoe; Schaudern. Jeden Morgen Strecken der Glieder, Gähnen, Leere im Kopf, Angst, Durst, und sofort nach dem Trinken Frösteln und Kriebeln.

Frost: *Ohne Durst; unregelmäßig entwickelt; nie klar definiert; gleichzeitig* oder *abwechselnd mit Hitze; Vermischung von Hitze und Frö-*

steln; **alles gebessert durch äußerliche Wärme** (Ign., - *verschlimmert* durch äußerliche Hitze: Apis, Ip.). Unregelmäßige Fröste zu jeder Zeit des Tages. *Schaudern beim Gehen in der frischen Luft.* Allgemein wenig oder gar kein Durst während des Frostes, wenn, dann zieht er heiße Getränke vor; wenn durstig, *dann häufiges Trinken, aber wenig zur Zeit*, doch Trinken verstärkt das Frösteln und ruft Schaudern, Übelkeit und Erbrechen hervor (Trinken beschleunigt und verschlimmert den Frost und ruft Übelkeit hervor: Eup.-per., - ruft Kopfschmerz hervor: Cimx., - jedes Getränk ruft Schaudern und Frost hervor: Caps.); Beklemmung der Brust (Apis); Kälte des Abdomens (Meny.); blaue Nägel und Lippen (Nux-v.); Essen ist geschmacklos; Schaudern ohne Durst, schlechter in der frischen Luft. *Innerlicher Frost mit äußerlicher Hitze und roten Wangen*; Kälte des Körpers und Trockenheit der Haut; brennende Hitze der Haut, bei Berührung kalt; Kopfschmerz.

Kälte des ganzen Körpers; blasses, eingesunkenes Gesicht; sehr krankes Aussehen; Lippen blaß, Schüttelfrost, Schmerzen in Gliedern, Rücken und Brust; Atmung behindert, ruhelos, zitternd.

Kriebeln am Abend, mit Strecken der Glieder und ängstlicher Ruhelosigkeit. Frost verstärkt sich schrittweise zu Schüttelfrost.

Begleitsymptome des Frostes: Kolik und Übelkeit, Durchfall, Bewußtlosigkeit, Ziehen, Reißen in den Gliedern, Oberschenkel fühlen sich wie geschlagen an, Krämpfe und Zusammenziehen in der Brust, schwieriges Atmen, Urindrang und häufiges Urinieren; Hunger.

Beim Schaudern und der Kälte verstärken sich andere Leiden. Kälte und Frösteln kommen wieder nach Trinken und nach Essen.

„Frost am Vormittag, durch gar nichts gebessert; äußerliche Kälte mit kaltem, klammen Schweiß." (HERING).

Frost oder Frösteln ohne Durst; sollte Durst während des Frostes vorhanden sein - außer nach heißen Getränken - dann geben Sie nicht Arsen! (H. GUERNSEY).

Hitze: Das Hitzestadium des Fiebers ist *intensiv, lang dauernd, trocken, brennend* und *stechend bei Berührung*, mit *Neigung, sich aufzudecken* (Apis, Sec.) und **unstillbarem Durst nach kaltem Wasser;** *trinkt wenig und oft, mit Erbrechen nach dem Trinken, mehrere Male.* Innerliche, brennende, trockene Hitze nachts, muß sich aufdecken.

Brennende Hitze, als ob *heißes Wasser über ihn strömen würde*, oder als ob *heißes Wasser durch die Blutgefäße zirkulieren würde* (Bry., Rhus-t.). Beklemmte Atmung (Apis); **große Ruhelosigkeit,** und drükkender, brennender Schmerz in der Milzgegend. Brennender Schmerz in Magen und Darm. **Während Frost und Hitze Verschlimmerung von vorher vorhandenen Symptomen.** Die Hitze, die dem Frost folgt, ist *trocken, brennend, unerträglich*, dauert drei oder vier Stunden, mit schmerzhaftem Druck und Spannung in beiden Hypochondrien; Völle im Epigastrium; drückender Schmerz in der Stirn; *Ruhelosigkeit, Angst und unstillbarer Durst*; manchmal ein großes Verlangen nach Saurem und sauren Getränken.

Schweiß: Dieses Stadium ist genau so veränderlich wie das Froststadium - *mit* **unstillbarem Durst nach großen Mengen kalten Wassers** (Chin.), *das Erbrechen verursacht.* Schweiß, mit Aufhören aller vorheriger Symptome (Nat-m., - aller Symptome mit Ausnahme der Kopfschmerzen, die verstärkt werden: Eup-per.). Schweiß; manchmal *widerlich und sauer riechend.* Schweiß während des ersten Schlafes, oder während der ganzen Nacht, **kalter, klammer Schweiß.** *Schweiß mit exzessivem Durst.* Schweiß mit Durst, der *einige Stunden nach der Hitze beginnt,* oder, *was noch öfter der Fall ist, es gibt überhaupt keinen Schweiß und die Hitze hält die ganze Nacht an.* **Nach dem Anfall** *- mit oder ohne Schweiß -* **große Schwäche und Entkräftung** *und ein Verlangen nach Stimulantien, Wein oder Kaffee.* Es ist mehr Kopfschmerz vorhanden als im Hitzestadium, außer es gibt reichlichen Schweiß (am intensivsten im Hitzestadium: Nat-m.). **Trinkt große Mengen im Schweißstadium; wenig und oft im Frost- und Hitzestadium.**

Bei den verschiedenen Stadien des Fiebers erscheinen immer andere Symptome.

Zunge: Seiten belegt, während ein roter Mittelstreifen vorhanden ist (Ant-t.) und eine rote Spitze; gelblich-weiß; braun; bläulich. Wasser schmeckt bitter; Verlangen nach Saurem; Weinbrand. Abneigung gegen Nahrung (Abneigung gegen Fleisch: Arn.).

Puls: Schwach, klein, leicht unterdrückbar. Beschleunigt am Morgen, nachts langsamer. Pulsationen durch den ganzen Körper (Arn., Nat-m.). Brennendes oder kaltes Gefühl in den Blutgefäßen (Rhus-t.).

Apyrexie: *Niemals rein von Symptomen. Große Entkräftung*; Mattigkeit; Schwäche aller Glieder und dauernde Neigung, sich niederzulegen (Arn.). Gesicht *blaß, eingesunken, fahl, lehmfarben, aufgedunsen*; dumpfes Wehtun in der Leber- und Milzgegend, schmerzhaft bei Druck, mit dem Gefühl, als ob sie geschwollen wären. Abdomen aufgetrieben (Apis); *stinkende, wässerige, durchfällige Stühle*, die *sehr schwächend* sind; Urin spärlich und trübe. Dauerndes Verlangen nach Saurem oder etwas Erfrischendem. Der Patient ist dauernd frostig und muß sich in einem warmen Raum aufhalten. *Allgemein anämisches Aussehen* (Eup-per., Chin., Ferr.). Haut blaß, oft bedeckt mit kaltem Schweiß. *Ikterus nach dem Fieber. Fieber, die man sich an Küsten-Badeorten zuzieht*, die im Herbst beginnen, oder die „überwintert" haben und erst im Frühling herauskommen (Gels.).

„Der Anfall ist nicht vollständig. Ein Stadium (speziell das Kältestadium) fehlt im allgemeinen." (CARROLL DUNHAM).

Die folgende bewundernswerte Analyse der Indikationen für Arsenicum stammt von Dr. WURMB aus *Homöopathische klinische Studien* I, S. 179:

„Arsen ist eines der wenigen Mittel, deren Wirkung sich nicht nur durch ihre Intensität, sondern ebenso auch durch ihren Umfang auszeichnet; sie erstreckt sich auf den ganzen Organismus. Jedes System, jedes Organ des Körpers, jede Nervenfaser ist so seinem mächtigen Einfluß unterworfen, daß wir gar nicht sagen können, welches von seinen Symptomen primär, welches sekundär ist und wo der Brennpunkt seiner Wirkung hauptsächlich liegt. Wir sehen das ganze Nervensystem in allen Richtungen angegriffen, von der geringsten Erregung bis zur heftigsten Reizung; von dem bloßen Gefühl der Schwäche bis zur echten Lähmung, und dann sehen wir auch eine andere Reihe von Störungen durch seine Wirkung hervorgerufen, die in regelmäßiger Abstufung von der unvorstellbarsten Beschleunigung des Kreislaufs bis zum heftigsten Fiebersturm voranschreitet; von der kleinsten Unregelmäßigkeit im vegetativen Bereich bis zu einer kachektischen Dyskrasie; ja sogar bis zur Zersetzung und Destruktion der organischen Substanz.

Zusätzlich bemerken wir die auffallende Ähnlichkeit zwischen den Symptomen chronischer Arsenvergiftung mit denen der Kachexie intermittiernder Fieber, und ebenso die Tatsache, daß Arsen die Fähigkeit hat, die periodische Wiederkehr von Symptomen in einem so hohen Grade zu verursachen, daß es in dieser Hinsicht alle anderen Mittel übertrifft; mit einem Wort: kein anderes Mittel, das wir kennen, hat solche Kraft, so gründlich und so verschiedenartig jene Organe zu affizieren, die speziell bei intermittierendem Fieber affiziert sind, und kein Mittel entspricht so gut allen Erfordernissen eines Mittels gegen intermittierendes Fieber als Arsenicum.

Arsenicum ist in Fällen angezeigt, die sich nicht nur durch Schwäche der Lebenskräfte und Verfall der organischen Substanz auszeichnen, sondern auch zur selben Zeit durch Symptome der Erregung des Kreislaufs, oder des Nervensystems allein, oder beider zusammen. Weiterhin scheint es um so deutlicher angezeigt, je bösartiger der Einfluß ist, von dem die Krankheit ihren Ursprung hat. Sumpf-Ansteckung ist der oberste dieser Einflüsse; aus ihm entspringen die ernstesten und gefährlichsten Fälle von Fieber, und in diesen ist Arsenicum oft das einzige Mittel, das den Patienten retten kann. Weiter: je länger die Krankheit gedauert hat, desto mehr ist im allgemeinen Arsenicum angezeigt, denn je tiefer die Organe und Gewebe affiziert sind, desto mehr hat sich der Zustand des Patienten dem genähert, was als Kachexie des intermittierenden Fiebers bekannt ist, und was so sehr der Arsen-Kachexie entspricht. Dies ist besonders dann der Fall, wenn die Leber und die Milz bereits geschwollen sind.

Die intermittierenden Fieber, die ihr homöopathisches Mittel in Arsenicum finden, bieten bei ihren Anfällen die folgenden Besonderheiten: Die Anfälle sind allgemein, heftig und von langer Dauer; die Stadien sind entweder deutlich entwickelt und stehen im gleichen Verhältnis zueinander, oder auch - wie es am häufigsten der Fall ist - ein Stadium fehlt oder ist sehr schwach vorhanden; wenn das letztere der Fall ist, ist es im allgemeinen das Kältestadium, das mißlingt, und das Hitzestadium ist um so heftiger. Je intensiver die Hitze ist, je länger sie anhält, je höher der Grad der Entwicklung der begleitenden Erregung im vaskulären System ist, und je brennender und unstillbarer der Durst ist, desto besser ist Arsenicum angezeigt. Das Schweißstadium kann gänzlich fehlen oder der Schweiß kann sehr reichlich sein; es bricht im allgemeinen einige Stunden nach dem Hitzestadium aus und dauert eine lange Zeit.

Die Anfälle sind verbunden mit vielen zusätzlichen, quälenden Symptomen, von denen einige mit den Störungen im Nervensystem und einige mit jenen des vaskulären Systems im Zusammenhang stehen, z.B. Spasmen, Schmerzen, Delirium, Lähmungen und die Angst und Ruhelosigkeit, die so charakteristisch für Arsenicum sind.

Die Apyrexie ist nicht rein, sondern sie wird von Symptomen der verschiedensten Art gestört; Ruhelosigkeit, Schlaflosigkeit, Spasmen, Verdauungsstörungen, Schwächegefühl und allgemeine Entkräftung, und es ist besonders charakteristisch für Arsenicum, daß es nach jedem Anfall ein beträchtliches Anwachsen der Entkräftung gibt.“

Arsenicum	**China**
Zeit: Charakterisch; 13.00-14.00 Uhr; 24.00-2.00 Uhr. Anticipiert. „Schläfrig in der Nacht vor dem Anfall“ (H.V. MILLER)	**Zeit**: Nicht charakteristisch. 5.00 Uhr. 17.00 Uhr. Anticipiert oder postponiert. „Ruheloser Schlaf in der Nacht vor dem Anfall“ (HAHNEMANN)
Prodrom: *Kein Durst.* Kopfschmerz mit Schwindel und *blassem Gesicht*; Schmerz im Darm und wässeriger Durchfall.	**Prodrom**: *Großer Durst.* Starker Hunger, Kopfschmerz mit *errötetem Gesicht* und Herzklopfen.
Frost: Unregelmäßig; vermischt mit Hitze und Frösteln; Fröste abwechselnd mit Hitze; *gebessert* durch äußerliche Hitze. Durst wenig, wenn, dann nach heißen Getränken.	**Frost**: Regelmäßig; heftiger Frost über den ganzen Körper, mit eiskalten Händen und Füßen; äußerliche Hitze *verstärkt* den Frost. *Kein Durst während des Frostes.*
Hitze: *Trocken, brennend, intensiv, als ob heißes Wasser durch die Blutgefäße läuft. Große Ruhelosigkeit; Aufdecken bringt Erleichterung. Unstillbarer Durst; trinkt wenig und oft.*	**Hitze**: *Mit erweiterten Venen und kongestivem Kopfschmerz,* oft *Delirium.* Möchte sich aufdecken, *friert aber, wenn aufgedeckt. Kaum Durst*; wenn, dann am Ende der Hitze. Hunger anstelle von Durst.
Schweiß: *Tritt selten auf,* wenn, dann leicht; *aber kalt und klamm.*	**Schweiß**: *Schwächend, reichlich. Wenn er zugedeckt ist, schwitzt er*

Unstillbarer Durst auf große Mengen kalten Wassers, mit Erbrechen nach Trinken.

reichlich überall. Schwitzen während des Schlafes. Durst kehrt zurück; nach großen Mengen, oder wenig und oft.

Zunge: Seiten belegt, mit rotem Mittelstreifen. Zunge braun; blau; Verlangen nach Saurem; *Abneigung gegen Nahrung.*

Zunge: Weiß; gelb. Dicker, schmutziger Belag; Geschmackssinn zu scharf; Nahrung schmeckt bitter; zu salzig; *hungrig.*

Puls: Schwach, klein und leicht unterdrückbar. Beschleunigt am Morgen; langsamer in der Nacht.

Puls: Hart; voll; schnell. Ungewöhnliche Erweiterung der Blutgefäße.

Apyrexie: *Große Schwäche und Entkräftung*; blaß; eingesunkenes Gesicht; stinkender, wässeriger Durchfall; Bauch aufgetrieben; großes Verlangen, sich nierderzulegen.

Apyrexie: *Schwitzt leicht; erschöpfende Nachtschweiße*; Schmerz in beiden Hypochondrien; völliger Appetitverlust.

Arsenicum wird oft (von einigen Homöopathen) bei dieser Krankheit im Wechsel mit China oder einigen seiner Alkaloiden gegeben; aber durch den oben dargestellten Vergleich dürfte es für die, die differenzieren, nur wenig Gefahr geben, sie zu verwechseln. *Wo das eine angezeigt ist, ist das andere niemals angezeigt.* Die Fowler'sche Lösung und massive Dosen von niedrigen Verreibungen von Arsenicum, häufig wiederholt, sind völlig unnötig bei der Behandlung von intermittierendem oder irgendeinem anderen Fieber. Wenn das Mittel angezeigt ist, wird die potenzierte Arznei eine schnellere und gründlichere Heilung bewirken.

Arsenicum ist wahrscheinlich öfter als irgendein anderes Mittel bei den sogenannten „stummen Wechselfiebern", den „maskierten Intermittents", angezeigt, denen man so oft nach Chinin-Mißbrauch begegnet. Auch bei den Nachmittags-Intermittents der Säuglinge - die nie Fröste haben, und bei denen es unmöglich ist, viele Indikationen zu bekommen - ist es häufig hinreichend, um eine Heilung zu vollenden. Die allgemeinen konstitutionellen Symptome sind leitend.

Bei Typhoid und kontinuierlichen Fiebern wird wohl kein Mittel so oft mißbraucht wie Arsenicum, wenn es zu häufig wiederholt wird in der D 3 oder D 6 gegen „Typhoidfieber“ und nicht wegen der Symptome des Patienten. Bei den Charakteristika von Arsenicum wird man so vollkommene Anzeigen für seinen Gebrauch in jedem Stadium von Typhoid, Typhus oder Gelbfieber finden, daß die verderblichen Folgen einer routinemäßigen Praxis vermieden werden können.

Analyse:

Zeit: 13.00 - 14.00 Uhr oder 24.00 - 2.00 Uhr ist immer leitend.

Frost: Leicht, unregelmäßig, vermischt mit Hitze, > durch äußerliche Hitze. Durst, wenn vorhanden, nach warmen Getränken.

Hitze: Trocken, brennend, intensiv; große Ruhelosigkeit; Aufdecken >; unstillbarer Durst, trinkt wenig, aber oft.

Schweiß: Oft fehlend; wenn, dann kalt und klamm; starker Durst nach großen Mengen kalten Wassers, mit Erbrechen nach Trinken.

Die mentale Ruhelosigkeit, die körperliche Schwäche und die tiefe Prostration sind immer vorhanden bei jeder Art von Fieber.

Angst, Furcht vor dem Tod, fürchtet, die Krankheit sei unheilbar, < beim Alleinsein oder Schlafengehen.

Unvollständige Stadien; Undeutlichkeit entweder von Frost, Hitze oder Schweiß.

Kasuistik:

*1) Frost ohne Durst; um 10.00 oder 11.00 Uhr Schüttelfrost, Gefühl als ob Wasser den Rücken herunterliefe, *blaues Äußeres, geschrumpfte Haut. Brennendes Fieber, großer Durst, trinkt wenig zur Zeit, aber oft; deutliche Entkräftung, trockene, ausgedörrte Zunge, wenig oder kein Schweiß,* reizbar und melancholisch. Arsenicum C 30 heilte. - T.D. STOW, *N.Y. Trans.*, 304.

*2) Mr. B., 69 Jahre alt, sechs Wochen lang allopathisch behandelt. Hat nun leichte oder gar keine Fröste, die *um Mitternacht* beginnen, gefolgt von Hitze oder *Frösteln und Hitze in schneller Folge*; großer Durst, trinkt wenig auf einmal; *Beklemmung der Brust* und *Kurzatmigkeit*; einige Zeit danach Hitze und Schweiß, dann ist der Durst verstärkt, und er *trinkt große Mengen* von Wasser. Arsenicum C 3 heilte in vier Tagen. - H.M. BROWN, *H.M.*, Aug. ‘72.

*3) Quotidiana-Fieber. Nachmittags; kommt jeden Tag eine Stunde früher; zuerst Frost, dann Hitze, dann Schweiß mit Hitze. - *Vor dem Frost* Stechen in der Nase, Zähneknirschen, Strecken, saures Aufstoßen und Schnupfen. *Während des Frostes* Hände, Füße und Nase kalt; Durst, Gähnen, Blaufärbung unter den Augen und Schmerz im Magen. *Während der Hitze und des Schweißes* sind mehr von diesen Symptomen vorhanden. Stühle schleimig; Urin von dunkelroter Farbe. Arsenicum C 200 heilte. - B.F. JOSLIN, *„Homoeopathic News“*, 1855.

*4) Intermittierendes Tertiana-Fieber; zuerst Frost, dann Hitze, dann Schweiß; Durst während des ganzen Anfalls; *trinkt oft, aber wenig auf einmal*; während des Kältestadiums Übelkeit; Schmerz im Kreuz und den unteren Extremitäten; *Zunge blau; große Schwäche nach dem Anfall.* Arsenicum heilte. - B.F. JOSLIN, *„Homoepathic News“*, 1854.

*5) Mr. H., 25 Jahre alt, hatte Anfang September intermittierendes Fieber, das durch *Chin. sulf.* gestoppt wurde, aber wiederkam und durch dasselbe Mittel abermals unterdrückt wurde, bis im Dezember die Anfälle folgende Symptome boten: *Frost*, der jeden Tag zwei Stunden früher wiederkam; während des Frostes Schmerz im Kreuz und allen Knochen (Eup-per.); viel Durst, er trinkt sehr oft und wenig auf einmal; Erbrechen des Gegessenen und Galle; Frost dauert zwei Stunden und wird von *Hitze* mit anhaltendem Durst gefolgt; weniger Schmerzen im Rücken und den Knochen. Kein Erbrechen, aber heftiger Kopfschmerz im ganzen Kopf; Hitze dauert drei Stunden, und der *Kopfschmerz setzt sich vier Stunden fort, nachdem die Hitze weggegangen ist.* Während aller Anfälle, aber ganz besonders während der Hitze, *große Ruhelosigkeit.* Während der Nacht schläft er gut, aber er schwitzt reichlich, der Schweiß ist sauer und übelriechend. Während der *Apyrexie* Dumpfheit im Kopf; große Schwäche; verminderter Urin; aber guter Appetit. Ich gab ihm Arsenicum C 8.000 nach dem Fieberanfall. Am nächsten Tag kam der Anfall 1 ½ Stunden früher; keine Arzneigabe. Am Tag darauf kam der Anfall eine Stunde früher; weniger schwer, kein Erbrechen, kein Kopfschmerz. Am darauffolgenden Tag kam er zur gleichen Stunde, aber sehr leicht; er kam nicht wieder. - A. LIPPE, *A.J.H.M.M.*, 1-224.

*6) Mr. D., Arbeiter, in einer sumpfigen Gegend wohnend, hatte zwei Fröste, bevor ich ihn sah; jeden zweiten Tag am Nachmittag; anticipierend. Vor dem Frost Durchfall, Stühle dünn, blutig, häufig, mit Brennen im Magen, verschlechtert durch Wassertrinken. Frost *nicht rein entwikkelt; gemischt mit Hitze*; mit *Angst, Durst, Kopfschmerz* und *Ruhelosigkeit*. In der Hitze, die sehr groß und langdauernd war, gab es *große Entkräftung*, Verstärkung des Durstes und des Kopfschmerzes, Stühle geringer, häufiger, enthalten viel Blut. *Sehr ruhelos*, mit *Furcht zu sterben*. Schweiß nicht sehr reichlich; doch große Erleichterung der Schmerzen und des Durchfalls. In der Apyrexie schwach, nervös, kann ohne Hilfe nicht gehen. Arsenicum C 200 in Wasser, alle drei Stunden während der Apyrexie. Kein Rückfall der Fröste oder des Durchfalls. Gesund in vier Tagen. - A.L. FISHER, *A.J.H.M.M.*, Vol. V., S. 177.

*7) N.J., 30 Jahre alt, bisher stark und muskulös, hatte sich acht Wochen zuvor am Panama-Kanal aufgehalten; drei Wochen, nachdem er Panama verlassen hatte, hatte er Frost, Fieber und Erbrechen, was mit Chinin unterdrückt wurde, um ihm das Reisen zu ermöglichen. Drei Tage, bevor ich ihn sah, hatte er einen ungewöhnlich starken Frost, gefolgt von hohem Fieber, und ein Alternieren von Frost und Fieber, mit schweren konstitutionellen Symptomen, die trotz großer und wiederholter Gaben von Chinin anhielten. Im letzten Monat hatte er 30 Pounds an Gewicht verloren. Das Gesicht war von dunkelroter Farbe, heiß und trocken, die Augen injiziert, die Pupillen kontrahiert, mit einem sehr ruhelosen, ängstlichen Ausdruck. Der Patient hatte dauernd Durst, nur einen einzelnen Schluck zur Zeit. Der Magen war außerordentlich gereizt - ein Getränk wurde sofort nach dem Trinken wieder erbrochen; es bestand eine tiefe Abneigung gegen Nahrung jeglicher Art. Die Zunge war mit einem dicken, bräunlichen Belag bedeckt und fühlte sich trocken an, obwohl sie es tatsächlich nicht war. Wenn er sie herausstreckte, zitterte sie und wurde unwillkürlich vor- und zurückgezogen trotz aller Versuche, sie still zu halten; die Hände zitterten außerordentlich; unbeschreibliche Schwachheit und Entkräftung; unbeherrschbare Ruhelosigkeit, es war ihm buchstäblich unmöglich, in einer Stellung zu verharren - auch die liegende Stellung war unmöglich; Wechsel von Frost und Hitze, partiell und flüchtig im Charakter, jedes dauerte etwa 15 Minuten; die Hitze ging in einen partiellen, klammen

Schweiß über, der wieder von Frost gefolgt wurde. Dyspnoe, und kurzer, trockener Husten. Die Milz war stark vergrößert. Die letzten beiden Nächte konnte er überhaupt nicht schlafen, außerordentlich ruhelos und unbehaglich, von Durst gepeinigt. Puls 140, schnell, klein und drahtig. Kopf verwirrt, das Sensorium stark umwölkt, es war schwierig, klare Antworten auf meine Fragen zu bekommen; hatte verschwommene Ansichten von schwerer Krankheit. Keiner, der mit dem Panama-Fieber vertraut ist, konnte verfehlen, die Schwere des oben Beschriebenen zu erkennen, und es konnte auch keinen Zweifel über das erforderliche Mittel geben. Weil die Indikationen so klar waren und weil die Schwere der Erkrankung so unzweifelhaft war, dachte ich, dies sei ein sehr schöner Fall für die Demonstration der Kraft der hohen Potenzen. Um 16.00 Uhr gab ich ihm Arsenicum C 200, alle vier Stunden ein Pulver trocken einzunehmen. - Am folgenden Tag: besser; hatte die vorangegangene Nacht drei Stunden geschlafen; Magen nicht mehr gereizt, vertrug Fleischbrühe und Toast; Frost und Hitze einmal in vier Stunden, dauerten nur ein paar Augenblicke. Kein Husten oder Dyspnoe. Entkräftung immer noch stark, Ruhelosigkeit mäßig, Verstand gut, Zunge und Hände weniger zitterig. Arsenicum C 200 alle sechs Stunden. - Dritter Tag: eine bessere Nacht, heute keine Fröste oder Hitze, die Kraft kommt wieder; keine Ruhelosigkeit. Arsenicum alle acht Stunden. - Vierter Tag: schlief letzte Nacht gut; möchte gern ausgehen; Appetit gut, Zunge sauber. Sacch. lact. - Fünfter Tag: fühlt sich gut und kräftig. Am Tag daruaf setzte er seine Reise fort. Kein Rückfall. - DUNHAM, *Science of Therap.*, S. 479.

ARGENTUM NITRICUM

Akute oder chronische Krankheiten durch langdauernde geistige Anstrengung.

Denken Sie immer an Argentum nitricum, wenn Sie verwelkte, ausgetrocknete, alt aussehende Patienten sehen (dünn, dürr: Sec.).

Abmagerung, von Jahr zu Jahr fortschreitend; am deutlichsten bei den unteren Extremitäten (Am-m.); Marasmus.

Besorgnis, wenn fertig zum Kirchgang oder in die Oper; **Durchfall setzt ein** (Gels.).

Zeit vergeht zu langsam (Cann.); treibt an, möchte alle Dinge in Eile tun; muß schnell gehen; ist immer in Eile; ängstlich, reizbar, nervös (Aur., Lil-t.).

Starkes Verlangen nach frischer Luft (Amyl., Puls., Sulf.).

Kopfschmerz: kongestiv, mit Völle und Schwere; mit *Gefühl der Ausdehnung*; habituell, gastrisch, der Literaten; *durch Tanzen*; Hemikranie, drückend, schraubend, an der vorderen Schläfenerhöhung; in biliösem Erbrechen endend; < durch *jede erschöpfende geistige Arbeit; > durch Druck oder festes Binden* (Apis, Puls.).

Blähende Dyspepsie; Rülpsen nach jedem Essen; Magen, als ob er von Gas platzen wollte; Rülpsen schwierig, schließlich knallt die Luft mit großer Heftigkeit heraus.

Rülpsen begleitet die meisten gastrischen Leiden.

Durchfall: grüner Schleim, *wie gehackter Spinat in Flocken*; nimmt grüne Farbe an, *nachdem er auf der Windel geblieben ist; nach Trinken*; nach *Essen von Süßigkeiten und Zucker*; Massen von schleimiger Lymphe in fetzigen Streifen oder Klumpen (Asar.); mit viel geräuschvollen Blähungen (Aloe).

Durchfall, sobald er trinkt (Ars., Crot-t., Throm.).

Der Urin entweicht unbewußt Tag und Nacht (Caust.).

Frostig, wenn unbedeckt, jedoch hat er ein Gefühl von Erstikkung, wenn er eingehüllt wird; verlangt nach frischer Luft.

Verschlimmerung: Kalte Nahrung; kalte Luft; Essen von Zucker; Eiscreme; *ungewöhnliche geistige Anstrengung.*

Besserung: Frische Luft; verlangt danach, daß der Wind in sein Gesicht bläst; Baden in kaltem Wasser.

Typ: Kontinuierlich, remittierend, Typhus, Gelbfieber; besonders das zweite Stadium.

Frost: Ohne Durst. Frösteln mit Übelkeit; dauernd, den Rücken hinauf und über die Schultern; < nach Mahlzeiten (Nux-v.); wenn er aus der frischen Luft in das Zimmer kommt; mit kalten Extremitäten. Allgemeiner Frost wird nach einer kurzen Zeit von allgemeiner Hitze gefolgt; Frost kehrt wieder durch Aufdecken, sogar während der Hitze; kein Durst.

Abendlicher Frost wird von Schweiß gefolgt.

Untertemperatur.

Frost durch Unbedecktsein, doch hat Erstickungsgefühl, wenn eingehüllt.

Hitze: Ohne Durst, mit Abneigung, sich aufzudecken (Arn., Nux-v.).

Hält sich immer zugedeckt, weil er so leicht friert.

Allgemeine Hitze folgt allgemeinem Frost mit wahrnehmbaren Pulsationen der linken Schläfenarterie.

Schweiß: Schweiß und Frösteln, sobald er im Bett warm wird.

Reichlicher Schweiß, er tritt deutlich im Gesicht in Perlen hervor.

Nachtschweiße.

Muß Tag und Nacht ein Fenster offen lassen, denn wenn es geschlossen ist, wird der Patient ruhelos.

Septisches Fieber, das auf Scharlach folgt.

Puls: Doppelschlägig; schließlich schwach, klein, unzählbar.

* A S A   F O E T I D A

Bei phlegmatischen, skrofulösen Personen, die zu venösen, hämorrhoidalen Kongestionen neigen (Sulf.).

Syphilitische Patienten, die an Knochenkrankheiten und dem Mißbrauch von Quecksilber leiden.

Skrofulöse Kinder sind plump, aufgetrieben (Apis).

Schmerz wie von Splittern (Hep., Nit-ac.); begleitet von Taubheit.

Globus hystericus; Gefühl im Oesophagus, als ob die peristaltischen Bewegungen umgekehrt wären.

Zeit: 8.00 bis 9.00 Uhr; 15.00 bis 16.00 Uhr.

Frost: Frost, Kälte, Trockenheit der Haut. Frost läuft über den Körper, besonders Rücken und Lenden, von Zeit zu Zeit. Frost jeden Tag von 15.00 bis 16.00 Uhr, mit kalten Füßen, kalten Händen und bläulichen Nägeln; Speichel und Aufstoßen schmecken nach Knoblauch.

Hitze: *Des Gesichtes, nach Essen*, mit Angst, Schlaflosigkeit, kalten Händen und Füßen, *und unerträglichen Stichen im Kopf*, aber ohne Durst.

Schweiß: kalt an Stirn und Gliedern.

BAPTISIA TINCTORIA

Charakteristisch: Für die lymphatische Veranlagung.

Große Entkräftung, mit Neigung zur Zersetzung der Säfte (Pyrog.); Ulzeration der Schleimhäute.

Die Atemluft und alle Absonderungen sind *fötid*, besonders bei Typhoid oder anderen akuten Krankheiten; Atem, Stuhl, Urin, Schweiß, Geschwüre sind stinkend (Psor., Pyrog.).

Abneigung gegen geistige Anstrengung; abgeneigt, oder Fehlen von Kraft, zu denken.

Völlige Teilnahmslosigkeit; hat keine Lust, irgendetwas zu tun; kann seinen Geist nicht auf Arbeit konzentrieren.

Stupor; fällt in Schlaf, wenn man ihn anspricht oder mitten in seiner Antwort (wenn man ihn anspricht, antwortet er richtig, aber das Delirium kommt sofort zurück: Arn.).

Gesicht gerötet, dunkel, dunkelrot, mit einem betäubten, törichten, betrunkenen Ausdruck (Gels.).

Kann nur Flüssiges schlucken (Bar-c.); der kleinste feste Bissen würgt (kann nur Flüssiges schlucken, aber hat Abneigung gegen Flüssiges: Sil.).

Schmerzlose Halsentzündung; Tonsillen, weicher Gaumen und Ohrspeicheldrüsen sind dunkelrot, geschwollen; faulige, widerliche Absonderung (Diphth.).

Dysenterie der alten Leute; Durchfall der Kinder, besonders wenn von sehr widerlichem Geruch (Carb-v., Podo., Psor.).

Sie kann nicht einschlafen, weil sie sich nicht zusammenbringen kann; Gefühl, als ob Kopf oder Körper über das Bett zerstreut sind; sie wirft sich hin und her, um die Stücke zusammenzubringen; sie dachte, sie sei drei Personen, konnte sie nicht zugedeckt halten (Petr.).

In welcher Stellung der Patient auch liegt, die Teile, auf denen er ruht, fühlen sich wund und zerschlagen an (vgl. Arn., Pyrog.).

Dekubitus bei Typhoid (Arn., Carb-ac., Pyrog.).

Beziehung: Ähnlich zu: Arn., Ars., Bry., Gels. in den ersten Stadien von Fieber mit Unwohlsein, Nervosität, gerötetem Gesicht, Schläfrigkeit und muskulären Schmerzen.

Wenn Arsenicum unrichtig gegeben oder zu oft wiederholt wurde bei Typhoid, Typhus oder Gelbfieber.

Nach Baptisia: Crot-h., Ham., Nit-ac., Pyrog. und Ter. wirken gut bei Blutungen.

Typ: Quotidiana; Quotidiana duplicata; intermittierend oder remittierend; während epidemischem Typhoid; heißes Wetter im Herbst. Neigung, heimtückisches Typhoid zu werden. Bei Typhus und Gelbfieber.

Zeit: Jeden Vormittag um 11.00 Uhr: *Frost, Fieber und Schweiß jeden Nachmittag.*

Prodrom: Große Mattigkeit; möchte sich niederlegen. Allgemeines Unwohlsein; fühlt sich schwach, zittrig, wie nach einer schweren Krankheit; wund, zerschlagen (Arn., Pyrog.).

Frost: *Fröstelig den ganzen Tag; der ganze Körper fühlt sich wund und zerschlagen an* (Arn.). Fröste; den Rücken hinauf und herunter (Gels.); über den Rücken und Glieder; über den Rücken beim Sitzen am Feuer; beim Gehen in die frische Luft; mit schlimmem Schmerz in den Muskeln des ganzen Körpers.

Hitze: Die ganze Haut heiß und trocken, mit gelegentlichen Frösten, meistens den Rücken hinauf und herunter (Ars.). Hitzewallungen; vom Kreuz in alle Richtungen (Gels.); über das Gesicht; über den ganzen Körper; 3.00 Uhr mit Gefühl, als wolle Schweiß ausbrechen. Unangenehmes Brennen über die ganze Haut, besonders im Gesicht, als ob Schweiß ausbrechen wolle; muß sich auf einen kühlen Platz im Bett legen. Hitze in der Nacht; Brennen in den Beinen verhindert den Schlaf; Glieder heiß, aber fühlen sich bei Berührung kalt an.

Schweiß: Stinkend, häufig, aber nicht reichlich.

Zunge: Zuerst weiß, mit roten Rändern und Papillen; brauner Streifen in der Mitte; später trocken, rissig, geschwürig. Geschmack fade oder bitter; kann keine Nahrung verdauen.

Puls: Klein, fadenförmig, schwach, veränderlich, 120 - 160; Temperatur steigt schnell bis 103 - 106° (F), [= 39,4 - 41,2° C.]

Apyrexie: Unbeschreiblich krankes Gefühl überall. Allgemein schwach, ruhelos, unbehaglich; kann sich zu nichts aufraffen; möchte dauernd in Bewegung sein von Ort zu Ort.

Analyse: Dunkelrotes, gerötetes Gesicht, mit betäubtem, törichten Ausdruck.

Das besondere Delirium und Stupor.

Die zerschlagene Wundheit der Teile, auf denen man liegt.

Die ausgeprägte, frühzeitige Entkräftung, und die Tendenz zu einem heimtückischen Typ von Fieber mit Zersetzung.

[Anm. d. Übers.: „Heimtückisches Fieber" siehe Vorbemerkung!]

BARIUM CARBONICUM

Charakteristisch: Paßt besonders bei Leiden der ersten und zweiten Kindheit; skrofulöse, zwergenhafte Kinder, die nicht wachsen (Kinder, die zu schnell wachsen: Calc.); skrofulöse Ophthalmie, trübe Hornhaut; Anfälle von Kolik; geschwollener Bauch; aufgetriebenes Gesicht; allgemeine Abmagerung; Geist und Körper schwach; psorisch oder tuberkulinisch.

Schlechtes Gedächtnis; vergeßlich, unaufmerksam; man kann dem Kind nichts beibringen, weil es kein Erinnerungsvermögen hat; drohende Idiotie.

Kinder sind körperlich und geistig schwach.

Tendenz zum Schlaganfall bei alten Menschen; Leiden alter Säufer; Kopfweh alter Leute, die kindisch sind.

Personen, die anfällig für Halsentzündung sind; sie erkälten sich leicht oder haben bei jeder, selbst der geringsten, Erkältung einen Anfall von Tonsillitis mit Eiterung (Psor.).

Zwergenhafte hysterische Frauen und alte Jungfrauen mit spärlicher Menstruation; mangelnde Lebenswärme, immer kalt und frostig.

Alte, kachektische Leute; skrofulös, *besonders wenn sie fett sind*; oder solche, die an gichtischen Erscheinungen leiden (Fl-ac.).

Krankheiten alter Männer; vergrößerte Prostata oder verhärtete Hoden.

Schwellungen und Verhärtungen, oder beginnende Drüseneiterung.

Widerlich riechender Fußschweiß; Zehen und Sohlen werden wund; Hals-Affektionen *nach unterdrücktem Fußschweiß* (Graph., Psor., Sanic., Sil.).

Große Empfindlichkeit gegen Kälte (Calc., Con., Kali-c., Psor.).

Verschlimmerung: Im Sitzen; wenn er an seine Krankheit denkt (Ox-ac.); Liegen auf der schmerzhaften Seite; Waschen des affizierten Teils.

Besserung: Beim Gehen in der frischen Luft.

Beziehung: Häufig nützlich vor oder nach Psor., Sulf. und Tub.

Nach Bar-c. wird Psor. oft die konstitutionelle Tendenz zu Halsentzündungen ausrotten.

Unverträglich: nach Calc. bei skrofulösen Affektionen.

Typ: Quotidiana; Tertiana; kontinuierliches Fieber.

Zeit: 20.00 Uhr. Nachmittag oder Abend.

Frost: Ohne Durst. - Dauernde Kälte, *als ob kaltes Wasser über sie gegossen würde* (Ant-t., Rhus-t.), gebessert durch Ofenwärme (Ign.), doch verschlimmert durch körperliche Anstrengung oder den geringsten Luftzug. Der Frost beginnt im Gesicht und geht dann hinab über den Körper; oder Schaudern, in den Füßen beginnend, *mit Haarsträuben.* Fröste in der Magengrube (Calc.) wechseln mit Wärme des Körpers ab; *Kalte Füße*, danach beginnt das Frösteln erneut. Plötzlicher Frost, mit Gänsehaut, äußerlicher Kälte und *aufgestellten Haaren. Eisige Kälte der Füße* vom Nachmittag bis zum Abend; nach dem Niederlegen Hitze im ganzen Körper. Die ganze Nacht wechseln Frösteln und Hitze einander ab. Frost im allgemeinen einseitig (links). Frost abwechselnd mit Hitze; abends und nachts. *Haarsträuben.*

Hitze: Ohne Durst. Haut heiß und trocken; *nachts Hitze und Angst. Sie kann nicht auf der linken Seite liegen wegen des heftigen Herzklop-*

fens, mit einem Gefühl von *Wundheit* im Herzen, und großer Angst. Trockene Hitze die ganze Nacht, mit Schlaflosigkeit; *wenn sie ihre Hand unter der Bettdecke herausstreckt, dann fühlt sie sich kalt, frostig und durstig* (fühlt sich kalt: Hep.); *am nächsten Tag heftiger Durst*, trinkt ganze Gläser voll Wasser. Häufige Hitzewallungen während des Tages; nächtliche Anfälle, mit großer Angst und Ruhelosigkeit. Hitze und Röte, häufig einer Wange, mit Kälte der anderen. *Sehr empfindlich gegen kalte Luft*, oder *gegen Temperaturwechsel* (Calc., Hep.). Kälte einzelner Teile.

Schweiß: Erschöpfende Nachtschweiße; *ängstlicher Schweiß. Schweiß reichlich, auf der linken Seite; übelriechend auf einer (der linken) Seite*; *jeden zweiten Abend* wiederkehrend (Ant-c.); < durch Essen, < in der Gegenwart Fremder. Mehrere Nächte lang Schweiß, nach Mitternacht. Kein Durst.

Zunge: Sehr dick belegt; weiß; flaumig. Zu schwach zum Kauen; zu faul zu essen. Hungrig, aber kann nicht essen; schläfrig, aber kann nicht schlafen. Während der Mahlzeiten plötzlicher Ekel vor Nahrung.

Apyrexie: Exzessive Mattigkeit der Glieder; Entkräftung und Unfähigkeit, sich selbst auf die Beine zu stellen. Dauernd schwach und müde, möchte sich an etwas lehnen, oder sich niedersetzen oder -legen, und fühlt sich dennoch schwach und müde.

Bei Fiebern als Folgen von Scharlach oder Diphtherie; Fieber, die bei jungen Personen oder alten Leuten mit einer psorischen Diathese auftreten.

Analyse: Außerordentlich empfindlich gegen kalte Luft in jedem Stadium des Anfalls.

Frostig durch Aufdecken irgendeines Teils des Körpers.

Die konstitutionelle Kachexie des Patienten.

Kasuistik:

*Der folgende Fall war bereits vor einigen Monaten ohne Erfolg in der üblichen allopathischen Routine mit Chinin, Jod, Mercur, usw. in massiven Dosen der rohen Arznei-Substanzen behandelt worden:

Mrs. B., eine große Dame, dunkles Haar, hübsches Aussehen, hatte sich im vorigen Winter einige Monate in Florida aufgehalten. Seit ihrer Rückkehr hatte sie ein paar wandernde rheumatische Schmerzen in der linken Schulter, dem linken Arm und dem linken Knie. Seit dem 1. Juni intermittierendes Fieber. *Frost* jeden Nachmittag; abwechselnd Frösteln und Hitzewallungen, *mit eiskalten Füßen*; aber es kommt nie zu einem Schüttelfrost; dauert bis zum Abend. *Sehr empfindlich gegen Kälte. Hitze* mit trockener, brennender Haut, obwohl sie sich frostig fühlt und zugedeckt sein muß. Große Empfindlichkeit gegen Kälte, oder Luftveränderung, sogar das Gehen von einem Zimmer in das andere macht sie frostig. Frostig beim Ausziehen, und im Bett muß sie sich *in eine wollene Decke rundherum einhüllen*, „um warm zu werden", doch ihre Haut ist *brennend heiß bei Berührung durch andere*. Die Fußsohlen brennen die ganze Nacht, doch *sie kann weder Hände noch Füße unter der Bettdecke herausstrekken, weil es sie zum Frieren bringt*; gegen Morgen fällt sie in einen unerquicklichen Schlaf mit leichtem Schweiß. Kein Durst in irgendeinem Stadium. Zunge weiß; bitterer Geschmack; Appetit launenhaft. Schwach und müde drei Tage lang vor den Menses, die zwei oder drei Tage zu früh und zu reichlich sind. Barium carbonicum C 200, jeden Morgen, heilte in einer Woche. - H.C.A *Counselor*, Oktober 1879.

BELLADONNA

Charakteristisch: Paßt zu biliösen, lymphatischen, plethorischen Konstitutionen; Personen, die jovial und unterhaltsam sind, solange sie gesund sind, aber heftig und oft delirös, wenn sie krank sind.

Frauen und Kinder mit blondem Haar, blauen Augen, schönem Aussehen, zarter Haut; empfindlich, nervös, bedroht von Konvulsionen.

Große Empfänglichkeit für Erkältungen, empfindlich gegen Luftzug, besonders wenn der Kopf unbedeckt ist; durch Haareschneiden (Hep.); Tonsillen schwellen nach Fahren im kalten Wind an (Acon., Hep., Rhus-t.).

Übererregbarkeit aller Sinne; Konvulsionen während der Zahnung; Spasmen einzelner Muskeln oder des ganzen Körpers; Chorea, Epilepsie.

Schnelle Sinneswahrnehmung und Bewegung; die Augen knipsen und bewegen sich schnell.

Konvulsionen während der Zahnung, mit Fieber (ohne Fieber: Mag-p.); beginnen plötzlich, Kopf heiß, Füße kalt

Blutandrang zu Kopf und Gesicht (Amyl., Glon., Meli.).

Schmerzen beginnen plötzlich, dauern unbestimmte Zeit, hören plötzlich auf (Mag-p.).

Schmerzen: gewöhnlich in *kurzen Anfällen; verursachen Röte des Gesichts und der Augen; mit Klopfen der Karotiden und Völle des Kopfes*.

Bildet sich ein, er sähe Geister, abscheuliche Gesichter und verschiedene Insekten (Stram.); schwarze Tiere, Hunde, Wölfe.

Furcht vor eingebildeten Dingen; möchte vor ihnen davonlaufen; Halluzinationen.

Heftiges Delirium; Neigung zu beißen, zu spucken, zu schlagen und Dinge zu zerbrechen; bricht in Lachanfälle aus und knirscht mit den Zähnen; möchte die Pflegepersonen beißen und schlagen (Stram.); versucht zu entfliehen (Hell., Hyos.).

Kopf heiß und schmerzhaft; *Gesicht gerötet*; Augen wild, starrend, Pupillen erweitert; Puls voll und hüpfend, Kugeln wie grober Schrot stoßen gegen den den Puls fühlenden Finger; Mundschleimhaut trocken; Stuhl unpünktlich; Urin unterdrückt; schläfrig, aber kann nicht schlafen (Cham., Lach., Op.).

Schwindel: beim Beugen oder beim Aufrichten vom Bücken (Bry.); bei jedem Lagewechsel.

Kopfschmerz: *kongestiv*, **mit rotem Gesicht, Klopfen von Gehirn und Karotiden** (Meli); < durch das geringste Geräusch, Erschütterung, Bewegung, Licht, Niederlegen, geringste Anstrengung; > durch Druck, festes Binden, Einhüllen, während der Menses.

Bohrt den Kopf in die Kissen (Apis, Hell., Podo., Tub.).

Abdomen gespannt, aufgetrieben < durch die geringste Erschütterung, selbst des Bettes; muß mit großer Vorsicht gehen aus Furcht vor Erschütterung.

Schmerz in der rechten ileo-coecalen Gegend; < durch die geringste Berührung, selbst der Bettdecke.

Das Colon transversum tritt wie ein Wulst hervor.

Haut: von einer gleichförmigen, glatten, leuchtenden Scharlachröte; trocken, heiß, brennend; vermittelt der untersuchenden Hand ein brennendes Gefühl; das echte Sydenham'sche Scharlachfieber, bei dem der Ausschlag völlig glatt und genau scharlachrot ist.

Herabdrücken, als ob der Inhalt des Bauches durch die Vagina herauskommen wolle, > aufrecht Stehen oder Sitzen; schlechter morgens (vgl. Lil-t., Murx., Sep.).

Beziehungen: Komplementär: Calc.
Belladonna ist das akute Pendant von Calcarea und Tuberkulinum, das oft erforderlich wird, um die Heilung zu vollenden.

Verschlimmerung: Durch Berührung, Bewegung, Geräusch, Luftzug, Sehen auf hell leuchtende Gegenstände (Lyss., Stram.); nach 15.00 Uhr und Mitternacht; beim Trinken; Aufdecken; heiße Sonne; Niederlegen.

Besserung: Ruhe; aufrecht Stehen oder Sitzen; warmes Zimmer.

Typ: Quotidiana, Tertiana. Manchmal anticipiert der Typ. Periodizität nicht ausgeprägt. Kontinuierlich; Typhoid; Gelbfieber.

Zeit: 18.00 Uhr. Am Abend oder in der Nacht.

Frost: *Ohne Durst*. Frost, beginnt in *beiden Armen* auf einmal, dann breitet er sich über den ganzen Körper aus (Hell., - beginnt in den Extremitäten: Gels.); ein heftiger Frost überfiel sie *in der Herzgrube*; Schaudern läuft den Rücken herunter und endet *in der Magengrube* (Frost am schlimmsten in der Magengrube gefühlt: Arn., - Frost beginnt in der Magengrube mit einem *festen, kalten, quälenden Gewicht:* Calc.). Frost, *abwechselnd* mit *trockener, brennender Hitze*. Frost, mit *heftigem, berstenden Stirnkopfschmerz, erweiterten Pupillen, Furcht vor Licht und Geräusch*; Ruhelosigkeit, *blasses Gesicht beim Niederlegen; rotem Gesicht beim Aufsitzen* (das Gegenteil von Acon.). *Kongestiver Frost,* mit rotem Gesicht, Delirium und berstendem Kopfschmerz. Innerlicher Frost, mit äußerlicher Hitze. *Füße eiskalt; können* *kaum erwärmt werden, während das Gesicht rot und aufgedunsen ist* (Arn.). Frost nach dem Essen (Kali-c., Teucr., - Frost nach Essen und Trinken: Asar.). Frösteln *in den Armen*, mit Röte und Hitze der Ohren und der Nase (mit Kälte der Nasenspitze während Frost: Cedr.). Frösteln nicht gebessert durch Ofenhitze. *Selten etwas Durst*, wenn, dann während der abwechselnden Hitze des Froststadiums.

Hitze: INTENSIV, *mit großem Durst* und Verlangen nach kaltem Wasser, doch alles, was er trinkt, *fühlt sich an, als ob es zu kalt wäre*. Andauernde trockene, brennende Hitze mit Schweiß nur am Kopf. **Brennende Hitze innerlich und äußerlich**; *brennende Hitze des Körpers, mit starker Auftreibung der oberflächlichen Blutgefäße*, die aufgetriebenen Venen liegen wie Stränge auf der Haut (Auftreibung der Venen und kongestiver Kopfschmerz: Chin.). *Heftiger, berstender* Kopfschmerz mit starken Pulsationen der Arterien, besonders *Klopfen der Karotiden; erweiterte Pupillen; sehr rotes Gesicht;* Delirium, Ruhelosigkeit. Äußerliche Kälte des Körpers und innerliche brennende Hitze. Kopf manchmal eiskalt, manchmal brennend heiß. Gesicht heiß, mit kalten Extremitäten; Stirn heiß, mit kaltem Kopf und kalten Wangen (Rhus-t.). Hitze ist das vorherrschende Stadium des Anfalls. *Abneigung gegen Aufdecken. Empfindlich gegen Licht und Geräusch,*

Schweiß: Beginnt an den Füßen und steigt auf zum Kopf; während der Hitze, oder unmittelbar danach, meist auf dem Gesicht und die Nase herunter; *nur auf bedeckten Teilen*, oder *an nur ganz wenig bedeckten Teilen* (Chin.); Schweiß färbt das Tuch gelb oder dunkel; empyreumatischer, rauchiger Geruch; reichlicher Schweiß mit Harnausscheidung. Schweiß des Kopfes, der Hände, des Gesichts (das sehr rot ist) und der Füße, mit brennender Hitze; reichlicher Schweiß über den ganzen Körper durch die geringste Körperanstrengung (Bry., Camph.), plötzlich, sich verflüchtigend; während des Schlafes, tags oder nachts, mit schrittweiser Erleichterung des Schmerzes (Nat-m.); *kann völlig fehlen.*

Zunge: *Rot* und *trocken*, mit roten Rändern und weißem Belag in der Mitte; Papillen hell und hervortretend, wie bei Scharlach (Acon., Ant-t.). *Widerlicher, fauler Geschmack im Rachen beim Essen oder Trinken, obwohl das Essen natürlich schmeckt.*

Puls: Stark, voll, groß und beschleunigt; kugelig, wie Schrotkugeln; oder klein, drahtförmig und hart; das erstere im Frost und der Hitze, das letztere, wenn der Anfall weggeht. Klopfen der Arterien.

Aconitum	**Belladonna**
Frost: Steigt von den Füßen zur Brust auf.	**Frost**: Beginnt in beiden Armen zugleich, danach über den Körper.
Eine heiße Wange; kontrahierte Pupillen. Rotes Gesicht beim Niederlegen; blasses Gesicht und Ohnmacht beim Aufsetzen.	Heißes Gesicht, erweiterte Pupillen. Blasses Gesicht beim Niederlegen; rotes Gesicht beim Aufsitzen.
Frostig bei Berührung, oder selbst beim Aufheben der Bettdecken. Körper frostig, Stirn und Ohren heiß.	Frost nach dem Essen, mit Röte des Gesichts. Frösteln, mit Röte und Hitze der Ohren und der Nase.
Hitze: Röte und Hitze der einen, Kälte und Blässe der anderen Wange. Gefühl von Kälte in den Blutgefäßen. Möchte unbedeckt sein.	**Hitze**: Stirn heiß, mit kaltem Gesicht und kalten Wangen. Erweiterte oberflächliche Blutgefäße, wie Peitschenschnüre auf der Haut. Abneigung gegen Aufdecken.
Schweiß: Bedeckte oder affizierte Teile schwitzen reichlich. Sauer riechender Schweiß über den ganzen Körper.	**Schweiß**: Nur auf bedeckten Teilen oder nur ganz wenig bedeckten Teilen. Schweiß färbt das Bettuch gelb. Schweiß von empyreumatischem Geruch.
Zunge: Weiß belegte „Erdbeerzunge“. Alles außer Wasser schmeckt bitter; Geschmack von faulen Eiern.	**Zunge**: Rot, trocken, „Scharlachähnlich“, Mund und Fauces trocken. Essen schmeckt salzig; Brot sauer.

„Wo Zweifel sein sollte, ob Aconitum oder Belladonna gegeben werden sollte, da habe ich immer gefunden, daß eine Neigung zu Schwitzen eine wertvolle Indikation für Belladonna darstellt.“ - BAEHR.

Es wurde von einigen Autoren gelehrt und von vielen Gliedern der homöopathischen Glaubensbrüderschaft geglaubt, daß Aconitum und Belladonna - ausgenommen als Zwischenmittel während des kongestiven Hitzestadiums - bei der Behandlung von intermittierendem Fieber nutzlos seien. Doch das Gesetz der Heilung, wie es von HAHNEMANN verkündet wurde, kennt solche engen Beschränkungen nicht, und es ist nicht durch das *„ipse dixit"* individueller Meinung gebunden.

Wenn Aconitum oder Belladonna die Totalität der Symptome des Patienten deckt, dann wird es genau so sicher wie jedes andere Mittel dieses Fieber heilen. Sie sind verhältnismäßig selten angezeigt, doch sie werden ihre Arbeit wirkungsvoll tun, wenn sie verlangt werden. Die charakteristischen Symptome des Mittels müssen immer der Führer sein. *(Siehe die Bemerkung zu Arsenicum von DUNHAM).

Analyse: Kongestiertes, rotes, heißes Gesicht; Hitze und klopfende Karotiden; erweiterte Pupillen; kalte Extremitäten.

Hitze; intensiv, innerlich und äußerlich brennend, großer Durst, erweiterte Blutgefäße, < durch Aufdecken.

Schweiß; nur an bedeckten Teilen, oder an leicht bedeckten.

Ein typisches Belladonna-Bild ohne Rücksicht auf den Anfall.

Kasuistik:

*1) Ein Kind hatte drei Wochen lang täglich Frost. Frost am Nachmittag, *mit marmorierter Haut und blauen Lippen*, mit großer Schwäche; danach Hitze *mit glühend rotem Gesicht und brennenden Ohren*. Bald nach dem Frost, oder gleichzeitig mit ihm, Schweiß, besonders in Tropfen auf dem Kopf. Ein Tropfen Belladonna heilte. - WEBER in *A.H.Z.*, 91, S. 146.

*2) Mr. T. hatte anticipierendes Tertiana-Wechselfieber. Um 5.00 Uhr Frost, mit Durst und Kopfschmerz, dauert eine Stunde. Das Hitzestadium war fünf bis sechs Stunden lang, dabei gab es verstärkten Durst und klopfenden Stirnkopfschmerz, mit Delirium; erzählt vom Krieg und daß er auf dem Wasser sei; später war er betäubt, schwer zu wecken; übel im Magen; Augen rot und erweiterte Pupillen; Klopfen der Karotiden und sehr rotes Gesicht, mit dauerndem Verlangen nach Bier. *Nicht viel Schweiß*. - Während der Apyrexie keinen Appetit, aber großes und dauerndes Verlangen nach Bier, Kaffee und Saurem; ist schlaflos, jedoch schläfrig, hat etwas

Kopfweh, und Wundheit über das obere Abdomen. Bevor ich gerufen wurde, hatte er Gels., Nux-v. und Nat-m. in Urtinktur oder der 2. Potenz genommen. - Ich gab sofort Belladonna C 200 und dann alle drei Stunden während der Apyrexie. Es kam kein Anfall wieder. Heilung. - A.L. FISHER, *A.J.H.M.*, Vol. V., S. 177.

BENZINUM

Weder Typ, noch die Zeit, noch der Frost, noch irgendein Stadium des Anfalles von Benzinum ist deutlich oder sonderlich; es gibt *Frost einzelner Teile*, aber die Hitze fehlt oft.

Wie Petroleum und seine Produkte hat Benzinum sowohl reichlichen als auch teilweisen Schweiß; **Schweiß einzelner Teile** ist sehr charakteristisch.

Frost: *Einzelner Teile*; vom äußersten Ende der Finger und Zehen zu Brust, Kopf und Scheitel.

Schweiß: Nachts, reichlich, allgemein, warm und sehr erschöpfend (Cinnab.); gegen Morgen gefolgt von Schweiß nur auf *der Brust,* in *den Achselhöhlen* und auf der Seite, auf der man nicht liegt (Sanic., - das Gegenteil von Acon., Bry., Nit-ac.).

Analyse: Der reichliche Schweiß einzelner Teile, besonders der Seite, auf der man nicht liegt; ist sehr leitend.

Lieber Dr. Allen, ich besitze Ihre erste Auflage und bin infolgedessen in der Lage, einige gute Arbeit zu leisten. Ein Symptom unter „Benzinum" half mir, einem armen Burschen zu helfen, der schon mehrere Monate durch einen einseitigen Schweiß belästigt wurde, und ich hatte vergeblich nach dem Mittel gesucht, das jenes besondere Symptom hatte: „Schweiß auf der Körperseite, auf der man nicht liegt". Ich hatte schon jedes Mittel in der Materia Medica gegen „partiellen Schweiß" versucht, ohne jegliche Besserung. Als ich eines Tages Ihr Buch überflog, stolperte ich zufällig über *Benzinum*, und siehe: da war mein lang gesuchtes Symptom und Mittel! Und es war wunderbar, wie schnell mein Patient von seiner Beschwerde geheilt war. - ST. CLAIR SMITH.

B O V I S T A

Charakteristisch: Gefühl, als würde sich der Kopf vergrößern, oder er sei sehr stark vergrößert (verlängert: Hyper.); dumpfer, gequetschter Schmerz, tief im Gehirn.

Stuhl; erst hart und schwierig; danach dünn, wässerig, mit viel Schmerz im Bauch (Podo.).

Durchfall vor und während der Menses (Cholera-ähnliche Symptome während der Menses: Am-c.).

Menses: Fluß meistens oder *nur des Nachts*, nicht am Tage (Mag-c., - nur während des Tages, hören im Liegen auf: Cact., Caust., Lil-t.); Durchfall vor und während der Menses (Am-c.); gelegentliche Anfangsblutung alle paar Tage zwischen den Perioden (Bor.); alle zwei Wochen, dunkel und klumpig; mit schmerzhaftem Herabdrängen (Sep.).

Unerträgliches Jucken an der Steißbeinspitze; muß kratzen, bis die Teile roh und wund werden.

Leukorrhoe: ein paar Tage vor oder ein paar Tage nach den Menses (vor: Sep., - danach: Kreos., - sowohl vor als auch danach: Graph.) scharf, dick, zäh, klebrig, gelb-grün, grüne Flecken auf der Wäsche hinterlassend, Wundheit verursachend.

Paßt zu alten Jungfern, die zu Herzklopfen, Leukorrhoe, flechtenartigen Ausschlägen, chronischer Urtikaria neigen (wenn Rhus-t. nicht heilt).

Große Schwäche aller Gelenke; als ob die Muskeln der Unterglieder zu kurz wären (Caust., Guaj.). Läßt Dinge aus den Händen fallen wie durch Schwäche (durch Ungeschicktheit: Apis).

Absonderung aus der Nase und allen Schleimhäuten *sehr zäh, fadenziehend, klebrig* (Kali-bi.).

Schweiß in der Achselhöhle, riecht wie Zwiebeln.

Blutung: nach Zahnextraktion (Ham.); von Wunden; Epistaxis.

Ungewöhnlich tiefe Eindrücke auf den Fingern durch den Gebrauch stumpfer Instrumente (Messer oder Scheren).

Stottern; bei Kindern (Stram.).

Unverträglichkeit von fester Kleidung um die Taille (Calc., Lach., Sulf.).

Zeit: 5.00 bis 8.00 Uhr, oder 19.00 bis 22.00 Uhr.

Anfall: *ohne Hitze oder Schweiß* (Aran.).

Frost: Im Allgemeinen mit Durst. Frost herrscht vor, sogar neben einem warmen Ofen; dauernd frostig an den unbedeckten Teilen, dem Hals und der Brust. Frostig den ganzen Tag, obwohl sie an einem warmen Ofen saß; muß sich neben den Ofen setzen, sobald der Frost beginnt (Ign., Lach.) Frost unmittelbar nach dem Zu-Bett-Gehen nachts, im Rücken beginnend. *Schwerer Frost jeden Abend von 19.00 bis 22.00 Uhr*, mit Frösteln im Rücken beginnend, am ersten Tag mit Durst, *ohne folgende Hitze oder Schweiß* (ohne Hitze oder Durst: Aran., Caust.); mit heftig ziehendem Schmerz im Bauch. *Frösteln den ganzen Abend*; sie konnte nicht warm werden. Füße nachts sehr kalt; sie konnten nicht gewärmt werden. Frost bei Schmerzen.

Hitze: Am Abend, täglich um 19.00 Uhr. Häufige Hitze und Beklemmung der Brust, mit Durst, Angst, Ruhelosigkeit; gebessert durch Aufdecken. Fliegende Hitze, abwechselnd mit Schaudern; Durst beim Schaudern.

Schweiß: Besonders auf der Brust, jeden Morgen von 5.00 bis 6.00 Uhr. *Reichlicher Schweiß in der Achselhöhle, riecht wie Zwiebeln.*

Zunge: Gelb belegt. Geschmack faulig; bitter.

Analyse: Der Frost herrscht vor.

Das Charakteristische eines Bovista-Fiebers ist ein deutlich ausgeprägter Frost oder Schaudern; die übrigen Stadien fehlen, oder wenn andere Stadien erscheinen, dann sind sie so leicht, daß sie keine Unannehmlichkeiten hervorrufen. Vgl. mit Aran., Camph., Dros.

BRYONIA ALBA

Charakteristisch: Paßt zur gichtischen oder rheumatischen Diathese; Personen mit biliöser Tendenz, äußerst reizbar, zum Zorn geneigt; schwarzes Haar, dunkles Aussehen und feste Muskelfaser; anfällig für sogenannte „biliöse Attacken"; trocken, nervös, schlank (Nux-v.).

Hering sagt: „Angezeigt bei hellem Aussehen, aber mehr bei dunklem."

Leiden: wenn warmes Wetter nach kalten Tagen einsetzt; durch kalte Getränke oder Eis bei heißem Wetter; *nach Erkältung oder Erhitzung im Sommer*; durch Aufenthalt in zugigem, kalten Wind (Acon., Hep.); unterdrückte Absonderungen von Menses, Milch oder Eruption eines akuten Exanthems.

Die Schmerzen sind stechend, reißend, schlechter nachts, stark < **durch Bewegung, > bei Ruhe** und Liegen auf der schmerzhaften Seite (Ptel., Puls., - ähnlicher Schmerz, aber < und > sind umgekehrt: Kali-c.). Die Teile, die der Sitz des subjektiven Schmerzes sind, werden nachfolgend empfindlich gegen äußeren Druck, und danach geschwollen und rot.

Kinder mögen es nicht, getragen oder aufgerichtet zu werden.

Beschwerden von Verdruß, Kränkung, *Ärger* (Coloc., Staph.); Heftigkeit, mit Frösteln und Kälte; *nach Ärger fröstelig*, aber mit heißem Kopf und rotem Gesicht (Aur.).

Dauernde Bewegung des linken Armes und Beines (Apoc., Hell.).

Exzessive Trockenheit der Schleimhäute des ganzen Körpers; Lippen und Zunge trocken, verdörrt, rissig; Stuhl trocken wie verbrannt; Urin, dunkel, und spärlich; großer Durst; Husten, trocken, hart, folternd, mit spärlichem Auswurf.

Im Delirium: redet dauernd von seiner geschäftlichen Tätigkeit; möchte aus dem Bett und nach Hause gehen (Act-r., Hyos.).

Kopfschmerz: beim Bücken, als ob das Gehirn durch die Stirn durchbrechen wollte; durch Bügeln; beim Husten; am Morgen nach dem Aufstehen, oder beim ersten Öffnen der Augen; beginnend am Morgen und sich stufenweise steigernd bis zum Abend; durch Verstopfung; dumpfer Schmerz in der Stirn.

Kopfschmerz: gastrisch, rheumatisch, kongestiv; mit Schwindel, Schwere, Druck, Blutwallung zum Kopf.

Möchte sofort Dinge haben, die nicht zu bekommen sind, oder sie werden zurückgewiesen, wenn sie ihm angeboten werden.

Kann nicht aufsitzen wegen Übelkeit und Schwäche.

Druck, wie von einem Stein, an der Magengrube, gebessert durch Aufstoßen.

Verstopfung: inaktiv, kein Drang; Stuhl *groß, hart, dunkel, trokken wie verbrannt;* bei einer Seereise (Plat.); *Vorbote von Typhoid.*

Durchfall: während *heißer Tage im Sommer*, biliös, scharf; wie schmutziges Wasser; von unverdauter Nahrung; durch kalte Getränke, wenn überhitzt; durch Obst oder Sauerkraut; < *am Morgen*; **< bei Bewegung**, sogar nur von Hand oder Fuß.

Vikariierende Menstruation; *Nasenbluten, wenn die Menses erscheinen sollten* (Phos.); Blutspeien, oder Bluthusten; während des Verlaufs von Typhoid.

Mammae schwer, von steinerner Härte; blaß, aber hart; heiß und schmerzhaft; **muß die Drüse stützen** (Phyt.).

Starker Durst *nach großen Mengen,* in *langen Abständen.*

Husten: trocken, spasmodisch, *mit Würgereiz und Erbrechen* (Kali-c.); mit Stichen in der Brustseite (Ran-b.); mit Kopfschmerz, als ob er in Stücke springen wollte; < nach Essen, Trinken, Betreten *eines warmen Zimmers*, tiefem Einatmen.

Verschlimmerung: Bewegung; Anstrengung; Berührung; kann nicht aufsitzen, wird ohnmächtig oder übel oder beides; Wärme, warmes Essen; nachts; unterdrückte Absonderungen.

Eines der Hauptcharakteristika von Bryonia ist die Verschlimmerung durch jegliche Bewegung, und dementsprechend die Besserung durch absolute Ruhe, sei es geistig oder körperlich.

Besserung: Liegen, besonders auf der schmerzhaften Seite (Ptel., Puls.); Ruhe, Kälte, Essen kalter Sachen; Druck, Hitze, *Schweiß*.

Komplementär: Alumina, Rhus-tox.

Typ: Quotidiana, Tertiana oder Quartana-Fieber, periodische Schweiße an einzelnen Teilen; ruhelos jede zweite Nacht. *Anticipierend oder postponierend.* Typhoid; Typhus; Gelbfieber.

Zeit: Alle Perioden - Zeit ist nicht charakteristisch. *Morgen.*

Causa: Fieber, die durch Naßwerden verursacht werden (Calc., Rhus-t., - durch Schlafen in einem feuchten Raum oder Bett: Aran.); *in trockenem Wetter, heißem oder kaltem Wetter.*

Prodrom: *Starker Durst* auf große Mengen kalten Wassers. Strecken und Ziehen in den Gliedern; *heftiger Kopfschmerz, stechend, zuckend, klopfend von vorn nach hinten, als ob der Kopf bersten wollte;* Schwindel.

Frost: Mit *starkem Durst* nach großen Mengen kalten Wassers, was Besserung bringt (Ign., Nat-m., - unstillbarer Durst, trinkt wenig und oft, aber Trinken verursacht Erbrechen: Ars.); Hitze des Kopfes und des Gesichts, mit geröteten Wangen; **Husten heftig, trocken, folternd, mit pleuritischen stechenden Schmerzen in Brust und Milzgegend** (trockener, reizender Husten, *vor und während des Frostes*, ohne Schmerz: Rhus-t.). Stechender Schmerz im rechten Hypochondrium und Bauch; beklemmte Atmung; Frost mit äußerlicher Kälte des Körpers und heftigen Schmerzen in den Gliedern; abendlicher Frost, häufig *nur auf der rechten Seite* (Frost auf der rechten Seite, mit Hitze der linken: Rhus-t., - einseitiges Frösteln: Caust., Lyc.). Schüttelfrost überall; heißer Kopf (innerlich), rotes, heißes Gesicht und Wangen, mit starkem Durst nach kalten Getränken (Arn.). Frost beginnt *an den Lippen, Fingerspitzen und Zehen*, im Bauch oder Magen; in einem warmen Raum schlechter als in der frischen Luft (Apis); schlechter durch Bewegung, gemindert durch Sitzen. *Verlangen, sich nierderzulegen,* in diesem Stadium.

Hitze: Mit *vermehrtem Durst, demselben Husten* mit *pleuritischen Stichen* wie im Frost (trockener Husten während der Hitze: Acon., Ip.); vermehrter Kopfschmerz und Schwindel; *Schmerz in den Gliedern verschlimmert durch Bewegung*; Übelkeit und Erbrechen. Trockene, brennende, innerliche Hitze, *als ob das Blut in den Venen brennen würde, oder als ob geschmolzenes Blei durch die Venen liefe* (Ars., Rhus-t.). In einem warmen Raum mehr Fieber als an der frischen Luft; *Verschlimmerung aller Leiden während des Hitzestadiums.* Hitze: mit Verlangen, sich aufzudecken; im Gesicht mit rotem Gesicht; mit bitterem Geschmack. **Möchte ruhig sein und sich nicht bewegen in jedem Stadium.** *Blässe des Gesichtes.* Durst *weniger als im Kältestadium.*

Schweiß: Reichlich, sauer, ölig (als ob er mit Öl gemischt sei: Chin.). *Leicht hervorgerufen durch Körperanstrengung* in der frischen Luft (Am-m.), selbst durch langsames Gehen, er läuft in Strömen von seinem Gesicht. Schweiß floß in Strömen vom ganzen Körper, tropfte sogar vom Haar (Chin., - die geringste Anstrengung versetzt ihn in Schweiß: Psor.). Schweiß in kurzen Anfällen, und nur an einzelnen Teilen (Petr.); reichlich, nachts und gegen Morgen. Schweiß an der Seite, auf der er liegt (an der Seite, auf der er nicht liegt: Benz., Sanic.). *Schweiß erleichtert.*

Zunge: Dicker, gelber Belag auf der Zunge; Mund und Lippen trocken und abpellend (Chin., Ip.); alles schmeckt bitter. *Mund bitter, wenn er nicht ißt. Verlangt nach Dingen, die er zurückweist, wenn sie ihm angeboten werden.* Abneigung gegen Essen oder Trinken (Abneigung gegen Fleisch: Arn., - gegen Schweinefleisch: Dros.).

Puls: Voll, hart, schnell und gespannt, manchmal intermittierend.

Apyrexie: Alle Symptome dieses Stadiums sind charakteristisch und sollten sorgfältig studiert werden. Gastrische Symptome herrschen vor (Ant-c., Puls., Nux-v.), aber die allgemeinen konstitutionellen kann man fast immer finden, und wenn sie vorhanden sind, dann sind sie leitend. Jede Stelle am Körper ist schmerzhaft bei Druck. (Schmerzhaftigkeit des Teils, auf dem man liegt, was ihn zwingt, sich zu bewegen, obwohl die Bewegung wehtut: Arn., Bapt., Pyrog.). *Fühlt sich am besten, wenn er auf der schmerzhaften Seite liegt.*

„Wenn Fieber durch Naßwerden verursacht wird, Hinterkopfschmerzen, denen rheumatische Schmerzen in den Muskeln des ganzen Körpers vorausgehen; Appetitverlust, es genügt, nur einen Mund voll zu essen; Drehschwindel; Röte des Gesichtes, und Durst in allen Stadien des Anfalls." - DR. HIGGINS.

Analyse: Bönninghausens Bild des Bryonia-Fiebers:

„Puls hart, beschleunigt und gespannt.

Frost: Frost und Kälte herrschen vor, oft mit Hitze des Kopfes, roten Wangen und Durst. Frost mit äußerlicher Kälte des Körpers. Frost und Kälte meist am Abend oder auf der rechten Seite des Körpers. Frost mehr im Zimmer als in der frischen Luft.

Hitze: Trockene, brennende Hitze meistenteils nur innerlich, und als ob das Blut in den Venen brennt. Alle Symptome sind während der Hitze verschlechtert.

Schweiß: Viel Schweiß; leichtes Schwitzen, sogar beim langsamen Gehen in der frischen Luft. Reichliche Nacht- und Morgenschweiße."

Kasuistik:

1) *Tertiana*; das Fieber *anticipiert* ein oder zwei Stunden jeden Tag. Den Anfällen geht Schwindel voraus, mit Kopfschmerzen, und Stechen in der Brust beim Einatmen. Mäßiges Frösteln, gefolgt von großer Hitze. Delirium. *Unstillbarer Durst*, mit *trockenem Husten*. Zuletzt Schweiß. Bryonia C 18, zwei Dosen, nach dem Fieber. Geheilt. - *Hom. Clinique. Pr. Com.;* I., S. 181.

2) *Tertiana-Fieber* (dieser Mann hatte große Dosen Chinin unter allopathischer Behandlung erhalten). Heftiges Frösteln eine halbe Stunde lang jeden dritten Tag am Mittag, eingeleitet durch heftigen Kopfschmerz; danach wurde die Haut wärmer, der Puls voll und beschleunigt, aber keine Hitze, die mit Recht so bezeichnet werden könnte, obwohl heftiger Durst vorhanden war. Beachtlicher Schweiß. Die Apyrexie war charakterisiert durch Stechen und Schneiden in der Brust, besonders beim Husten; der Husten war trocken und beschwerlich. Gesicht blaß; keine gastrischen

Symptome; Puls normal; Schlaf ruhig. Bryonia C 21 gleich nach dem Anfall. Zwei Tage später ein schwacher Anfall. Keine Wiederkehr. - DR. THORER, *Hom. Clinique, Pr. Com.*, I., S. 38.

3) *Intermittierendes Fieber.* Der Patient hatte „doppelte Beine", während er Bryonia einnahm. Das Symptom verschwand, nachdem er Petroleum C 200, eine Dosis, genommen hatte. - GILBERT.

4) *Remittierendes Fieber.* Das Symptom, daß der ganze Körper „doppelt" sei, war mehrere Tage vorhanden, obwohl der Patient unter Arsenicum auf dem Wege der Besserung war; dazu gab es Hinterkopfschmerz und Schwindel beim Aufsitzen. Nach einer Dosis Bryonia verschwand das „Doppeltsein" zuerst, danach folgte der Kopfschmerz, und am nächsten Morgen war der Schwindel weg. - GILBERT.

*5) Schwindel früh am Morgen, Drücken im ganzen Kopf, als ob er auseinandergedrückt würde. Danach Strecken und Ziehen in den Gliedern, Frösteln anwachsend zu einem Schüttelfrost, und Zähneklappern; begleitet von *viel Durst*, trockener, klebriger Zunge und Abneigung gegen Essen und Trinken; Übelkeit und Erbrechen. - *Hitze* nach zwei Stunden, sich vermehrend mit einem Brennen, mit *Verstärkung* des *Kopfschmerzes* und des *Durstes*. - Reichlicher Schweiß die ganze Nacht, nachdem sechs Stunden vorbei waren. Das Fieber (Hitze) war begleitet von trockenem, beschwerlichen Husten, heftigen Stichen in der Brust, verschlechtert durch Bewegung, Asthma; Stiche sogar während der Einatmung. Husten verschlechtert durch Übelkeit, mit Neigung zu erbrechen. Der Husten und die Stiche in der Brust verschwanden, als das Fieber abnahm. Kein Schmerz in der Apyrexie. Bryonia, als der der Schweiß ausbrach, und am Morgen des guten Tages; der nächste Anfall war viel schwächer; eine weitere Dosis heilte. - *Ann. III*, S. 43. *Rückerts Therap.*
Diese Fälle - drei von ihnen wurden vor vielen Jahren berichtet, 1834 - unterstreichen die Tatsache, daß *eine* oder *zwei* Dosen des richtig gewählten Mittels, selbst in niedriger Potenz, ausreichen, um zu heilen, wenn sie gegeben werden, *wenn die Schwere des Anfalls vorüber ist*, wie Hahnemann es im ORGANON lehrte. Die Behandlung mit der einzelnen Dosis ist nicht Neues.

CACTUS GRANDIFLORUS

Charakteristisch: Blutreiche Kongestionen bei Personen von plethorischem Habitus (Acon.); oft in Blutung endend.

Furcht vor Tod; glaubt, die Krankheit sei unheilbar (Ars.).

Blutung: aus der Nase, den Lungen, dem Magen, dem Rektum, der Blase (Crot-h., Kreos., Mill., Phos.).

Kopfweh: drückend, *wie ein schweres Gewicht auf dem Scheitel*; klimakterisch; kongestiv, periodisch, rechtsseitig, stark klopfender pulsierender Schmerz.

Der ganze Körper fühlt sich an, als sei er in einen Käfig eingesperrt, *wobei jeder Draht enger und enger gedreht wird.*

Zusammenschnürung: des Rachens, der Brust, des Herzens, der Blase, des Rektums, des Uterus, der Vagina; oft verursacht oder ausgelöst durch die leichteste Berührung.

Schmerzen überall; schießend, schnellend, wie Kettenblitze, und endend mit einem scharfen, Schraubstock-ähnlichen Greifen, nur um wieder erneuert zu werden.

Beklemmung der Brust, wie von einem großen Gewicht; als ob eine eiserne Hand die normale Bewegung verhindere.

Gefühl, daß ein Strick fest um den unteren Teil der Brust geschnürt sei und den Zwerchfellansatz markiere.

Das Herz fühlt sich an, als ob es **von einer eisernen Hand** *umklammert und schnell wieder losgelassen würde*; wie eingebunden, „hat zum Schlagen keinen Raum".

Herzklopfen: Tag und Nacht; schlechter beim Gehen und Liegen auf der linken Seite (Lach.); beim Herannahen der Menses.

Der Menstruationsfluß *hört auf beim Niederlegen* (Bov., Caust.).

Verschlimmerung: Bewegung; Berührung.

Besserung: In der frischen Luft.

Typ: Quotidiana. Periodizität gut ausgeprägt. Wiederkehr jeden Tag zur selben Stunde: Schmerzen die Oberschenkel hinab, Frost, Fieber, Schmerzen im Uterus und den Ovarien.

Zeit: 11.00 Uhr oder **23.00 Uhr** sind **charakteristisch.**

Kehrt jeden Tag zur selben Stunde wieder (Aran., Cedr., Gels., Sabad.).

Causa: Nach Aufenthalt in der Sonnenhitze.

Frost: *Ohne Durst. Kälte im Rücken und eiskalte Hände* (nach Wasser im Keller: Ars., Rhus-t.). *Frösteln, das drei Stunden dauert,* läßt die Zähne klappern, und geht nicht weg, obwohl er sich niederlegt und sich mit vielen Wolldecken zudeckt. Frost *durch nichts erleichtert, weder durch Zudecken* noch *durch äußerliche Hitze* (Aran.).

Hitze: Brennende Hitze von 24 Stunden Dauer (einem dreistündigen Frost folgend), mit Dyspnoe und Kurzatmigkeit, und einem Erstikkungsgefühl, so daß er nicht ruhig im Bett bleiben kann. Große Hitze im Kopf und *Hitzewallungen ins Gesicht,* als ob er vor einem starken Feuer wäre, was *schreckliche Angst* verursacht. *Unerträgliche Hitze im Bauch; lanzinierender Schmerz im Herzen,* unterdrückter Urinfluß, Schmerzen in der Blase und pulsierenden Schmerzen in der Uterusgegend, Erbrechen, Kopfschmerz, Koma, Betäubung, Gefühllosigkeit, endend in einem sehr leichten Schweiß.

Etwas Durst am Ende der Hitze.

Das Hitzestadium fehlt manchmal.

Schweiß: *Mit großem Durst* (Chin.). Nach brennender Hitze, mit Kurzatmigkeit, Unfähigkeit, liegen zu bleiben wegen der Dyspnoe, bricht ein reichlicher Schweiß aus, begleitet von einem unstillbaren Durst nach großen Mengen kalten Wassers (Ars., Chin.). Heftiges Erbrechen, wenn der Schweiß fehlt.

Zunge: Rein; Geschmack seifig; Magen gestört.

Apyrexie: Von 23.00 Uhr bis 12.00 Uhr am nächsten Tag völlige Apyrexie. Die Regelmäßigkeit des Anfalls ist vollkommen; und alle Stadien sind klar umrissen. Die kongestiven Symptome von Gehirn und Brust herrschen während des Hitzestadiums vor (Bell., Chin., Nat-m.). Selten angezeigt, aber kann nicht ausgetauscht werden; es ist wirksam und heilt permanent. Es kann mit Aranea, Cedron oder China verglichen werden.

Intermittierendes Quotidiana-Fieber; Kongestion zum Kopf; Hitzewallungen zum Gesicht; unterdrückter Urinfluß; Schmerzen in der Blase; Lanzinieren im Herzen; heftiges Erbrechen; Schweiß erscheint nicht nach Aufenthalt in Sonnenbestrahlung.

Analyse: Regelmäßigkeit der Anfälle pünktlich wie die Uhr, 11.00 Uhr oder 23.00 Uhr.

Kongestive oder zusammenschnürende Symptome von Kopf und Brust herrschen vor.

Nach Aufenthalt in intensiver Sonnenhitze.

CADMIUM SULFURICUM

Charakteristisch: Die Symptome stammen hauptsächlich aus der klinischen Erfahrung, aber sind bei Cholera infantum und bösartigem Gelbfieber verifiziert.

Traumatische Trübung der Hornhaut; bläuliche Hornhautflecken; nach einer schleichenden Konjunktivitis und Keratitis mit Blenorrhoe.

Narbe auf der Hornhaut.

Verlangt nach kaltem Wasser, das unmittelbar erbrochen wird (Ars.).

Rülpsen: salzig, ranzig.

Übelkeit: im Mund, Rachen, Brust, Bauch; starkes Würgen und Heraufbringen von zähem Schleim; tödlich, muß ruhig liegen, um schwarzes Erbrechen zu vermeiden; so empfindlich, daß die geringste Berührung der Lippen Erbrechen auslösen würde.

Übelkeit und schwarzes Erbrechen, wenn andere Arzneien - obwohl gut ausgewählt - versagen.

Erbrechen: von schwarzem, sauren oder gelben Material; aller gegessenen Speisen, Galle und zähem Schleim; mit kaltem Schweiß auf dem Gesicht und greifenden Schmerzen im Magen und der Nabelgegend und großer Entkräftung.

Intensive brennende, schneidende Schmerzen in Magen und Oesophagus.

Stuhl: Gelb-grün, halb-flüssig, fast gelatinös.

Verschlimmerung: Kühle oder kalte Luft; Luftzug; kalter Landwind (Acon., Bry., Hep.); unterdrückter Schweiß, im Sonnenschein.

Gastrische Symptome: bei Säufern; nach Biertrinken; während der Schwangerschaft; nach Krämpfen im Magen.

Typ: Malaria-ähnlich; Gelbfieber.

Dr. HARDENSTEIN aus Vicksburg gebrauchte dieses Mittel mit großem Erfolg bei dem bösartigen epidemischen Gelbfieber von 1878.

Zeit: Fieber, vor Mitternacht.

Causa: Fieber, die während eines epidemischen Gelbfiebers verbreitet sind.

Frost: Eisige Kälte. Blaue Haut.

Kälte: selbst neben dem Feuer; nach Trinken; nach Schlaf; nach Gehen; mit heißen Händen. Haaresträuben.

Schweiß: Reichlich und erschöpfend; während des Schlafes; in den Achselhöhlen; gelbfärbend; scharf.

Wenn nach Aufenthalt in Zugluft während des Fiebers oder der Rekonvaleszenz Schweiß unterdrückt wurde und schwere Symptome erscheinen.

Fällt in Schlaf während des abendlichen Fiebers und wacht auf, wenn es aufhört.

Analyse: Gelbfieber und malaria-ähnliche Fieber mit tödlicher Übelkeit, starkem Würgen und Aufstoßen, und Erbrechen von schwarzem, sauren oder gelben Zeug.

Wenn das bestgewählte Mittel versagt.

CALADIUM

Sehr empfindlich gegen Geräusch; ein geringes Geräusch läßt ihn vom Schlaf aufschrecken (Asar., Nux-v., Ther.).

Aufstoßen, häufig, von sehr wenig Luft, als ob der Magen voll von trockener Nahrung wäre.

Impotenz: mit Depression im Gemüt; *schlaffer Penis; mit sexuellem Verlangen und Erregung* (Lyc., Sel.).

Keine Erektion, selbst nach Liebkosungen; keine Samenentleerung, kein Orgasmus während des Geschlechtsverkehrs (Calc., Sel.).

Pruritus vaginae: führt zu Onanie (Orig., Zinc.); während der Schwangerschaft; mit Schleimausfluß.

Fällt in Schlaf während des abendlichen Fiebers und wacht auf, wenn es aufhört.

Süßer Schweiß zieht die Fliegen an (Puls., Sumb., Thuj.).

Moskito- und Insektenbisse brennen und jucken intensiv.

Abneigung gegen Bewegung; fürchtet, sich zu bewegen (Bry.).

Macht das Verlangen nach Tabak zunichte.

Typ: Intermittierend; remittierend; typhoid; Typhus.

Zeit: Abendliches Fieber, oder Exazerbation.

Frost: Beginnt im Bauch und erstreckt sich zu Fingern und Zehen. Kälte einzelner Teile, manchmal mit Kriebeln; Finger und Füße sind eiskalt. Frösteln über den ganzen Körper, mit ziehenden Schmerzen im linken kleinen Finger, der sich anfühlt, als ob er voll sei und eingeschlafen wäre, mit einem streckenden Gefühl im ganzen Körper.

Hitze: Mit Durst; mit innerlichem Klopfen; steigt zum Kopf auf; mit Schläfrigkeit; verschwindet während des Schlafes; Hitze vor Mitternacht, Frost danach; nach Mittagsschlaf, danach Schweiß, danach Frost in der frischen Luft.

Hitze der Hände, des Gesichts, des Bauches, mit kalten Füßen vor Mitternacht; nach Mitternacht kalter Bauch, heiße Füße.

Schweiß: Gegen Morgen, mit Entkräftung, Gähnen, Schläfrigkeit.

Schweiß: spärlich, leicht, mit süßlichem Geruch; mäßig, mit innerlicher Hitze und Entkräftung; kalt, über den ganzen Körper.

Schweiß > alle Symptome (Nat-m., Psor.).

Puls: Hart und voll bei intermittierenden Fiebern; sehr schnell, kaum wahrnehmbar bei Typhoid.

Nachdem Acon., Bry., Ip., Nat-m., Op. und Stram. bei Typhoid versagten, heilte Caladium vollkommen.

CALCAREA OSTREARUM (= CALCIUM CARBONICUM)

Charakteristisch: Paßt zu leukophlegmatischen Menschen; blondes Haar, helles Aussehen, feine Haut und blaue Augen.

Skrofulöse Konstitutionen; blaß, schwach, furchtsam, leicht ermüdend beim Gehen; Schwindel beim Erklimmen einer Höhe, treppauf Gehen, ist außer Atem, muß sich hinsetzen (Schwindel beim Abwärtsgehen: Bor.); **Neigung, fett zu werden,** korpulent, plump.

Kinder: mit rotem Gesicht, schlaffen Muskeln, die leicht schwitzen und als Folge davon *sich schnell erkälten*; große Köpfe und Bäuche; **Fontanellen und Knochennähte offen; Kopf schwitzt reichlich beim Schlafen; das Kissen rund umher einnässend** (Sanic., Sil.); Krankheiten bei der Zahnung; während der Krankheit oder Rekonvaleszenz starkes *Verlangen nach Eiern.*

Säure des Verdauungstraktes, saures Aufstoßen, saures Erbrechen, saurer Stuhl; saurer Geruch des ganzen Körpers (Hep., Rheum).

Mädchen, die *fleischig, plethorisch* sind und **zu schnell wachsen**; die mit *zu früher, reichlicher, zu langer* Menstruation beginnen; als Folge davon haben sie Amenorrhoe und Bleichsucht mit spärlichen oder unterdrückten Menses.

Frauen: mit zu frühen und zu reichlichen Menses; dauernd kalten und feuchten Füßen, mit dem Gefühl, als ob sie *kalte, feuchte Socken* anhabe; Schwierigkeit, die Menstruation zu beenden, die geringste psychische Erregung ruft eine reichliche Wiederkehr hervor (Sulf., Tub.).

Fürchtet, ihren Verstand zu verlieren, oder daß die Leute ihre geistige Verwirrung bemerken würden (Act-r.).

Abneigung gegen kalte Luft; die geringste kalte Luft scheint ihr durch und durch zu gehen; sehr empfindlich gegen feuchte, kalte Luft.

Lungenkrankheiten großer, schlanker, schnell gewachsener Jugendlicher; oberes Drittel der rechten Lunge (Ars., - oberes Drittel der linken: Myrt-c., Sulf., Tub.). Öfter der Führer zum wahren Mittel als Phosphorus.

Störungen, die aus *mangelhafter Assimilation* entstehen; *unvollkommene Knochenbildung;* Schwierigkeiten beim Gehenlernen; hat keine Neigung dazu, will es nicht versuchen.

Verlangen nach frischer Luft, die anregt, wohltut und kräftigt (Sulf.).

Kälte: allgemein; *einzelner Teile* (Benz., Kali-bi.); Kopf, Magen, Bauch, Füße und Beine.

Schweiß: einzelner Teile; Kopf, Kopfhaut, naß, kalt; Nacken; Brust; Achselhöhlen; Geschlechtsteile; Hände; Knie; Füße (Sep., Tub.).

Magengrube geschwollen wie *eine umgekehrte Untertasse*, und schmerzhaft bei Druck.

Urämische oder andere Krankheiten werden hervorgerufen durch Stehen auf kaltem, feuchten Pflaster, oder Arbeiten beim Stehen in kaltem Wasser; Modellierer oder Arbeiter in kaltem Lehm.

Verstopfung: Inaktivität des Rektum; Stuhl muß mechanisch entfernt werden (Aloe, Sanic., Sel., Sep., Sil.).

Schmerzlose Heiserkeit, < am Morgen.

Fühlt sich in jeder Beziehung besser, wenn er verstopft ist.

Verlangen, magnetisiert zu werden (Phos.).

Komplementär: Belladonna, welches das akute Pendant von Calcarea oder Tuberkulinum ist.

Nach Hahnemann *darf Calc. nicht vor Nit-ac. und Sulf. gebraucht werden*; das kann unnötige Komplikationen hervorrufen.

Verschlimmerung: Kalte Luft, feuchte Winde; Naßwerden; Höhen ersteigen; Anstrengung des Geistes oder Körpers, Gehen, Reden, Schreiben.

Besserung: In trockenem, warmen Wetter; Liegen auf der schmerzhaften Seite.

Typ: Tertiana. Chronische intermittierende oder remittierende Fieber.

Zeit: 14.00 Uhr. Fieber ohne Frost um 11.00 Uhr und 18.00 bis 19.00 Uhr. (Einen Tag um 11.00 Uhr, am nächsten Tag um 16.00 Uhr. - E.C. PRICE).

Causa: Arbeiten beim Stehen im kalten Wasser. Töpfer und Ziegelhersteller, die in nassem Lehm arbeiten; Gärtner und Obstzüchter, die mit kaltem Gemüse und Obst umgehen (Zinc., Valer.).

Prodrom: Ziehen in allen Gelenken, und große Schwere von Kopf und Körper.

Frost: *Mit Durst. Beginnt in der Herzgrube, mit Spasmen, oder einem festen, kalten, quälenden Gewicht, das mit dem Frost anwächst und mit ihm verschwindet.* Äußerliche Kälte und innerliche Hitze, oder innerliche Kälte und äußerliche Hitze, oder Frost und Hitze abwechselnd (Ars.). Kälte einzelner Teile; des Gesichts, der Hände, der Füße, *innerer Organe*; Eiseskälte in und auf dem Kopf; fühlt eine inwendige Kälte. Hitze gefolgt von Frost und kalten Händen. Schüttelfrost in der Nacht. Frost am Abend im Bett; es war unmöglich, warm zu werden, obwohl er warm zugedeckt war, als ob er keine Wärme in seinem Körper hätte. Er war kalt und seine Zähne klapperten, obwohl er über dem Feuer saß. Frost mit Kopfschmerz und schläfriger Müdigkeit aller Glieder.

Hitze: *Ohne Durst*, gefolgt von Frost und kalten Händen. Häufige Hitzewallungen. *Schlimme Hitze im Kopf und starke Blutwallung*. Nächtliche innerliche Hitze, besonders in Füßen und Händen; Angst und Herzklopfen. Häufige Anfälle von plötzlicher allgemeiner Hitze, als ob er in heißem Wasser gebadet sei, mit Verzeiflung am Leben.

Hitze, mit Neigung, sich aufzudecken (Acon., Lyc., Sec., Sulf.).

Fieber um 11.00 Uhr *ohne Durst* und ohne *vorhergehenden Frost*, sie fühlt sich heiß und war heiß bei Berührung, mit rotem Gesicht.

Schweiß: *Kein Durst. Heißer Schweiß.* Schwitzt tagsüber durch die geringste Anstrengung, sogar in der kalten Luft (Am-m., Bry.). *Reichlicher Schweiß am Morgen bei mäßiger Anstrengung.* Schweiß der Handteller; der Füße; der Knie; über den ganzen Körper, mit schlimmem Krampf im Magen; der Brust; des Nackens; der männlichen Geschlechtsorgane. Klammer Schweiß nur an den Gliedern. Oft Schlaf nach Schweiß.

Zunge: Trocken am Morgen beim Erwachen; weiß belegt, Geschmack: bitter, sauer, faul, widerlich; „zu frisch", wie Tinte, wie Eisen.

Apyrexie: *Niemals rein.* Intermittierende Fieber mit spasmodischen Symptomen; nach Mißbrauch von Chinin; chronische Form mit Skrofeln; kachektische Konstitutionen; unterdrückte Hautausschläge, oder Schweiß; Verlangen nach Eiern.

Analyse: Die konstitutionellen Symptome, die während des Fiebers vorhanden sind oder durch das Fieber hervorgerufen werden, bilden den Hauptführer bei der Wahl des Mittels. Die psorische Kachexie des Patienten ist leitend, und man findet sie im allgemeinen während der Apyrexie.

Frost, Hitze und Schweiß einzelner Teile. Die Causa ist oft wahlanzeigend.

Kasuistik:

*1) Der Anfall trat jeden zweiten Tag um 11.00 Uhr auf und dauerte beinahe eine Stunde. Die Fröste begannen in den Gliedern und erstreckten sich zum Kopf; Zunge ziemlich sauber; Nägel blau, Appetit gut, Verdauung regelmäßig, kein Kopfschmerz. Nach dem Frost war der Patient sehr betäubt für eine oder zwei Stunden, danach fühlte er sich gut, nur schwach. Dies hielt vier Wochen unter Chinin und Gelsemium in großen Dosen an. Ich gab Eup-per., Nux-v., Nat-m und Ars. ohne Erfolg. Dann gab ich Calc. C 30, drei Pulver. Ein Ausschlag, ähnlich dem Herpes circinatus, erschien auf den Armen und über den Körper, und die Fröste und das Fieber verschwanden. - DR. HUTCHINS, *N.Y.S. Trans.,* 1870.

*2) Charles R., 8 Jahre alt, hatte einen Frost um 2.00 Uhr, *ohne Durst*; Fieber um 6.00 Uhr, *mit Durst* und schlimmem Kopfschmerz, bis zum Mittag dauernd; *Schweiß* gefolgt *von tiefem Schlaf.* Anfall jeden zweiten Tag. Ich gab Nat-m. C 1.000, eine Dosis. Der nächste Frost unterschied sich nur dadurch, daß kein Kopfschmerz vorhanden war. Beim dritten Frost hatte sich nichts weiter verändert. Die Mutter sagte, daß das Kind *danach schrie, Eier essen zu können.* Calc. C 1.000. *Keine Fröste mehr,* und *kein Verlangen nach Eiern mehr.* - S. SWAN, *Med. Inv.*, VII.

C A M P H O R A *

Charakteristisch: Blonde werden am meisten affiziert; sehr reizbare und geistig schwache Personen. Katarrhalische und Cholera-ähnliche Erkrankungen.

Äußerst empfindlich gegen kalte Luft. (Hep., Kali-m., Psor.). Haut **kalt bei Berührung, doch kann nicht ertragen, bedeckt zu sein**; wirft alle Bedeckung weg (Med., Sec.).

Schlimme Folgen von Verletzungsschock; Oberfläche des Körpers *kalt, Gesicht blaß, blau, Lippen livide*; **starke Entkräftung**.

Haut des ganzen Körpers schmerzhaft empfindlich, die geringste Berührung schmerzt.

* Anmerkung zum Nachdenken: „Unser ganzer Fortschritt als eine Schule hängt ab von der richtigen Sicht der Symptome, die wir durch Prüfung von Kampfer oder Opium erhalten" - HERING.

Plötzliche Anfälle von Durchfall und Erbrechen; *Nase kalt und spitz*; Schwitzen, Erbrechen, Stuhlentleerung; Angst und Ruhelosigkeit; *Haut und Atem kalt.*

Langdauernder Frost, große Kälte der Haut und plötzliche und vollständige Entkräftung.

Große Kälte der Oberfläche mit plötzlicher und vollständiger Schwäche der Lebenskräfte; oft ein Mittel bei kongestivem Frost; perniziösem intermittierenden Fieber (Verat.); Puls schwach, extrem klein, kaum wahrnehmbar; Gelbfieber.

Antidotiert viele pflanzliche Mittel; daher ist sein Gebrauch im Krankenzimmer in seiner materiellen Form der Tinktur nicht ratsam.

In den meisten anderen Fällen ist das Riechen an Kampfer nicht antidotierend, sondern nur palliativ, indem das Symptom „Schmerz besser während des Darandenkens" hervorgebracht wird.

Verschlimmerung: Kalte Luft; Nacht; Bewegung; bedeckt Liegen.

Besserung: Beim *Denken an das bestehende Leiden*; Wärme; warme Luft; Trinken kalten Wassers.

Typ: Periodizität nicht ausgeprägt. Perniziöse Fieber: das sogenannte sinkende oder kongestive Stadium intermittierender Fieber (Verat.); Gelbfieber.

Zeit: Zu jeder Zeit. Alle Perioden.

Frost: *Ohne Durst. Langdauernde, schreckliche Fröste; Eiseskälte überall; Extremitäten kalt und blau, mit Blässe des Gesichts wie im Tode* (Verat.). *Der Körper ist im allgemeinen ganz kalt; Kälte der Haut.* **Außerordentlich empfindlich gegen kalte Luft;** *große Abneigung gegen kalte Luft;* er ist gezwungen, sich warm einzuhüllen, und selbst dann *ist er frostig durch und durch.* Starkes Frösteln; exzessiver Frost; *Schüttelfrost* und *Zähneklappern*, mit *kalten Armen, Händen* und *Füßen.* Die Haut des ganzen Körpers ist schmerzhaft empfindlich und tut weh bei der geringsten Berührung (Apis). Kälte für eine Stunde, mit *tödlicher Blässe des Gesichtes.* Kälte verstärkt durch Gehen. Hände und Füße äußerst kalt, klagt über Eiseskälte, schlechter beim Gehen. Frost mit Angst; blasses Gesicht; Bewußtlosigkeit; klonische Spasmen; *Haut kalt wie Marmor, doch das Kind kann nicht ertragen, bedeckt zu sein; heißer Atem* (kalter Atem: Carb-v.). Häufiges Frösteln des Rückens und der Lenden (Caps.). Fieberanfall; schlimmer Frost, mit Zähneknirschen und viel Durst; er schläft unmittelbar nach dem Frost, mit häufigem Erwachen, fast ohne die geringste Hitze. Frost ist das vorherrschende Stadium. Kongestiver Frost.

Hitze: *Ohne Durst; des ganzen Körpers, die exzessiv wird beim Gehen.* Hitze mit *Erweiterung der Venen, verstärkt bei jeder Bewegung* (> durch Bewegung: Caps.). Glühende Hitze, mit vollem, schnellen Puls. Hitze im Kopf, Gesicht, Hinterkopf, Rücken, Beine, Ohrläppchen; Körper heiß und schwitzend, aber abgeneigt gegen Aufdecken.

Schweiß: Zuerst warm und reichlich, was bessert; danach reichlicher kalter Schweiß über den ganzen Körper, sehr schwächend. Schweiß reichlicher während des Schlafes, und bei der geringsten Anstrengung (Bry., Chin.). Exzessives Schwitzen der Hände und Füße. Schweiß reichlich, Hemd und Kleider durchnäßt, drang durch die untere Seite des Federbettes durch (Thuj.). Schweiß oft klamm und *immer erschöpfend. Kalter Schweiß* auf dem Gesicht, bei Beginn des Erbrechens (Verat.).

Zunge: *Kalt*, zitternd, schlaff, schwammig, bedeckt mit einem zähen gelblichen Schleim.

Puls: Klein, schwach, langsam, oft unwahrnehmbar.

Apyrexie: Große Schwäche und Erschöpfung; Mattigkeit. Bei Kindern können Konvulsionen auftreten. Schwach, müde und große Angst. Gesicht *ängstlich, blaß, livide, abgezehrt* und *eingesunken.* Gelblicher, *grüner*, roter, brauner, trüber Urin, von muffigem Geruch. Schrecklicher Verfall und Erschöpfung.

Als sich im Jahre 1829 die asiatische Cholera Westeuropa näherte, tat Hahnemann im voraus während ihres Näherkommens öffentlich kund, daß - nach der Beschreibung der Krankheit - Camphora das beste Mittel im Kollapszustand sei; und die klinische Erfahrung während jeder folgenden Epidemie bewies seine Voraussage. Diese Kraft des *Vorhersehens*; der krönende Ruhm unserer medizinischen Schule; der absolute Beweis, daß das Ähnlichkeitsgesetz ein *Heilgesetz* ist; der Erweis des Anspruchs der Homöopathie, als *eine medizinische Wissenschaft* eingestuft zu werden; all das wurde zuerst von Hahnemann vorgeführt bei dem tödlichen Typhus, der dem schrecklichen Rückzug Napoleons von seinem Rußlandfeldzug im Jahre 1812 folgte. Er veröffentlichte im voraus, daß Rhus-t. das Hauptmittel sein würde, und die

Anerkennung der Homöopathie durch die österreichische Regierung war der Dank für seine erfolgreiche Anwendung.

Es gibt wahrscheinlich kein Stadium irgendeiner Krankheit, das eine so enge Entsprechung zeigt zum Kollaps der Cholera als das echte, „perniziöse", „Verfalls-" oder „kongestive" Stadium des intermittierenden Fiebers. Daher sollte Camphora mit Recht in die oberste Reihe gesetzt werden, zusammen mit Apis, Carb-v., Gels., Lach., Nux-v., Verat., als einer unserer „Not-Anker" bei dieser Form von Fieber anstelle von Chinin, das oft so wahllos und empirisch angewendet wird.

Dieser Mißbrauch von Chinin borgt sich der Pseudo-Homöopath von seinem allopathischen Bruder, der kein „Heilgesetz" hat, auf das er sich verlassen kann, und der gezwungen ist, auf seine Theorien (malaria-ähnlich oder kryptogam) angewiesen zu sein, um eine Wiederkehr des Anfalls zu verhindern. Chinin mag ihn unterdrücken, wie es das bei viel einfacheren Formen von Fieber auch tut, aber es gibt viele Fälle, *wo es weder unterdückt noch heilt*, und dies sind im allgemeinen die tödlichen Fälle, die so oft in der Praxis der regulären (?) Medizin vorkommen. Der *tödliche* „dritte Anfall" wird selten erlebt unter dem richtig ausgewählten homöopathischen Mittel. Er ist ein „Schreckgespenst" der allopathischen Lehre und Praxis. Mit Sicherheit würde kein Homöopath daran denken, Chinin beim Cholera-Kollaps zu geben, aus keinem besseren Grunde als dem, daß es von der rationellen (?) Schulmedizin gegeben wird. Die vergleichenden Statistiken über die Sterblichkeit bei jedem System der Praxis „bei Cholera" müßten überzeugend sein.

Ein Fall: Im letzten Sommer hatte ich zwei Fälle, eines Jungen und eines Mädchens, welche allen meinen Bemühungen trotzten. Als ich den des Mädchens sah, war sie im Schweißstadium; das Gesicht sah kalt aus, blaß-blau, spitz, ängstlich, und war bedeckt mit einem reichlichen Schweiß. Als ich sie sah, dachte ich: wenn du an Cholera leiden würdest, dann würde ich dir Camphora geben. Und warum sollte ich in dieser Krankheit nun nicht Camphora geben? Also gab ich ihr die D 2, trit., drei oder vier Pulver am Tag. Ich war angenehm überrascht, feststellen zu müssen, daß sie keine Wiederkehr der Fröste hatte; sie ist seither immer gesund geblieben. - Ihr Fieber war vom

Tertiana-Typ gewesen. - H.C. ALLEN, M.D., *Med. Investigator*, Sept. 1885.

Analyse: Frost; schwer, lang, schrecklich; kongestiv, von perniziösem Fieber. Empfindlich gegen kalte Luft. Gesicht und Extremitäten kalt, blau, spitz; kann nicht ertragen, bedeckt zu sein.

Hitze: leicht, ohne Durst; einzelner Teile.

Schweiß: kalt, reichlich, erschöpfend.

CANCHALAGUA

Charakteristisch: Schmerz und Völle im Kopf und der Kopfhaut; fühlt sich straff, als ob er durch ein Gummiband zusammengezogen würde (Carb-ac.). Die Haut der Finger ist schrumpelig wie bei einer Waschfrau.

Typ: Besonders für intermittierende Fieber, die im Frühling auftreten (Gels., Lach., Sulf.).

Frost: *Schwer*, besonders die Wirbelsäule hinunter (Verat.); heftig, mit Zähneklappern; mit extremer Blässe des Gesichts, der Hände und Lippen; über den ganzen Körper, besonders im Bett des Nachts; mit Übelkeit, Erbrechen von Schleim, der mit Galle gefärbt ist. Finger geschrumpelt.

Hitze: Im ganzen Körper, besser in der frischen Luft.

Schweiß: Nicht reichlich, aber verursacht ein Schrumpeln der Finger und Zehen, wie bei Waschfrauen (Ant-c., Merc., Verat.). Gesicht, Lippen und Hände kalt.

Apyrexie: Ausgezeichneter Appetit, sobald der Anfall vorüber ist. Verstopfung, Stuhl hart, trocken, knotig.

CANTHARIS

Charakteristisch: Schmerz; roh, wund, *brennend in jedem Teil des Körpers*, sowohl innerlich als äußerlich; mit exzessiver Schwäche.

Überempfindlichkeit aller Teile.

Widerwille gegen alles; Trinken, Essen, Tabak.

Trinken, selbst kleiner Mengen von Wasser, verstärkt den Schmerz in der Blase.

Abgang von weißem oder blaß-rotem zähen Schleim mit dem Stuhl, wie Geschabsel vom Darm, mit Blutstreifen (Carb-ac., Colch.).

Dauernder Urindrang, es gehen aber nur ein paar Tropfen auf einmal ab, die mit Blut gemischt sind (plötzlicher Drang, Jucken in der Harnröhre: Petr.).

Unerträglicher Blasentenesmus, vor, während und nach dem Urinieren.

Brennende, schneidende Schmerzen in der Harnröhre während des Wasserlassens; heftiger Tenesmus und Strangurie.

Blutige, nächtliche Samenabgänge (Led., Merc., Petr.).

Sexuelles Verlangen: gesteigert bei beiden Geschlechtern; verhindert den Schlaf; heftiger Priapismus, mit exzessivem Schmerz (Pic-ac.).

Haut: Vesiculäres Erysipel; Blasen über den ganzen Körper, die schmerzhaft und eiternd sind.

Erythem nach Sonnenbestrahlung (Sonnenbrand).

Verschlimmerung: Öl und Kaffee; Trinken, oder der Anblick von kaltem Wasser (Lyss., Stram.); nach Mitternacht und während des Tages.

Besserung: Wärme; Reiben; Niederlegen.

Typ: Keine Periodizität des Fiebers. Viele Zustände oder Symptome erscheinen jeden siebenten Tag. Typhoid; Gelbfieber.

Zeit: 15.00 bis 3.00 Uhr - *langdauernder Frost* (Aran: 24 Stunden).

Alle Stunden am Nachmittag, von 13.00 bis 22.00 Uhr.

Frost: *Ohne Durst*, am Nachmittag oder Abend, *nicht > durch äußerliche Wärme oder Bedeckung* (Ars., Ign., Kali-c. werden alle durch äußerliche Hitze gebessert; - schlechter durch äußerliche Hitze: Apis., Ip.). Allgemeine Kälte des ganzen Körpers, besonders der Glieder. Kälte und Fröste, *sobald er versucht aufzustehen, oder ein Bein aus dem Bett streckt. Schaudern und Frost die Wirbelsäule hinunter; Gefühl der Kälte in der Wirbelsäule (Schmerz die ganze Wirbelsäule hinab bei Druck:* Chinin). Schüttelfrost beginnt im Rücken, oder läuft ihn hinab (Caps., Eup-pur.). *Eiseskälte der Hände und Füße, mit fürchterlichen Schmerzen in der Harnröhre.* Frost gefolgt von Durst, ohne Hitze. Kinder lassen während des Frostes häufig Urin.

Hitze: *Mit Durst*; Brennen in den Handtellern und Fußsohlen; brennende Hitze nachts, *die sie nicht fühlt* (unerträgliche Hitze, extreme Ruhelosigkeit: Ars.). Brennen an den Fußsohlen, während die Hände eiskalt sind. Brennendes, heftiges Fieber; große Hitze mit Durst; und Röte über den ganzen Körper. Große Hitze des Bauches (Apis).

Schweiß: Reichlich, beim Gehen nachts; beim Gehen; *durch jede Bewegung* (Bry., Camph.); kalt an den Händen und Füßen; an den Genitalien und der äußeren Beckengegend; *riecht wie Urin.*

Zunge: Bedeckt mit dickem, gelben Belag; rot an den Rändern. Geschmacksverlust; zitternde Zunge.

Widerwille gegen alles. Rasender Hunger, besonders nach Fleisch (siehe Arn.). Jeder Anfall ist charakterisiert durch die Dysurie von Cantharis.

Apyrexie: Reizung der Harnorgane, *schwieriges, häufiges und schmerzhaftes Urinieren.* Spärliche und schmerzhafte Entleerung von schwärzlichem Urin; danach ist die Urinabsonderung erhöht um das Vierfache der genossenen Flüssigkeiten, mit großem Durst und Verlangen nach Fleisch (Abneigung gegen Fleisch: Arn.). *Sehr durstig, aber Widerwille gegen alle Arten von Getränken.* Schwere der Füße, eine lähmungsartige Unbeweglichkeit der Glieder; *muß im Bett liegen.*

Blutungen: aus Nase, Mund, Magen, Darm, Genital- und Harnorganen, besonders bei Typhoid und Gelbfieber.

Analyse: Der heftige Tenesmus, die brennenden, schneidenden Schmerzen in Blase und Harnröhre sind der rote Faden des Mittels bei Fiebern und bei allen Krankheiten. Frost gefolgt von Durst ohne Hitze; die < des Schmerzes in der Blase durch Trinken, das Verlangen nach Fleisch und der urinöse Geruch des Schweißes sind eigentheitliche Symptome.

Kasuistik:

*1) Cantharis C 10 heilte intermittierendes Fieber mit Katarrh der Blase und der Harnröhre und Schwellung des Penis. Das Froststadium war lang und gemischt mit Hitze; etwas Schweiß mit urinösem Geruch und Schweiß an den Genitalien. - *A.H.Z.*, I, S. 256.

CAPSICUM ANNUUM

Charakteristisch: Paßt zur phlegmatischen Diathese; Personen mit hellem Haar, blauen Augen, nervös, aber mit plethorischem Habitus; schlaffer Faser und schwachen Muskeln; *ungeschickt, träge, leicht beleidigt.*

Kinder, *fürchten die frische Luft,* sind *immer frostig; widerspenstig, plump, fett, unsauber, und dem Arbeiten oder Denken abgeneigt.*

Heimweh (der Trägen, Melancholischen) mit *roten Wangen* und Schlaflosigkeit, heißem Gefühl in den Fauces.

Mangel an reaktiver Kraft, besonders bei fetten, trägen Personen, die konstitutionell körperlicher Anstrengung abgeneigt sind.

Wünscht, allein gelassen zu werden; möchte sich hinlegen und schlafen.

Zusammenschnürung: in Fauces, Rachen, Nasenlöchern, Brust, Blase; Harnröhre; Rektum.

Brennende und beißende Empfindung, wie von Cayenne-Pfeffer, im Rachen und anderen Teilen, nicht > durch Hitze.

Jeder Stuhlgang wird *von Durst gefolgt*, und jedes Getränk *von Schaudern.*

Jeder Frost wird *begleitet von Durst* und jedes Trinken *von Schaudern.*

Beziehungen: Cina folgt gut bei intermittierendem Fieber.

Die zusammenschnürenden, brennenden, beißenden Schmerzen unterscheiden es von Apis und Belladonna.

Vergleiche: Carb-a., Ign.

Verschlimmerung: Durch Essen; Trinken; kalte frische Luft. Nacht, nach Mitternacht.

Besserung: Wärme; während des Tages.

Typ: Periodizität stark ausgeprägt. Quotidiana; selten Tertiana. Malaria-Fieber der Tropen.

Zeit: Abend; 17.00 bis 18.00 Uhr; 10.30 Uhr.

Prodrom: *Durst einige Zeit vor dem Frost* (Chin., - *Durst und Knochenschmerzen* 1 - 6 Stunden vor dem Frost: Eup-per., Nat-m.).

Frost: **Mit großem Durst.** Frost beginnt im Rücken, *zwischen den Schulterblättern* (Polyp., - in der Kreuzgegend: Eup-pur.); **schlechter nach Trinken. Schaudern und Frösteln nach jedem Getränk.** *Frost, mit Schmerz im Rücken* und Reißen in den Gliedern, Schreie abnötigend und den Patienten zwingend, sich vorwärts zu beugen; > durch heiße Wärmflaschen oder heiße Bügeleisen auf den Rücken; *gemindert durch Gehen im Freien;* mit schmerzhafter Milzschwellung; kontrahierte Pupillen; Zusammenziehen der Glieder (Cimex); Angst, Schwindel und Kopfschmerz; *Unerträglichkeit von Geräusch* (Bell.); Speichelfluß und schleimiges Erbrechen; in der frischen Luft, besonders in Zugluft, äußerst empfindlich gegen kalte Luft (Bar-c., Camph.); innerliches Brennen und äußerlicher Frost.

Frost gefolgt von Schweiß; oder von Hitze mit Schweiß und Durst (Ant-c.). Der Frost breitet sich allmählich aus, bis er entfernte Punkte erreicht, danach nimmt er ebenso allmählich wieder ab. Während des Frostes Kälte der Brust, mit einem Gefühl, als ob Wasser den Rücken herunter tropft.

„So wie die Kälte des Körpers zunimmt, nimmt auch die Mißmüthigkeit zu.“ - HAHNEMANN [RA VI, S. 97]

Hitze: *Ohne Durst; verringert durch Bewegung.* Schweiß und Hitze gleichzeitig (Ant-c.); *Gesicht abwechselnd blaß und rot*; innerliche Hitze mit heftigem Brennen (Ars.) wird gefolgt von Frost *mit Durst während des Frostes.* Kopfschmerz mit Schmerz im Rücken, gebessert durch Herumgehen (Rhus-t.). Glühend heiße Wangen, mit kalten Händen und Füßen. *Hitze der Ohren, und heißer, roter Nasenspitze, gegen*

Abend. Allgemeine Hitze; Angst; Unwohlsein; Dumpfheit des Geistes und *Unerträglichkeit von Geräusch.*

Fieber um 11.00 Uhr (einem Frost um 10.30 Uhr folgend), dauert die ganze Nacht, ohne nachfolgenden Schweiß. Fieber (nach einem sehr kurzen Frost um 11.00 oder 12.00 Uhr) dauert die ganze Nacht mit großem Durst. Starke Schläfrigkeit nach Fieber (Apis, Podo.); besonders nach Essen; konnte kaum daran gehindert werden, in Schlaf zu fallen.

Schweiß: *Ohne Durst*; heftig; reichlich; *gemindert durch Bewegung.* Schweiß bei der Hitze, oder *nach dem Frost, ohne vorhergehende Hitze* (Caust.). Beginnt bald, nachdem das Fieber angefangen hat, und hält mit ihm zusammen an. Schweiß in der Achselhöhle (Bov.). *Scharfer Schweiß*; so scharf, daß die Hände von jedem, der mit ihm in Berührung kam, brennen und prickeln. Kalt an den Oberschenkeln.

Zunge: Brennende Blasen und flache, speckige, sich ausbreitende Geschwüre auf der Zunge. Geschmack sauer; wie fauliges Wasser. Verlangen nach Kaffee, aber er macht Übelkeit. Besser während des Essens; schlechter danach. Appetit unbeeinträchtigt.

Apyrexie: Verhältnismäßig rein; Frost herrscht vor; bei mukösen, schlaffen Konstitutionen; manchmal dysenterische Diarrhoe mit schleimigen, brennenden Stühlen, begleitet von Übelkeitsgefühl im Magen, und Völle am Epigastrium.

Intermittierende Fieber, die begleitet sind von schmerzhafter Vergrößerung der Milz und Betäubung der abdominalen Nervenzentren. Fieber durch oder nach Chininmißbrauch.

Capsicum	**Eupatorium purpureum**
Zeit: 17.00 - 18.00 Uhr jeden Tag. 10.30 Uhr.	**Zeit**: Verschiedene Zeiten des Tages. Jeden zweiten Tag.
Prodrom: Durst, ohne Knochenschmerzen. Durst während Frost mit Schmerz in Rücken und Gliedern.	**Prodrom**: Knochenschmerzen in Armen und Beinen. Durst nach Zitronenlimonade und sauren Getränken - nicht Wasser.
Frost: Beginnend im Rücken *zwischen den Schultern*; schlechter nach	**Frost**: Beginnend im Rücken, *der Kreuzgegend*, geht die Wirbelsäule

Trinken, erleichtert durch Auflegen von heißen Wärmflaschen auf den Rücken; *muß etwas Heißes auf dem Rücken haben.* Heftiger Frost mit *allgemeiner Kälte des Körpers.*	herauf und hinunter mit Knochenschmerzen, blauen Lippen und Nägeln. Übelkeit, wenn der Frost aufhört. Heftiges Schütteln mit vergleichweise *wenig Kälte des Körpers.*
Hitze: Leicht, vorübergehend, oder gemischt mit Schweiß. *Kein Durst* im Hitzesatdium.	**Hitze**: Langgezogen und gut gekennzeichnet, *mit Durst.*
Kopfschmerz; Geräusch unerträglich; Schläfrigkeit danach.	Kopf leicht, als ob *er zur linken Seite fallen würde.*
Schweiß: Allgemein; reichlich, oder abwechselnd mit Hitze.	**Schweiß**: Leicht, meist an Stirn und Kopf.
Frost, Hitze und Schweiß, alle erleichtert durch Bewegung.	Kein Stadium wird durch irgendetwas erleichtert.

Capsicum ist ein wertvolles Mittel bei intermittierenden Fiebern, die im Hochsommer auftreten; seine Symptome sind klar bestimmt und können nicht mit irgendeinem anderen Mittel verwechselt werden. Der Frost, der im Rücken *zwischen den Schultern* beginnt, erleichtert durch *heiße Bügeleisen oder heiße Wärmflaschen* und *gemindert durch Bewegung*, ist charakteristisch. Es ist öfter angezeigt als es gebraucht wird - genau umgekehrt wie bei Chinin.

Capsicum, China, Eupatorium perfoliatum und Natrium muriaticum haben Durst kurze Zeit, bevor der Anfall beginnt; „er weiß, daß der Frost kommt, weil er Verlangen zu trinken hat“. Dies ist bei jedem dieser Mittel ein Hauptsymptom des Prodromalstadiums. Capsicum und China aber fehlen die Knochen- und Rückenschmerzen, die so charakteristisch für Eupatorium perfoliatum und Natrium muriaticum sind.

Analyse: Durst vor dem Frost (Chin., Eup-per., Nat-m.), aber keine Knochenschmerzen.

Frost; mit großem Durst, < nach Trinken. Schaudern und Frösteln nach jedem Getränk, > durch Hitze auf dem Rücken.

Hitze; ohne Durst, > durch Bewegung. Schläfrig nach Fieber und nach Essen (Apis, Podo.).

Schweiß: ohne Durst, scharf; oder *nach dem Frost*, oder Hitze mit Schweiß (Ant-c.); > durch Bewegung.

Fieber im Hochsommer.

Kasuistik:

*1) Fröste jeden Morgen, mit Schütteln, gefolgt von Hitze, kein Schweiß, nicht viel Durst, wenig Appetit, Kopfschmerz während des ganzen Anfalls, Nägel werden blau, Gesichtsfarbe fahl, *Fröste beginnen immer im Rücken.* Capsicum C 2, Tropfendosis, dreimal am Tag. Drei Tage später hatte der Patient täglich Frost, „aber er schüttelte nicht mehr". Capsicum C 200, eine Gabe, und eine zweite am nächsten Morgen. Keine Wiederkehr der Fröste. - R.C. SMEDLEY, *H.M.*, VII, S 376.

*2) Ich achte am meisten auf die Apyrexie bei Frösten und Fieber. Eine hysterische Frau erhielt Chinin gegen Fröste, weil es so schwierig war, Symptome zu bekommen. Die Fröste hörten auf, kamen aber nach zwei Wochen wieder. Nach drei Wochen erfolgloser Behandlung sagte sie: „Ist es nicht seltsam? Jedesmal wenn der Frost im Begriff ist sich einzustellen, fange ich an zu trinken." Capsicum C 200, eine Dosis, heilte. - R.W. MARTIN, *N.E.M.G.,* Vol. V.

CARBO ANIMALIS

Charakteristisch: Paßt zu skrofulösen Personen, besonders jungen; oder zur venösen Plethora älterer Menschen, mit blauen Wangen, blauen

Lippen und großer Schwäche; Kreislauf schwach, stagnierend, und die Lebenswärme sinkt auf ein Minimum.

Drüsen verhärtet, geschwollen, schmerzhaft; am Hals, in den Achseln, der Leistengegend, der Mammae; Schmerzen lanzinierend, schneidend, brennend (Con.).

Gutartige Eiterungen verändern sich in jauchige Zustände.

Leicht verstaucht durch Heben selbst leichter Gewichte; Verstauchen und Überheben rufen leicht große Schwäche hervor.

Gelenke schwach, leicht verdreht oder verstaucht (Led., Psor.).

Kopfschmerz nachts; muß sitzen und den Kopf mit beiden Händen halten, um zu verhindern, daß er in Stücke zerspringt.

Abneigung gegen frische, trockene, kalte Luft.

Nach Erscheinen der Menses *ist sie so schwach, daß sie kaum sprechen kann* (kann kaum stehen: Alum., Cocc.); Menses fließen nur am Morgen.

Ein stechender Schmerz bleibt in der Brust zurück nach Wiederherstellung von einer Pleutitis (Ran-b.).

Menstruation, Leukorrhoe, Diarrhoe - alle sind erschöpfend (Ars., - alle sind widerlich riechend: Psor.).

Verschlimmerung: Nach Rasieren (> nach Rasieren: Brom.); geringste Berührung; nach Mitternacht.

Besserung: Durch Wärme; Essen.

Typ: Periodizität nicht ausgeprägt.

Zeit: Abendlicher Anfall 17.00 bis 20.00 Uhr, und 23.00 Uhr.

Frost: *Ohne Durst. Starkes Frösteln während des Tages. Frost nach dem Essen* (Bell., - nach Trinken: Caps., - nach Essen und Trinken: Asar.). Innerlicher Frost am Anfang des Essens; *Frost weckte sie nachts auf*; beginnend *in der Brust* (Apis), mit Schaudern den Rücken herunter; mit eiskalten Füßen; frostig, wenn ein wenig Luft in das Zimmer kommt (Camph., Canth.). Konnte es nicht ertragen, unbedeckt zu sein, weil sie sofort frostig wurde (Acon., Nux-v.). Frost mit Gänsehaut, von 17.00 bis 20.00 Uhr am Abend, später gegen 23.00 Uhr, Erwachen mit reichlichem Schweiß, der bis 2.00 Uhr anhielt, währenddessen sie keine Bettdecken ertrug. Starkes Frösteln den Tag über.

Hitze: Ohne Durst; mit Röte und Brennen der Wangen am Abend; häufige Hitzewallungen in die Wangen, mit Röte. Hitze immer nach einem

Frost, am meisten nachts im Bett. Kopf und oberer Teil des Körpers waren heiß, mit kalten Gliedern; diese wurden nur allmählich warm gegen Morgen. Abneigung gegen Aufdecken während des Hitzestadiums.

Schweiß: Widerlich riechender Nachtschweiß; färbt die Bettwäsche gelb (Fliegen belästigen ihn stark wegen des Schweißes: Calad.). *Nachts* oder gegen Morgen. *Übelriechender; schwächender; erschöpfender; reichlicher Schweiß* (Psor.); *beim Gehen;* bei der geringsten Anstrengung, *sogar beim Essen.* Schweiß in den Kniekehlen (Bufo); reichlich an *Füßen und Oberschenkeln.*

Die Symptome dieses Stadium sind immer leitend und vorherrschend. (Bry. und Chin. haben reichlichen, schwächenden Schweiß, aber es fehlt der widerliche Geruch von Carb-a.).

Beziehungen: Komplementär: Calc-p.

Zunge: Blasen auf der Zunge und an ihren Seiten (Canth.), die schmerzen wie verbrannt. Brennen an der Zungenspitze und Roheit des Mundes, gebessert durch Essen. *Gieriger Hunger* (Cina, Phos.).

Apyrexie: Niemals rein. Alle konstitutionellen Beschwerden werden aufgeweckt, und jede Krankheit ist äußerst entkräftend. *Leukorrhoe färbt die Wäsche gelb.*

Analyse: Der reichliche, schwächende, widerlich riechende, erschöpfende Schweiß ist charakteristisch.

Carb-a. wird selten angezeigt sein, außer das Fieber entwickelt sich nach oder auf irgendeiner konstitutionellen Beschwerde. Das Schweißstadium ist sehr erschöpfend, und steht in keinem Verhältnis zum Frost- und Hitzestadium.

CARBO VEGETABILIS

Charakteristisch: Paßt am besten zu jungen oder alten Personen, die an erschöpfenden Krankheiten gelitten haben (erschöpft durch den Verlust von lebenswichtigen Säften: Chin., Phos-ac., Phos.). Kachektisch, mit schwacher Vitalität.

Personen, die sich nie richtig erholt haben von den erschöpfenden Wirkungen irgendeiner früheren Erkrankung; Asthma datiert von den Masern oder dem Keuchhusten der Kindheit; Verdauungsschwierigkeiten von einer Ausschweifung in Alkohol; schlimme Folgen einer lang zurückliegenden Verletzung; hat sich nie von den Folgen von Typhoid erholt (Psor.).

Schwäche des Gedächtnisses und Langsamkeit des Denkens.

Leiden: durch Chinin, besonders unterdrückte intermittierende Fieber; Mißbrauch von Quecksilber, Salz, Pökelfleisch, oder verdorbenem Fisch, Fleisch, Fetten (All-c.); *überhitzt worden sein* (Ant-c.).

Krankheiten des venösen Systems herrschen vor (Sulf.); Symptome unvollständiger Oxydation (Arg-n.); unzureichender Kapillarkreislauf verursacht Blaufärbung der Haut und Kälte der Extremitäten; die vitalen Kräfte sind fast erschöpft; **möchte dauernd gefächelt werden, muß mehr Luft haben.**

Die Patienten verlangen nach Dingen, die sie krank machen; alte Säufer verlangen nach Whisky oder Weinbrand; möchte die Kleider locker um den Bauch haben.

Schwache Verdauung; *die einfachste Nahrung bekommt nicht.* Exzessive Anhäufung von Gas in Magen und Darm; nach Essen oder Trinken das Gefühl, als würde der Magen bersten. Aufstoßen gibt zeitweise Erleichterung. Folgen von einem Gelage, reichhaltigem Essen, spätem Abendessen.

Schlimme Folgen von Verlust von lebenswichtigen Säften (Caust.); Blutung aus jeder geschwächten Schleimhaut.

Blutung aus jedem Schleimhautausgang; bei zusammengebrochenen und geschwächten Organismen; Blut sickert aus den geschwächten Geweben; Lebenskraft erschöpft.

Nasenbluten in täglichen Anfällen, wochenlang, schlechter durch Anstrengung; Gesicht blaß sowohl vor als auch nach einer Blutung.

Hippokratisches Gesicht; sehr blaß, grau-gelb, grünlich, *kalt mit kaltem Schweiß*; nach Blutung.

Lockerung der Zähne, leicht blutendes Zahnfleisch.

Erwacht oft durch kalte Glieder, *besonders kalte Knie*.

In den letzten Stadien von Krankheit mit reichlichem *kalten Schweiß, kaltem Atem, kalter Zunge, verlorener Stimme* kann dieses Mittel Leben retten.

Verschlimmerung: Im allgemeinen schlechter bei Wetterwechsel, besonders feucht-warmem Wetter; oder in der langgezogenen schwülen Hitze des Sommers oder Herbstes; Butter, Schweinefleisch, fettes Essen; Chininmißbrauch, Quecksilbermißbrauch; morgens.

Besserung: Durch Gefächeltwerden; kühle Luft; Aufstoßen.

Beziehungen: Komplementär: Kali-c.

Mangel an Empfindlichkeit, Reaktionsmangel gegenüber gut ausgewählten Mitteln (Laur., Op., Valer.).

Vergleiche: Chin., Plb. bei verschleppter Lungenentzündung, besonders bei „alten Säufern"; Ant-t. bei drohender Paralyse durch die Unfähigkeit, lockeren Schleim auszuwerfen; Caps., Carb-v. bei Fiebern.

Typ: Periodizität nicht ausgeprägt. Quotidiana, Tertiana oder Quartana. Hektisch, septisch, typhoid, Typhus, perniziöses Gelbfieber. - Während der Epidemie von 1873 in Memphis war Holzkohle als Prophylaktikum sehr beliebt; von mehr als fünfzig Personen, die es nahmen und dauernd dem Fieber ausgesetzt waren, bekam nicht einer die Krankheit. Die übliche Dosis war ½ Teelöffel des rohen Pulvers, zwei- oder dreimal am Tag. - DR. MORSE.

Zeit: 10.00 oder 11.00 Uhr. Abend.

Jährliche Wiederkehr des Anfalls (Lach., Sulf.).

Causa: Fieber durch überhitzt werden; von Leben in feuchten Wohnungen.

Prodrom: Kopfschmerz, klopfend in den Schläfen, Rückenschmerz, reißendes Zahnweh, und reißender Schmerz in den Gliedern; kalte Füße; die beiden letzteren können den ganzen Anfall begleiten.

Frost: *Mit Durst;* manchmal linksseitig; *beginnt in der linken Hand und im linken Arm* (beginnt im rechten Arm: Merl.). Frost mit Kopfschmerz und ungewöhnlicher Mattigkeit; *mit Eiseskälte des Körpers und kaltem Atem* (*mit schrecklicher Kälte, als ob man auf Eis liegt:* Lyc., - als ob ein Stück Eis auf dem Rücken zwischen den Schultern läge: Lachn.); Schaudern und Fröste am Abend, *meistens* nur auf der linken Seite (Caust., - rechte Seite: Bry.); abendlicher Frost mit müdem, matten Gefühl und Hitzewallungen. **Kälte der Knie, sogar im Bett** (Apis); des linken Arms und *linken Beines, sehr kalte Hände und Füße; Fingernägel blau.* Unregelmäßiger Anfall, manchmal *Schweiß zuerst, gefolgt von Frost* (Nux-v.).

Hitze: *Ohne Durst.* Gefühl von Hitze mit großer Angst am Abend, obwohl sie bei Berührung überall kalt war; Wallungen von brennender Hitze am Abend, mit *Kopfschmerz, gerötetem Gesicht, Schwindel und Übelkeit*; müder, wehtuender Schmerz in den Beiden; Schmerz in Magen, Bauch, Milz; beklemmter Atem (Apis, Ars.). Frost und Hitze sind deutlich und selbständig; selten sind Hitze und Schweiß miteinander vermischt oder wechseln einander ab (Frost und Hitze sind vermischt: Ars., - Hitze und Frost wechseln ab: Calc.). Wallungen von brennender Hitze am Abend, gewöhnlich ohne Durst. Kopfschmerz hält *nach der Hitze an* (hält *nach dem Schweiß an*: Ars., Eup-per.). *Geschwätzigkeit während des Hitzestadiums* (Lach., - während Frost und Hitze: Podo).

„Frost mit einem markanten Maß an Durst; kein Durst, oder nur wenig während des Fiebers, aber um das Fehlen des Durstes auszugleichen, *wünscht der Patient, dauernd gefächelt zu werden*" - GUERNSEY.

Schweiß: Reichlich, von einem sauren oder fauligen Geruch; nachts; große Neigung zu schwitzen selbst *beim Essen* (Carb-a.). Feucht auf den oberen Teilen des Körpers. Saurer Morgen-Schweiß, der seinen Träger widerlich riechend macht; Füße schwitzen beim Gehen; er schwitzt leicht in einem warmen Zimmer, und er ist genau so leicht abgekühlt. Reißender Schmerz in den Beinen und Zähnen.

Zunge: Bedeckt mit einem weißen, gelben Belag; trocken, rissig, bleifarben (Ars.); kalt und zusammengezogen. Bitterer Geschmack vor und nach dem Essen. Abneigung gegen Milch, die Flatulenz hervorruft, gegen Fleisch und fette Sachen (Verlangen danach: Carb-a., - Verlangen nach Kaffee, süßen und salzigen Sachen: Nit-ac.).

Puls: Schwach, unregelmäßig, intermittierend, auf den schnellen Verfall hinweisend.

Apyrexie: Entkräftung, Blässe, Gedächtnisschwäche, melancholische Stimmung. *Gastrische Symptome*; Magen und Bauch nach dem Essen durch Gas aufgetrieben (die geringste Menge *macht* bis zum Kinn *voll*: Lyc.). *Gefühl, als ob Magen oder Bauch bersten würden nach Essen oder Trinken*. Übler Gestank der Ausscheidungen (Bapt.).

„Bei kachektischen Patienten mit reichlichem sauer-riechenden Schweiß, *Durst nur während des Frostes*, Erregbarkeit von nervösen Symptomen. Patienten, die geschwächt sind durch vorhergehenden Medikamentengebrauch und häufige Anfallsunterdrückung durch Chinin. *Einseitiger (links) Frost während des Nachmittags, große Entkräftung; mit Eiseskälte des Körpers; Durst und schnellem Verfall; kleiner Puls, zusammengezogene, kalte und leichenhafte Zunge und Gesicht, mit kaltem Atem.*" - T.D. STOWE.

Dieses Bild entspricht ziemlich genau einem sogenannten „perniziösen" oder „kongestiven Fieber".

Analyse: Bei Patienten, die erschöpft worden sind durch irgendeine tiefsitzende Kachexie oder erschöpfende Krankheit, den Mißbrauch von Quecksilber, Salz, Chinin, Lebenskräfte niedrig, große Entkräftung.

Frost; mit Durst; einseitig, linke Hand und Arm; Eiseskälte des Körpers, schneller Verfall, kalter Atem.

Hitze; ohne Durst; gerötetes Gesicht, Geschwätzigkeit; Verlangen, gefächelt zu werden.

Schweiß; reichlich, sauer, übelriechend; schwitzt beim Essen (Carb-a.).

Personen, die sich nie von den Folgen einer früheren Krankheit oder Verletzung erholt haben; Unterdrückung durch Chinin oder Arzneien; Typhoid oder Gelbfieber.

Kasuistik:

*1) F.T., 14 Jahre alt, hatte schon mehrere Monate lang Quartana-Fieber, das Chinin und allen Hausmitteln widerstanden hatte. *Frost* leicht, mit *großem Durst während des Frostes*, wobei wenig auf einmal getrunken wurde; *deutliche Hitze* mit etwas Kopfschmerz; Schwitzen reichlich und übelriechend. Carb-v. C 15 stoppte das Fieber sofort. - M.J.K., *Homoeop. Clinique.*

*2) Exzessives Reißen in allen Gliedern, früh am Morgen, gefolgt von leichten Frösten. Reichlicher Schweiß am Nachmittag ohne jegliche Hitze, streng genommen. Während der Apyrexie Schwindel, im allgemeinen beim Bücken und sich Herumbewegen, besonders am Tage des Anfalls, mit Hitze und Brennen in den Augen, Reißen im Nacken. Gelbe Gesichtsfarbe. Ein Anzahl von Leberflecken im Gesicht. Manchmal schmerzhafte Blasen auf der Zunge. Druck auf dem Magen nach dem Essen. Starke Blähungen. Schmerz im Kreuz beim Bücken. Jede Nacht zeigen sich rote Stigmata in den Kniebeugen und auf den Armen, die in der Wärme heftig jucken und brennen und tagsüber verschwinden. Schmerz im linken Hypochondrium, die Milz ist äußerst geschwollen und hart. Carb-v. C 30 beseitigte alle fieberhaften Symptome innerhalb von acht Tagen. - *Pr. C.*, II, S. 53.

*3) Mai 1866: S.S.H., 38 Jahre alt, intermittierendes Tertiana-Fieber; *zuerst Frost*, dann Hitze, dann Schweiß, mit Schmerz in Kreuz und Knochen, und beachtlichem Durst; beim einleitenden Frost Mattigkeit und kalte Füße; *der Frost beginnt immer in der linken Hand*, danach breitet er sich über den ganzen Körper aus, dauert ein bis zwei Stunden, und wird gefolgt von hohem Fieber mit Kopfschmerz, Übelkeit, unzusammenhängendem Reden, kein Durst. Die Hitze wird gefolgt von reichlichem sauerriechenden Schweiß, mit Schlaf; extrem reizbar und empfindlich vor, während und nach dem Anfall; in der Apyrexie fiebrig, reizbar, leicht beleidigt, und genau so leicht zu Fröhlichkeit erregt. Wurde schon von vielen homöopathischen Ärzten behandelt und hatte schon große Dosen von „Blue Mass", schwarzem Pfeffer und Chinin seit letztem Juli (10 Monate) genommen. Mehrere Mittel entsprechen dem allgemeinen Bild dieses Falles; aber keines in unserer Materia Medica deckt dies eine Symptom - FROST BEGINNT IN DER LINKEN HAND - so genau wie Carb-v. Siehe Hahnemanns *Chronische Krankheiten.* Patient erhielt Carb-v. C 4.000, Einzeldosis. Keine Wiederkehr von Frösten bis heute. - A.P. SKEELS's *H M.*, II., S. 494.

CARBOLICUM ACIDUM

Charakteristisch: Schmerzen sind schrecklich; *treten plötzlich auf*, halten eine kurze Zeit an, verschwinden plötzlich (Bell., Mag-p.).

Tiefe Entkräftung, Kollaps; Hautoberfläche blaß und gebadet in kaltem Schweiß (Camph., Carb-v., Verat.).

„Körperliche Anstrengung, sogar viel gehen, bringt einen Abszeß an irgendeinem Teil hervor, aber im allgemeinen im rechten Ohr." - R.T. COOPER.

Dumpfer, schwerer Stirnkopfschmerz, als ob *ein Gummiband fest über die Stirn gespannt wäre*, von Schläfe zu Schläfe (Gels., Plat., Sulf.).

Wenn Brandwunden zur Geschwürsbildung und jauchiger Absonderung tendieren (Ars., Carb-v., Kreos.); schneller Dekubitus.

Faulige Absonderungen aus Mund, Nase, Rachen, Nasenlöchern, Rektum und Vagina (Anthr., Psor., Pyrog.).

Bösartiger Scharlach und Pocken (Am-c.).

Ausgefranste Wunden von stumpfen Instrumenten; Knochen bloß, zerstoßen; viel Verschorfung an Weichteilen (Calend.).

Verlangen nach Whisky und Tabak (Asar., Carb-v.).

Erbrechen: der Trinker, in der Schwangerschaft, Seekrankheit, Krebs; von dunkler, olivgrüner Flüssigkeit (Pyrog.).

Dysenterie: flüssiger Schleim, wie Geschabsel von Schleimhäuten und starker Tenesmus (Canth.); Durchfall; Stühle dünn, unfreiwillig, schwarz, von einem unerträglichen Geruch.

Verstopfung, mit **schrecklich widerlichem Atem** (Op., Psor.).

Leukorrhoe: scharf, reichlich, übelriechend, grün.

Beziehungen: Vergleiche: Ars., Kreos. bei Brandwunden.

Carbolicum acidum wird antidotiert durch verdünnten Apfelessig.

Typ: Intermittierendes Fieber, mit Hypertrophie der Milz; remittierendes, heimtückisches infektiöses Fieber, im Herbst; Darm-Typhoid; Typhus; Scharlach; Gelbfieber; septisches Fieber. Alle Fieber neigen zu Kollaps oder Bösartigkeit.

Frost: Frostig; in einem warmen Zimmer, oder in der frischen Luft. Frost gefolgt von Fieber und etwas Schweiß, mit taubem Schmerz in Armen und Beinen; Puls klein und schnell; < zur Zeit des Sonnenuntergangs und die Nacht hindurch; fühlte sich, als hätte er sich schwer erkältet.

Hitze: Hohes Fieber und häufig wiederkehrende Fröste wechseln einander ab. Haut heiß, trocken, **mit starker Ruhelosigkeit**.

Schweiß: Reichlich; nachts gebadet in Schweiß. Schweiß kalt, klamm, scharf, übelriechend, erschöpfend.

Puls: Schnell, 120 - 130; schwach, klein, flatternd; intermittierend und langsam; unregelmäßig.

Zunge: Brennend und prickelnd, als ob tausend Nadeln sie stechen würden (Arum). Belegt, weiß; rote Papillen hier und da (Ant-t., Bell.); dunkelbraun; dick gelbweißer Belag die Mitte entlang; trocken, glänzend, glasig (Mur-ac., Pyrog.). Sordes. Atem stinkend.

Analyse: Das Fieber ist am Anfang hoch; Temperatur hoch; Puls schnell, schwach; der Anfall ist plötzlich, schnell entkräftend, und tendiert zu Bösartigkeit. Fieber mit Milzvergrößerung.

CASCARILLA

Charakteristisch: Beschwerden durch Blutverlust oder lebenswichtige Säfte (Carb-v., Caust., Chin., Phos.).

Die Erschütterung eines jeden Schrittes wird schmerzhaft in der Magengegend empfunden (Bry.).

Frost: *Mit Durst nach warmen Getränken* (Cedr., Sabad., - nach warmen Getränken im Prodromalstadium: Eup-per.), leicht beim Gehen in der frischen Luft, der sofort verschwindet beim Stillstehen, aber bei erneutem Gehen wiederkehrt.

Hitze: *Mit Durst und Verlangen nach warmen Getränken* (Cedr. Eup-pur.); Angst des ganzen Körpers, und ein leichter Schweiß, der von Schläfrigkeit gefolgt wird.

Schweiß: Leicht, auf dem Rücken, beim Gehen in der frischen Luft. Reichlich nachts, die Kleider durchtränkend, aber nicht schwächend.

„Kann während des Fiebers nichts außer heißen Getränken trinken.“ - A.O. HARDENSTEIN.

Der Durst und das Verlangen nach warmen Getränken sind genau so deutlich wie unter *Cedron*, und beide Mittel haben sich als sehr wirksam bei der Behandlung von intermittierenden Fiebern erwiesen, die im unteren Mississippi-Tal auftreten. Der verstorbene Dr. Hardenstein aus Vicksburg verließ sich auf *Cascarilla*, wenn er dieses Symptom antraf, und sagt, daß es selten bei der Heilung versagte.

C A U S T I C U M

Charakteristisch: Paßt zu Personen mit dunklem Haar, straffer Faser; schwache, skrofulöse Personen, mit *äußerst gelber, fahler Gesichtsfarbe*, die zu Affektionen der Atemwege und der Harnwege neigen.

Kinder mit dunklem Haar und Augen, zart, empfindlicher Haut, zu Intertrigo während der Zahnung neigend (Lyc.); oder zu Konvulsionen beim Durchbruch der Zähne (Stann.).

Leiden: von langdauerndem Kummer und Sorge (Phos-ac.); von Schlafmangel, Nachtwachen (Cocc., Ign.); plötzlichen Emotionen, Furcht, Schreck, Freude (Coff., Gels.); Ärger oder unterdrückten Hautausschlägen.

Wundheit oder Rauheit; der Kopfhaut, des Rachens, der Atemwege, des Rektum, des Anus, der Vagina, des Uterus.

Melancholie, traurig, hoffnungslos; sieht von allem nur die Schattenseite; mit Weinen, „die geringste Sache bringt das Kind zum Weinen“.

Kinder lernen langsam Gehen (Calc-p.).

Unsicheres Gehen und leichtes Fallen der kleinen Kinder.

Menses: zu früh; zu schwach; Fluß *nur oder hauptsächlich während des Tages*; hören auf beim Niederlegen.

Verstopfung; häufige, wirkungslose Anstrengungen; *Stuhl entleert sich besser im Stehen*; behindert durch Hämorrhoiden; zäh, glänzend.

Wasserlassen; unwillkürlich, beim Husten, Niesen, Naseschneuzen (Puls., Scill., Verat.); nächtlich, während des ersten Schlafes (Sep., Tub.).

Husten: mit Unfähigkeit, das Sputum heraufzubekommen, muß geschluckt werden; > durch einen Schluck kalten Wassers; *bei der Ausatmung*; nach Keuchhusten.

Kann nachts keine angenehme Lage finden und nicht einen Moment still liegen.

Kann sich nicht warm genug zudecken, aber Wärme bessert nicht.

Narben, besonders von Verbrennung und Schorfe, frischen auf, werden wieder schmerzhaft; die Patienten sagen, „sie haben sich seit jeder Verbrennung nie mehr wohl gefühlt“.

Jeder Teil, den sie anfaßt, brennt.

Lähmung einzelner Teile; Stimmorgane, Zunge, Augenlider, Gesicht, Extremitäten, Blase; *im allgemeinen auf der rechten Seite*; Beginn allmählich.

Gestörte funktionale Tätigkeit von Gehirn und Rückenmarksnerven, endend in Lähmung.

Starkes Mitleidsgefühl für das Leiden anderer.

Rheumatische Affektionen, mit Kontaktion der Beuger und Steifheit der Gelenke; Spannung und Verkürzung von Muskeln (Am-m., Cimx., Guaj., Nat-m.).

Roheit und Wundheit: von Kopfhaut, Rachen, Atemwegen, Rektum, Anus, Harnröhre, Vagina, Uterus (als ob gequetscht: Arn., als ob verstaucht: Rhus-t.).

Warzen: groß, gezackt, oft gestielt; leicht blutend, Feuchtigkeit absondernd; klein, über den ganzen Körper; auf den Augenlidern, im Gesicht; auf der Nase.

Dem Patienten geht es eine Zeit lang besser, danach kommt ein „Stillstand“.

Beziehungen: Komplementär: Carb-v., Petros.

Unverträglich: Phos. Darf nicht vor oder nach Phos. gebraucht werden, das ist niemals zuträglich; die Säuren; Kaffee.

Verschlimmerung: Bei klarem, schönen Wetter; aus dem Freien in ein warmes Zimmer kommen (Bry.); kalte Luft; kalte Zugluft; beim Kaltwerden; Naßwerden; durch Baden.

Besserung: In feuchtem, **nassen Wetter;** Wärme; warme Luft.

Typ: Nicht charakteristisch. Linksseitig (Carb-v.).

Zeit: 16.00 Uhr oder Mitternacht, mit Schweiß gegen 4.00 Uhr.

Fieber *ohne Frost*, 18.00 bis 20.00 Uhr.

Frost: *Ohne Durst*, **gemindert im Bett durch Trinken** (Graph., - verstärkt durch Trinken: Caps.). Frösteln und Kälte *der ganzen linken Seite* (Carb-v.); der erkrankten Teile. Schaudern, *im Gesicht beginnend*, danach über den Körper sich ertreckend. Innerlicher Frost, gefolgt von *Schweiß ohne dazwischenliegende Hitze.* (Siehe Caps., Cimx.). Gegen 16.00 Uhr: zuerst Frösteln, mit Kriebeln in den Beinen hinauf in den Rücken, mit Müdigkeit, drei Stunden dauernd, gefolgt von Schweiß *ohne Hitze oder Durst (ohne Hitze oder Schweiß:* Bov.*). Schüttelfrost über den ganzen Körper; schaudernder Frost über den ganzen Körper, ohne Durst oder nachfolgende Hitze. Er ist immer entweder frostig oder in einem Schweiß.* Schaudern vom Gesicht aus über die Brust oder den Rücken entlang hinab bis zu den Knien. Schaudern und Kälte *einzelner Teile* wie Arm, Unterarm, Oberschenkel, Bein, Bauch, Rücken (übriger Körper normal), ohne Hitze oder Schweiß. Gefühl, daß kaltes Wasser in einem kleinen Strom quer über den Körper läuft; daß kalter Wind auf die Wirbelsäule zwischen den Schulterblättern bläst. Erkältet sich leicht (Bar-c., Calc.). Sehr empfindlich gegen kalte Luft oder einen Luftzug (Camph., Canth.); *kalte Füße. Frost verschwindet nach unten.*

Hitzewallungen, gefolgt von Frost.

Hitze: *Ohne Durst,* tritt auf gegen Morgen oder in der Nacht; kein klar umrissenes Hitzestadium, sondern *gemischt,* nicht *abwechselnd,* mit Frösteln. Hitze von Kopf und Gesicht; Wärme und Röte des Gesichts und Hitze im Gesicht und den Augen *nach Essen.* Hitze von 18.00 bis 20.00 Uhr, der kein Frost oder Schaudern vorausgeht - Hitze deszendierend - und scheint ein sekundärer Fieberanfall zu sein.

Schweiß: Ohne Durst. *Unmittelbar nach dem Frost, ohne dazwischenkommende Hitze* (Ant-t.). *Reichlicher Schweiß beim Gehen in der frischen Luft, durch Bewegung* (Bry., - gebessert durch Bewegung: Caps.); *während des Tages beim Schlafen. Sauer riechender Nachtschweiß über den ganzen Körper* (Hep.) *Klebriger Schweiß von stark urinösem Geruch.* Feuchtigkeit über den ganzen Körper, ohne Hitze oder Durst, mit Gähnen und Strecken. **Erwachte um 4.00 Uhr** mit reichlichem Schweiß über den Körper - ohne Durst - der 24 Stunden anhielt. Schwere und Brausen im Kopf.

„Frost herrscht vor, viel deutlicher als die anderen Stadien, und linksseitig; gefolgt von Schweiß und später von Hitze; alles gegen und während des Abends auftretend." - T.D. STOWE.

Zunge: Nicht belegt, trocken, mit schmerzhaft brennenden Bläschen an den Seiten und an der Zungenspitze; oder weiß belegt an beiden Seiten, rot in der Mitte.

Verlangen nach geräuchertem Fleisch; nach Bier. Abneigung gegen süße Sachen, mit Unbekömmlichkeit.

Apyrexie: Nicht deutlich, außer in bezug auf früher vorhandene Symptome, auf die sich *die Kraft des Frostes* häufig konzentriert. Früher erkrankte Organe oder Teile neigen dazu, schmerzhaft zu werden während des Frostes, oder der Schmerz tritt erneut auf nach dem Anfall.

Analyse: Chronische Fälle mit konstitutioneller Kachexie. Eines der wenigen Mittel, bei denen Schweiß dem Frost folgt ohne dazwischen auftretende Hitze.

Linksseitiger Frost, am deutlichsten von allen Mitteln, und ein Leitsymptom von Causticum.

Frost ohne Durst > im Bett und durch Trinken.

Kein Durst im Hitze- oder Schweißstadium.

Hitzewallungen gefolgt von Frost.

Morgenschweiß ist charakteristisch.

C E D R O N

Charakteristisch: Paßt besonders für Frauen; Personen von nervösem, erregbaren Temperament, von lüsterner Neigung.

Nervöse Depression, und choreatische Anfälle nach Koitus, deutlicher bei Frauen (Schwäche danach, deutlicher bei Männern).

Migräne jeden zweiten Tag um 11.00 Uhr (jeden Tag: Nat-m.).

Schmerzen, reißend und zerrend in den Gliedern.

Menses: während, Mund und Zunge sehr trocken; großer Durst; Epilepsie, die Frühsymptome erscheinen *genau an demselben Tag, an dem der Fluß beginnt. Konvulsionen treten regelmäßig bei jeder Menstruation auf.* - Vor: Leukorrhoe regelmäßig jeden Monat, *fünf oder sechs Tage vor der Regel* (Kali-c.); Leukorrhoe anstelle der Menses (Cocc.). - Nach: reichlicher Speichelfluß.

Beseitigt Brausen in den Ohren, das durch Chinin hervorgerufen wurde.

Verschlimmerung: Bewegung erneuert den Frost; vor einem Sturm.

Besserung: Warme Getränke; warmes Zimmer.

Typ: Quotidiana; Tertiana; tropische Ansteckung; *Periodizität deutlich*; Anfälle treten mit uhrgenauer Regelmäßigkeit auf (Aran.). Intermittierende Kopfschmerzen, Neuralgie, Gesichtsschmerzen. Zur selben Zeit in der Schwangerschaft, Tendenz zur Fehlgeburt.

Zeit: *Abend um 18.00 oder 18.30 Uhr; 4.00 Uhr und 16.00 Uhr* (3.00 Uhr: Thuj.); **15.00 Uhr bis Abend** (Apis).

Prodrom: Gegen Mittag, *vorausgehender fiebriger Anfall*, deprimiertes Gemüt, Dumpfheit der Sinne, und drückender Kopfschmerz. 20 bis 40 Minuten lang geistige Erregung; Erhöhung der vitalen Energie; blühendes, belebtes Gesicht und ein Gefühl allgemeiner Hitze.

Frost: *Mit Durst.* Regelmäßige Anfälle, beginnend mit Frösten in Rücken und Gliedern, Kälte in Füßen und Händen. Schwerer Frost; schüttelt den ganzen Körper. Mund trocken, großer Durst nach kaltem Wasser. *Allgemeine Kälte*, Schaudern im Rücken, eiskalte Füße, brennende Hände, Gefühl in den Augen wie nach vielem Weinen. Schaudern überall um 3.00 Uhr, mit Unwohlsein und Neigung, sich niederzulegen (Thuj.); Schaudern wird *erneuert durch jede Bewegung* (Nux-v.,

Chin.); Kälte der Hände, Füße und Nase; Hitzewallungen im Gesicht; gegen 18.00 Uhr Gesicht dauernd heiß, mit Beißen in den Augen, besonders wenn sie geschlossen werden. Frösteln von Rücken und Beinen; ungewöhnliche Blässe der Hände, rotes Gesicht, Schwere des Kopfes; Frösteln gefolgt von schlimmem Stirnkopfschmerz, roten Augen, und Jucken der Augenlider innerlich und äußerlich, Eiseskälte der Hände und *der Nasenspitze*, das übrige Gesicht heiß und brennend heiß. Während des Frostes Hände, Füße, und Nase kalt, mit Kongestion zum Kopf, Herzklopfen und beschleunigter Atmung. Krämpfe und schmerzhaftes Gefühl mit reißenden, zerrenden Schmerzen in den oberen Extremitäten, Füße und Hände eiskalt. Fröste und Schaudern des ganzen Körpers. Frost herrscht vor (Petr.).

Hitze: *Mit Durst* nach warmen Getränken. (Casc., Chel., Sabad.). „Kann während des Fiebers nichts trinken außer heißen Getränken." Trockene Hitze während der Nacht; trockene Hitze des ganzen Körpers; belebtes Gesicht und reichlicher Schweiß; Zähneklappern und Schütteln des ganzen Körpers; großes Verlangen und Sehnen nach warmen Getränken (wünscht selten kalte Getränke), und Absonderung von großen Mengen blassen Urins. Verlangen zu schlafen, wenn die Hitze weggeht (Apis). „Taubes, totes Gefühl in den Beinen; sie fühlen sich vergrößert an. Der ganze Körper fühlt sich taub an" (Hände und Füße fühlen sich tot an: Cimx., - Finger fühlen sich tot an: Sep.).

Schweiß: *Mit Durst. Trockene Hitze, gefolgt von reichlichem Schweiß* (Chin.), der Krämpfe vorausgingen, die gefolgt wurden von zusammenziehenden, reißenden Schmerzen in den oberen und unteren Extremitäten, mit einem Kältegefühl der Hände und Füße; Mund trocken, großer Durst und Verlangen nach kaltem Wasser; Fröste und Schaudern, manchmal sehr starkes Schaudern über den ganzen Körper; *Herzklopfen und beschleunigte Atmung; Urin spärlich und hochgefärbt.*

Zunge: Gelb belegt sogar bis zur Spitze, beim Aufstehen am Morgen. Um 17.00 Uhr unerträglich stechendes Jucken der Zunge, sie muß sie die ganze Zeit gegen den Gaumen reiben. Um 17.30 Uhr kriebelndes Stechen der Zunge, eine halbe Stunde später Frösteln, mit Hitze des Gesichts, blassen Händen; *Füße und Nasenspitze kalt.* Kriebelndes Stechen der Zunge früh am Morgen; geht weg nach Essen.

Puls: Schwach und gedämpft während des Frostes, schnell und voll, mit belebtem, roten Gesicht, bei der Hitze.

Apyrexie: Dauerte von 15 bis 17 Stunden, nach denen - und genau zu derselben Zeit wie am Vortage - der Anfall sich wiederholte; ruhelos; sehr nervös; kalt und blaß; Schwäche, doch Wiederkehr des Appetits; vorübergehende Schmerzen werden in den Gelenken gefühlt, hauptsächlich im rechten Ellbogen, der zu schwitzen scheint; allgemeines Unwohlgefühl; große Schwäche; Körper schwer; Gemüt verstimmt. Brausen in den Ohren, Taubheit nachts.

Die Schwäche ist fast so deutlich wie bei China, doch sie scheint mehr von der Tätigkeit des Gehirns und des Nervensystems abhängig zu sein als von der Wirkung des reichlichen Schweißes, was so charakteristisch für China ist. Es wird gesagt, daß es zu den intermittierenden Fiebern paßt, die *in niedrigen, sumpfigen Gegenden* auftreten, besonders *zu warmen Jahreszeiten* und *in tropischen Ländern.* Es sollte das Mittel sein, an das man zuerst bei „Panama"-Fieber denken sollte.

Der Frost oder das Frösteln herrschen vor, doch kein Stadium des Anfalls ist „scharf umrissen" oder gut ausgeprägt wie bei China, Eupatorium und einigen anderen Mitteln. *Beim Frost* ist Frösteln und Hitze vorhanden, oder Hitzewallungen, oder heiße Hände, oder rotes Gesicht und Kongestion des Kopfes, besonders der Hirnhäute. Während der Hitze gibt es Schaudern, Schütteln, kalte Hände und Nase. Während des Schweißes gibt es Kälte und Hitze, und Hitze und Schweiß sind unregelmäßig gemischt.

Wäre es nicht wegen seiner „uhrengenauen Periodizität", so würde Cedron viel besser zu remittierenden als zu intermittierenden Fiebern passen, wenn wir einen Namen allein behandeln würden. Es wurde mit besserem Erfolg in den Südstaaten und tropischen Zonen als in nördlicheren Breiten gebraucht, wo es in den letzten Jahren außer Gebrauch gekommen ist wegen seines häufigen Versagens, obwohl es offensichtlich angezeigt war.

Analyse: Regelmäßigkeit der Anfälle „pünktlich wie die Uhr" (Aran.).
Verlangt nach warmen Getränken.
Reichlicher Schweiß.

Ansteckende Fieber der niedrigen Sumpfgegenden in tropischen Ländern. „Panama" oder Fieber des Kanals; bei Personen aus tropischen Ländern.

CHAMOMILLA

Charakteristisch: Paßt zu Personen, besonders Kinder - *neugeboren* oder während der Zahnung - mit hellem oder braunem Haar, erregbarem, nervösen Temperament; überempfindlich durch den Gebrauch oder Mißbrauch von Kaffee oder Betäubungsmitteln.

Übellaunig, reizbar, überempfindlich gegen Schmerz, bringt zur Verzweiflung (Coff.); kann keine höfliche Antwort geben.

Kind außerordentlich *reizbar, ärgerlich*; **ist nur ruhig, wenn getragen**; ungeduldig, will dies und das, wird zornig, wenn es verweigert wird, oder wenn es ihm angeboten wird, weist es dies ärgerlich zurück (Bry., Cina., Kreos.); „zu böse, um zu leben"; mürrisch, boshaft.

Patient kann niemanden in seiner Nähe ertragen; kann nicht ertragen, angesprochen zu werden, antwortet schnippisch; weinend, stöhnend.

Eine Wange rot und heiß, die andere blaß und kalt.

Überempfindlich gegen frische Luft, Abneigung gegen Wind.

Beschwerden durch Zorn, besonders Frost und Fieber.

Schmerzen; spasmodisch, quälend, möchte sie loswerden.

Zahnschmerzen, wenn irgendetwas Warmes in den Mund genommen wird (Bism., Bry., Coff.); beim Eintreten in ein warmes Zimmer; im Bett; durch Kaffee; während der Menses oder der Schwangerschaft.

Schmerz: scheint unerträglich, bringt zur Verzweiflung; < durch Hitze; < am Abend vor Mitternacht; mit Hitze, Durst und ohmachtsartiger Schwäche; mit *Taubheit des affizierten Teils;* Aufstoßen <.

Konvulsionen der Kinder durch Stillen, *nach einem Wutanfall* bei der Mutter (Nux-v., - nach einem Schreck bei der Mutter: Op.)

Heftige rheumatische Schmerzen treiben ihn nachts aus dem Bett, zwingen ihn, herumzugehen (Rhus-t.).

Schläfrig, aber kann nicht schlafen (Bell., Caust., Op.).

Brennen der Sohlen in der Nacht, streckt die Füße aus dem Bett (Med., Puls., Sang., Sanic., Sulf.).

Beziehungen: Komplementär: Bell. bei Kinderkrankheiten, craniale Nerven; Cham.: abdominale Nerven.

Bei Fällen, die durch den Gebrauch von Opium oder Morphium verdorben sind. Bei Gelassenheit des Gemüts ist Chamomilla kontraindiziert.

Verschlimmerung: Abends, vor Mitternacht; Hitze; Zorn; frische Luft.

Besserung: Durch Fasten; warmes, nasses Wetter; Getragenwerden.

Typ: *Quotidiana*; regelmäßige Stadien am Nachmittag. Anticipiert, gewöhnlich jeden Tag zwei Stunden. Continua, Typhoid, durch Zorn, Sorge, Kummer, Erkältung.

Zeit: 11.00 Uhr. *16.00 Uhr bis 23.00 Uhr dauernd.* Fieber ohne Frost, 9.00 bis 12.00 Uhr *mit Röte einer Wange und Blässe der anderen.*

Causa: Frühjahrs-Fieber (Canch.) bei nervösen, empfindlichen Personen, besonders Stadtbewohnern; durch Zorn oder Mißbrauch von Kaffee oder Opium; während der Zahnung.

Prodrom: „Sehr reizbar, mürrisch, übellaunig, jähzornig. Wehtun in allen Gelenken". - E.V. ROSS.

Frost: *Ohne Durst*; leichtes Schaudern kriecht häufig über den Körper, abwechselnd mit Hitze des Gesichts. *Schaudert beim Aufdecken oder Entkleiden* (Hep.); in der kalten Luft; an einigen Teilen, im Gesicht, an den Armen, über den Rücken und den Bauch. Schaudern einzelner Teile und Hitze anderer (Schweiß und Hitze einzelner Teile: Bry.). Schaudern und Hitze vermischt, **meist mit einer roten und einer blassen Wange.** *Frost nur am hinteren mit Hitze des vorderen Teiles des Körpers*, oder umgekehrt; *kommt in Anfällen wieder.* Kalte Glieder, mit brennender Hitze des Gesichtes, in den Augen, und brennend heißem Atem. Kälte über den ganzen Körper, mit brennender Hitze des Gesichtes, **die wie Feuer aus den Augen kommt.** Frost und Kälte des ganzen Körpers, mit brennender Hitze des Gesichts und heißem Atem.

Hitze: *Mit etwas Durst. Langdauernde Hitze, mit heftigem Durst und häufigem Aufschrecken aus dem Schlaf. Hitze und Schaudern vermischt, mit* **einer roten und einer blassen Wange.** Brennende Hitze in leicht bedeckten Teilen, obwohl sie fast kalt sind, wenn sie nicht bedeckt sind. Hitze und Schweiß des Gesichtes beim Essen und Trinken (Anac., Bell.). *Große Unruhe, Angst. Sehr reizbar, kann kaum höflich antworten* (Bry., - äußerst reizbar, alles macht ihn zornig: Anac.).

Schweiß: *Heißer Schweiß, besonders von Gesicht und Kopf;* schwitzt leicht. *Reichlicher Schweiß an bedeckten Teilen* (Chin., - die affizierten Teile schwitzen reichlich: Ant-t.). Reichlicher Schweiß in der Nacht; beim Erwachen hört der Schweiß auf, und kehrt wieder beim Einschlafen (Sabad.). Schweiß häufig von saurem Geruch und mit Beißen der Haut (Caps.). Erleichterung von Schmerz nach Schweiß, nicht während.

Zunge: Gelblich belegt; oder weiß an den Seiten und rot in der Mitte (das gegenteil von Ant-t.). Blasen auf der Zunge. Geschmack bitter, sauer, faulig.

Apyrexie: Niemals rein; konstitutionelle und Gemütssymptome dieses Stadiums sind gewöhnlich leitend. Die Patienten leiden an schlechter Verdauung.

Als Folge von Zorn oder Ärger haben wir oft anstelle des gewöhnlichen Fieberanfalls heftige Kolik, biliöses bitteres Erbrechen und Durchfall. Chamomilla wetteifert mit Cina und Arsenicum bei der Behandlung von intermittierenden Fiebern, die bei Kindern auftreten.

Analyse: Fieber bei Kindern; reizbar, mürrisch. Fieberanfälle im Frühjahr, bei nervösen Personen, die in Städten wohnen: durch Zorn, Ärger.

Hitze: Eine Wange rot und heiß, die andere blaß und kalt. Kälte des Körpers mit brennender Hitze des Gesichts (Arn.).

Schweiß: heiß, des Kopfes und Gesichts; reichlich an bedeckten Teilen (Chin.).

Anstelle von Fieber-Anfällen heftige biliöse Kolik mit Erbrechen und Durchfall von Zorn oder Ärger.

Kasuistik:
*Mrs. T., eine große, dicke Dame, 30 Jahre alt. Leichtes Frösteln, das drei Stunden anhält, mit roten Wangen, kein Durst. Fieber hoch, *mit einer roten Wange und Galleerbrechen.* Sie war sehr mürrisch und genau so unhöflich zu mir. Beachtlicher Schweiß. Anfall am Nachmittag, mit Anticipation von zwei Stunden. Cham. C 200, alle drei oder vier Stunden während der Apyrexie. Geheilt. - A.L. FISHER, *A.J.H.M.M.*, V, S. 177.

CHELIDONIUM

Charakteristisch: Paßt zu dünnen, mageren, reizbaren Personen; helle Gesichtsfarbe, Blonde; anfällig für hepatische, gastrische und abdominale Beschwerden (Podo.).

Dauernder Schmerz unter dem unteren und inneren Winkel des rechten Schulterblattes (Kali-c., Merc., - unter dem linken: Chenop.-g., Sang.).

Leiden, die durch Wetterwechsel hervorgerufen oder erneuert werden (Merc.); > nach Mittagessen.

Periodische Orbitalneuralgie (rechte Seite) mit exzessivem Tränenfluß, die Tränen strömen geradezu heraus (Rhus-t.).

Verlangen nach *sehr heißen Getränken,* wenn sie nicht fast kochen, behält sie der Magen nicht (Arn., Casc., Cedr., Eup-pur.).

Verstopfung; Stuhl hart; runde Kugeln (Op., Plb., Sanic.).

Durchfall: nachts; schleimig, grau, gelblich, wässerig.

Schwäche und Mattigkeit nach dem Essen, möchte sich niederlegen.

Gesicht, Stirn, Nase, Wangen sind bemerkenswert gelb.

Gelb-graue Farbe der Haut; verwelkte Haut; der Handteller (Sep.).

Spasmodischer Husten; kleine Schleimklumpen fliegen beim Husten aus dem Mund (Bad., Kali-c.).

Affiziert meist die rechte Seite; rechtes Auge, rechte Lunge, rechtes Hypochondrium und rechter Bauch, rechte Hüfte und rechtes Bein; rechter Fuß kalt wie Eis, der linke normal (Lyc.).

Beziehungen: Chelidonium antidotiert den Mißbrauch von Bryonia, besonders bei hepatischen Leiden.

Ars., Lyc. und Sulf. folgen gut und können oft erforderlich werden, um die Heilung zu vollenden.

Verschlimmerung: Morgens (Bry., Nux-v.).

Besserung: Abends (Gegenteil von Puls.).

Typ: Wechselnd. Periodizität nicht deutlich. Remittierend, kontinuierlich, biliös, Malaria-ähnlich. Typhoid und hepatische Komplikationen.

Zeit: *Stunde* nicht charakteristisch.

Anfall nachmittags und abends.

Frost: Ohne Durst, über den ganzen Körper, *in Händen und Füßen beginnend* (Gels.), beim Gehen in frischer Luft; geht im Zimmer weg. Schüttelfrost abends im Bett. *Schüttelfrost, mit Schaudern, Zähneklappern, wie mit eiskaltem Wasser übergossen* (Am-m., Ant-t., Sabad.). Schüttelfrost, mit Übelkeit; schlechter an Händen und Füßen; *mit Erweiterung der Venen der Hände und Arme* (Vergrößerung der Venen der Arme und Beine während der Hitze: Chin-s.). Rechtes Bein und Fuß bis zum Knie eiskalt (Kälte des rechten Beins, als ob man in kaltem Wasser stehen würde: Sabad.). Kälte der Nase; des Gesichts; der Wangen; des Hinterkopfes; der Magengrube; des Bauches; der Hände und Füße; des Darms, nach Wassertrinken; in der frischen Luft; den Rücken hinunterlaufend (Meny., Petr.).

Hitze: Brennende Hitze der Hände, des Gesichts, der Wangen, der Augenlider, des Kopfes, der Ohren, der Nasenspitze, der Stirn. Wallungen von glühender Hitze an unterschiedlichen Teilen des Körpers; auf den Schulterblättern; in den Hüftgelenken. Brennende Wangen, von einer dunkelroten umschriebenen Farbe (Sang., - von einer Mahagonifarbe: Eup-per.). Hitze der Wangen, mit rotem, geschwollenen Gesicht (Cact.).

Schweiß: Während des Schlafes; gegen Morgen; besser nach dem Erwachen. Schwitzt, wenn die Schmerzen verschwinden (Schmerzen erleichtert durch reichlichen Schweiß: Arn., Eup-per., Nat-m.).

Zunge: Dick belegt, weiß oder gelb, mit rotem Rand; zeigt Zahneindrükke (Merc., Podo.). Geschmack: bitter; fade; bitterer Speichel sammelt sich im Mund. *Verlangen nach Milch, die nun vertragen wird* (die Flatulenz verursacht: Carb-v.). Schmerz im Magen > *durch Essen* (Anac., Petr.).

Puls: Während des Frostes klein und schnell; nach dem Anfall langsam.

Apyrexie: Niemals rein; neigt dazu, in ein remittierendes oder kontinuierliches Fieber überzugehen. Stechende Schmerzen in der Lebergegend, in Richtung Rücken schießend. Linkes Hypochondrium empfindlich gegen Druck.

Analyse: Der schüttelnde, schaudernde Frost, als ob mit Eiswasser übergossen; < in der frischen Luft.

Frost: der rechten Seite und einzelner Teile.

Hitze: brennend, einzelner Teile; umschrieben dunkelrote Wangen. Schmerz in der Leber oder unter dem rechten Schulterblatt.

Schweiß: während des Schlafes; wenn der Schmerz verschwindet.

C H I N A

Charakteristisch: Paßt zu stämmigen, „dunkelhäutigen" Personen; zu einstmals robusten Organismen, die geschwächt wurden, „zusammengebrochen" sind, durch erschöpfende Absonderungen.

Apathisch, gleichgültig, schweigsam (Phos-ac.); verzweifelt, trübsinnig, möchte nicht mehr leben, aber es fehlt der Mut zum Selbstmord.

Leiden: durch **Verlust lebenswichtiger Säfte, besonders durch Blutungen,** *exzessiven Milchfluß, Durchfall, Eiterung* (Chin-s.); von Malaria-ähnlichem Ursprung, mit deutlicher Periodizität; kehrt jeden zweiten Tag wieder.

Nach dem Klimakterium bei reichlicher Blutung; akute Krankheiten enden oft in Wassersucht.

Schmerzen: sind schießend oder ziehend-reißend; in jedem Gelenk, allen Knochen, Periost wie verstaucht, wund überall; muß dauernd die Glieder bewegen, weil Bewegung Erleichterung bringt (Eup-per., Rhus-t.); erneuert durch Berührung, und danach allmähliche Verstärkung bis zu großer Höhe; < geringste Berührung, > durch harten Druck.

Große Schwäche, Zittern, Abneigung gegen körperliche Anstrengung; nervös; empfindlich gegen Berührung, *gegen Schmerz, gegen Zugluft*; unerquicklicher Schlaf < nach 3.00 Uhr.

Eine Hand eiskalt, die andere warm (Dig., Ip., Puls.).

Kopfschmerz: *als ob der Schädel bersten wolle*; intensives Klopfen in Kopf und Karotiden, Gesicht gerötet; vom Hinterkopf über den ganzen Kopf; < Sitzen oder Liegen, muß stehen oder gehen; *nach Blutung oder sexueller Ausschweifung*.

Gesicht blaß, hippokratisch; Augen eingesunken und von blauen Rändern umrundet; blasser, kränklicher Ausdruck wie nach Exzessen; Zahnschmerz beim Stillen des Kindes.

Exzessive Flatulenz von Magen und Darm; Aufstoßen gibt keine Erleichterung (Lyc., Podo., - gibt Erleichterung: Carb-v.); < nach Obstessen.

Kolik: zu einer bestimmten Stunde jeden Tag; periodisch, durch Gallenstein (Card-m.); < nachts, nach Essen; > Zusammenkrümmen.

Wehen hören durch Blutung auf; kann nicht ertragen, berührt zu werden, nicht einmal ihre Hände.

Blutungen: aus Mund, Nase, Uterus oder Darm; *langdauernd*; Verlangen nach sauren Sachen; Blut dunkel, oder dunkel und klumpig, mit Klingen in den Ohren, Ohnmacht, Verlust des Sehvermögens, allgemeiner Kälte und manchmal Konvulsionen (Ferr., Phos.).

Beziehungen: Komplementär: Ferrum.

Verschlimmerung: Durch die geringste Berührung; jeden zweiten Tag; *Luftzug*; Milch; nachts; nach den Frösten; Gemütserregung.

Besserung: Wärme; während der Ruhe; Druck; Zusammenkrümmen.

Typ: Veränderlich. *Tertiana* oder Tertiana duplicata; Quotidiana oder Quotidiana duplicata; Quartana duplicata; Malaria-ähnlich; remittierend.

Anticipiert jeden Anfall zwei bis drei Stunden (Chinin).

„Anfall jeden siebenten Tag, etwa drei Stunden jeden nachfolgenden Frost anticipierend." - W.J. HAWKES.

Zeit: Nicht charakteristisch; kann zu jeder Stunde des Tages beginnen; im allgemeinen gegen Mittag; *niemals in der Nacht*. 17.00 Uhr, 5.00 Uhr. *Die Anfälle kehren alle sieben oder alle vierzehn Tage wieder* (Ars., Puls).

Causa: Sumpffieber sind immer als seine besondere Domäne betrachtet worden. Eine Änderung der Theorie kann auch die Causa von Grund auf ändern, von der man nun annimmt, daß sie zu China besonders paßt, aber dank des *Ähnlichkeitsgesetzes* wird dies nicht im geringsten seine homöopathischen Indikationen betreffen.

Prodrom: Großer Durst (Caps., Eup-per., Puls., - Durst und Knochenschmerzen: Eup-per.); *rasender Hunger; Übelkeit; Angst;* Kopfschmerz; Schwäche; *Herzklopfen,* mit Angst; Niesen, wenn der kalten Luft ausgesetzt; beklemmende Kolik; und ein allgemeines Krankheitsgefühl.

„*Ruheloser Schlaf in der Nacht vor dem Anfall*". - HAHNEMANN.

Frost: *Ohne Durst* (mit Durst: Caps., Ign., Chinin). [*Beobachtung von Hahnemann*: Bei allen meinen Beobachtungen habe ich festgestellt, daß das China-Fieber dadurch charakterisiert ist, daß der Durst nicht während des Kältestadiums, auch nicht beim Schaudern oder Frösteln, auftritt; sondern daß im Gegenteil der Durst nach dem Kältestadium kam, oder - was dasselbe ist - daß der Durst **kurz vor** dem Hitzestadium einsetzte.] *Durst hört auf, sobald der Frost beginnt.* **Allgemeiner Schüttelfrost über den ganzen Körper**, in den Beinen unterhalb der Knie beginnend, *verstärkt durch Trinken. Schaudern oder Frösteln, mit Gänsehaut, nach jedem Schluck eines Getränks* (enthält sich des Trinkens, weil jeder Schluck den Frost verstärkt: Eup-per., - weil Trinken Erbrechen verursacht: Ars., - Schaudern und Frost nach jedem Getränk: Caps., - Trinken macht den Kopfschmerz und alle Symptome unerträglich: Cimx.). Durst *vor* oder *nach*, aber *nicht während* des Frostes. *Kälte und Schaudern* beim Gehen in der frischen Luft um 17.00 Uhr, *im Zimmer verschwindend*; eine Stunde später, *große Hitze*, besonders im Gesicht, *verstärkt durch Bewegung und beim Gehen* (Bry.); *Durst folgt eine Stunde nach* dem Verschwinden der Hitze. Möchte neben dem Ofen sein, aber das verstärkt den Frost (Ip., - erleichtert durch Ofenhitze: Ign., - erleichtert durch äußerliche Hitze: Ars.). *Innerlicher und heftiger Frost, mit eiskalten Händen und Füßen,* und Kongestion des Blutes zum Kopf. Frost mit Schmerz in der Leber. Schüttelfrost und *innerliche Kälte* mehrere Stunden lang; Schaudern über den ganzen Körper *ohne Durst; Kälte der Hände und Füße selbst in einem warmen Zimmer;* Frost abwechselnd mit Hitze, Haut kalt und blau (Camph., Carb-v., - Hände kalt, Nägel blau: Nux-v.). Gefühl von innerlicher Kälte im oberen Bauch, *nach jedem Schluck eines Getränks,* und erneuert bei jedem Einatmen. Kälte über den ganzen Körper *wie mit kaltem Wasser übergossen* (Ant-t., Rhus-t.). Blässe und Eiseskälte der Hände und Füße, verschlimmert durch Gehen; Schwindel und Blässe des Gesichtes.

Hitze: *Ohne Durst.* [*Beobachtung von Hahnemann*: Ebenso gibt es bei dem China-Fieber keinen Durst im Hitzestadium, außer etwas Brennen der Lippen; oder etwas Trockenheit derselben, und diese Trockenheit erklärt das Symptom „Gefühl von etwas Durst während des Hitzestadiums" und „Durst begleitet Hitzewallungen". Im Chinafieber setzt der Durst ein nach der Hitze, oder - was dasselbe ist - während des Schweißstadiums.] *Allgemeine Hitze, mit erweiterten Venen, kongestivem Kopfweh, Verlangen, sich aufzudecken, aber frostig, wenn unbedeckt* (frostig, wenn unbedeckt, in jedem Stadium des Anfalls: Nux-v.). *Rasender Hunger* oder Abneigung gegen Nahrung, Schmerz in der Lebergegend, im Rücken, in der Brust, in den Gliedern; Trockenheit des Mundes und trockene, brennende Lippen, mit Röte des Gesichts und oft Delirium. *Langdauernde Hitze mit Schlaf.* Husten trocken, spasmodich, ermüdend, mit Schmerz in beiden Hypochondrien und in der Magengrube (mit stechenden Schmerzen in der Brust: Bry.) Hitze des ganzen Körpers, *äußerlich und innerlich, mit geschwollenen Venen der Arme und Hände,* ohne Schweiß oder Durst. Hitze des ganzen Körpers, verschlechtert durch Gehen (gebessert durch Gehen: Caps.) Gefühl von Hitze im Bauch wie von heißem Wasser, das herunterläuft. Die Wangen sind rot und heiß *für den Patienten*, obwohl *sie nicht warm sind. Wenn er in diesem Stadium ißt, dann ist er schläfrig nach dem Essen. Bei der geringsten Bewegung ein unangenehmes Gefühl von Hitze im Kopf und im Magen.*

„Eine völlige Abwesenheit von Durst auf der Höhe des Anfalls." - AD. LIPPE.

Schweiß: Mit großem Durst. Das erste Anzeichen dafür, daß sich dieses Stadium nähert, ist die Wiederkehr des Durstes, der dem Froststadium vorausging, der aber während des Kälte- und Hitzestadiums nicht vorhanden war. Intensiver Durst während des Frostes und besonders während der Hitze, kontraindizieren China ausdrücklich.

Schwitzen während des Schlafes. Beim Zugedecktsein *schwitzt er reichlich überall*; dies kann er nicht vermeiden, obwohl es sehr beschwerlich ist, er ist so schläfrig, daß er nicht aufstehen kann. Partiell; kalt; fettig, oder als ob er mit Öl gemischt sei; *reichlich und schwächend* (reichlich, aber nicht schwächend: Samb.); Schweiß auf dem Rücken oder der Seite, auf der er liegt (Schweiß auf der Seite, auf der man nicht liegt: Benz.). Reichlicher Schweiß über den ganzen Körper *beim Gehen in der frischen Luft* (Bry.). Leicht ausgelöster Schweiß während des Schlafes und der Bewegung (nur durch Bewegung ausgelöst: Bry., - erleichtert durch Bewegung: Caps.). *Der Schweiß kocht die Haut an* (Canch., - kocht die Finger an: Ant-c.). Setzt oft langsam ein, und steht häufig in keinem Verhältnis zu der Intensität des Kälte- und Hitzestadiums (siehe Eup-per.).

„Der Patient schwitzt reichlich, besonders am Rücken und Hals, wenn er schläft." - HAHNEMANN.

Zunge: Weiß oder gelb; dicker, schmutziger Belag. Geschmackssinn zu scharf. *Bitterer Geschmack im Mund.* Gleichgültigkeit gegen alle Nahrung, selbst beim Denken daran. Zahnschmerz, besonders beim Stillen des Säuglings (Sil.).

Puls: *Schnell, hart* und *unregelmäßig* während des Frostes und der Hitze; langsam, schwach in der Apyrexie, manchmal intermittierend; ruhiger nach Essen; starke Schwellung der Venen.

Apyrexie: *Schwitzt leicht; große Schwäche* und *erschöpfende* Nachtschweiße halten an, *gefolgt von Klingen in den Ohren*, und zusammenschnürendes Gefühl über dem Scheitel von Ohr zu Ohr. Eine Safran-ähnliche Gelbheit der Haut von Kopf, Gesicht, Hals, Brust und Bauch (Chel.); mit dem charakteristischen anaemischen und kachektischen Aussehen, das man nie vergißt, wenn man es einmal gesehen hat. Schwellung beider Hypochondrien, die schmerzhaft bei Druck und schlechter bei Bewegung, Beugen oder Husten sind. Schwellung, Schmerz und Druck der epigastrischen Gegend, mit Hypertrophie der Milz. Völliger Verlust des Appetits, mit sinkendem Gefühl im Magen, oder Hunger, der leicht zu stillen ist. Bitteres Aufstoßen und bitteres Erbrechen (saures Aufstoßen und saures Erbrechen: Lyc.). Der Urin ist spärlich und trübe, mit einem gelben oder Ziegelmehl-Sediment; und allgemeine wassersüchtige Symptome sind oft vorhanden. Aufgetriebenes oder tympanitisches Abdomen, und eine harte Milz oder Leber bei Säuglingen, mit reichlichem Schwitzen und großer Schwäche (ohne reichliches Schwitzen: Ars.).

So ist **der Anfall** *von China geartet.* Aber China hat noch einen zweiten, eine Ausnahme von der Regel (wahrscheinlich eine sekundäre Reaktion), die oft mit Arsen verwechselt wird; daher seine Erwähnung an diesem Ort. Er hat nur zwei verschiedene Stadien: Frost und Hitze.

Frost: Mit Durst (*kein Durst* beim normalen Frost). *Fieberhafter Frost über den ganzen Körper von Zeit zu Zeit während des Tages*, besonders auf der Sirn, auf der kalter Schweiß ist; *heftiger Durst eine Viertelstunde nach dem ersten Frost.* (Kein Durst während *Frost* oder *Hitze*, die lang dauert, beim ersten Anfall.) Kalte Hände am Abend, mit heißen Wangen; eine Hand ist eiskalt, die andere warm; eiskalte Füße, mit Wärme des übrigen Körpers. (Diese abwechselnde Hitze eines Teils und Kälte eines anderen zur selben Zeit gehört nur zu diesem Anfall.)

Hitze: *Mit Durst (kein Durst bei der vorherigen Hitze).* Hitze über den ganzen Körper, mit feinen, nadelähnlichen Stichen in der Haut, besonders des Rachens, zusammen mit *großem Durst nach kaltem Wasser.*

Hitze abwechselnd mit dem Frost; *etwas Durst nach kaltem Wasser* beim Frost; Hitze folgt eine halbe Stunde oder eine Stunde nach dem Frost. Eine sehr vorübergehende Empfindung von Hitze über den ganzen Körper, mit *Durst nach kaltem Wasser.* Gefühl von Hitzewallungen, *mit Durst nach kalten Getränken.* Wärme und Röte des Gesichtes, während der übrige Körper kalt war. Die rechte Hand ist warm, die linke kalt; die Hände sind einmal warm, einmal kalt; Hitze, mit *brennenden Lippen und Durst*, gefolgt von Schweiß; Frost, *mit Durst*; danach Hitze, *mit Durst; der Durst hält sogar während der Apyrexie an. Heftiges Verlangen nach kalten Getränken*, begleitet von Stechen in verschiedenen Teilen der Haut.

„Die Fieberhitze, die von Stechen über den ganzen Körper begleitet ist, scheint eine Ausnahme zu bilden." - HAHNEMANN.

Die Symptome, die *vor dem Frost* und *während des Schweißes und der Apyrexie* auftreten, sind bei beiden Anfällen gleich. Der *Durst während des Frostes*, mit abwechselnder Wärme und Kälte unterschiedlicher Teile zur selben Zeit; der *Durst während der Hitze*, mit Stechen oder feinen, nadelähnlichen Stichen in der Haut, mit Hitze des einen und Kälte eines anderen Teils, sind die Charakteristika dieses Anfalls.

Analyse: Der Anfall *anticipiert* zwei bis drei Stunden bei jeder Attacke (Chin-s.); kehrt alle sieben oder vierzehn Tage wieder; *niemals des Nachts*; schwitzt reichlich überall, wenn zugedeckt, oder während des Schlafes.

Der Durst von China ist leitend.

Prodrom: Mit Durst, stark, lange vor dem Frost (Caps., Eup-per.).

Frost: Kein Durst, oder er verschwindet, wenn der Frost sich verstärkt.

Hitze: Kein Durst; wenn der Frost in das Fieber übergeht, beginnt der Durst; wenn das Fieber sich verstärkt, nimmt der Durst ab; wenn das Fieber sich vermindert, beginnt der Durst.

Schweiß: Mit großem Durst. Kein Durst während der nervösen Spannung von Frost und Hitze; großer Durst während der Entspannung des Schweißes und bevor der Frost beginnt.

Intermittierende Sumpffieber, mit Schmerzen in der Lebergegend, Galleerbrechen und großer Angst.

Während der Apyrexie: erschöpfende Schweiße, anaemisches und kachektisches Aussehen; Empfindlichkeit in den Hypochondrien; spärlicher Urin; Appetitverlust; aufgetriebenes Abdomen.

Kasuistik:
*1) Mrs. M., 20 Jahre alt, seit kurzem verheiratet, klagte über Schmerz in Kopf, Rücken und Extremitäten; Appetitverlust, belegte Zunge und allgemeine Entkräftung. Um 8.00 Uhr wurde sie von einem schweren Frost befallen, der eine Stunde dauerte, und dann folgten Fieber und Schweiß in ihrem Turnus. Während des größeren Teils dieser Zeit war sie *dumpf und schläfrig, hatte schlimme Kopfschmerzen, gerötetes Gesicht,* einen vollen klopfenden Puls (120), und *sah aus wie jemand, dessen Gehirn kongestiert war.* Sie verlangte selten nach Wasser, aber wenn es ihr angeboten wurde, wollte sie große Mengen auf einmal trinken. Sie wollte lieber nicht gestört werden, weil *sie so müde und schwach war; sie wünschte zu dösen,* und *war manchmal leicht delirös.* Dieses, zusammen mit der Tatsache, daß sie völlig erschöpft von einer ermüdenden Reise war, ergab ein perfektes Bild der China-Krankheit. Ich wartete, bis das Fieber völlig aufgehört hatte, und gab ihr dann einen Tropfen China C 100 auf einem Pulver von Milchzucker, zwei Tage lang alle zwei Stunden tagsüber. Es gab keine Wiederkehr von Frost oder Fieber. Ich habe niemals eine schnellere Heilung dieser oder einer anderen Krankheit erlebt. - C. PEARSON, *U.S.M. & S.J.* I., S. 207.

*2) Mrs. B., 45 Jahre alt, groß, 180 Pounds Gewicht, leuko-phlegmatisches Temperament. Ein Gefühl von Kälte jede Nacht um 24.00 Uhr, gefolgt von leichtem Fieber und Schweiß. China C 30 brachte Besserung. Ich dachte, daß ich nicht schnell genug heilte, und gab Chinin ohne auch nur die geringste Wirkung. Ich griff wieder auf China C 200 zurück. Drei Pulver, eines pro Tag, erzielten eine bleibende Heilung. - G.B. SARCHET, *U.S.M. & S.J.*, VII., S. 365.

*3) B., ein Junge von 12 Jahren, hatte schon zwei Anfälle jeden zweiten Tag gehabt, als ich gerufen wurde. Leichter Frost, gefolgt *von Hitze für 12 Stunden, mit schlimmem Kopfschmerz; reichliches Schwitzen, mit großem Durst.* China C 6, alle zwei Stunden, nachdem das Fieber aufgehört hatte. Keine weiteren Anfälle. - DR. SCHAB, *Homoeop. Clinique.*

CHININUM SULFURICUM

Charakteristisch: Paßt zu Personen von *dunkler Gesichtsfarbe*, biliösem Temperament; kachektisch, geschwächt durch Blutverlust.

Wirbeln im Kopf wie eine Windmühle.

Klingen in den Ohren, besonders im linken (besonders im rechten: Chin.).

Intermittierende Neuralgie, Schmerzen kehren mit großer Regelmäßigkeit zurück.

Schwach und nervös, eine kleine Anstrengung ruft Herzklopfen hervor.

Wirbelsäule extrem empfindlich und schmerzhaft bei Druck, besonders in der cervico-dorsalen Gegend.

Große Schwäche, besonders der unteren Extremitäten.

„Es wird ein intermittierendes oder remittierendes Fieber in ein kontinuierliches verwandeln, und ich habe es erlebt, daß es Typhoid und Pneumonie hervorruft (durch Unterdrückung der ursprünglichen Krankheit)." - HALE.

Verschlimmerung: Berührung (dorsale Wirbel); bei Bedeckung (schwitzt reichlich).

Typ: *Tertiana*; selten Quotidiana. Alle vierzehn Tage. Jeder Anfall anticipiert eine bis drei Stunden (Ars., Bry., Chin., Nat-m., Nux-v.). Eine perfekte Regelmäßigkeit sowohl bei der Invasion als auch beim weiteren Verlauf des Anfalls ist immer leitend.

Zeit: 10.00 oder 11.00 Uhr; 15.00 und 22.00 Uhr.

Causa: Sumpf-Ansteckung; Malaria. Akute intermittierende Fieber von angenommenem malariaähnlichem Ursprung.

Frost: *Mit Durst.* **Deutlicher Schüttelfrost um 15.00 Uhr** (Apis, Cedr.); Frösteln, mit Blässe des Gesichts, Schmerz in der Stirn und den Schläfen, und Klingen in den Ohren um 11.00 Uhr. *Heftiger Schüttelfrost gefolgt von Hitze, danach Schweiß für mehrere Stunden. Heftiger Frost mit Zittern in den Gliedern*, so daß sie kaum gehen konnte; nachdem sie ins Bett gegangen war, hatte sie *heftige Hitze mit häufigem Gähnen* und Niesen, das gefolgt wurde von einem *reichlichen*

Schweiß. Heftiger Anfall mit *Schüttelfrost* und *schlimmem Schmerz im linken Hypochondrium*; Frösteln eine Stunde lang, mit *blauen Lippen und Nägeln* (Chin., Nux-v.), Blässe des Gesichts und **Schmerz im mittleren dorsalen Wirbel**; verstärkter Hunger und Verstopfung.

Hitze: *Mit exzessivem Durst*. Intensive Hitze über die ganze Haut, mit *Röte des Gesichts*. Äußerliche Hitze, mit Trockenheit des Mundes und der Fauces, hartnäckige Verstopfung. Hitze, die in Schweiß übergeht; über den ganzen Körper; *die allmählich in den Schweiß einbricht*, **während er vollkommen ruhig ist** (Staph.). *Delirium während der Hitze*. Hitzewallungen im Gesicht, mit Durst um 16.00 Uhr. „Starke Vergrößerung der Venen der Arme und Beine."

Schweiß: *Mit Durst*. Schweiß bricht aus von Zeit zu Zeit über den ganzen Körper, selbst bei völliger Ruhe. Reichlicher Schweiß bei der geringsten Bewegung (Bry.). Schweiß während des Morgenschlafes, so reichlich, daß das Bett von ihm durchtränkt wurde. Reichliche, erschöpfende Schweiße; nächtliche Diarrhoe (nächtliche Diarrhoe vor dem Anfall: Puls.). Schweiß beginnt oft im letzteren Teil des Hitzestadiums, und erleichtert alle Symptome des Kopfes und der Brust (Nat-m., - Schweiß erleichtert alle Symptome außer Kopfschmerz, der verstärkt wird: Eup-per.). Trinken ist wohltuend und gibt Erleichterung. Der meiste Schweiß ist an Teilen, die von der Kleidung gedrückt werden, Rücken, Achsel- und Perineum-Gegenden.

Zunge: Schlaff; weiß oder gelb belegt in der Mitte, blaß am Rand (Gegenteil von Ant-t.). Geschmack bitter, mit sauberer Zunge.

Puls: Groß; voll während Frost und Hitze. Schwach und zitternd am Schluß des Anfalls, 50 bis 60 pro Minute zählend.

Apyrexie: Dauernder exzessiver Durst während der ganzen Apyrexie, die beim täglichen Fieber kurz ist, wenn der Anfall genau einem remittierenden oder kontinuierlichem Fieber entspricht. Doch ob sie kurz oder lang ist, sie ist immer durch große Schwäche und Entkräftung ausgezeichnet (Ars.); der Schweiß ist erschöpfend (alle Absonderungen sind entkräftend und schwächend: Carb-a.). Rasender Hunger ist ausgeprägter, wenn möglich, als bei China, selbst bei nervösen geschwächten Patienten. Leichte Anstrengung ruft schnell Herzklopfen hervor. Obstruktionen des portalen Systems sind deutlich, und die Milz geschwollen und schmerzhaft. Klingen und Brennen in den Ohren, begleitet von Schwindel und einem Gefühl der Vergrößerung des Kopfes. Schluckauf kann ein beschwerliches Symptom in jedem Stadium werden, aber besonders in der Apyrexie. Urin fettig, und setzt ein strohgelbes Ziegelmehl-Sediment ab; Urate in großen Mengen. *Wirbelsäule schmerzhaft bei Druck in allen Stadien des Anfalls.* Die Empfindlichkeit der Fortsätze der dorsalen Wirbel sollte im Gedächtnis behalten werden, denn Chinin wirkt spezifisch auf die Wirbelsäule und die Nerven, die aus ihr hervorgehen.

China	**Chininum sulf.**
Zeit: Alle Perioden, außer nachts.	**Zeit**: 10.00, 15.00 und 22.00 Uhr.
Veränderlicher Typ. Alle vierzehn Tage. Eine bis drei Stunden anticipierend.	Regelmäßige Anfälle, Typ: Tertiana. Anticipiert zwei und eine halbe Stunde jeden Tag.
Prodrom: *Großer Durst* und rasender Hunger; Kopfschmerz und Schwäche.	**Prodrom**: Frühsymptome fehlen.
Frost: *Ohne Durst.* Frost verstärkt durch Trinken. Äußerliche und innerliche Kälte.	**Frost**: *Mit Durst*, Blässe des Gesichts, Lippen und Nägel blau. *Dorsale Wirbel bei Druck schmerzhaft.*
Hitze: *Ohne Durst.* Allgemein, mit erweiterten Venen, kongestivem Kopfschmerz, Verlangen, sich abzudecken, aber fröstelig, wenn unbedeckt.	**Hitze**: *Mit Durst*, heißer, trockener Haut, trockenem Mund und Fauces; gerötetem Gesicht; Delirium. *Schmerz in der Wirbelsäule bei Druck.*
Schweiß: *Mit großem Durst.* Schwitzt reichlich, wenn bedeckt. Nachtschweiß sehr reichlich.	**Schweiß**: *Mit großem Durst.* Schwitzt reichlich bei völliger Ruhe; Morgenschweiß. *Schmerz in den lumbalen Wirbeln* und im Sacrum bei Druck.
Apyrexie: *Ohne Durst.* Schwitzt leicht. Schmerz und Wundheit der Hypochondrien, schlechter bei Druck und Bewegung. Lebergegend geschwollen und empfindlich. Gelbsüchtig.	**Apyrexie**: *Mit großem Durst.* Apyrexie kurz; Schweiß hört kaum auf, bevor der Frost erneut beginnt. *Schmerz die ganze Wirbelsäule hinab bei Druck.* Milz geschwollen und schmerzhaft.

Verschiedene *Stadien* des Anfalls folgen in regulärer Reihenfolge.	Das Kältestadium kann lang sein, leicht, unregelmäßig, oder fehlen in akuten Fällen.
Kontraindiziert, wenn viel Durst während des Kälte- und Hitzestadiums vorhanden ist. Schweiß *immer reichlich*, oder China ist kontraindiziert.	*Kontraindiziert, wenn kein Durst während des Kälte- oder Hitzestadiums vorhanden ist.* Der Schweiß muß *der Hitze folgen*, oder es ist kontraindiziert.

Wo die Indikationen für irgendein Mittel nicht sehr klar sind und der Anfall unvollständig, aber regelmäßig ist, da kann Chininum sulf. C 30 oder C 200 den Fall klar machen oder heilen. Die höchsten Potenzen sind oft antidotisch, wenn die Symptome ähnlich sind.

„In frischen intermittierenden Fiebern kann oder kann nicht ein Frost vorhanden sein, aber es muß Fieber vorhanden sein, und es *muß gefolgt sein von Schweiß* - und er ist im allgemeinen reichlich und erschöpfend - oder Chinin wird äußerst nutzlos sein". „Es gilt als Regel: langdauernde intermittierende Fieber werden durch Chinin nur verschlechtert." - BURT.

Die *Kachexie*, die hervorgerufen wird durch über lange Zeit gegebene massive Dosen von Chinin. sulf., wie Rheumatismus der Extremitäten, chronische Diarrhoe, Ascites und organische Krankheiten der Leber und der Milz, erfordert - obwohl sie nun ein konstitutionelles Leiden ist - eine antidotarische Behandlung. Sie kann schnellstens durch Arn., Ars., Carb-v., Ferr., Lach., Nat-m., Puls., wie sie angezeigt sind durch die Symptome jedes einzelnen Falles, beseitigt werden.

Samuel Swan, M.D., aus New York, berichtete von einigen schlimmen Fällen von Chinin-Kachexie, die mit Chinin. sulf. C 10.000 und C 100.000 geheilt wurden. - Siehe als Beleg den letzten Paragraphen von *Hahnemanns „Chronischen Krankheiten"*, Band I, S. 195-196.

Chinin. sulf. ist oft angezeigt bei intermittierendem Fieber, und wenn es angezeigt ist, dann wird es schneller und sicherer in Potenzen als in der Ursubstanz heilen. Es gibt nur wenig Zweifel, daß es *öfters verschrieben* wird als es *angezeigt* ist, und es gibt ebenso wenig Zweifel, daß es in der Mehrheit der Fälle den Anfall unterdrückt - ohne

Rücksicht auf die *Zeit des Auftretens*, ob *mit Frost, Hitze, Schweiß, Durst*, usw., usw. Aber Morphium wird ebenso Schmerz und Diarrhoe unterdrücken, genauso wirksam wie Chinin den Fieberanfall unterdückt, und der homöopathische Arzt, der halb belesen ist in seiner Materia Medica oder sie überhaupt nicht kennt, „borgt sich die Theorie und das Chinin von seinem allopathischen Bruder aus demselben Grund, aus dem er sich die Spritze und das Morphium borgt“, mit denen er Schmerz und Diarrhoe erleichtert, weil es nämlich „der kurze Weg“ ist, um den Schmerz zu lindern und zu erleichtern und auf diese Weise seinen Patienten zu behalten und der Notwendigkeit aus dem Weg zu gehen, den Fall zu studieren. Es gibt einen großen Unterschied zwischen *Unterdrücken* und *Heilen* eines Fiebers oder irgendeiner anderen Krankheit. Der Homöopath *kann* und *muß heilen*, nicht aber „den Frost brechen“, die Krankheit „unterdrücken“ oder „zudecken“. Überlasse das „Brechen des Anfalls“ dem Allopathen, der diesen Begriff erfand; die „rationelle Medizin“ kann es „wissenschaftlich“ tun.

Als John Ellis, M.D., Professor für Praktische Medizin im Cleveland College war, riet er für die Behandlung des „kongestiven Frostes“: „25 oder 30 Grains Chininum sulf., während der Intermission gegeben, werden selten darin versagen, eine Wiederkehr zu verhindern oder den Patienten vom Tode zu retten.“ „Chinin *kann* nicht in solchen Fällen gegeben werden, sondern es *muß* gegeben werden.“ Und ebenso: „In frischen Fällen von ‘perniziösem’ Fieber werden zwei Drittel der Patienten sterben trotz aller bekannten homöopathischen Mittel oder der Mittel in den normalen Dosen.“ - *College Note Book.*

L.M. Jones, M.D., aus Michigan, der eine ausgedehnte Erfahrung bei der Behandlung von „kongestivem Frost“ hat, sagt andererseits: „Es ist mein Los, daß ich vor allen Dingen eine Anzahl von Fällen von „kongestivem Frost“ behandeln mußte. Am Anfang meiner Praxis behandelte ich einige Fälle mit Chinin, aber das war nicht zufriedenstellend; doch seitdem habe auf das potenzierte homöopathische Mittel zurückgegriffen und keinen einzigen Fall verloren. Nux-v. war bei den Fällen, mit denen ich es zu tun hatte, häufiger angezeigt als jedes andere Mittel.“ - *Privater Brief.*

Dr. Lippe sagt: „Ich lebte zehn Jahre lang in dem Land, in dem Wechselfieber vorherrscht, und ich habe **nie** meine Zuflucht zu Chinin genommen. Ich **heilte** meine Fälle. Ich bin immer der Meinung gewesen, daß ein Arzt, der bekennt, ein Homöopath zu sein, **alle** seine Fälle von intermittierendem Fieber heilen **muß** mit potenzierten homöopathischen Mitteln nach dem Ähnlichkeitsgesetz."

Ich bin überzeugt, daß **jeder Fall von „kongestivem Frost"**, ähnlich wie die asiatische Cholera, sicherer und schneller mit dem potenzierten Mittel geheilt werden kann als auf irgendeine andere Weise, wenn er überhaupt geheilt werden kann; und unter homöopathischer Behandlung wird die Sterblichkeit niemals 66 % erreichen.

Kasuistik:

1) Ich habe kürzlich mehrere befriedigende Heilungen mit Chin. sulf. erreicht. Zwei oder drei von ihnen mit je einer Dosis der C 200, und ebenso viele andere mit der C 6. Ich denke, daß es für uns ein wichtiges Mittel ist, und daß es *besser in Potenz* als in der Ursubstanz erfolgreich ist. *Die Ursubstanz gab mir nie solche Befriedigung.* Einige der Indikationen bei einer Anzahl kürzlicher Fälle waren: *deutliche Intermissionen, regelmäßige Anfälle, saubere* oder *erträglich saubere Zunge,* und *reichlicher Schweiß.* - H.V. MILLER.

*2) Mrs. A., 25 Jahre alt, blaue Augen, kastanienbraunes Haar, heiteres Temperament. 15. November 1869: nach Behandlung seit 16. Juni unter homöopathischer und allopathischer Medikation war die Krankheit teilweise, aber nicht vollkommen, unterdrückt durch große Dosen von Chinin. Nun zeigt sie die folgenden Symptome: *Vor dem Frost* ein wenig Durst, unerquicklicher Schlaf, und ein wenig Nachtschweiß. Der *Frost* dauerte nur eine halbe Stunde, und die Hitze zwei bis drei Stunden, und sie ging weg mit einem milden Schweiß. Während der Apyrexie ziemlich guten Appetit, und sie fühlte sich ziemlich gut, obwohl schwach und nervös, und bei einer kleinen Anstrengung bekam sie Herzklopfen. Chinin. sulf. C 200, eine Woche lang jeden zweiten Tag eine Dosis, heilte. - *Anon., Med. Ind.,* VII, S. 296.

Analyse: Regelmäßiger Anfall; klare Apyrexie; ein bis drei Stunden anticipierend; saubere Zunge; schmerzhafte Kongestion der Wirbelsäule; Durst in allen Stadien; reichlicher, erschöpfender Schweiß.

Wie bei Natrium mur. und Arsenicum werden die Potenzen immer heilen, wenn das Mittel angezeigt ist. Wir dürfen die Tatsache nicht übersehen, daß es die psorischen und tuberkulinischen Patienten sind, bei denen wir die hartnäckigen und chronischen Typen von Fiebern finden, und keine Menge der Ursubstanz von Chinin oder irgendeiner anderen Arznei wird solche Fälle heilen, obwohl es den Anfall unterdrücken und dem Patienten nicht wiedergutzumachenden Schaden zufügen kann.

CICUTA VIROSA

Charakteristisch: Paßt zu Personen mit einem höchst nervösen Organismus. Frauen neigen zu epileptischen und choreatischen Konvulsionen; Spasmen zahnender Kinder, oder durch Würmer.

Konvulsionen: heftig, mit *schrecklichen Verrenkungen* der Glieder und des ganzen Körpers; erneuert durch Berührung, Geräusch oder Erschütterung.

Epilepsie: mit Schwellung des Magens wie von heftigen Spasmen des Zwerchfells; Schreien; rotes Gesicht; Trismus; Schluckauf; Bewußtseinsverlust und Verdrehung der Glieder; häufig, in der Nacht; zuerst in kurzen, später in längeren Intervallen wiederkehrend.

Puerperale Konvulsionen: häufiges Aussetzen der Atmung für einige Augenblicke; der obere Teil des Körpers am meisten affiziert; *halten nach der Entbindung an.*

Während der Zahnung, Mahlen der Zähne oder des Zahnfleischs; Zusammenbeißen der Kiefer wie bei Kiefersperre.

Unnormaler Appetit *nach Kalk und unverdaulichen Sachen*; nach Kohle oder Holzkohle; das Kind ißt diese mit offensichtlichem Genuß (Alum., Psor.).

Erleiden von heftigen Schocks durch den Kopf, Magen, Arme, Beine, die Zucken der Teile verursachen; Kopf heiß.

Schädliche chronische Folgen von Erschütterungen des Gehirns und Rückgrats, besonders Spasmen; Trismus und Tetanus durch Einreißen von Splittern in das Fleisch (Hyper.).

Verschlimmerung: Durch Tabakrauch (Ign.); Berührung; Erschütterung.

Besserung: In der frischen Luft.

Typ: Quotidiana intermittierend; Periodizität nicht deutlich.

Zeit: Nachmittags Anfall (14.00 bis 15.30 Uhr).

Frost: Und Frösteln, mit Verlangen nach Wärme und an den warmen Ofen zu gehen (Lach.). Das Frösteln beginnt in der Brust und erstreckt sich die Beine hinunter und in die Arme, *worauf eine Neigung folgt, auf einen Punkt zu starren.* Eiseskälte des ganzen Körpers; Ohren kalt; kaltes Gefühl strömt durch die Unterschenkel, besonders den rechten. Der ganze Bauch war kalt. *Sie haben alle Verlangen nach einem warmen Ofen* (Bov., Ign., Lach.).

Hitze: Ohne Durst; allgemein des ganzen Körpers; einzelner Teile und spezieller Organe; in Brust und Bauch; in beiden Beinen. Gefühl von heißem Wasser in Brust, Armen, Beinen und Ohren; innerlich und äußerlich heiß. Brennen und Röte des Gesichtes. Dauerndes Verlangen nach frischer Luft.

Schweiß: *Auf dem Bauch*; nachts, und in den Morgenstunden. Fühlt sich erfrischt danach.

Zunge: Schwellung der Zunge. Durst, mit Unfähigkeit zu schlucken (Cimx.).

Die Zustände, die nach Cicuta rufen, treten vorzugsweise während oder als Folge einer epidemischen spinalen Meningitis auf. Das Hauptsymptom ist der Frost und die Kälte, die in der Brust beginnen und sich nach unten erstrecken.

C I M E X

Charakteristisch: Affiziert meistens die rechte Seite. Heftiger Kopfschmerz während des Frostes, der ihm beinahe die Kraft zum Denken nimmt; *schlechter, wenn er trinkt.*

Schmerz in der Leber wie verstaucht; schmerzhaft bei Berührung und Husten.

Verstopfung: Stuhl trocken, wie kleine Nüsse, und er kann nur ein kleines Stück bei jeder Anstrengung zu entleeren (Chel., Op., Plb., Thuj.).

Husten: mit *Würgen, Aufstoßen oder Erbrechen* (Bry., Dros., Kali-c.); mit eitrigem Sputum; in täglichen Attacken bei Fieberanfällen.

Unwiderstehliche Müdigkeit und Schläfrigkeit (Ant-t., Nux-m.).

Verschlimmerung: Trinken; jede Bewegung, besonders Ausstrecken eines Gliedes ruft Schmerz in den Strecksehnen hervor; leidet mehr durch Durst als durch Bewegung.

Besserung: Durch Abstand nehmen vom Trinken.

Typ: Tertiana oder Quartana.

Zeit: Alle Perioden, Tag oder Nacht.

Prodrom: Durst; *kann trinken, bevor der Anfall beginnt.* Schwere in den Untergliedern fünf oder sechs Stunden, bevor das Froststadium beginnt (Durst mit Knochenschmerzen der Glieder ein bis drei Stunden, bevor der Frost beginnt: Eup-per.).

Frost: *Ohne Durst.* Frost beginnt in den Füßen, die zuerst kalt werden; Zusammenballen der Hände; heftiges Toben; kaltes Schaudern, als ob kaltes Wasser über sie gegossen würde (Chin., Rhus-t.); Strecken, Gähnen; große Schläfrigkeit während des Froststadiums, er kann dem Schlaf nicht widerstehen (Op.); Hände und Füße fühlen sich tot an (Finger fühlen sich an, als wären sie tot: Sep., - der ganze Körper fühlt sich taub an: Cedr.). Während des Frostes, Schmerz in allen Gelenken (Schmerz in Fußknöcheln und Handgelenken: Podo.), *als ob die Sehnen zu kurz, kontrahiert wären,* so daß die Beine nicht gestreckt werden können, *besonders die Kniegelenke, die er nicht ausstrecken kann.* Beklemmung der Brust; muß häufig einen tiefen Atemzug tun

(Beklemmung der Brust, er muß aufgerichtet werden, damit er atmen kann: Apis). Der Frost endet mit einem Gefühl in den Beinen, als ob sie durch Gehen ermüdet seien, was ihn zwingt, dauernd die Stellung der Beine zu ändern. *Nach dem Frost* (anstelle von Fieber), *Durst; aber wenn er trinkt, heftiger Kopfschmerz, der ihm fast seine Verstandeskräfte raubt*; mit Kitzeln im Larynx, das trockenen, ununterbrochenen Husten verursacht; beklemmtes Atmen; Schwere in der Mitte der Brust und Angst. *Gefoltert von Durst*, doch er enthält sich des Trinkens, weil es Kopfschmerz und alle obigen Symptome unerträglich macht (siehe Ars., Caps., Eup-per.).

Hitze: *Ohne Durst*, aber beinahe jeden Tag Verlangen zu trinken, wegen der Trockenheit des Rachens (Nux-m.). Wenn die trockene Hitze einsetzt, verschwindet das Unwohlsein, an dessen Stelle sie *einen Druck und ein Würgen im Oesophagus fühlt, was die ganze Brust befällt und die Atmung behindert;* wenn sie trinkt, um das Würgen zu stoppen, *kann das Wasser nur in Intervallen geschluckt werden, als ob der Oesophagus zusammengeschnürt sei* (Cic.). Das *Würgen hört nicht auf, bis das Hitzestadium endet*, wonach rasender *Hunger* einsetzt (Hunger vor dem Frost: Chin., - Hunger während des ganzen Anfalls: Cina). Wenn er während des Hitzestadiums trinkt, dann muß er bald danach urinieren; Urin heiß und braun, setzt viel Sediment ab; bleibt sogar noch 24 Stunden nach dem Fieber heiß.

Schweiß: *Ohne Durst*; > alle anderen Symptome (Nat-m., Psor.). Muffig riechender, saurer Schweiß (Stann.); der Geruch ist ihm sehr widerlich (Carb-a.). Leichter Schweiß, am meisten an Kopf und Brust, *mit dauerndem Hunger* (Eup-per.).

Zunge: Weiß belegt; Speichel sammelt sich in der Mitte der Zunge und schmeckt nach Eisen; Zunge, Zahnfleisch und Gaumen fühlen sich verbrannt und verbrüht an. Rachen trocken, verursacht Trinken.

Apyrexie: Ziemlich viel Durst in diesem Stadium, in dem er - wie im Prodromalstadium - seinen Durst befriedigen kann ohne Kopfschmerz, Würgen oder Zusammenschnüren des Oesophagus.

Analyse: Durst; kann nur während des Prodromalstadiums trinken. Kontraktion der Gelenke, als ob die Sehnen zu kurz wären. Würgen, Rülpsen oder Erbrechen. Trinken verursacht heftigen Kopfschmerz.

Kasuistik:
*Ein gut ausgeprägter Frost, und danach Durst, aber kein Fieber; wenn die Patientin trank, *verlor sie ihren Atem, würgte, hatte Atemnot und einen würgenden Husten*. Geheilt mit Cimex. - T.D. STOIWE, *H. M.*, S. 162.

C I N A

Charakteristisch: Paßt zu dem Kind mit dunklem Haar; sehr mürrisch, reizbar, schlecht gelaunt; möchte getragen werden, aber Tragen bringt keine Erleichterung; will nicht berührt werden; kann nicht ertragen, daß man ihm nahekommt; abgeneigt gegen Liebkosungen; verlangt viele Dinge, aber weist alles, was man ihm anbietet, zurück (Ant-t., Bry., Cham., Staph.); beunruhigt, betrübt; reibt oder zupft die ganze Zeit die Nase (Arum-t.); erbärmliches Weinen beim Erwachen; fährt auf und schreit während des Schlafes; leidet durch Würmer.

Das Gesicht ist blaß; kränkliches Aussehen um den Mund und die Augen; dunkle Ringe um die Augen, eine Wange rot, die andere blaß (Cham.).

Rasender Hunger, *hungrig bald nach einem reichlichen Essen; verlangt nach Süßigkeiten*, und vielen verschiedenen Dingen.

Das Kind hat Angst, zu sprechen oder sich zu bewegen, aus Furcht, dadurch einen Hustenanfall auszulösen (Bry.).

Urin: trübe beim Wasserlassen, wird milchig und halbfest nach Stehenlassen; weiß und trübe; unwillkürlich.

Intermittierende Fieber der nervösen, schwachen, skrofulösen Kinder.

Verschlechterung: In der Nacht.

Typ: Quotidiana; Quartana; Tertiana; regelmäßig; Periodizität ausgeprägt; kontinuierliche Fieber bei Kindern.

Zeit: 13.00 Uhr, nachmittags oder abends. *Jeden Tag zur selben Stunde* (Aran., Cedr.). *Abends*; Fieber dauert die ganze Nacht (Säuglinge).

Tägliches Fieber (ohne Frost) zur selben Stunde.

Causa: Würmer im Darm; Essen von Süßigkeiten und Kuchen.

Prodrom: *Rasender Hunger*, Übelkeit, Erbrechen von Nahrung, und Durchfall, und Galle-Erbrechen (wenn der Magen leer ist); Gesicht blaß, mit blauen Rändern um die Augen.

Frost: *Ohne Durst. Fiebriges Schaudern über den ganzen Körper, mit heißen Wangen, ohne Durst.* Der Frost erstreckt sich vom oberen Teil des Körpers zum Kopf, *selbst am warmen Ofen. Schauderndes Kribeln über den Rumpf, so daß er selbst am warmen Ofen zittert, nicht > durch äußere Wärme* (Frost < durch äußere Wärme: Ip.). *Kälte des blassen Gesichts*, mit warmen Händen; *kaltes Gesicht; kalte Wangen; kalter Schweiß auf der Stirn*, der Nase und den Händen. Abendlicher Anfall der Säuglinge, *Hitze mit Hunger und Durst halten die ganze Nacht an. Frösteln die Wirbelsäule hinab.* Erbrechen.

Frost, gefolgt von Konvulsionen und hohem Fieber.

„Vorherrschen der Kälte, mit kaltem Schweiß und *andauerndem Hunger.*“ - J.S. DOUGLAS.

Hitze: *Mit Durst*; meist in Gesicht und Kopf (mit rotem Gesicht und berstendem Kopfschmerz: Bell.); *Gesicht aufgetrieben, blaß, besonders um Mund und Nase, mit roten Wangen; zupft und bohrt mit den Fingern in der Nase; reibt die Augen; unruhiger Schlaf; fährt auf und schreit, als ob er erschreckt worden wäre;* erweiterte Pupillen. **Aufsteigende Hitze und glühende Röte der Wangen, ohne Durst, nach dem Schlaf.** *Brennende Hitze über das ganze Gesicht,* mit *Röte der Wangen*, und *Durst nach kalten Getränken*. Tägliches Fieber zur selben Stunde, mit sehr kurzem Atem. Fieber täglich am Nachmittag. Heftiges Fieber, mit *Erbrechen und Durchfall* (Verat., - siehe: Elat.). Fieber; Erbrechen von Nahrung, gefolgt von Frost überall, und danach Hitze mit großem Durst. *Rasender Hunger*. Hitze schlechter in der Nacht; mit Durst; mit Angst. *Zupft die Fingerspitzen.*

Schweiß: *Ohne Durst; im allgemeinen leicht; kalter Schweiß an der Stirn*, um die *Nase* und an den *Händen*. Nach dem Schweiß, *Erbrechen von Nahrung* und *rasender Hunger*, zur selben Zeit (Hunger nach dem Anfall: Eup-per.).

Zunge: Immer sauber (Chin-s., Psor., Sulf.).

Apyrexie: *Niemals rein. Hunger* sogar in diesem Stadium, obwohl nicht so ausgeprägt oder so dauerhaft. Das Kind hat einige Zeit vor dem Fieber einen starken Appetit, danach Appetitverlust und Verlangen nur nach Delikatessen, mit Erbrechen und weißlicher Diarrhoe. Allgemeine *„Würmer-Symptome"* herrschen vor; ruheloser, verängstigter Schlaf; *Urin trübe, wird milchig und halbfest nach Stehenlassen.*

Das Erbrechen während des Prodromalstadiums, oft während und nach dem Anfall, gefolgt von rasendem Hunger mit *sauberer Zunge*, sollte immer die Aufmerksamkeit auf Cina lenken.

Bei Antimonium crudum kann derselbe Zustand vorhanden sein, aber die Zunge ist bedeckt mit einem dicken, weißlichen Belag.

Bei Ipecacuanha ist die Zunge manchmal sauber, aber es ist Übelkeit vorhanden, und das Erbrechen hat das Übergewicht über den Durchfall.

Die Entkräftung von Veratrum album fehlt, und die Gemütssymptome sind völlig verschieden.

„Das Kind ist sehr weinerlich, übellaunig und klagend; weint erbärmlich, wenn jemand es anfassen oder führen will. Große Ernsthaftigkeit und Empfindlichkeit; kann keinen Spaß verstehen. Gleichgültigkeit gegenüber allen Eindrücken. Ruhelosigkeit. Gefräßigkeit. *Kann nicht besänftigt werden durch Dinge, die zu anderen Zeiten angenehm sind, oder durch Liebkosungen.* - CAROILL DUNHAM.

„Cina ist häufig das epidemische Mittel für Kinder, wenn Erwachsene andere Mittel brauchen. Man muß immer an es denken bei Patienten zwischen zwei und zehn Jahren." - A. McNEIL.

Analyse: Rasender Hunger; die kränklich bläulich-weißen Ringe um den Mund; die Reizbarkeit im Gemüt; übellaunige, weinerliche, klagende Kinder; allgemeine „Würmer-Symptome".

Verlangt nach Süßigkeiten; zu ernst oder zu empfindlich für Späße.

Kasuistik:

*Ein Frost am Nachmittag, nicht vermischt mit Hitze; Hitze hauptsächlich im Gesicht; Erbrechen während des Frostes. Das Kind war blaß und schwächlich; Bauch aufgetrieben; Atem übelriechend; gelegentlich ein dünner, weißlicher Durchfall; Reiben des Gesichts, der Ohren, der Nase und des Perineums; Bettnässen; Auffahren im Schlaf; Liegen auf dem Bauch; Ruhelosigkeit des Nachts; dauerndes Herumwälzen; wirft alles weg, was man ihm gibt, und weint wegen nichts. Cina, zwei Verschreibungen, heilte. - T.D. STOIWE, *H. M.*, S. 162.

C L E M A T I S

Helle Gesichtsfarbe; apathische, kachektische Zustände; Schwellungen und Verhärtungen von Drüsen; *sykotische oder syphilitische Belastung.*

Herpetische Ausschläge, die einer unterdrückten Gonorrhoe folgen.

Herpes und Ekzem; entzündet während des zunehmenden, trokken während des abnehmenden Mondes; das starke Jucken ist < durch Waschen in kaltem Wasser, nasse Umschläge, Bettwärme, nachts.

Harnröhrenstriktur, *entzündlich oder organisch*, mit seröser Infiltration und Bildung von submucöser Verhärtung (Petros.)

Schlaflos; ruheloses Herumwerfen, schläfrig, aber kann nicht schlafen wegen der innerlichen trockenen Hitze.

Verschlimmerung: Waschen in kaltem Wasser; nasse Umschläge.

Typ: Remittierend; typhoid; kontinuierlich.

Causa: Oft von Krankheiten der Genitalorgane, besonders von unterdrückter Gonorrhoe; von der Nässe ausgesetzt sein, vom Naßwerden; Baden bei Wärme.

Frost: Mit Schaudern, gefolgt von Schweiß, ohne dazwischenliegende Hitze, < durch Aufdecken.

Hitze: Nur einer Seite; trocken, in der Nacht mit einem allgemeinen Hitzegefühl.

Schweiß: Reichlich in der Nacht; nach Mitternacht.

Kann es nicht ertragen, unbedeckt zu sein.

Während er sich vom Typhoid erholt, plötzlicher Stupor und Aussehen, als ob er stirbt.

C O C C U L U S

Für Frauen und Kinder mit hellem Haar und Augen, die schwer während der Menstruation und der Schwangerschaft leiden; unverheiratete und kinderlose Frauen.

Paßt zu Bücherwürmern, empfindlichen, romantischen Mädchen mit unregelmäßiger Menstruation; Lebemänner, Onanisten, und Personen, die durch sexuelle Exzesse geschwächt sind.

Übelkeit und Erbrechen **durch Fahren in einem Wagen, einem Boot oder Eisenbahnwagen** (Arn., Nux-m.), *oder sogar durch Sehen auf ein Boot in Bewegung*; Seekrankheit.

Kopfschmerz: im Nacken und Hinterkopf; erstreckt sich zur Wirbelsäule; wie von einem fest zusammengebundenen Strick; mit Übelkeit, als ob man auf See wäre; bei jeder Menstruation; < durch Liegen auf dem Hinterkopf.

Migräne von Wagen-, Boot- oder Eisenbahnfahren.

Krankheiten, die den Trinkern eigen sind.

Zeit vergeht zu schnell (Ther., - zu langsam: Arg-n., Cann-i.).

Kann keinen Widerspruch ertragen; leicht beleidigt; jede Kleinigkeit macht ihn zornig; spricht hastig (Anac.).

Große Mattigkeit des ganzen Körpers; es erfordert Anstrengung, um fest zu stehen; fühlt sich zu schwach, um laut zu reden.

Schlimme Folgen: von **Schlafmangel**, *geistiger Erregung und Nachtwachen* (Colch.); sie fühlen sich schwach, wenn sie auch nur eine Stunde ihres Schlafes entbehren müssen; Konvulsionen nach Schlafmangel; von Ärger und Kummer.

Schwindel: wie betrunken, beim Aufrichten im Bett oder durch Wagenfahren; muß sich niederlegen (Bry., - schlechter beim Sitzen als beim Gehen, und extrem beim Niederlegen und Augenschließen: Apis).

Empfindung: im Bauch von Schneiden und Reiben bei jeder Bewegung, wie von scharfen Steinen; von Hohlheit im Kopf und in anderen Teilen (Ign.).

Während der Anstrengung zu menstruieren ist sie so schwach, *daß sie kaum in der Lage ist zu stehen* wegen der Schwäche der Unterglieder (Alum., Carb-a.); nach jeder Periode Hämorrhoiden.

Leukorrhoe: anstelle der Menses, oder zwischen den Perioden (Jod., Xan.); wie das Spülwasser von Fleisch; wie Serum, jauchig, blutig; während der Schwangerschaft.

Verschlimmerung: Trinken, Essen, Schlafen, Rauchen, Reden, Fahren in einem Wagen, kalte Luft; Bewegung eines Wagens, Schaukel oder Schiff.

Besserung: In der Nacht, nach Schweiß.

Typ: Biliös und sich hinziehend gastrisch; tückisch, „schleichend", heimtückisch, typhoid, nervös; besonders, wenn hervorgerufen durch Zornanfälle oder Neigung zu Zorn.

Prodrom: Große Furcht vor dem kommenden Anfall (Nat-m.).

Zeit: 8.00 - 11.00 Uhr. Nachmittag oder Abend.

Frost: *Ohne Durst.* Frösteln abwechselnd mit Hitze. Schüttelfrost eine Stunde lang um 8.00 Uhr, ohne Durst und ohne nachfolgende Hitze (Caust.). Schüttelfrost über den ganzen Körper am Nachmittag, oder am Abend. Frost, **mit schwerer Kolik**, *nicht erleichtert durch einen warmen Ofen*; mit Lahmheit des Kreuzes; Frost mehr im Rücken und an den Beinen; am Nachmittag oder Abend; mit Schaudern durch den ganzen Körper; nicht > durch äußerliche Wärme. Anhaltendes Frösteln mit heißer Haut. Frösteln um 11.00 Uhr mit Ekel selbst vor dem Geruch von Speisen. Schüttelfrost (aufwärts und abwärts) hört auf, wenn Durchfall und Erbrechen einsetzen. Nervöse, spasmodische Symptome. Das Kältestadium ist vorherrschend.

Hitze: Ohne Durst. Trockene Hitze während der Nacht. Hitzewallungen, mit brennenden Wangen und kalten Füßen. *Überempfindlichkeit sowohl gegen kalte als auch warme Luft* (gegen kalte Luft: Bar-c.,

Camph.). Brennende Hitze in den Wangen, die *glühend heiß* sind, mit Kälte des ganzen Körpers, oder nur der Füße (Caps.). Einmal ist die eine Hand, einmal die andere abwechselnd heiß oder kalt (Dig., - siehe: Caust., - ein Fuß heiß, der andere kalt: Lyc.). Schwindel und Übelkeit beim Heben des Kopfes. Stupor mit Bewußtlosigkeit.

Schweiß: Des Körpers vom Abend bis zum Morgen, *der nur im Gesicht kalt ist.* Kalter Schweiß, einmal an der einen, einmal an der anderen Hand. *Schweiß über den ganzen Körper bei der geringsten Bewegung* (Bry.). Schweiß der affizierten Teile (Ambr., Ant-t.).

Zunge: Weiß belegt, Ränder trocken. Appetitverlust, mit metallischem Geschmack (Merc.). Tabak schmeckt bitter. Abneigung gegen saure Dinge (Verlangen nach essigsaurem Gemüse: Ant-c.).

Apyrexie: Wenn das Fieber droht, eine langsame, „schleichende“, nervöse Form anzunehmen, begleitet von Schwindel; dumpfe Schmerzen im Kopf, allgemeine Schwäche und körperliche Entkräftung; Anorexie, mit einer vergleichsweise sauberen Zunge, aber einer deutlichen Tendenz zu Übelkeit, als ob der Magen sich immer ekeln würde - dann sollte man an Cocculus denken.

C O F F E A

Charakteristisch: Überempfindlichkeit; alle Sinne schärfer, Sehen, Hören, Riechen, Schmecken, Tasten (Bell., Cham., Op.).

Beschwerden: die üblen Folgen von plötzlichen Gemütsbewegungen oder angenehmen Überraschungen (Caust., - erregende oder schlechte Nachrichten: Gels.); Weinen vor Freude; abwechselnd Lachen und Weinen.

Schmerzen werden intensiv gefühlt; scheinen fast unerträglich; treiben zur Verzweiflung (Acon., Cham.).

Schlafloser, *hellwacher Zustand*; Ekstase, voll von Ideen, infolgedessen kein Schlaf; körperliche Erregung durch geistige Ekstase.

Kopfschmerz: durch geistige Überanstrengung, Denken, Reden; einseitig, wie von einem Nagel, der in das Gehirn getrieben wird (Ign., Nux-v., Verat.); als ob das Gehirn in Stücke zerrissen oder zerschmettert würde, < in der frischen Luft.

Ungewöhnliche Aktivität von Geist und Körper.

Stoßweise zuckende Zahnschmerzen; erleichtert durch Halten von Eiswasser im Mund, aber es kehrt wieder, wenn das Wasser warm wird (Bry., Caust., Puls., Sep.).

Verschlimmerung: *Exzessive Freude*; kalte frische Luft; Narkotika.

Besserung: Wärme; während Ruhe; Abend bis Mitternacht.

Typ: Einfach; Quartana (?).

Zeit: 15.00 und 20.00 Uhr; Fieber gewöhnlich ohne Frost.

Frost: Ohne Durst. Kälte und Frösteln laufen durch alle Glieder. *Fröste laufen den Rücken hinunter.* Frösteliges Gefühl, mit äußerlicher und innerlicher Wärme (Chin.). Innerliches Schaudern, mit äußerlicher Hitze des Gesichtes oder des ganzen Körpers. Fröste steigen von den Fingern und Zehen zum Nacken auf, danach zum Scheitel; verstärkt durch körperliche Anstrengung (erleichtert durch körperliche Anstrengung: Caps.). Große Empfindlichkeit gegen Kälte (Bar-c.). Kalte Hände und Füße. Hitzewallungen, oder Ströme von kalter Luft den Rükken hinab. *Ekstase.*

Hitze: *Mit Durst.* Äußerliche, trockene Hitze der Haut. Äußerliche Hitze, mit Durst, und mit Schaudern im Rücken nach Niederlegen des Nachts. Trockene Hitze in der Nacht, mit Hitzewallungen zum Gesicht, heißen Wangen, und Delirium. *Trockene Wärme des Gesichts.* Hitzegefühl im Bett, doch vermeidet, unbedeckt zu sein. (Acon., - muß sich aufdecken: Bell.). Eine Wange heiß und rot, mit anhaltendem Schaudern (Cham.). *Ekstase.*

Schweiß: *Mit Durst.* Morgenschweiß. Allgemein über den ganzen Körper, meist an den Handtellern, und im Gesicht, mit innerlichem Schaudern. Äußerst empfindlich und nervös.

Kasuistik:

*E.S., 32 Jahre alt, hatte schon seit 18 Monaten Wechselfieber, das er sich bei der Armee zugezogen hatte. Die Anfälle kamen alle vier Tage und ließen zwei gute Tage dazwischen. Er hatte schon Dosen von Chinin ohne

Besserung genommen. Mehrere Mittel wurden ohne Erfolg gegeben, bis er über große Ruhelosigkeit, fast die ganze Nacht Wachliegen und Herumwälzen im Bett klagte. Coffea ø, alle zwei Stunden drei Tropfen. Nach vier Tagen gab er Bescheid, daß er seit der letzten Verschreibung schlafen konnte und sein letzter Frost leichter war. Innerhalb von zwei Wochen war er vollkommen geheilt, und es gab die letzten zwei Jahre keinen Rückfall. - J.D. CRAIG, *Hom. Obs.*, IV, S. 442.

COLCHICUM AUTUMNALE

Charakteristisch: Paßt zur rheumatischen, gichtigen Diathese; Personen von einer robusten, kräftigen Konstitution. Krankheiten alter Menschen.

Äußere Eindrücke wie helles Licht, strenge Gerüche, Berührung, Kummer, *Missetaten anderer*, bringen ihn ganz außer sich (Nux-v., Staph.).

Die Schmerzen sind ziehend, reißend, drückend; oberflächlich bei warmem Wetter; affizieren die Knochen und tieferen Gewebe, wenn die Luft kalt ist. Von links nach rechts.

Geruchssinn sehr scharf; *der Geruch von kochenden Speisen verursacht Übelkeit* (Ars., Sep.).

Abneigung gegen Nahrung; Ekel selbst beim Anblick oder noch mehr beim Geruch von ihr.

Der Bauch ist enorm *von Gas aufgetrieben*, Gefühl, als wolle er bersten.

Brennen oder Eiseskälte in Magen und Bauch.

Herbstliche Dysenterie, die Absonderungen aus dem Darm enthalten weiße, fetzige Partikel in großen Mengen. „Geschabsel des Darmes“ (Canth., Carb-ac.).

Die affizierten Teile sind sehr empfindlich gegen Bewegung und Berührung.

Verschlimmerung: In der Nacht; Gemütserregung oder geistige Anstrengung.

Bewegung: Wenn der Patient vollkommen still liegt, ist die Neigung zu erbrechen weniger dringend. Jede Bewegung ruft sie wieder hervor (Bry.).

Typ: Nicht ausgeprägt. Epidemische oder herbstliche Fieber, intermittierend oder remittierend.

Heimtückische Fieber, die epidemischer Dysenterie folgen.

Zeit: Stunde nicht deutlich.

Prodrom: Durst nach kaltem Wasser; Trinken wird gefolgt von Kälte im Magen und Beginnen des Frostes.

Frost: Und Schaudern, das den Rücken herunterläuft, durch die Glieder; selbst in einem warmen Zimmer. Nase, Wangen und **Extremitäten kalt**. Frösteliges Schaudern in Magen und Bauch. Kälte am Abend > durch warme Bedeckung, aber beim Zu-Bett-Gehen wiederkehrend als Frösteln, mit Zähneklappern, nach kurzer Zeit beim Still-Liegen verschwindend; es drohte, bei Bewegung wiederzukommen.

Hitze: Äußerliche, trockene Hitze die ganze Nacht, mit heftigem, unstillbaren Durst. Innerlich mit Anfällen von Hitzewallungen, oder kurzen Hitzewallungen, die mit Frösteln vermischt sind, sogar nahe am warmen Ofen. *Große Hitze des Gesichts*, der Hände und der Füße.

Schweiß: **Fehlt** oder *unterdrückt*; oder reichlich, leicht hervorgerufen; *sauer riechender Schweiß*.

Zunge: Schwer, steif, unempfindlich; hellrot; bedeckt mit einem **flaumigen, weißen Belag** (milchig-weißer Belag: Ant-c.). Verlangen nach, oder Abneigung gegen Nahrung, mit Ekel schon beim Anblick von ihr, *und noch mehr beim Geruch von ihr*; der Geruch von Fleischbrühe macht Brechreiz, und der Geruch von Fisch, Eiern, oder fettem Fleisch läßt ihn beinahe ohnmächtig werden.

Übelkeit mit großer Ruhelosigkeit; beim Einnehmen der aufrechten Stellung große Neigung zu erbrechen.

Apyrexie: Niemals rein. Die gastrischen Symptome, die während dieses Stadiums zu Tage kommen, sind gewöhnlich charakteristisch.

Analyse: In Colchicum finden wir häufig den *Genius epidemicus* für die intermittierenden Fieber, die wir so oft spät im Herbst antreffen, wenn epidemische Dysenterie vorherrscht. Die gastrischen und abdominalen Symptome sind leitend; besonders die Empfindlichkeit gegen den Geruch von Speisen.

Kasuistik:

L.C., 30 Jahre alt, wurde im Herbst 1866 von einem Wechselfieber des Quotidiana-Typs angefallen. Der Fall lief schon etwa achtzehn Tage, jeden Tag ein Frost, und jeden Tag dasselbe. Es begann um 10.00 Uhr mit heftigem Durst, intensivem Kopfweh, das stark verschlimmert wurde durch die geringste Bewegung, so daß der Patient auf seiner rechten Seite lag mit dem Kopf fast bis zu den Knien, und er bewegte sich nur, wenn die Qual so groß war, daß er es nicht vermeiden konnte. Er wollte bedeckt sein, aber hatte keine Erleichterung durch Bedeckung. Der Frost dauerte etwa eine Stunde und wurde von intensiver Hitze gefolgt, die etwa zwei Stunden dauerte, wobei Durst und Kopfweh anhielten, wenn der Schweiß begann, gab es unmittelbare Erleichterung aller Symptome. Er erhielt eine Einzeldosis von *Bryonia* C 200. Am nächsten Tage kehrte der Frost wieder, und ich erhielt folgendes zusätzliches Symptom: *Er konnte nicht den Anblick oder Geruch von Speisen ertragen.* Dies deutete auf *Colchicum*, aber aus Vorsicht, den Fall nicht durch eine zu hastige Verschreibung zu verderben, gab ich Sacc. lact. Ich nahm mir Zeit, um *Colchicum* zu studieren. Da ich meine Aufmerksamkeit fast ganz auf die Fieber-Symptome richtete, kam ich zu dem Schluß, daß *Colchicum* den Fall nicht deckte, und gab eine Dosis *Natrium-mur.* C 200. Der Frost kehrte am nächsten Tag wieder, aber Hering sagt, daß *Nat-m.* ein langsam wirkendes Mittel ist, und ich dachte, daß wir ihm Zeit geben müssen. Ich wartete vier Tage mit genau demselben Frost an jedem Tag. Bald wurde deutlich, daß der Frost jeden Tag mit einem Verlangen nach kaltem Wasser begann, und unmittelbar, nachdem er es geschluckt hatte, begann er, im Magen kalt zu werden, und diese Kälte wurde sogleich allgemein. Es ist nicht nötig, daß ich all die Mittel erwähne, die er erhielt, denn ich tappte Tag für Tag umher mit dem Versuch, ein intermittierendes Fieber zu heilen, wobei ich die ganze Zeit dieses hervorstechende Appetit-

Symptom vor Augen hatte. Schließlich kam ein Freund bei mir vorbei, und ich bat ihn, mit mir zu gehen, um den Fall zu sehen. Er tat es, und während er seine Fallaufnahme vornahm, machte er sich viele Notizen von den Symptomen, bis er auf jenes Appetit-Symptom traf, und da flüsterte er mir zu: „*Colchicum*". Ich sagte: „Ja, aber es ist das einzige *Colchicum*-Symptom bei diesem Fall." Er beendete seine Untersuchung, und wir gaben Sacc. lact. Am nächsten Tag kam mein Freund in meiner Praxis vorbei und sagte: „Es ist *Colchicum* oder *Cocculus*, ich bin mir nicht sicher, welches von beiden." Ich sagte: „Gut, wenn du *Colchicum* sagst, dann soll es losgehen", und indem ich ein Fläschchen von Finckes C 21.000 in meine Tasche packte, ging ich sofort zu meinem Patienten. Ich fand ihn - wie üblich - in einem Frost vor. Ich gab ihm Sacc. lact in Lösung, einmal in zwei Stunden, und ließ ihm ein Pulver von *Colchicum* C 21.000 da, das er nehmen sollte, sobald der Anfall vorbei war. Er hatte niemals wieder einen weiteren Frost. Moral: Behandle den Patienten und nicht die Krankheit. - WM. A. HAWLEY, M.D.

CONIUM MACULATUM

Charakteristisch: Paßt besonders für Krankheiten alter Männer, alter Jungfrauen; Frauen mit steifen Muskeln; Personen mit hellem Haar, die leicht erregt sind; kräftige Personen mit sitzender Lebensweise.

Schwäche alter Menschen; Leiden, die durch einen Schlag oder Fall verursacht wurden; kanzeröse und skrofulöse Personen mit vergrößerten Drüsen; Beschwerden während und nach dem Klimakterium.

Keine Neigung für das Geschäft oder das Studium; träge, gleichgültig, hat an nichts Interesse.

Gedächtnis schwach, unfähig, irgendeine geistige Anstrengung durchzuhalten.

Mürrisch; leicht aufgebracht; tyrannisch, streitsüchtig, schimpft, erträgt keinen Widerspruch (Aur.); Erregung irgendeiner Art verursacht Gemütsdepression.
Fürchtet das Alleinsein, aber vermeidet Gesellschaft (Bism., Kali-c., Lyc.).
Schwindel: besonders beim **Niederlegen oder Umdrehen im Bett**; selbst beim geringen Bewegen des Kopfes oder der Augen; beim Drehen des Kopfes nach links (Coloc.); alter Menschen; bei Leiden der Ovarien oder des Uterus.
Menses: *schwach, unterdrückt*; zu spät, spärlich, von kurzer Dauer; mit Hervorkommen kleiner, roter Pickel über den Körper, was beim Fließen der Menses aufhört (Dulc.); durch Erkältung abgebrochen; *durch Halten der Hände in kaltes Wasser* (Lac-d.).
Leukorrhoe: *zehn Tage nach den Menses* (Bor., Bov.); scharf; blutig; reichlich; dick, intermittiert.
Böse Folgen: von **unterdrücktem sexuellem Verlangen**, oder *unterdrückten Menses*; Nicht-Befriedigung des Sexualtriebes, oder von exzessiver Befriedigung.
Drüsenverhärtung von *steinerner Härte*; der Mammae und der Hoden bei Personen mit Neigung zu Krebs; nach Verletzung von Drüsen (Aster.).
Brüste wund, hart und schmerzhaft während der Menstruation (Lac-c.); hysterische Symptome und Schwindel verstärkt.

Husten; in spasmodischen Anfällen, verursacht durch einen trokkenen Fleck im Larynx (trockener Fleck im Rachen: Actea); Jucken in Brust und Rachen (Jod.); schlechter nachts; beim Niederlegen; während der Schwangerschaft (Caust., Kali-br.).

Große Schwierigkeit beim Wasserlassen; Fluß setzt aus, danach fließt er wieder; Prostata- oder Uterusleiden.

Verschlimmerung: In der Nacht; Niederlegen; kalte Luft; Aufrichten im Bett.

Besserung: Im Dunklen; Bewegen; beim Gehen.

Typ: Quotidiana; einfach.

Zeit: 4.00 oder 5.00 Uhr. 15.00 bis 17.00 Uhr. Sehr schlechte Laune von 17.00 bis 18.00 Uhr.

Frost: Mit Zittern in allen Gliedern, und *dauerndem Verlangen nach Wärme*, besonders nach **Sonnenhitze** (nach Ofenhitze: Lach., - gebessert durch Zudecken: Nux-v., Rhus-t., - warme Luft erscheint kalt: Thuj.). Frösteln im Rücken, mit kalten Händen und blauen Nägeln. Innerlicher Frost am Morgen; mit Schaudern am Nachmittag. Die Extremitäten und der ganze Körper waren eiskalt. Schaudern über den ganzen Körper.

Hitze: Mit Durst, und Röte des Gesichtes. *Große innerliche und äußerliche Hitze, mit großer Nervosität. Hitze, mit* **reichlichem Schweiß zur selben Zeit**. Unerquicklicher Schlaf, großes Zittern, und kurze, schnelle, schnarchende Atmung.

Schweiß: *Tag und Nacht,* **sobald er schläft, sogar beim Augenschließen** (*schwitzt, wenn wach, trockene Hitze, wenn er schläft:* Samb.) Schweiß über den ganzen Körper, mit Röte des Gesichtes. Schweiß beim Sitzen in einem Sessel und Dösen. Nachtschweiß mit widerlichem Geruch; Brennen der Haut (Canth.). Reichlicher Schweiß an den Gliedern, dem Perineum, den Genitalien (Hep., Thuj.). „Hautausschlag während des Schweißes" (welcher Art?).

Zunge: Steif und schmerzhaft; Geschmack bitter; Speichel fadenziehend; Lippen und Zunge *trocken und klebrig* (Nux-m.). Verlangt nach Kaffee, Salz, oder sauren Dingen.

Puls: Langsam und voll oder klein und schnell; Pulsieren in den Blutgefäßen des ganzen Körpers.

Apyrexie: Komplett; manchmal mit Schwindel beim Niederlegen.

Analyse: *Frost*: mit Verlangen nach Sonnenhitze.
Hitze: mit reichlichem Schweiß zur selben Zeit,
Schweiß: sobald er schläft (Chin.) sogar beim Augenschließen.

Wenn die Symptome des Gemüts, der Harnwege oder der Menstruation oder der Schwindel vorhanden sind, dann ist der Fall klar.

* C O R N U S   F L O R I D A

Wurde bei Fiebern gebraucht, bei denen man eine *ansteckende Ursache* vermutete.

Prodrom: Dem Anfall geht tagelange Schläfrigkeit voraus; langsamer Gedankenfluß; Kopfschmerz von einem schweren, dumpfen Charakter; Übelkeit, Erbrechen, Appetitverlust; biliöse oder wässerige Diarrhoe.

Frost: Schwer, mit kalter, klammer Haut, Übelkeit, Erbrechen und heftige Schmerzen im Bauch.

Hitze: Mit Durst; berstender, klopfender Kopfschmerz; deutliche cerebrale Fülle und manchmal Stupor; Haut heiß, aber feucht; Puls voll, schnell, hart.

Schweiß: Fehlt oft. Wenn er vorhanden ist, dann wird er verschlechtert oder hervorgebracht durch die geringste Anstrengung und ist begleitet von großer Schwäche.

Apyrexie: Mit mehr oder weniger gastrischer Irritation und schmerzhafter Diarrhoe. Schwach, müde, mit Appetitverlust. „Wenn alle Stadien abgebrochen zu sein scheinen und der Patient sagt, daß seine Fröste nichts bedeuten."

C R O C U S   S A T I V U S

Häufige und starke Veränderungen in den Gefühlen; *plötzlich, von der größten Fröhlichkeit zur tiefsten Verzweiflung* (Ign., Nux-m.).

Äußerst glücklich, herzlich, möchte jeden küssen; im nächsten Augenblick in Wut.

Blutung aus irgendeinem Teil, Blut schwarz, dickflüssig, klumpig, bildet sich zu **langen, schwarzen Fäden, die von der blutenden Fläche herabhängen** (Elaps).

Kopfschmerzen: während des Klimakteriums, klopfend, pulsierend, < *während zwei oder drei Tagen des üblichen Mentruationsflusses*; nervöser oder menstrueller Kopfschmerz vor, während oder nach dem Fluß (Lach., Lil-t., Sep.).

Augen: Gefühl, als ob das Zimmer mit Rauch gefüllt sei; als ob er geweint hätte; als ob kalter Wind über die Augen blase; beim festen Schließen der Augen gibt es Besserung.

Nasenbluten: **schwarz, zäh, fädig, jeder Tropfen kann zu einem Faden gedreht werden**; mit kaltem Schweiß in großen Tropfen auf der Stirn (kalter Schweiß, aber möchte gefächelt werden; mit hellrotem Blut: Carb-v.); bei Kindern, die sich zu rasch entwickeln (Calc., Phos.).

Dysmenorrhoe: Fluß schwarz, fädig, klumpig (Ust.).

Gefühl, als ob etwas Lebendiges sich in Magen, Bauch, Uterus, Armen oder anderen Teilen des Körpers bewegen würde (Sabin., Thuj., Sulf.); mit Übelkeit und ohnmachtsähnlicher Schwäche.

Chorea und Hysterie mit großer Fröhlichkeit, Singen und Tanzen (Tarant.); abwechselnd mit Melancholie und Wut.

Spasmodische Kontraktionen und Zucken einzelner Muskelgruppen (Agar., Ign., Zinc.).

Beziehung: Nux-v., Puls. oder Sulf. folgen Crocus gut bei fast allen Leiden; bei Menstruationsstörungen (Ust.).

Vergleiche: Tub., Staph., die viele Symptome gemeinsam mit ihm haben.

Verschlimmerung: Bewegung (Blutung).

Besserung: Frische Luft (alle Symptome).

Zeit: Nachmittag; < gegen Abend.

Frost: Mit Durst (Dulc.); am Nachmittag, gegen Abend sich verstärkend; mit Schaudern vom Rücken die Beine hinab (Dulc., Staph.); < durch Trinken.

Hitze: Mit Durst (Staph.); innere Hitzewallungen mit Sticheln und Kriebeln in der Haut; des Kopfes und Gesichtes, mit blassen Wangen. Heftige Hitze über den ganzen Körper, < im Kopf, mit starker Röte des Gesichtes und Erweiterung der Blutgefäße (Cham., Chin.); großer Durst ohne viel Trockenheit des Mundes.

Schweiß: Spärlich; nur an der unteren Hälfte des Körpers; oder nur des Nachts, danach kalt und geschwächt.

Analyse: „Croc., Dulc., und Staph. können verglichen werden.

Alle haben Frost, der im Rücken beginnt.

Croc. und Dulc. haben Durst beim Frost, Staph. hat keinen.

Croc. und Staph. haben Durst bei der Hitze, der leicht oder fehlend bei Dulc. ist.

Dulc. und Staph. haben häufiges Wasserlassen beim Frost, Croc. hat es nicht.

Dulc. allein hat Übelkeit und unwillkürlichen Urin beim Frost.

Bei Croc. allein ist der Frost < durch Trinken.

Dulc. hat Frost < in einem warmen Zimmer." - GEO H. CLARK, M.D.

C R O T A L U S

Charakteristisch: Ist angezeigt bei strumösen, geschwächten hämorrhagischen, zusammengebrochenen Konstitutionen; während zymotischer Krankheiten; bei Trinkern; Tendenz zu Karbunkeln und Blutgeschwüren (Anthr.).

Krankheiten, die verursacht sind durch einen früheren geschwächten Zustand des Organismus; niedriges septisches, Typhoid- oder Malaria-Fieber; chronischer Alkoholismus; erschöpfte Lebenskraft; echter Kollaps.

Apoplexie; apoplektische Konvulsionen bei Trinkern, hämorrhagische oder zusammengebrochene Konstitutionen.

Hämorrhagische Diathese; Blut fließt von Augen, Ohren, Nase und jeder Öffnung des Körpers; *blutiger Schweiß*.

Gelbe Farbe der Bindehaut; stellt die Sehfähigkeit nach Keratitis oder Kerato-Iritis her.

Bösartige Gelbsucht; mehr hämatisch als hepatisch.

Purpura haemorrhagica; kommt plötzlich heraus aus allen Öffnungen, der Haut, den Nägeln, dem Zahnfleisch.

Entkräftung der Lebenskraft; Puls kann kaum gefühlt werden; Blutvergiftung (Pyrog.).

Erbrechen: biliös, mit Angst und schwachem Puls; jeden Monat nach der Menstruation; kann nicht auf der rechten Seite oder dem Rücken liegen, ohne sofort ein dunkles, grünes Erbrechen hervorzubringen; schwarz oder wie Kaffeesatz, bei Gelbfieber.

Diarrhoe: Stühle schwarz, dünn, wie Kaffeesatz; widerlich riechend; durch schädliche Ausdünstungen oder faulige Stoffe im Essen oder Trinken; durch lange gelagertes [in Fäulnis übergegangenes] Wildbret (Pyrog.); während Gelbfieber, Cholera, Typhoid, Typhus.

Intestinale Blutung, wenn sie in einer typischen, septischen oder zymotischen Krankheit auftritt; Blut dunkel, flüssig, nicht koagulierend.

Sektionswunden; Insektenstiche; üble Folgen von Impfung.

Vikariierende Menstruation; bei geschwächten Konstitutionen (Dig., Phos.).

Menopause: starke Hitzewallungen und In-Schweiß-gebadet-Sein; ohnmachtsartige Schwäche und Sinkgefühl am Magen; ausgedehnte Metrorrhagie, dunkel, flüssig, widerlich riechend; starke Anämie.

Bösartige Krankheiten des Uterus, große Neigung zu Blutung, Blut dunkel, Flüssigkeit übelriechend.

Typ: Jeder Typ, aber niedrige Grade, und alle neigen zur Bösartigkeit; Gelbfieber; niedrige, septische, typhoide Zustände; perniziöse Fieber.

Fieber mit einer Tendenz zur Hämorrhagie.

Causa: Vorausgehende geschwächte Zustände des Organismus; alkoholisch, septisch, zymotisch, ansteckend; schlechte Durchblutung; geschwächte Kapillaren; erschöpfte Lebenskräfte; hämorrhagische Diathese; psorische, sykotische Komplikationen; Pest.

Frost: Leicht. Frösteln und kriebelndes Gefühl fünf oder sechs Stunden am Nachmittag; kriechende Fröste den Rücken hinauf und herab, Frösteln abwechselnd mit Hitze oder plötzlichem kalten Schweiß; Haut *trocken und kalt*, besonders der Extremitäten.

Hitze: Beim ersten Einsetzen starke, brennende Hitze; Haut heiß und trocken; Puls 130-150; Temperatur 104-106° F. [40-41,1° C.]; Gesicht rot, erhitzt; Nasenbluten.

Hardenstein gibt die folgenden Symptome bei Gelbfieber an: Delirium, Augen offen; verwirrte, unzusammenhängende Antworten mit kalter Haut und schnellem Puls; schlimme Kopfschmerzen; Gesicht rot, aufgetrieben, gelbe oder blaß-bleierne Farbe; Blutung aus jeder Öffnung des Körpers, sogar blutiger Schweiß; scharfes, saures Aufstoßen; starker Durst; Übelkeit und Erbrechen von Galle, von Blut, bei der geringsten Anstrengung; blutiger, unwillkürlicher Stuhl; Bauch tympanitisch; Schwellung der Leistendrüsen; Urin spärlich oder zurückgehalten; Puls schwach und langsam, oder schnell, intermittierend und kaum wahrnehmbar; intensiv gelbe Haut; Ekchymosen oder purpurne Flecken; große Entkräftung der Lebenskraft; Spasmen, Konvulsionen, tiefe Ohnmacht, Tod.

Schweiß: Kalt, in plötzlichen Anfällen; dunkel gefärbte Achselhöhlen; blutiger Schweiß (Cur., Lach., Lyc.).

Zunge: Feurig rot, glatt und poliert (Pyrog.); stark geschwollen; trocken und rissig; dunkelbraune Streifen die Mitte hinab mit tiefroten Rändern; gelblich-braun, trocken in der Mitte; herausgestreckt.

Atem fötid; moderiger Geruch. Blutung.

Puls: Beschleunigt, schwach und schnell, danach langsam; schwach, flatternd, beschleunigt, schnell, klein, drahtig, zitternd, kaum wahrnehmbar; in Wellen, unregelmäßig.

Analyse: Blutung aus jeder Öffnung des Körpers; schwarz, flüssig, nicht koagulierend, widerlich riechend. Niedrige Typen, septisch, bösartig.

Lachesis: die Haut ist kalt und klamm.

Crotalus: die Haut ist kalt und trocken.

* C U P R U M

Leiden, die auf einen vertriebenen Ausschlag oder unterdrückten Fußschweiß als mögliche Ursache zurückgeführt werden können.

Frost: Über den ganzen Körper, am schlimmsten an den Extremitäten. Eiseskälte des ganzen Körpers, und schwere Krämpfe in den Extremitäten.

Hitze: Innerlich, schwächend, erschöpfend. Hitzewallungen, mit Brennen der Fußsohlen (Sulf.).

Schweiß: Kalt in der Nacht; klamm.

C U R A R E

Charakteristisch: Schwäche des Alters, starkes Versagen der Kraft. Nervöse Schwäche, durch Säfteverlust, oder erschöpfende Krankheit.

Rückenmarksleiden, idiopathisch oder traumatisch; Empfindung verschärft, Bewegung gelähmt; schmerzlose Lähmung.

Verschlechterung: *Feuchtigkeit, feuchtes Wetter, Wetterwechsel, kalter Wind,* oder *die geringste Bewegung.*

Besserung: Nach *dem ersten Bissen Nahrung* (vergleiche mit Aran.).

Typ: Quotidiana. Typ nicht ausgeprägt.

Zeit: 14.00 oder 15.00 Uhr, *jeden Tag, und sich fortsetzend bis in die Nacht.*

Frost: Ohne Durst. Kälte beginnt am Bauch und breitet sich überall hin aus. Gefühl von Schaudern, ausgehend vom Magen und sich über den ganzen Körper ausbreitend. Dauerndes Frösteln.

Hitze: Mit Durst; besonders im Kopf, auf dem Rücken und den Beinen; Brennen in den Hüften; große Schwäche und Entkräftung, krampfartige Schmerzen bei der geringsten Bewegung. Fieber mit Durst und *großem Hunger*; Gähnen und Strecken, heißer Kopf und Hände, konvulsive Anfälle und Ohnmacht. Tägliches Fieber, um 14.00 oder 15.00 Uhr beginnend, und sich bis in die Nacht fortsetzend; brennende Hitze, begleitet von partiellen und vorübergehenden Frösten, unzusammenhängenden Reden, und oft von Lähmung der Extremitäten. Lippen werden blau und der Körper purpurn; nach dem Fieber sehr rotes Gesicht, hämmernder Kopfschmerz. *Perniziöses Fieber, mit dauerndem Frösteln* (Petr.); Hitze in der Nacht oder in der frischen Luft verstärkt; weniger am Morgen.

Schweiß: *Kalt und blutig*, besonders in der Nacht.

Zunge: Tief rot, rissig und blutend.

Weder unsere Prüfungen noch die klinische Erfahrung mit Curare reichen hin, um viele Charakteristika zu definieren.

CYCLAMEN

Charakteristisch: Paßt am besten zu leuko-phlegmatischen Personen mit anämischen oder chlorotischen Zuständen; leicht ermüdet, und als Folge davon zu keiner Art von Arbeit aufgelegt; schwache oder ausgesetzte Funktionen von Organen oder besonderen Sinnen.

Blasse, chlorotische, gestörte Menses (Ferr., Puls.), begleitet von Schwindel, Kopfschmerz, verschwommenem Sehen.

Schmerzen; drückend, ziehend oder reißend von Teilen, wo die Knochen nahe der Oberfläche liegen.

Leiden: von unterdrücktem Kummer und Gewissensqualen; von versäumter Pflicht oder verübter böser Tat.

Große Traurigkeit und Grämlichkeit; reizbar, mürrisch, schlecht gelaunt; geneigt zu weinen; Wunsch nach Einsamkeit; *Abneigung gegen frische Luft* (Gegenteil von Puls.).

Kopfschmerz bei anämischen Patienten, mit Flimmern vor den Augen oder verschwommenem Sehen, beim Aufstehen am Morgen.

Flimmern vor den Augen, feurige Funken, wie von verschiedenen Farben, glitzernde Nadeln; verschwommenes Sehen von Nebel oder Rauch.

Sattheit nach ein paar Bissen (Lyc.), das Essen wird dann widerwärtig, verursacht Übelkeit im Rachen und Gaumen.

Speichel und alle Speisen haben einen salzigen Geschmack.

Menses: zu früh; zu reichlich, schwarz und klumpig (zu spät, blaß, spärlich: Puls.); membranös; besser während des Flusses (schlechter während: Act-sp., Puls.).

Brennend wunder Schmerz in den Fersen, beim Sitzen, Stehen oder Gehen in der frischen Luft (Agar., Caust., Phyt., Valer.).

Beziehungen: Vergleiche: Puls., Chin., Ferr. bei Chlorose und anämischen Affektionen; Croc., Thuj.: als ob etwas Lebendiges im Bauch wäre.

Verschlimmerung: Frische Luft; kaltes Wasser; kalt Baden; Menses < Sitzen und Liegen in der Nacht; fette Nahrung.

Besserung: In einem warmen Zimmer, innerhalb des Hauses; Menses > Gehen (Leukorrhoe < Sitzen, > Gehen: Cact., Cocc.).

Frost: Beginnt in den Fingerspitzen, Zehen und Ohren. Frösteln, allgemein, nicht > durch Zudecken. Abendlicher Frost, sehr empfindlich gegen kalte Luft und Aufdecken. Frost vormittags und abends.

Hitze und Frost abwechselnd; ohne Durst; mit sehr kalten Händen.

Hitze: einzelner Teile (ausgenommen das Gesicht); nach dem Essen; des ganzen Körpers; mit Schwellung der Venen der Hände.

Hitze, hauptsächlich des Gesichtes, ohne Durst; Hände bleiben eine lange Zeit kalt.

Hitze: verschiedener Teile des Gesichtes und der Hände, mit Schwellung der Venen der Hände; nach Erhitzung, allgemein.

Schweiß: In der Nacht, im Schlaf, widerlich riechend; manchmal nur am unteren Teil des Körpers.

Analyse: Man muß es besonders in Betracht ziehen für die Fieber der Anämischen während des Kindbettes oder in den ersten Monaten des Stillens. Die konstitutionellen Symptome sind leitend.

D I G I T A L I S

Charakteristisch: Paßt für plötzliche Hitzewallungen, gefolgt von großer nervöser Schwäche und unregelmäßigem, intermittierendem Puls, die im Klimakterium auftreten; < durch die geringste Bewegung.

Gefühl, als würde das Herz aufhören zu schlagen, wenn sie sich bewegt (Coca., - fürchtet, daß das Herz aufhören würde zu schlagen, wenn man sich nicht bewegt: Gels., - siehe Ferr.). Schwaches Herz ohne Klappenfehler.

Ohnmachtsartige Schwäche oder Sinkgefühl am Magen, fühlt sich, als würde er sterben.

Große Schwäche der Brust, kann es nicht ertragen zu reden (Stann.).

Nachts häufiges Erwachen mit einem Schreck, wie von einem Traum, als ob er von einer Höhe oder ins Wasser fallen würde.

Gesicht blaß, todesähnliches Aussehen und bläulich-rot.

Bläue der Haut, der Augenlider, der Lippen, der Zunge; Zyanose.

Erweiterte Venen auf den Lidern, Ohren, Lippen und der Zunge.

Atmung unregelmäßig, schwierig, tiefes Seufzen.

Die Finger „schlafen" häufig und leicht „ein".

Wassersucht: nach Scharlach; bei Bright'scher Krankheit; mit Unterdrückung des Urins; innerlicher und äußerlicher Teile; mit Ohnmacht, wenn organische Affektionen des Herzens vorhanden sind (mit Wundheit in der Uterusgegend: Conv.).

Tödliche Ohnmacht kann eintreten, wenn der Patient in aufrechte Position aufgerichtet wird.

Verschlimmerung: Kopfschmerz durch Niederlegen; Bewegung; in einem warmen Zimmer; Sitzen, besonders beim Aufrechtsitzen.

Zeit: Keine Periodizität. Im allgemeinen am frühen Morgen.

Frost: In den Fingern beginnend; Handtellern, Fußsohlen, danach über den ganzen Körper. Zuerst Kälte der Hände und Arme (der Extremitäten: Gels., - der Arme: Bell., Hell., - in Fingern, Zehen und Lippen: Bry., Cic.). *Große Kälte der Haut. Große Empfindlichkeit gegenüber Kälte* (Bar-c., Camph.); Frösteln und Schaudern über den ganzen Rükken; innerlicher Frost mit äußerlicher Hitze; Frost und Hitze im Wechsel; *kalte Extremitäten*; äußerste Kälte der Hände und Füße, mit kaltem Schweiß. Frösteln über den ganzen Körper mit Hitze und Röte des Gesichtes.

Hitze: Ohne Durst. Plötzliche Hitzewallungen, gefolgt von Schwäche aller Teile. Allgemein heftige Hitze, mit geschwollenen Venen und schnellem Puls. *Eine Hand heiß, die andere kalt* (Lyc., - eine Hand ist brennend heiß und blaß, die andere kalt und rot: Mosch.). Hitze des Körpers, mit kaltem Schweiß des Gesichtes. Hitze im Kopf, Gesicht und Ohren, Händen, mit Röte der Wangen.

Schweiß: Unmittelbar nach dem Frost (Bov., Caust., - Hitze mit reichlichem Schweiß zur selben Zeit: Con.). Nachtschweiß, im allgemeinen kalt und klamm. *Bedeckt mit reichlichem Schweiß, ohne Erleichterung der Herzsymptome.* Kalter Schweiß auf dem Körper, warmer Schweiß auf den Handtellern. Schweiß auf den oberen Teilen des Körpers; auf dem Gesicht.

Zunge: Sauber oder weiß belegt. Geschmack: Verlangen nach sauren Getränken und bitteren Speisen; Brot schmeckt bitter; Appetitverlust oder Hunger. Dauernder Speichelfluß.

Puls: Der dritte, fünfte oder siebente Schlag setzt aus. *Äußerst langsam und schwach* in der Ruhe; *beschleunigt, voll und hart bei jeder Bewegung*. Oft charakteristisch.

Digitalis darf nicht von China in irgendeiner Form gefolgt werden, weil - nach Hahnemann - China die Angst, die durch Digitalis verursacht wird, zu tödlicher Qual verstärkt.

DROSERA

Charakteristisch: Keuchhusten; in heftigen Anfällen, die einander so schnell folgen, daß er kaum in der Lage ist, Atem zu schöpfen.

Husten: < durch Wärme; Trinken; Singen; Lachen; Weinen; Niederlegen; nach Mitternacht; spasmodisch mit Würgen, Brechwürgen und Erbrechen.

Halsentzündung der Geistlichen (Arg-n., Arum); mit rauher, trockener Empfindung tief in den Fauces.

Zusammenschnüren und Kriebeln im Larynx, Heiserkeit und gelbes oder grünes Sputum.

Verschlimmerung: Nach Mitternacht; Wärme; während der Ruhe.

Typ: Quotidiana; Tertiana.

Zeit: Vor 9.00 Uhr, *jeden Morgen.*

Causa: Wird häufig erforderlich, wo Fieber auftreten während eines Vorherrschens des epidemischen Keuchhustens, dabei wird es oft zum Genius epidemicus.

Frost: *Ohne Durst.* Frost mit *eiskalten Händen, blauen Nägeln, kaltem, blassen Gesicht* (Nux-v.), *und kalten Extremitäten*; muß sich niederlegen. *Fiebriges Schaudern über den ganzen Körper, mit Hitze des Gesichtes und Eiseskälte der Hände*, und manchmal biliösem Erbrechen. Er fühlt sich immer zu kalt, er kann nicht warm werden (Calc.); er fühlt sich nachts im Bett kalt; Schaudern während der Ruhe, aber nicht während der Bewegung (Frost, Hitze und Schweiß werden alle durch Bewegung erleichtert: Caps.); selbst im Bett kann er nicht aufhören zu schaudern und sich kalt zu fühlen, obwohl der Körper bei Berührung warm ist (Bar-c.). Spasmodischer Husten mit heftigem Drücken, pulsierende Schmerzen im Kopf. Nach Mitternacht, Kälte der *linken Hälfte des Gesichtes*, mit stechenden Schmerzen in ihm; die rechte Hälfte ist heiß und trocken (siehe Caust.). Dauerndes Frösteln, *kann nicht warm werden* (Aran.).

Hitze: *Ohne Durst. Hitze in der Nacht, fröstelig am Tag.* Hitze *schlechter nach Mitternacht.* Hitze fast ausschließlich am Gesicht und Kopf. Verstärkte Wärme des oberen Körpers, abends. Nach Frösteln, leichter Durst, Schwere des Kopfes, klopfender Schmerz im Hinterkopf, und

Hitze des Gesichtes, übliche Wärme des übrigen Körpers, bis 15.00 Uhr dauernd. Fühlt sich am Abend wohl.

Schweiß: Kalter Schweiß an Gesicht, Füßen, *Bauch.* Warmer Schweiß, besonders gleich nach Mitternacht; *am reichlichsten am* **Gesicht und Bauch**. Manchmal allgemeiner Schweiß, besonders *in der Nacht*, begleitet von einem *spasmodischen Husten, der Brechwürgen und Übelkeit hervorrief.*

Zunge: Sauber (Cina). *Speisen haben keinen Geschmack* (Eup-per.). Brot schmeckt bitter.

„Reichliche Absonderung von wässerigem Speichel während des Fieberstadiums." - HAHNEMANN.

„Intermittierendes Fieber, mit Halsentzündung und Übelkeit." - LIPPE.

Apyrexie: Gewöhnlich rein, obwohl manchmal gastrische Symptome vorhanden sein können (rein mit gutem Appetit: Canch.). *Hustet mehr als im Schweißstadium.* Wie bei Aranea und Bovista herrscht der Frost vor, während die anderen Stadien leicht sind, manchmal nur teilweise entwickelt.

Kasuistik:

* In mehreren Fällen von intermittierendem Fieber war Drosera sehr nützlich gewesen, wenn die Hitze intensiv war und gefolgt wurde von einem kalten Gesicht, mit Eiseskälte der Hände und Füße mit biliösem Erbrechen; wenn die Hitze vergesellschaftet war mit heftig drückenden und klopfenden Schmerzen im Kopf und spasmodischem Husten. In der Apyrexie waren gastrische Symptome vorhanden. Bei Fiebern, die zur selben Zeit auftreten, in der Keuchhusten epidemisch war. - Fall 1504, *Homoeop. Clinique.*

DULCAMARA

Charakteristisch: Paßt zu Personen von phlegmatischen, skrofulösen Konstitutionen; ruhelos, gereizt; zu katarrhalischen, rheumatischen oder Haut-Affektionen geneigt, hervorgebracht oder verschlechtert durch Kälte, feuchtes, regnerisches Wetter, oder plötzliche Änderung des heißen Wetters (Bry.).

Die Haut ist zart, empfindlich gegen Kälte, zu Ausschlägen geneigt, besonders Urtikaria, jedemal wenn der Patient sich erkältet, oder lange der Kälte ausgesetzt wird.

Anasarka; nach Wechselfieber, Rheumatismus, Scharlach, Masern.

Wassersucht nach unterdrücktem Schweiß, oder unterdrückten Hautkrankheiten, von kalter Luft oder feuchten Wohnungen; Arbeiten in einer Molkerei (Aran., Ars., Nat-s.).

Diarrhoe durch Erkältung, an feuchten Orten oder bei feuchtem Wetter.

Katarrhalische Harnverhaltung bei herangewachsenen Kindern, mit milchigem Urin; durch *Waten mit bloßen Füßen in kaltem Wasser.*

Exanthem vor den Menses (Con., - während reichlicher Menses: Bell., Graph.)

Urtikaria über den ganzen Körper, kein Fieber; juckend, brennt nach Kratzen; < in Wärme, > in Kälte.

Warzen, fleischig, groß, glatt; am Gesicht oder Handrücken und Fingern.

Kann für nichts das richtige Wort finden. Geistige Verwirrung.

Beziehungen: Komplementär zu Bar-c., Kali-s.

Verschlimmerung: Abend; bei Ruhe; kaltes, feuchtes Wetter; unterdrückte Menses, Ausschläge, Schweiß.

Besserung: Durch Umherbewegen (Ferr.); warme, trockene Luft.

Typ: Quotidiana duplicata; Tertiana; Tertiana duplicata; Quartana duplicata. Kontinuierlich; Typhoid.

Zeit: Unregelmäßige Stunden.

Causa: Fieber, die während kaltem, feuchten, regnerischen Wetter auftreten; schlechter, wenn das Wetter plötzlich kälter wird; hervorgerufen durch Entblößung; Leben in feuchten Räumen, Schlafen in einem feuchtem Bett.

Frost: Mit heftigem Durst. Beginnend im oder sich ausbreitend vom Rücken; nicht erleichtert durch Wärme (erleichtert durch heiße Anwendungen: Caps.); schüttelnd, mit einem Kältegefühl, oder tatsächlicher Kälte über den ganzen Körper, so daß er neben dem warmen Ofen nicht warm werden kann, mit Schaudern von Zeit zu Zeit. Frösteln des Rückens, ohne Durst, in der frischen Luft, aber besonders im Luftzug (Canth.). Frösteln meistens gegen Abend, über den Rücken, Nacken, Hinterkopf, mit einem Gefühl, als ob das Haar sich sträubte (Bar-c.). Mit Übelkeit und häufigem oder unwillkürlichem Urin.

Hitze: Allgemeine, trockene, brennende Hitze überall. Trockene Hitze über den ganzen Körper; Hitze und Brennen im Rücken. Brennen in der Haut des ganzen Rückens, als ob er an einem heißen Ofen sitzen würde, mit Schweiß im Gesicht und mäßiger Hitze.

Schweiß: *Widerlich riechender Schweiß*, nachts und morgens, über den ganzen Körper; tagsüber mehr über den Rücken, in den Achselhöhlen, und den Handtellern. *Schlecht riechender Schweiß*, mit reichlicher Absonderung von durchsichtigem Urin. Fehlt oft.

Zunge: Trocken; geschwollen, wie gelähmt vor Kälte. Bitterer Geschmack. Speichelfluß; das Zahnfleisch ist locker und schwammig; der Speichel zäh, seifenartig. *Starkes Verlangen nach kalten Getränken.*

Analyse: Wie bei Aranea sind die Fieber, zu denen Dulcamara paßt, selten. Sie werden hervorgerufen durch rheumatische Auslösung, Leben in feuchten Räumen, Schlafen in einem feuchten Bett; während kaltem, regnerischen, wechselnden Wetter; aber das Fieber von Aranea zeigt sich mit großer Regelmäßigkeit, während das von Dulcamara keinen Bezug zur Zeit hat. Vergleiche Crocus und Staphisagria.

Typhoid Fieber, wenn der Patient sich ausdrücklich erinnern kann, sich erkältet zu haben; Zunge sauber, Stühle gelb, flüssig, mit Rumpeln, schneidendem, grabenden oder greifenden Schmerz in der Nabelgegend oder im ganzen Bauch.

ELAPS

Charakteristisch: Ängstlich und besorgt wegen irgendeiner **tödlichen** Krankheit.

Furcht, allein gelassen zu werden, als ob sich etwas Schreckliches ereignen würde.

Zornig über sich selbst; möchte nicht angesprochen werden.

Bei dem geringsten Widerspruch schaudert der Körper, das Blut kocht (Aur., Cocc., Con., Ferr.).

Schwindel mit der Tendenz, vorwärts zu fallen.

Gewicht im Magen nach dem Essen.

Rasender Hunger, doch unfähig zu essen.

Obst und Getränke liegen auf dem Magen wie Eis (siehe Ars., Verat.).

Typ: Quotidiana.

Zeit: 20.00 und 22.00 Uhr, jeden Tag.

Frost: Ohne Durst, gefolgt von trockener Hitze und brennender Röte des Gesichtes. *Frösteln und Hitze abwechselnd* (Ars., Calc.) um 20.00 Uhr; *fröstelig für ein paar Minuten*, danach *Hitze für eine Viertelstunde. Schüttelfrost*, innerlich gefühlt, als ob *er in den Knochen sei*, gefolgt nach einer halben Stunde von *brennender Hitze*; die Haut ist heiß, mit Durst, das Fieber dauerte die ganze Nacht bis 10.00 Uhr am nächsten Tag. Kälte < *durch Trinken von kaltem Wasser* (Caps.); nach einem Getränk, Schaudern von Kopf bis Fuß mit Zähneklappern. Schreckliche Kälte nach Trinken, und als ob Eiswasser in einer zylindrischen Öffnung in der linken Lunge aufsteigen und fallen würde. Große Empfindlichkeit gegen Kälte. Das rechte Bein ist bis zum Knie hinauf kalt wie Eis. Arme kalt beim Tauchen der Hand in kaltes Wasser.

Hitze: Mit Durst, *abwechselnd mit Frösteln. Trockene Hitze* von 19.00 bis 21.00 Uhr, gefolgt von *Frost bis 22.00 Uhr.* Fieber um 19.00 Uhr, mit weniger Frost, heftigerer Hitze, aber wenig Schweiß; Schlaf unterbrochen von schweren Träumen (von toten Leuten), mit schwierigem Atmen die ganze Nacht. *Hitzewallungen, mit Röte des Gesichtes und der Ohren.*

Schweiß: Überall. Schweiß kalt und reichlich. Schweiß an der Stirn und am Nacken.

Zunge: Tief rot, sauber, oder geschwollen und schwarz.

ELATERIUM

Charakteristisch: Cholera-ähnliche Anfälle; reichliche, flüssige, schaumige Stühle; reichlicher Fluß von wässerigem Serum aus der Schleimhaut.

Wenn Fröste unterdrückt wurden, erschien Urtikaria über den ganzen Körper. Anders als bei Apis, Hepar, Ignatia, Rhus-t., bei denen die Urtikaria während unterschiedlicher Stadien des Anfalls erscheint.

Beziehungen: Vergleiche Colch., Crot-t., Sec., Verat. bei Durchfall- und Cholera-ähnlichen Symptomen.

Typ: Quotidiana; Quotidiana duplicata; Tertiana; Tertiana duplicata; Quartana. Wenn durch Chinin oder „Wechselfieberkuren" unterdrückt, dann neigt es dazu, unter irgendeinem anderen Typ zu erscheinen, oder sogar den Duplicata-Typ anzunehmen. *Häufiger Wechsel des Typs*. Biliös. Remittent.

Zeit: 12.00 - 13.00 Uhr. *Zweimal am Tag*, jeden dritten Tag.

Prodrom: Frösteln mit dauerndem Gähnen und Zittern; Kopfweh und Schmerzhaftigkeit der Glieder, und Schmerzen im Darm.

Frost: Mit Durst, verstärktem Schmerz im Kopf und den Gliedern und dauerndem Gähnen und Strecken. Schmerz unter den Schulterblättern; im Kreuz, linke Seite, und Krämpfe in den Beinen und den Fußsohlen. Gähnen und Mundaufreißen, mit einem Ton, der dem Wiehern eines Pferdes entspricht; Tränenfluß und reichlicher Schnupfen.

Hitze: Mit intensivem Durst; heftige, reißende Schmerz durch den Kopf, ganz besonders im Scheitel. Stark schneidende Schmerzen im Darm, und Schmerzen in den Extremitäten; die Schmerzen *schießen zu den äußersten Spitzen der Finger und Zehen*, und danach schießen sie wieder in den Körper zurück. *Übelkeit, Erbrechen und reichliche Absonderungen aus dem Darm von schaumigem Charakter.*

Schweiß: Reichlich, mit allmählicher Erleichterung aller Symptome.

Zunge: Mit einem schmutzig-braunen Belag bedeckt; Geschmack bitter.

Apyrexie: Urtikaria; unerträgliches Jucken > durch Reiben.

Analyse: Wenn nach Unterdrückung von intermittierendem Fieber Urtikaria über den ganzen Körper erscheint, dann ist Elaterium das Mittel. Schneidende Schmerzen im Darm, zu den Spitzen von Fingern und Zehen schießend. Reichliche schaumige Absonderungen. Nach Unterdrückung von Frösten entwickelte sich Urtikaria über die ganze Körperoberfäche, mit einem gestörten Geisteszustand, der charakterisiert war durch eine unwiderstehliche Neigung, von zu Hause wegzuwandern, sogar in der Nacht, und im Wald umherzustreifen.

Kasuistik:

*1) „Es begann mit einem Quotidiana-Wechselfieber, das häufig für ein paar Tage unterdrückt wurde, und als er zu mir in die Praxis kam, war es in einen Tertiana-Typ verändert. Den Anfällen ging viel Gähnen voraus, und sie waren begleitet von viel Durst, Schmerz im Bauch und starkem Schmerz in den Extremitäten, der in die Finger und Zehen hinunterschoß.“

*2) Intermittierendes Fieber, das er sich vor achtzehn Monaten in Virginia zugezogen hatte und das alle ein, zwei oder drei Wochen durch die Einnahme von Chinin unterdrückt wurde. Anfall um 13.00 Uhr, dem Kopfschmerz vorausging; Schmerzen im Darm; Wundheit der Glieder; dauerndes Gähnen und Strecken. Im *Frost* leicht verstärkter Schmerz in Kopf und Gliedern. Während der *Hitze* heftig reißende Schmerzen durch den Kopf, schlechter am Scheitel; verstärkter Schmerz im Darm und den Extremitäten; und die Schmerzen schossen zu den äußersten Spitzen der Finger und Zehen, und danach schossen sie wieder zurück in den Körper; mit intensivem Durst. Elaterium C 2 heilte den Fall prompt. - DR. JEANES, *S. C.*, I, S. 692.

*3) Quartana-Wechselfieber, das schon sechs Wochen dauerte. Die Anfälle traten gegen 12.00 Uhr auf, wo sich eine Attacke, die der Cholera entsprach, einstellte; danach *schlimme und reichliche Absonderung von schaumiger flüssiger Masse*, die häufig aus dem Darm abgesetzt wurde, mit schneidenden Schmerzen in Intervallen und Erbrechen. Es wurde Verat. C 3 mit nur teilweiser Besserung gegeben. Elaterium C 2, alle zwei oder drei Stunden, bewirkte in ein paar Stunden eine völlige Heilung der Cholera-Symptome; und als die Zeit für die Wiederkehr seines Wechselfiebers herankam, stellte der Patient fest, daß er auch davon geheilt war, und er blieb weiterhin gesund. - C.B. MATTHEWS, *S. C.*, I, S. 692.
*4) Hartnäckiges Wechselfieber seit *fünf Jahren*, das sie sich zugezogen hatte, als sie in Virginia lebte. Es war durch Chin-sulf. [Chinin] in großen Dosen unterdrückt worden, kam aber nach längerer oder kürzerer Zeit immer wieder. Wenn die Fröste unterdrückt wurden, wurde sie im allgemeinen von Urtikaria über die ganze Körperoberfläche befallen, und sie wurde häufig geplagt von einem gestörten Gemütszustand, der durch eine unwiderstehliche Neigung, selbst in der Nacht von zu Hause wegzuwandern und in den Wäldern umherzustreifen, charakterisiert war. Die Fröste traten jeden dritten Tag auf, zweimal täglich, und sie hielten zwei Stunden an; Schmerzen im Kopf; unter den Schulterblättern; in der linken Seite, in den Waden und im Kreuz; Naselaufen; Krampf in Beinen und Fußsohlen. Der Frost wurde von hohem Fieber gefolgt, das in reichlichem Schweiß endete. Elaterium C 2 heilte. *Urtikaria*: Nachdem im obigen Fall das Wechselfieber aufgehört hatte, erschien Urtikaria, mit einem Gemütszustand wie oben beschrieben. Ein Fortfahren der Einnahme von Elaterium nahm letztere Affektion vollständig und dauerhaft weg, und sie hatte keinen Rückfall gehabt. - *Ibid.*

*Die Urtikaria von Elaterium hat - wie Rhus-t. - unerträgliches Jucken, aber es wird - anders als bei Rhus-t. - durch Reiben gebessert.

EUCALYPTUS

Viele Jahre lang war dies ein Volksmittel in Australien, Italien, Algier, an einigen Orten in Spanien und in Frankreich in der Provence. Die Blätter besitzen einen sehr durchdringenden Geruch, der bis auf eine große Entfernung sich ausbreitet, und es scheint die Kraft zu besitzen, die Sumpf-Ansteckung zu antidotieren und auf diese Weise eine prophylaktische Wirkung zu entfalten. Der Abbé Féles Charmatant, Missionar bei den Afrikanischen Missionen in Algier, schreibt: „Ich will Ihnen einige Fakten über unsere *Eucalyptus*-Pflanzungen in Maison-Carrée, das nun unser Mutterhaus geworden ist, übermitteln. Dieser Grundbesitz war vor sechs Jahren ein riesiges Territorium, das mit Gestrüpp, Zwergpalmen, bedeckt war, und das in der Nachbarschaft der stehenden Wasser von Harach als sehr ungesund galt. In den Jahren 1869 und 1870 pflanzten wir, sobald das Gestrüpp zerstört war, eine beachtliche Menge von *Eucalyptus* in Gruppen an, oder seitlich der Wege in der ganzen Länge unserer Felder und Gärten, und das Ergebnis war sehr wunderbar; denn das intermittierende Fieber, das oft unsere Waisen bei ihrer landwirtschaftlichen Arbeit gestoppt hatte, verschwand allmählich, so daß heute nun dieser Bezirk, der früher der schlimmste für Fieber war, einer der gesündesten Vororte von Algier ist."

Unsere Pathogenese dieses Mittels reicht nicht hin, um uns irgendwelche definitiven Anzeigen für seinen Gebrauch zu geben. Es wird als ein Substitut für Chinin in der Schulmedizin gegeben.

Charakteristisch: Exzessiver Speichelfluß.

Erheiterung im Gemüt; unwiderstehliches Verlangen, sich umherzubewegen, Gefühl von Schwung und vermehrter Stärke. Kongestiver Kopfschmerz bei den Anämischen, > den Schmerz und führt Schlaf herbei.

Vaskuläre Tumoren der Harnröhre (Thuj.).

Diurese mit gewaltigen Mengen von Harnstoff.

Typ: Intermittierendes Fieber, Quotidiana, Tertiana, Tertiana duplicata; remittierend, kontinuierlich, Malaria-ähnlich, Typhoid; alle Fieber tendieren zu heimtückischen Typen mit subnormaler Temperatur.

Rückfall-Fieber tuberkulöser Menschen; die sogenannte Grippe, sporadische Influenza.

Fieber von einem **rückfälligen**, hartnäckigen und anhaltendem Charakter, von ansteckendem Ursprung, bei denen die Milz bereits frühzeitig in der Krankheit angegriffen wird. Sie ist zuerst geschwollen und empfindlich, danach wird sie widerstandsfähiger, härter, traubenförmig auf ihrer Oberfläche. Schwindel ist in allen seinen Stadien ausgeprägt. Es gibt einen dumpfen kongestiven Kopfschmerz; Unbehagen; rheumatische Schmerzen von zuckendem, reißenden, stechenden Charakter, < nachts.

Schweiß: Reichlich, widerlich riechend, erschöpfend.

In der Rekonvaleszenz von Malaria-ähnlichen Fiebern; chronische Malaria-ähnliche Affektionen; Chinin-Kachexie.

EUPATORIUM PERFOLIATUM

Charakteristisch: Paßt zu Krankheiten alter Leute; völlig erschöpfte Konstitutionen, besonders durch Trunkenheit; Kachexie, von anhaltenden oder häufigen Attacken biliöser oder intermittierender Fieber.

Gequetschtes Gefühl, wie gebrochen, über den ganzen Körper (Arn., Lac-c., Pyrog.).

Knochenschmerzen; befallen Rücken, Glieder, Kopf, Brust, besonders die Handgelenke, als ob sie ausgerenkt wären, die Augäpfel; je mehr dies allgemein und schlimm ist, desto besser paßt es. Wie bei Bryonia sind sie begleitet von Kopfschmerz, Verstopfung und Schmerz in der Lebergegend, aber hiermit endet die Ähnlichkeit.

Bei Bryonia ist der Schweiß reichlich, leicht durch Bewegung ausgelöst, und die Schmerzen zwingen den Patienten, still auf der schmerzhaften Seite zu liegen.

Bei Eupatorium ist der Schweiß spärlich oder fehlt, die Schmerzen verursachen Ruhelosigkeit ohne irgendeine Erleichterung durch Bewegung, und es gibt eine völlige Unfähigkeit, auf der linken Seite zu liegen.

Schmerzen wie zerbrochen; kommen schnell und gehen ebenso schnell weg (Bell., Mag-p., Eup-pur., - Gegenteil von Stann.).

Schwindel: Gefühl, als ob man zur linken Seite fällt (kann den Kopf nicht nach links drehen aus Furcht zu fallen: Coloc., Con.).

Husten: chronisch; locker bei hektischem Fieber; Brust wund, muß sie mit den Händen halten (Bry., Nat-c.); < nachts; auf Masern oder unterdrückte intermittierende Fieber folgend.

Schmerzhafte Wundheit der Augäpfel; Schnupfen, *jeder Knochen tut weh*; große Entkräftung bei epidemischer Influenza (Lac-c.).

Beziehungen: Wird gut von Nat-m., Sep. und Tub. gefolgt.

Verschlimmerung: Bewegung; Trinken; Aufdecken.

Typ: Tertiana; Tertiana duplicata; selten Quartana duplicata, und dann auch nur, wenn der ursprüngliche Typ durch Chinin verändert wurde. Alle Typen können von ihm geheilt werden. Anticipierend, remittierend, biliös, Malaria-ähnlich; sporadische Grippe.

Zeit: 7.00 Uhr; 7.00 bis 9.00 Uhr; 7.00 bis 9.00 Uhr an einem Tag, leichter Frost um 12.00 Uhr am nächsten Tag; 10.00 Uhr; 12.00 bis 14.00 Uhr; 17.00 Uhr. Es wird ohne bezug zur Zeit heilen, wenn die Totalität der Symptome vorhanden ist.

Prodrom: Unstillbarer Durst, *aber Trinken verursacht Übelkeit und Erbrechen, und treibt den Frost voran. Übelkeit und Durst in der Nacht vor dem Anfall.* **Durst**, manchmal nach warmen Getränken (Casc., Cedr.), *ein bis drei Stunden vor dem Frost;* er weiß, daß der Frost kommt, weil *„er nicht genug trinken kann“* (sie weiß, daß der Frost kommt, weil sie durstig ist: Caps., Chin., Nat-m.); Gähnen, Strecken, *Schmerz im Rücken, besonders über dem rechten Darmbein, und die Knochen der Extremitäten sind wie gebrochen.* Kolikartige Schmerzen im Oberbauch (Cocc.); *schmerzhafte Wundheit der Augäpfel. Muß zu-*

gedeckt sein, vor und während des Frostes (zugedeckt während des ganzen Anfälls: Nux-v.). *Hungrig* (Cina).

Frost: *Mit intensivem Durst; aber Wassertrinken* verstärkt die Übelkeit und *verursacht bitteres Erbrechen* (Trinken verursacht Erbrechen: Ars., - Trinken vermehrt den Frost: Caps.). Frösteln mit exzessivem Zittern und Übelkeit (durch die geringste Bewegung). *Frösteln am Morgen, Hitze über den ganzen Tag*, **aber kein Schweiß**. Frost kann für ein paar Minuten aufhören und wiederkommen, aber *keine Hitze in der Zwischenzeit* (Gegenteil von Ars., das abwechselnd Frost und Hitze hat). Schaudern wird durch Bewegung verstärkt; starker, klopfender Kopfschmerz; Schmerz im Rücken und in den Knochen der Extremitäten; Stöhnen vor Schmerz; quälender Schmerz in Magen und Milz. Gähnen und Strecken; mehr Schaudern, als der Grad von Kälte rechtfertigt. Muß warm zugedeckt sein (Nux-v.). Beginnt im Rücken oder *kann sich vom Rücken ausbreiten,* oder *läuft den Rücken hinauf* (beginnt im Rücken zwischen den Schultern: Caps., Polyp., - beginnt in der Kreuzgegend: Eup-pur.). *Am Ende des Frostes Übelkeit und Erbrechen bitterer Flüssigkeiten und Galle, verschlimmert durch Trinken*, oder *nach jedem Schluck Erbrechen* (Caps., - saures Erbrechen am Ende des Frostes: Lyc.). Fröstelig an einem Tag, am nächsten Tag Kolik.

Hitze: Es geht *Durst* voraus, der oft am stärksten zwischen Frost und Hitze gespürt wird (Ars., Chin.), oder es kann wenig Durst vorhanden sein, wenn Kopfschmerz und Knochenschmerzen verstärkt sind; Zittern, ohnmachtsartige Schwäche durch Bewegung; große Schwäche; kann nicht den Kopf heben, so lange das Fieber dauert; Wangen mahagonirot; klopfender Kopfschmerz; innerliche Wundheit von Kopf bis Fuß, über den ganzen Körper (Arn.); Schlaf mit Stöhnen. Während dieses Stadiums selten etwas Übelkeit, aber bitteres Erbrechen (saures Erbrechen: Lyc.) tritt auf am Ende der Hitze, wenn es am Ende des Frostes nicht vorhanden war. Hitze und Tränenfluß. Viel Schaudern selbst während der Hitze. *„Ein Schluck Wasser läßt ihn erschauern“* (macht ihn schaudern: Caps.). Schmerz in der Herzgrube. Fieber am Vormittag, dem Durst früh am Morgen vorausgeht, aber kein Frost; begleitet von ermüdendem Husten, und nicht von Schweiß gefolgt.

Schweiß: Im allgemeinen spärlich, oder ganz und gar fehlend, und in diesem Falle *hält der Kopfschmerz mehrere Stunden lang an, nachdem* *das Fieber weggegangen ist* (Ars.). Wenn viel Schweiß vorhanden ist, dann *bringt er Erleichterung aller Schmerzen außer dem Kopfschmerz,* **der verstärkt ist** (Schweiß erleichtert alle Schmerzen: Nat-m.). *Kälte während des nächtlichen Schweißes.* Schweiß; bringt keine Erleichterung in der Nacht; während des Schweißes verursacht die geringste Bewegung des Patienten, oder Erschütterung des Bettes, einen vorübergehenden Frost, der durch das Knochengerüst läuft, besonders den Rücken entlang beim Aufdecken (Nux-v.); nicht schwächend, wenn er reichlich ist (Gegenteil von Chin. und Carb-v.). *Wenn der Frost schwer ist, dann ist der Schweiß leicht oder fehlt* und *umgekehrt.*

Zunge: Weiß oder gelb belegt. Geschmack, fade, bitter; Speisen haben keinen Geschmack (Dros.). Verlangen nach Eiscreme; Durst. Blässe der Mundschleimhaut (Ferr.). Risse in den Mundwinkeln (Nat-m.). Rasender Hunger nach Chinin.

Apyrexie: *Unvollständig; sehr wenig Remission.* Gelbsüchtige Farbe der Haut und der Konjunktiva; *lockerer Husten*; wenn überhaupt Schweiß, dann ist er begleitet von Frösteln und schlechter durch Bewegung und Aufdecken. *Knochenschmerzen sind in jedem Stadium vorhanden, und sie verschwinden nur allmählich mit dem Verschwinden des Schweißes.* Fühlt sich schlechter am Morgen des einen Tages, und am Nachmittag des nächsten. Die Schwere des Erbrechens hat Bezug zur Zeit des Essens; je näher die Mahlzeiten, desto sicherer das Erbrechen; zuerst wird das Gegessene erbrochen, später Galle, die gewöhnlich bitter ist.

„Eupatorium ist ein bevorzugtes Mittel bei den erfolgreichsten Praktikern gewesen, wo remittierende und intermittierende Fieber epidemisch verbreitet waren *in ansteckungsträchtigen Bezirken, die Flüsse entlang, in Fischfanggebieten, in Sumpfgebieten* und ihren zahlreichen Nachbarschaften.“ - C.J. HEMPEL, *S. C.*, I, S 696.

„*Eupatorium perf.* ist sowohl durch seine Pathogenese als auch durch seine klinische Verifikation eines der wertvollsten Mittel der Materia Medica bei der Behandlung von intermittierenden Fiebern im Westen.“ - J.S. DOUGLAS.

Diesen Sätzen möchte ich hinzufügen, daß seine Wirksamkeit nicht durch geographische Breiten begrenzt ist. Manchmal entspricht es dem Genius epidemicus, und wird allein fast jeden Fall heilen, besonders wenn er im Herbst auftritt. Es wetteifert mit Arsenicum, China, und Natrium muriaticum als einer unserer Notanker bei dieser Krankheit; seine Symptome sind scharf umrissen und gut definiert; seine Wirkung ist prompt und endgültig. Es hat in allen Potenzen von der Urtinktur bis zur C 100.000 geheilt.

Arsenicum	**Eupatorium perf.**
Typ: Quotidiana; Tertiana; Quartana; Tertiana und Quartana duplicata. Anticipierend. Alle vierzehn Tage. Unreglmäßig bei Typ und Stadium.	**Typ**: Tertiana; Tertiana duplicata, selten Quartana duplicata. Anticipierend. Alle Typen können mit Eupatorium geheilt werden.
Zeit: Ist charakteristisch; 13.00 bis 14.00 Uhr, 0.00 bis 2.00 Uhr. Nachmittags-Anfall überwiegt.	**Zeit**: 7.00 Uhr oder 7.00 bis 9.00 Uhr; an einem Tage 7.00 bis 9.00 Uhr, am nächsten Tag um 12.00 Uhr leichter Frost. Vormittag überwiegt.
Prodrom: *Kein Durst.* Kopfschmerz, mit Schwindel und blassem Gesicht; Schmerz im Darm und wässeriger Diarrhoe. Schwäche; große Müdigkeit; muß sich niederlegen. Unbehagen.	**Prodrom**: *Unstillbarer Durst.* Trinken beschleunigt den Frost und verursacht Erbrechen. Weiß, daß der Frost kommt, weil „er nicht genug trinken kann". Gähnen, Strecken, Rückenschmerz und Knochenschmerzen in den Extremitäten.
Frost: Unregelmäßig; Mischung von Frösteln und Hitze; oder Fröste und Hitze wechseln ab; *gebessert durch äußerliche Hitze*. Durst ist nicht immer vorhanden; wenn vorhanden, dann trinkt er wenig und oft, aber im allgemeinen nach heißen Getränken. Durst, außer nach heißen Getränken, kontraindiziert Arsen.	**Frost**: *Mit großem Durst.* Beginnt im Rücken; mit *Gähnen, Strecken, Rücken- und Knochenschmerzen.* Kann verschwinden und wiederkommen, aber keine Hitze dazwischen. Muß warm zugedeckt sein (Nux-v.). Bitteres Erbrechen am Ende des Frostes. Mehr Erschauern, als die Kälte rechtfertigt.
Hitze: Intensive, trockene, langdauernde Hitze, beißend bei Berührung, und *unstillbarer Durst nach kaltem Wasser. Große Ruhelosigkeit.* Muß unbedeckt sein. Hitze, als ob heißes Wasser durch die Blutgefäße zirkuliere.	**Hitze**: Große Schwäche; kann den Kopf nicht heben, so lange die Hitze dauert. Selten irgendwelcher Durst; Wangen mahagonirot, und stark klopfender Kopfschmerz; ein Schluck Wasser ruft Schaudern hervor. Körper wund von Kopf bis Fuß.

Schweiß: *Mit unlöschbarem Durst nach großen Mengen von Wasser*, das Erbrechen verursacht. Kalt, klamm. Große Schwäche und Entkräftung. Vorhergehende Symptome während des Schweißes erleichtert.

Schweiß: Spärlich oder fehlend. Wenn viel, dann reichlicher nachts und danach kalt. Erleichtert alle Symptome außer Kopfschmerz, *der sich verstärkt*. Wenn der Frost schwer ist, dann ist der Schweiß leicht oder fehlt, und umgekehrt.

Zunge: Spitze rot, Seiten belegt, mit roten Streifen die Mitte hinunter; braun-blau. Verlangen nach Saurem, Weinbrand; Wasser schmeckt bitter; *Abneigung gegen Speisen.*

Zunge: Weiß oder gelb belegt, blaß; Speisen geschmacklos, fade, bitter. Verlangen nach Eiscreme. Rasender Hunger nach Chinin. Mundwinkel rissig (Nat-m.).

Apyrexie: *Niemals rein. Große Schwäche und Entkräftung*. Gesicht blaß, fahl, eingesunken oder aufgetrieben. Schwächende, wässerige Diarrhoe. Allgemein anämisches Aussehen.

Apyrexie: Unvollkommen, sehr wenig Remission. Gelbsüchtige Farbe der Haut und Konjunktiva; lockerer Husten. Knochenschmerzen in jedem Stadium, außer wenn sie durch Schweiß erleichtert werden.

Fieber, die man sich an der Seeküste an Badeorten zuzieht, die im Herbst auftreten, oder die „überwintert" haben und im Frühling herauskommen.

Fieber in ansteckenden, sumpfigen Gegenden; herbstlich; oft der Genius epidemicus. Neigt dazu, remittierend zu werden.

Kasusitik:

*1) Dr. Neidhard berichtet von zwei Fällen, bei denen *heftiger Durst vor dem Frost* und wenig Durst während des Frostes vorhanden war; *Übelkeit und Übelkeitsgefühl* im Magen (und in diesem Falle Erbrechen) zu Beginn der Hitze, mit heftig klopfendem Kopfschmerz; *Geschmacklosigkeit der Speisen; Appetitverlust; Zunge gelb belegt*; die Fröste setzten *am Morgen* ein, dauerten eine oder zwei Stunden; Hitze während des übrigen Tages, und leichter Schweiß am Abend; Typ Tertiana. In einem Fall war Chinin gegeben worden, ohne die Wiederkehr des Anfalls zu verhindern. Eupper. heilte. - *S. C.*, Vol. I., S. 696.

*2) Der Frost begann im allgemeinen *um 9.00 Uhr*, und dauerte vier Stunden, gefolgt von Hitze für sieben Stunden, und selten Schweiß. Am nächsten Tag ein leichterer Anfall *um 12.00 Uhr*, der um dieselbe Zeit am

Abend aufhörte als der schwerere am Tag zuvor. Die Anfälle setzten sich auf diese Weise 23 Tage lang fort, trotz meiner unaufhörlichen Anstrengungen, sie mit einer Anzahl von Mitteln abzustoppen. 12. Dezember: Frost begann *um 9.00 Uhr; dauerte vier Stunden, mit starkem Schaudern und Zittern; rasendem Durst vor dem Frost, und während Frost und Hitze; Erbrechen gegessener Speisen und Galle,* mit quälendem *Schmerz am Epigastrium*, wahnsinnig machendem *Kopfschmerz während der Hitze*; Hitze hörte um 20.00 Uhr auf und wurde gefolgt von *unbedeutendem Schweiß*. Eup-per. C 1, in Wasser, einen Teelöffel voll stündlich während der Apyrexie, heilte den Fall ohne Wiederkehr eines weiteren Anfalls. - DR. WILLIAMSON, *S. C.*, Vol. I, S. 696.

*3) Am 1. August 1878 sah ich (in Konsultation) Miss W., 50 Jahre alt, korpulent, in New York wohnend, sehr krank seit letztem April durch Anfälle von intermittierendem Fieber und wissenschaftlicher (?) Behandlung. Die Anfälle waren zeitweise durch Chinin, Ferrum, „Blaue Masse" unterdrückt worden, die die prominentesten New Yorker Allopathen verordneten, aber sie kamen früher oder später immer wieder mit zusätzlichen neuen Leiden. Ihre Schwäche und nächtliche Ruhelosigkeit waren so groß, daß Dr. C.C. Smith, ihr Arzt, ihr Arsen in Hochpotenz gab, was ihr viel Erleichterung gab und die alten unterdrückten Anfälle von Frösten und Fieber wieder herausbrachte. Das Kältestadium begann am Nachmittag, jeden zweiten Tag eine Stunde früher; es lief nie auf einen Frost hinaus; *Durst vor und während des Kältestadiums*, das drei Stunden dauerte; *sie erbrach viel Galle nach Trinken*; schmerzhafte Muskeln, schlechter im Kältestadium, gefolgt von intensiver Hitze, mit Schweiß; das Hitzestadium dauerte sechs bis acht Stunden, mit Durst. Während der Attacke wollte sie warm zugedeckt sein, danach reichlicher Schweiß, ohne Hitze, die sich während des Schlafes die ganze Nacht fortsetzte. Große Schwäche, selbst wenn sie fieberfrei war. Die Leber war stark vergrößert und empfindlich bei Berührung. *Urin extrem spärlich, trübe und mit einem widerlichen Geruch.* Kein Appetit für einige Zeit. Eupatorium perf. C 50.000 (Finke) in Wasser, zwölf Stunden lang alle zwei Stunden einen Teelöffel voll, während der Apyrexie. Der nächste Anfall war der schwerste, den sie je hatte, aber sie ließ dabei *eine große Menge von klarem Urin.* Keine Arznei. Der folgende Anfall war sehr mild und kurz; *der Urin blieb weiterhin reichlich.* Vierzehn Tage später kam ein leichter Anfall; sie erhielt eine Einzeldosis von Eup-per. an seinem Ende; seitdem keine weiteren Fröste und Fieber mehr, die allgemeine Gesundheit ist gut; keine Zeichen von Leberhypertrophie. - AD. LIPPE, *Organon*, April 1879 (siehe Kommentar dortselbst).

*4) Ein Junge, 8 Jahre alt, hatte jeden zweiten Tag einen Frost um 14.00 Uhr. 1 ½ Stunde Kälte; einen Teil dieser Zeit schüttelt er. Durstig *vor dem Frost, Erbrechen der Speisen, wenn der Frost weggeht*; möchte warm zugedeckt sein, wenn er im Frost ist; Appetit gut, Schmerz in der Magengrube, Nacken, zwischen den Schultern. Mehr Durst im Frost als in der Hitze; *streckt sich und gähnt*; Fieber für drei Stunden, gefolgt von Schweiß; Schweiß bis Mitternacht. *Kalter Schweiß in der Nacht.* Eupatorium perf. C 1.000 heilte. - J.H.P. FROST, *H. M.*, Oktober 1874.

*5) Mrs. A.T., 22 Jahre alt, *Frösteln* mit Durst in der Mitte der Nacht, aber vor dem Frösteln wurde sie aus dem Schlaf geweckt durch schlimme Schmerzen, wie Krämpfe, in den Untergliedern - ein Gefühl von Taubheit, als ob das Fleisch von den Knochen fallen würde, gefolgt von kaltem Schweiß auf ihnen. **Hitze**, mit Durst, danach Schweiß. Übelkeit und Unfähigkeit zu erbrechen, bei den Frösten und der Hitze. Während der Nacht häufig Fröste in unregelmäßigen Abständen, begleitet von Schmerzen in den Gliedern. Eupatorium perf. C 6 heilte in wenigen Tagen. - *Ibid.*

*6) Mrs. A., seit vier Monaten schwanger, hatte das Folgende: *Durst vor dem Frost; Frost* um 6.00 Uhr; sehr durstig *nach warmen Getränken; Erbrechen, wenn der Frost weggegangen war.* **Hitze**, *mit Durst nach warmen Getränken*; sehr schwach während des Fiebers; sehr nervös; kein Schweiß nach dem Fieber, aber etwas während der Nacht; *guter Appetit unmittelbar nach dem Fieber.* Eupatorium perf. C 1.000, eine Dosis, heilte alles außer der Mattigkeit und Schwäche. Diese wurden durch dasselbe Mittel in C 10.000 weggenommen. - S. SWAN, *Med. Inv.,* VIII, S. 73. In den Prüfungen von Eup-per. finden wir „Durst nach *kalten Getränken*" und *„Hunger vor dem Frost"*. Sind die gegenteiligen Symptome in obigem Fall zweitrangig, und wurden sie geheilt, weil das Mittel in Hochpotenz gegeben wurde? Knochenschmerzen sind nicht vorhanden, und der Patient bevorzugt warme den kalten Getränken, und doch heilt Eup-per.

den Fall! (Anm. H.C. Allen: Die richtige Erklärung dafür ist wahrscheinlich die, daß wir unser Wissen und unsere Prüfungen von Eupatorium perf. durch die Urtinktur erhalten und durch klinische Erfahrung gesammelt haben. Wenn wir die Prüfungen mit Potenzen von der C 30 bis zur C 1.000 durchführen würden, dann könnten die feineren Charakteristika des Mittels herausgebracht werden. Dies ist der Grund, warum wir oft heilen oder viele Symptome wegnehmen, die man nicht in den Prüfungen findet, wenn eine hohe Potenz auf Grund einer leitenden Anzeige gegeben wird.)

*7) Ein starker, fleischiger Mann, etwa 27 Jahre alt, hatte einen Anfall gehabt. Den ganzen Vormittag sehr durstig; um 10.00 Uhr heftigen, scharfen, kolikartigen Schmerz im Oberbauch; Kopfschmerz; *Schmerz im Rükken und Beinen*; kein Frost. Dies wurde bald gefolgt von *hohem Fieber*, mit *Übelkeit, schrecklichem Kopfschmerz und Knochenschmerzen*, aber die Kolik wurde erleichtert. Das Fieber dauerte vier Stunden; wird gefolgt von reichlichem Schweiß, mit Erleichterung der Schmerzen *außer dem Kopfschmerz*. Nach dem Schweiß, Schmerzen der Kopfhaut. Eupatorium perf. C 200, in Wasser alle drei Stunden während der Apyrexie. Keine Wiederkehr der Anfälle. - A.L. FISHER, *A. J. H. M. M.*, V, S. 177.

*8) Mrs. P. hatte jeden Morgen um 7.00 Uhr einen schweren Frost, der eine Stunde dauerte, mit schrecklichen Knochenschmerzen in den Extremitäten und der Kreuzgegend. Der Durst beginnt einige Zeit vor dem Frost und setzt sich während Frost und Fieber fort. Der Frost endet in biliösem Erbrechen, und wenn das Fieber weggeht, fällt sie in einen tiefen Schlaf, bei dem sie reichlichen Schweiß hat. Eupatorium perf. C 200, alle drei Stunden einen Teelöffel voll, während sie wach ist. Am nächsten Tag ist der Anfall viel leichter; das Mittel wurde alle sechs Stunden weitergegeben, und es gab keine Wiederkehr des Frostes. - H.C. ALLEN, *Homoeopathist*, Dezember 1878.

*9) Vor einigen Wochen gab ich drei Dosen von Eupatorium perf. C 6 in einem Fall von intermittierendem Fieber, der durch großen Durst vor dem Frost und während Frost und Hitze charakterisiert war; Frost gegen 8.00 Uhr; während des Frostes bitteres (biliöses) Erbrechen und Kopf-, Rükken- und Knochenschmerzen. Der Patient lebt in einer Malaria-Gegend, und er berichtet nun, daß er keine Anfälle mehr gehabt hat und gesund ist. - H.V. MILLER, *Priv. Com.*

EUPATORIUM PURPUREUM

Charakteristisch: Wird gerühmt als ein Präventivmittel.

Alle Symptome schlechter auf der linken Seite.

Gefühl, als ob *man zur linken Seite fallen* würde; andauernd, kann es nicht los werden.

Schwaches, müdes Gefühl in jedem Organ des Körpers; kann sich nicht bewegen, ohne eine verzweifelte Anstrengung zu unternehmen.

Rheumatische Schmerzen gehen von unten nach oben (Led., - schießen nach unten: Kalm.); ändern häufig ihren Ort (Kali-bi., Lac-c., Puls.).

Schlaf, unruhig, gestört von schrecklichen Träumen.

Mechanische Dysurie; durch einen verlagerten Uterus; eine durchrüttelnde Fahrt während der Schwangerschaft.

Dauerndes Verlangen zu urinieren; wie oft er auch Urin läßt, spielt keine Rolle, die Blase fühlt sich dennoch voll an.

Inkontinenz des Urins bei Kindern.

Chronische Zystitis; unbehaglich; tiefes Wehtun; dumpfer Schmerz und Wundheit in der Blase; Schmerzen und Brennen in Blase und Harnröhre beim Urinieren.

Verschlimmerung: Bewegung; Lagewechsel; Luftzug.

Typ: Tertiana duplicata; Quartana duplicata; Malaria-ähnlich.

Zeit: Verschiedene Zeiten des Tages; Stunde nicht deutlich (15.00 bis 17.00 Uhr). Keine Regelmäßigkeit.

Prodrom: Knochenschmerzen in Armen und Beinen (Knochenschmerzen mit intensivem Durst: Eup-per.). Trockener, hackender Husten in Anfällen.

Frost: *Mit Durst; beginnt im Kreuz - Lumbalgegend* (in der Gegend zwischen den Schulterblättern: Caps., Polyp.), auf und ab laufend, erstreckt sich von da aus über den Körper.

Frost beginnt zwischen den Schulterblättern, von da aus erstreckt er sich wie in Wellen über den Körper; verlangt Hitze auf den Rücken, doch Hitze erleichtert nicht (Hitze bessert: Caps.).

Verlangt nach Zitronenlimonade, kalten, sauren Getränken, mit *heftigen Knochenschmerzen, blauen Lippen* und *Nägeln* (Nat-m., Nux-v.), Extremitäten kalt, und *Stirnkopfschmerz. Heftiges Schütteln, mit vergleichsweise wenig Kälte* (Eup-per.). *Übelkeit, aber kein Erbrechen*, wenn der Frost weggeht (Erbrechen am Ende des Frostes: Eup-per., Lyc.). Nervös, ruhelos, hysterische Stimmung. Taubheit der Beine *nach* oder *in Verbindung mit* schlimmen Knochenschmerzen.

Leichte Bewegung während des Zugedecktseins oder Luftzug ruft eine Wiederkehr des Frostes hervor.

Hitze: *Mit Durst. Langdauernde Hitze,* mit Knochenschmerzen, Übelkeit und Erbrechen. *Hunger*, mit dem Verlangen, unmittelbar nach dem Fieber zu essen (Hunger vor dem Frost und während des Schweißes: Chin.). Schreckliche Träume. *Verlangen nach heißen Getränken* (Ars., Casc., Cedr.).

Schweiß: Ohne Durst; leicht, meist um die Stirn und den Kopf; *auf oberen Teilen des Körpers*. Frostig den Rücken hinunter, *wenn er die Lage auch nur ein bißchen ändert*. Sehr selten ist der Schweiß reichlich (dasselbe wie bei seinem Verwandten, Eup-per.).

Zunge: Stark belegt, braun die Mitte entlang; bitterer, pappiger Geschmack beim Frost.

Apyrexie: Läßt mehr Urin als normal, mit häufigem Drang; Brennen beim Urinieren. Reichlicher Fluß von klarem, durchsichtigen Urin; schwach, müde und ohnmachtsähnlich nach den Symptomen der Harnorgane. Schwindel, mit einem benommenen Gefühl überall, und einem dauernden Gefühl des *Fallens nach links* (Coloc., - des Fallens: Gels.).

Eup-pur.	**Eup-per.**
Typ: Tertiana duplicata.	**Typ**: Tertiana.
Zeit: Verschiedene Zeiten des Tages; 10.00 Uhr. Jeden zweiten Tag.	**Zeit**: 7.00 Uhr, oder 7.00 bis 9.00 Uhr den einen Tag; 12.00 Uhr den nächsten Tag.
Prodrom: Knochenschmerzen in Armen und Beinen. Trockener, hakkender Husten in Anfällen. **Frost**: *Kein Durst*, oder Durst nach Zitronenlimonade und sauren Getränken. Frost beginnt in der Kreuzgegend, von da aus erstreckt er sich über den Körper. Übelkeit, wenn der Frost weggeht, aber kein Erbrechen.	**Prodrom**: *Durst* mehrere Stunden vorher, mit Knochenschmerzen und Schmerzen im Rücken. **Frost**: Großer Durst nach kaltem Wasser. Frost, mit Knochenschmerzen, Rückenschmerzen, Gähnen, Strecken, klopfendem Kopfschmerz. Bitteres Erbrechen am Ende des Frostes. Trinken beschleunigt den Frost und verursacht Erbrechen.
Hitze: Langdauernd; Durst, Knochenschmerzen, und Hunger, wenn die Hitze weggeht (Cina, Chin.).	**Hitze**: Beim Schlaf; Stöhnen, verstärkter Kopfschmerz. „Ein Schluck Wasser bringt ihn zum Schaudern" (Caps.).
Schweiß: Frostig beim geringsten Lagewechsel während des Schweißes.	**Schweiß**: Knochenschmerzen verschwinden beim Verschwinden des Schweißes. Leichter Frost und reichlicher Schweiß, oder Schüttelfrost und leichter oder fehlender Schweiß.
Apyrexie: Schwindel, mit Fallen nach links. Urin reichlich, drängend, brennend.	**Apyrexie**: Gelbsüchtige Farbe; große Schwäche; Anämie.

Kasuistik:

*1) Intermittierendes Fieber in einem ansteckenden Bezirk, der Anfall kommt zu verschiedenen Zeiten des Tages; *der Frost beginnt im Kreuz* und breitet sich über den Rumpf hinauf und hinab aus, bis er schließlich die Extremitäten erreicht. Lippen und Nägel blau. *Heftiges Schütteln mit vergleichsweise geringer Kälte.* Kein Durst während des Frostes, aber beachtlicher Schmerz quer über die Stirn. Dies dauerte mehrere Stunden, und dann setzte etwas Fieber ein; nicht sehr schwer, das nach ungefähr drei Stunden in eine Feuchtigkeit überging, die für einen Schweiß nicht ausreichte. Dieser Frost dauerte schon 2 ½ Jahre. (Eup-pur. heilte). - H.N. MARTIN, *Am. Jour. of Mat. Med.*, S. 17.

*2) Mehrere Tage lang Kopfschmerz und Durst, nach ein paar Minuten gefolgt von Kälte der Füße und Hände; Frost den Rücken entlang, *beginnend an der unteren Dorsalregion und den Rücken hinauflaufend.* Die Fröste erreichten nicht den regulären Schüttelfrost, Beginn jeden Tag gegen 16.00 Uhr, zwanzig Minuten dauernd, gefolgt von exzessivem Durst, gerötetem Gesicht; Haut heiß und trocken; Übelkeit und Erbrechen; Fröste. Das Hitzestadium war mehrere Stunden während der Nacht verlängert, gefolgt von einer Feuchtigkeit der Haut, die nicht auf einen Schweiß hinauslief, *hauptsächlich um die Stirn und den Kopf.* Der Attacke ging ein Anfall von trockenem, hackenden Husten voraus, der sich durch den ganzen Anfall hinzog. (Eup-pur. heilte). - J.G. HOWARD, *Am. Jour. of Mat. Med.*, S. 16.

*3) Miss C., 20 Jahre alt, litt seit sieben oder acht Tagen an folgenden Symptomen: Während des Morgens Kopfschmerz, quälender Schmerz in der Kreuzgegend, Schmerz in den Armen und Beinen und gelegentlich Schmerz in der linken Seite des Rachens, der viel Schmerz während des Schluckaktes verursachte, der nach ein paar Stunden völlig verschwand und am nächsten Tage wiederkam. Diese Symptome dauerten ungefähr bis 15.00 Uhr, und danach setzte das Folgende ein: *Frösteliges Gefühl in der Kreuzgegend,* das sich den Rücken hinauf bis zwischen die Schulterblätter erstreckte, Kälte der Hände und Füße; die Fingernägel verfärbten sich blau und allgemeine Kälte des ganzen Körpers folgte, die niemals einen richtigen Schüttelfrost ausmachte, dennoch eine deutliche Kälte der Hautoberfläche erreichte; Schmerz in den oberen und unteren Extremitäten. Diese Symptome dauerten eine bis zu drei Stunden, und danach begann das Fieber mit gerötetem Gesicht, blutunterlaufenen Augen und Tränenfluß; Naselaufen und große Hitze; dauernder Durst; Verlangen nach kalten und sauren Getränken; Hände und Füße kalt; Appetitverlust; ruheloser Schlaf mit schrecklichen Träumen. Wenn das Fieber nachließ, erschien ein Schweiß, der nicht die Menge eines Schweißes erreichte, jedoch reichlich um die Stirn war. Fieber und Schweiß dauerten drei bis fünf Stunden. Eup-pur. D 3 heilte. - C.H. VON TAGEN, *Ibid.*

EUPHORBIUM

Charakteristisch: Bei dem schrecklich brennenden Schmerz, als ob *eine glühende Kohle auf oder in den Teilen wäre*, von Krebs, Karbunkel oder Erysipel, wenn Arsenicum album oder Anthracinum nicht Erleichterung bringt.

Brennen bei Karies oder Knochennekrose.

Erysipelas bulbosa, Blasen so groß wie Erbsen, gefüllt mit gelber Flüssigkeit.

Bei Gangrän oder Blutbeulen alter Leute.

Alte, träge, schmerzlose Geschwüre, mit beißenden, lanzinierenden, zerreißenden Schmerzen; < am Morgen, beim Erhitztwerden neben dem Feuer, Niederlegen, Lagewechsel, Bewegungsbeginn, Berührung; > durch Bewegung und Gehen.

Verschlimmerung: Beim Erhitztwerden; Liegen; Beginn der Bewegung; Lagewechsel.

Zeit: Gewöhnlich ein Morgen-Anfall.

Frost: Des ganzen Körpers am Morgen; beim Gehen in der frischen Luft; wenn man zu essen beginnt (Bell., - nach Essen: Kali-c., Nux-v.). Der Körper ist kalt mit innerlicher brennender Hitze. Dauerndes Frösteln, mit dauerndem Schweiß; Frost mit Schweiß. Schaudern; über den ganzen Körper; über den Rücken, mit glühenden Wangen und kalten Händen.

Hitze: Stark, den ganzen Tag; alle Kleider scheinen lästig, selbst sein ganzer Körper war zu schwer für ihn, als ob er eine große Last getragen hätte. Hitze mit Abneigung, sich anzukleiden; Kleider fühlen sich zu schwer an. Hitze nur am Kopf.

Schweiß: *Am Morgen* im Bett; erstreckt sich von den Füßen über den ganzen Körper; etwas Durst. Morgenschweiß; am Hals, an den Oberschenkeln und Beinen; manchmal kalt an den Beinen; nur an den Oberschenkeln.

FERRUM

Charakteristisch: Paßt zu Personen mit sanguinischem Temperament; reizbar, streitsüchtig, zankend, leicht erregt, der geringste Widerspruch macht zornig (Anac., Cocc., Elaps); Frauen, die schwach, zart, chlorotisch sind, jedoch ein sehr rotes Gesicht haben.

Hämorrhagische Diathese; Blut hellrot, koaguliert leicht (Ferr-p., Ip., Phos.).

Extreme Blässe des Gesichtes, das rot und hitzig wird beim geringsten Schmerz, Bewegung oder Anstrengung; Erröten (Amyl., Cocc.).

Reizbarkeit: leichte Geräusche, wie das Rascheln von Papier, treiben ihn zur Verzweiflung (Asar., Ther.).

Fühlt sich immer besser *durch langsames Umhergehen*, obwohl die Schwäche den Patienten zwingt, sich niederzulegen.

Erethische Chlorose, schlechter im Winter.

Rote Teile werden weiß; Lippen, Gesicht, Zunge.

Menses: früh, reichlich, verlängert, *mit feuerrotem Gesicht*; Klingeln in den Ohren; unterbricht zwei oder drei Tage und kommt dann wieder; *Fluß blaß, wässerig, schwächend.*

Schwindel; mit schwankendem Gefühl, als ob man auf dem Wasser sei; *beim Sehen von fließendem Wasser*; beim Gehen über Wasser, wie beim Gehen über eine Brücke (Lyss.); beim Abwärtsgehen (Bor., Sanic.).

Kopfschmerz: zwei, drei oder vier Tage lang, alle zwei oder drei Wochen; hämmernde, schlagende, pulsierende Schmerzen, muß sich ins Bett niederlegen; mit Abneigung gegen Essen oder Trinken.

Mundvolle Regurgitation und Aufstoßen von Speisen (Alum.), ohne Übelkeit.

Rasender Hunger, oder Appetitverlust, mit extremem Widerwillen gegen alle Nahrung.

Erbrechen: *unmittelbar nach Mitternacht*; des Gegessenen, so bald die Speise gegessen ist; verläßt plötzlich den Tisch und erbricht alles Gegessene mit einer Anstrengung, kann sich niedersetzen und weiteressen; sauer, scharf (Lyc., Sulf-ac.).

Diarrhoe: unverdaute Stühle nachts, oder **beim Essen oder Trinken** (Crot-t.); schmerzlos bei gutem Appetit; bei Schwindsüchtigen.

Verstopfung: durch Atonie des Darms; Drang ohne Erfolg; Stühle hart, schwierig, gefolgt von Rückenschmerzen oder Krämpfen im Rektum; Rektumprolaps bei Kindern; Jucken des Anus in der Nacht.

Beziehungen: Komplementär zu: Alum., Chin., das letztere folgt als das vegetabile Analogon gut in fast allen Fällen.

Verschlimmerung: Während der Ruhe; Stillsitzen; nachts.

Besserung: Langsames Umhergehen; im Sommer.

Typ: Tertiana. *Morgen-Frost. Nachmittag-Frost.*

Zeit: 7.00 Uhr. 12.00 Uhr. 15.00 Uhr. 4.00 Uhr - LIPPE.

Fieber, ohne Frost, 15.00 bis 20.00 Uhr.

Prodrom: Erbrechen des Gegessenen, wenn der Frost beginnt. Lockerer Stuhl am frühen Morgen (Sulf.).

Frost: *Mit Durst.* Frösteln mit Kopfschmerz am Morgen. Allgemeine Kälte des Körpers, Hände und Füße sehr kalt. Frösteln und Zittern überall. Frösteln in häufigen kurzen Attacken. Am Nachmittag, heftiger Frost für eine halbe Stunde, danach Durst, muß zu Bett gehen, gefolgt von Hitze mit Schweiß. Kalter Schweiß von Beginn des Frostes

12 Stunden lang. *Während des Frostes wurde sein Gesicht glühend heiß* (Arn.). *Hände und Füße kalt und taub* (Cedr., Cimx., Sep.), fröstelig überall, geht nicht weg durch Gehen. Füße *kalt* und *taub* die ganze Nacht, nach Schlittschuhlaufen. *Füße sehr kalt, Zehen kalt wie Eis, Finger steif.* Füße und Knöchel fühlen sich an, als ob sie im Schnee wären.

Hitze: *Ohne Durst.* Hitze im Körper, mit *roten Wangen*, aber der Kopf ist kühl (aber der Kopf schmerzt: Bell.). Gefühl von Hitze über den ganzen Körper, *der bei Berührung kalt war*, mit der Empfindung im Gesicht und um die Augen, als ob sie geschwollen und aufgetrieben seien (Gegenteil von Bar-c: Kälte des Körpers, der bei Berührung heiß war). Hitzewallungen über den ganzen Körper, als ob Schweiß ausbrechen würde. Hitze des Kopfes, Füße kalt. Große Hitze der *Handteller* und *Fußsohlen.* Hitze im Magen (erleichtert durch Essen), Erbrechen des Gegessenen. Trockene Hitze, schlechter gegen Abend; Neigung, sich aufzudecken (Sec.); > durch Umherbewegen, Essen, Sprechen. *Gesicht sehr rot.*

Schweiß: *Vom frühen Morgen bis zum Nachmittag jeden zweiten Tag, Kopfschmerz geht voraus.* Schweiß *reichlich, langdauernd,* ob am Tage bei jeder Bewegung, oder nachts und morgens im Bett. *Stark riechender, klammer, schwächender Nachtschweiß.* Schweiß *färbt gelb*, und ist foetid beim Einschlafen. Schweiß > beim Sprechen und nach Essen. Alle Symptome sind besser während des Schwitzens (alle Symptome sind besser durch Schwitzen: Nat-m., Psor.). „Übelkeit während des Schweißes“ - C. PEARSON.

Zunge: Weiß belegt. *Lippen, Zunge* und *die Schleimhaut* der ganzen Mundhöhle sind *blaß und blutleer* (Sec.). Alle Speisen schmecken bitter, trocken, hölzern und fade. Geschmack wie verfaulte Eier (Acon., Arn.). Anorexie; extremer Widerwille gegen alle Nahrung.

Puls: Hart und voll zu Beginn des Anfalls; oder schwach, klein und kaum wahrnehmbar während der Apyrexie; starke Blutwallungen.

Apyrexie: *Entkräftung, Schwäche* und *starker Verlust der Muskelkraft. Anämie.* Ödem der Füße und des Gesichtes, besonders der oberen und unteren Augenlider (Apis, Ars., - der oberen Augenlider: Kali-c.). Kopfschmerz; Schwindel; *Schwellung der kutanen Venen*; Milzgegend geschwollen und schmerzhaft bei Druck (Apis, Arn.). *Erbrechen von* *allem Gegessenen, ohne daß es verdaut wäre*. Verstopfung oder chronische lienterische Diarrhoe. Leichenhaftes, gelbsüchtiges Aussehen. Gelbe Flecke auf dem Gesicht (Sep.). Sehr schwach und müde, aber immer besser beim *langsam Umhergehen* (Besser durch vollkommen Stillsein: Bry.). Fälle, die mit Chinin mißhandelt wurden.

„Eisen ist offensichtlich eines der wertvollsten Mittel gegen den kachektischen Zustand; aber ich füge hinzu, daß seine Wirkung weder abhängig ist von den chemischen Gründen, die man sich einbildet und die sogar auf den Lippen unserer Schule kursieren, noch von den materiellen Dosen, die natürlich solchen Erwägungen entspringen; Ferrum wirkt und erweist seine Wohltaten allein durch seine dynamischen Fähigkeiten." - A. CHARGE.

Intermittierendes Fieber nach Chinin-Mißbrauch; Kongestionen zu Kopf und Gesicht; Venen erweitert; Erbrechen von Gegessenem; Schwellung der Milz; Anämie, die durch Pseudo-Plethora gekennzeichnet ist; Haut durchsichtig, wenn sie nicht erdfarben ist. Die Totalität der charakteristischen Symptome ist leitend.

Analyse: Eine Vorgeschichte von Anämie, Chlorose, und allgemeiner konstitutioneller Schwäche.

Blasses Gesicht, gerötet während Frost oder Hitze.

Füße kalt, als ob im Schnee.

Reichlicher, langdauernder, schwächender Schweiß; klamm und kalt in der Nacht.

Mißhandelt durch Chinin.

Kasuistik:

*Anfall jeden zweiten Tag. Kopfschmerz; Druck in der Stirn, gefolgt von heftigem Frösteln, das ¾ Stunde dauerte, mit verstärktem Kopfschmerz und viel Durst. Danach mäßige Hitze und Schweiß. Bitterer Geschmack. Appetitverlust. Verstopfung. Gelbliche Hautfarbe. Große Schwäche. Mäßiger Kopfschmerz während der Apyrexie. Ferrum acet. Eine zweite Dosis nach drei Tagen. Geheilt. - *Rückert's Therapeutics*, S. 458.

GAMBOGIA

Charakteristisch: Die Zustände, die nach Gambogia rufen, neigen dazu, speziell gegen Abend oder nachts aufzutreten.

Schreckliches Erbrechen und Darmentleerung mit ohnmachtsartiger Schwäche (Elat., Verat.).

Stuhl: reichlich, wässerig, mit Kolik und Tenesmus; dunkelgrüner Schleim, widerlich riechend, ätzend, der mit einer einzigen, etwas verlängerten Anstrengung entleert wird; große Erleichterung nach dem Stuhlgang, als ob eine reizende Substanz aus dem Darm weggenommen sei.

Verschlimmerung: Abends und nachts; beim Sitzen.

Besserung: Während der Bewegung in der frischen Luft.

Typ: *Quotidiana*, Tertiana; Tertiana duplicata; ein intermittierendes wird oft ein remittierendes Fieber. Öfter postponierend als anticipierend.

Zeit: 19.00 Uhr; **abends** 18.00 bis 20.00 Uhr, die ganze Nacht dauernd (Lyc., Puls., Rhus-t., Sarac. dauern die ganze Nacht).

Frost: Mit Durst. *Heftiges Schütteln um 19.00 Uhr, im Rücken beginnend*, mit äußerlicher Kälte des ganzen Körpers, *dauert bis 4.00 Uhr* (Frost dauert 12 Stunden: Canth., - 24 Stunden: Aran.). *Innerliche und äußerliche Kälte*, um 18.00 bis 20.00 Uhr, dauert von einer Viertelstunde bis zu zwei Stunden, oder die ganze Nacht bis 5.00 Uhr. Gefühl von Frösteln und Verlängerung der Schneidezähne. Frost für zwei Stunden mit Zähneklappern, mit heftigem Durst; die Haut ist bei Berührung warm. Plötzlicher Schüttelfrost nachts, weckt ihn aus dem Schlaf, und verschwindet ebenso plötzlich. Aufstoßen; Gähnen.

Hitze: Vermehrte Wärme, mit Angst und Hitzewallungen. Immer leicht, oft fehlend.

Schweiß: Über den ganzen Körper beim Erwachen um 4.00 Uhr. Schweiß früh am Morgen.

Analyse: Die Fieber von Gambogia treten auf, während Diarrhoe verbreitet ist. Der Anfall besteht fast gänzlich aus dem Kältestadium; die anderen sind leicht oder fehlen. Schreckliches Erbrechen und Stuhlentleeren (Elat., Verat.); abendlicher Anfall.

GELSEMIUM

Charakteristisch: Paßt zu Kindern; zu jungen Leuten; Frauen von einem nervösen, hysterischen Temperament (Croc., Ign.); reizbar, empfindlich, erregbar; Onanisten beiderlei Geschlechts (Kali-p.).

Verlangen, ruhig zu sein, allein gelassen zu werden, möchte nicht reden, möchte niemanden neben sich zur Gesellschaft haben, selbst wenn die Person schweigt (Ign.).

Furcht vor dem Tod (Ars.); äußerster Mangel an Mut.

Schwäche und Zittern; der Zunge, Hände, Beine; des ganzen Körpers.

Leiden: von erregenden oder schlechten Nachrichten (von angenehmen Überraschungen: Coff.); plötzlichen Gemütsbewegungen (Ign.); die Erwartung einer unüblichen Prüfung bringt Diarrhoe hervor; Lampenfieber, nervöse Furcht vor Auftreten in der Öffentlichkeit (Arg-n.); allgemeine Depression durch *Hitze der Sonne oder des Sommers.*

Schwindel: *sich ausbreitend vom Hinterkopf* (Sil.); mit Doppeltsehen, Trübsehen, Sehverlust; scheint betrunken beim Versuch, sich zu bewegen.

Kinder: Furcht zu fallen, klammern sich an die Schwester, halten sich am Laufstall fest (Bor., Sanic.).

Mangel an Koordination der Muskeln (Kali-br.); schwindelig, verwirrt; Muskeln wollen dem Willen nicht gehorchen.

Kopfschmerz: *in der Halswirbelsäule beginnend*; Schmerzen erstrecken sich über den Kopf, verursachen ein berstendes Gefühl in der Stirn und den Augäpfeln (Sang., Sil.: beginnen auf dieselbe Weise, aber sind halbseitig); schlechter durch Rauchen; Blindheit geht voraus (Iris., Kali-bi., Lac-d.), > durch reichliches Urinieren.

Gefühl eines Bandes um den Kopf über den Augen (Carb-ac., Plat., Sulf.); Kopfhaut schmerzhaft.

Langsamer Puls des Alters.

Große Schwere der Augenlider; kann sie nicht offen halten (Caust., Graph., Sep.).

Fürchtet, daß das Herz aufhört zu schlagen, wenn er sich nicht dauernd bewegt (würde aufhören zu schlagen, wenn sie sich bewegt: Dig.).

Verschlimmerung: Feuchtes Wetter; vor einem Gewittersturm; plötzliche Gemütsbewegungen; schlechte Nachrichten; Ruhe; Tabakrauchen; Denken an seine Leiden; auf seinen Verlust angesprochen.

Besserung: In der kalten, frischen Luft.

Typ: Quotidiana; Tertiana; dieselbe Tagesstunde bei jedem Anfall (Aran., Cedr., Sabad.). Die Periodizität erstreckt sich durch seine ganze Pathogenese; alle seine Fieber sind von einem regelmäßigen Typ, aber charakterisiert durch Störungen der Innervation. *Einfache unkomplizierte Fälle.* Wenn das remittierende Fieber den intermittierenden Typ annimmt (das Gegenteil von Bapt., Eup-per., Chinin). Malaria-ähnlich, Gelbfieber, Typhoid.

Zeit: Nachmittag- und Abendanfall 14.00, 16.00, 17.00 und 21.00 Uhr. Fieber ohne Frost um 10.00 Uhr (Bapt., Nat-m.). Täglich, *zur selben Stunde.*

Prodrom: Plötzliche Gemütsbewegungen, die Erwartungsangst vor einer unüblichen Prüfung, Schreck, Kummer, schlechte Nachrichten können den Frost beschleunigen oder Diarrhoe hervorrufen. Kann voraussagen, wann der Frost wiederkommt, weil dann Inkontinenz des Urins einsetzt. Durst, aber trinkt nicht viel; Schlucken tut weh.

Frost: *Ohne Durst.* Frost beginnt in den Händen und Füßen (in frischen Fällen, - in alten, chronischen Fällen: Nat-m.). Frost steigt von den Füßen auf; *Frost und Frösteln, besonders die Wirbelsäule entlang; läuft den Rücken hinauf* von *den Lenden zum Nacken*, und einer folgt dem anderen in schneller, wellenähnlicher Folge vom *Sakrum zum Hinterkopf* (läuft die Wirbelsäule *auf und ab*: Eup-pur.) Frösteln mit kalten Händen und Füßen, Kopfschmerz, und Hitze des Kopfes und Gesichtes. Frösteln mit einem müden, matten Gefühl in Rücken und Gliedern; möchte jede Anstrengung der Muskeln vermeiden. Füße fühlen sich an, als ob sie in sehr kaltem Wasser wären. Kälte ist so schlimm, daß sie schmerzhaft ist. Schläfrig, wenn der Frost weggeht (Apis). Vorübergehendes Frösteln mit reichlichem Urinieren. Nervöser Frost, die Haut ist warm; möchte gehalten werden, damit er nicht so stark schüttelt. Kind möchte gehalten werden, damit es nicht so stark schüttelt (Lach.).

Hitze: Ohne Durst; **intensives Brennen**. Allgemeine Hitze, am meisten um den Kopf und das Gesicht. Wärme über den ganzen Körper, als ob Schweiß ausbrechen würde, danach fröstelig den Rücken hinab. Unmittelbar nach dem Frost kommt eine fliegende Hitze und Stechen in der Haut, schnell von Schweiß gefolgt, der manchmal reichlich ist und 12 - 24 Stunden dauert (Caust.). *Hitze im Gesicht, Schlaf oder schläfrig*, betäubt, berauscht; mit halbwachem, murmelnden Delirium; müde, *möchte still liegen* (Bry.), oder große nervöse Ruhelosigkeit; Gefühl von *Fallen, bei Kindern*; *Kind schreckt auf und greift nach der Betreuerin oder dem Bettgitter*, und *schreit laut aus Furcht vor dem Fallen.* Semi-Stupor; kann seine Augen nicht öffnen oder richtig denken; Schwindel, torkelt als ob er betrunken sei. Empfindlich gegen Licht oder Geräusch (Bell., - Geräusch unerträglich: Caps.). Langdauernde Hitze; weit bis in die Nacht; Schmerz in einem Bein; Zucken der Glieder. Geschwätzigkeit.

Schweiß: Mit Durst. Reichlich, mit > des Schmerzes. Schweiß kommt allmählich und mäßig, > immer die Schmerzen (Schweiß > alle Symptome: Nat-m.). Reichlicher Schweiß von der geringsten Anstrengung (Psor.). Schweiß, manchmal reichlich und einige Stunden bis zu vierundzwanzig Stunden dauernd, mit Mattigkeit und Entkräftung. Schweiß am reichlichsten an den Genitalien. Reichlich bei der geringsten Anstrengung.

Zunge: Gelblich-weiß belegt, oder fast sauber, oder mit weißer Mitte und roten Rändern. Wenn sie dick belegt ist, dann ist der Atem foetid. Geschmack: bitter, faul, mit blutgefärbtem Speichel.

Puls: Unregelmäßig, intermittierend, jedoch voll (Dig.). Klein, schwach, matt, fast nicht wahrnehmbar.

Apyrexie: *Oft fehlend, oder sehr kurz.* Hitze und Schweiß sind so ausgedehnt, daß viele Fieber mehr remittierend als intermittierend sind. *Große Entkräftung des ganzen Muskelsystems.* Kopfschmerz < durch Tabakrauchen (Ign., - > durch Rauchen: Aran.). Der Patient ist nervös, reizbar, leicht erzürnt (Cham., - sehr reizbar: Anac., Bry., Tub.).

Analyse: Der Patient möchte während des Frostes gehalten werden (Lach.); Furcht zu fallen; Fröste die Wirbelsäule entlang, den Rücken auf und ab laufend; Schlaf während der ganzen Hitze; Durst während des Schweißes; murmelndes Delirium, wenn halb wach; Fehlen aller Magen- und Lebersymptome. Fieber, das die Neigung hat, in einem remittierenden oder einem typhoiden Fieber zu enden. Konvulsionen bei Kindern; maskiertes Wechselfieber durch den Mißbrauch von Chinin; Chorea-ähnliche Symptome. Muß in allen Stadien des Anfalls zugedeckt sein.

„Gelsemium ist ein Mittel von großem Wert für intermittierende oder remittierende Fieber, die man sich im Sommer in Seebädern zugezogen hat und die „überwintert" haben, um dann Anfang des Frühjahrs zu erscheinen". - LUDLAM. (Ars., Eup-per., Lach.).

Gelsemium ist eines der wenigen Mittel, die das reguläre periodische Fieber *ohne Frost* haben. Bei der Behandlung von intermittierenden Fiebern bei Kindern teilt es sich die Ehre gleichermaßen mit Arsenicum, von dem es sich unterscheidet durch die Regelmäßigkeit des Anfalls, das Fehlen von Durst, das brennende Fieber und die Ruhelosigkeit. Das Kind ist weder so schwach und entkräftet noch so blaß und matt wie beim Arsenicum-Fieber. Gefühl von Fallen ist ein echtes Symptom, das oft bei Kindern auftritt. An Gelsemium muß man immer denken bei frischen unkomplizierten Fällen, bei denen der Frost in den Extremitäten beginnt (in chronischen Fällen: Nat-m.). Ebenso, wenn ein remittierendes Fieber den intermittierenden Typ annimmt, oder *umgekehrt*. Tendenz zum Typhoid.

Kasuistik:

*1) Ida R., 3 Jahre alt, „hatte immer Wechselfieber gehabt", wie die Mutter sagte. Es wurde oftmals durch Chinin unterdrückt, kam aber immer wieder.

Frost: jeden Tag um 16.00 oder 17.00 Uhr; leicht, mit „Gänsehaut"; dauert ¾ Stunde; mit Durst.

Hitze: lang, schwer, kann fast bis zum nächsten Frost dauern. Das Schwitzen ist kurz, sehr deutlich. Viel Schwäche während der Apyrexie. Das Merkwürdige war, daß jedesmal, wenn die Fröste unterdrückt worden waren, die Mutter sagen konnte, wann sie wieder beginnen würden, weil *stets Enuresis einsetzte*. Gelsemium D 3 heilte in zwei Wochen. - W.P. POLHEMUS.

*2) Eine Dame, 19 Jahre alt, rotes Haar. Tägliches, intermittierendes Fieber, jeden Nachmittag um 13.00 Uhr.

Prodrom: mit Durst, aber sie trank nicht viel, weil es schmerzte beim Schlucken.

Frost: Das Schütteln beginnt in den Händen, mit Durst, Kopfschmerz, Schwindel; Schmerzen im Rücken, Gliedern, Knie, mit Krämpfen.

Hitze: mit etwas Durst, beginnt im Kopf; Kopfschmerz, Schwindel; Schmerzen halten an; Hitze und Frost zusammen, Schauder den Rücken hinauf; rote Wangen, heißes Gesicht.

Schweiß kommt allmählich und erleichtert alle Symptome. Zunge sauber; Puls schnell, weich, unregelmäßig. Muß in allen Stadien des Anfalls zugedeckt sein. Hatte vier Anfälle, bevor ich sie sah. Gelsemium D 1 heilte. - A.J. WILLIAMS.

GRAPHITES

Charakteristisch: Paßt zu Frauen, *die zur Fettleibigkeit neigen*, die an habitueller Verstopfung leiden, und deren Vorgeschichte eine Neigung zu verspäteter Menstruation offenbart.

„Was Pulsatilla in der Pubertät ist, das ist Graphites im Klimakterium."

Morgenübelkeit während der Menstruation; sehr schwach und entkräftet (Alum., Carb-a., Cocc.).

Hört besser, wenn sie in einem Geräusch ist; beim Fahren in einer Kutsche oder in einem Wagen, wenn ein rumpelnder Ton vorhanden ist (Nit-ac.).

Exzessive Vorsichtigkeit; furchtsam, zögert; unfähig, irgendetwas zu entscheiden (Puls.).

Nervös, wenn sie an der Arbeit sitzt (Zinc.).

Traurig, hoffnungslos; *Musik bringt sie zum Weinen*; denkt an nichts anderes als an den Tod (Musik ist unerträglich: Nat-c., Sabin.).

Ekzem der Lider; Ausschlag feucht und rissig, Lider rot und Ränder bedeckt mit Schuppen oder Krusten.

Sexuelle Schwäche durch sexuelle Überbeanspruchung.

Menses: zu spärlich, blaß; zu spät mit heftiger Kolik; unregelmäßig; verspätet durch Naßwerden der Füße (Puls.).

Leukorrhoe: scharf, wundmachend; tritt im Schwall auf Tag und Nacht; vor und nach den Menses (vor: Sep.; - nach: Kreos.).

Harte Narben, die nach einem Mamma-Abszeß zurückbleiben, sie halten den Milchfluß zurück; Krebs durch alte Narben.

Ungesunde Haut: jede Verletzung eitert (Hep.); Ausschläge, hinter den Ohren, an verschiedenen Teilen, von denen eine wässerige, durchsichtige, klebrige Flüssigkeit sickert; Nägel brechen, zerbrökkeln, sind deformiert; schmerzhaft und wund, als ob sie geschwürig wären; alte Narben öffnen sich wieder.

Risse und Fissuren der Fingerspitzen und Brustwarzen, den Mundwinkeln, des Anus, zwischen den Zehen (Nit-ac.).

Brennender runder Fleck auf dem Scheitel (Calc., Sulf., - kalter Fleck: Sep., Verat.).

Diarrhoe: Stühle braun, flüssig, gemischt mit unverdauten Substanzen, und von unerträglichem Geruch; oft verursacht durch unterdrückte Ausschläge (Psor.).

Chronische Verstopfung: Stuhl schwierig, groß, hart, knotig, mit Klumpen, die durch Schleimfäden verbunden sind; *zu groß* (Sulf.); brennend-wunder Schmerz im Anus nach Stuhlgang.

Kinder; unverschämt, belästigend, lachen bei Maßregelung.

Gefühl eines Spinnennetzes an der Stirn, versucht mühsam, es wegzuwischen (Bar-c., Bor., Brom., Ran-s.).

Phlegmonöses Erysipel: des Gesichtes, mit brennendem, stechenden Schmerz; auf der rechten Seite beginnend, nach links gehend; nach der Anwendung von Jod.

Deutliche Abneigung gegen Koitus (beide Geschlechter).

Kataleptischer Zustand; ist bei Bewußtsein, aber ohne Kraft, sich zu bewegen oder zu sprechen.

Erkältet sich leicht; empfindlich gegen Luftzug (Bor., Calc., Hep.); leidende Teile magern ab.

Beziehungen: Komplementär: Caust., Hep., Lyc.

Folgt gut nach Lyc., Puls.; nach Calc. bei Fettleibigkeit junger Frauen mit einer großen Menge von ungesundem Fettgewebe.

Verschlimmerung: Kälte oder Kaltwerden; Nacht; während und nach der Menstruation; nach Essen.

Besserung: Aufstoßen (Carb-v.); beim Gehen; frische Luft.

Typ: Quotidiana; Quotidiana duplicata.

Zeit: 6.00 oder 7.00 Uhr; morgens im Bett; 16.00, 17.00, 18.00, 19.00, 20.00 Uhr.

Frost: Ohne Durst, morgens im Bett; von 16.00 Uhr bis zum Abend; Frösteln und Kälte des ganzen Körpers um 17.00 Uhr, mit eiskalten Füßen. Heftiges fieberhaftes Frösteln morgens und abends, die Hitze wird von Schweiß gefolgt. Schüttelfrost jeden Tag, am Abend; nach einer Stunde, heißes Gesicht und kalte Füße *ohne nachfolgende Hitze*. Frost am Abend, mit Kopfschmerz und Reißen in den Gliedern, großem Durst, und reichlichem Schweiß nach Mitternacht, bis zum Morgen dauernd. Frost < *nach den Mahlzeiten*; > *nach Trinken* (Caust., - < nach Trinken: Ars., Caps., Cimex.); > *in der frischen Luft* (Apis, Ip., - < in der frischen Luft: Ign.). Eiskalte Füße, abwechselnd mit Brennen.

Hitze: Nachts; mit Ruhelosigkeit; unfähig zu schlafen, oder im Bett zu bleiben wegen ihr; beim Fahren in einer Kutsche. Trockene Hitze jeden Abend und jede Nacht, bis zum Morgen dauernd, mit Kopfschmerz am Scheitel und im Nacken bis mittags. Hände und Fußsohlen sind heiß und brennen.

Schweiß: *Reichlich des Nachts*; durch die geringste Bewegung; an der Vorderseite des Körpers und in der Mitte der Brust (Sternum); färbt gelb; ist sauer und übelreichend (Hep., Lyc.). Reichlicher Schweiß an den Füßen; sie schwellen und werden wund (Jod., Sil.). Völlige Unfähigkeit zu schwitzen (Hep.).

Zunge: Weiß belegt und empfindlich. Geschmack sauer, salzig, bitter; wie verdorbene Eier. Fauliger Geruch aus dem Mund. Atem riecht wie Urin. Lippen und Nasenlöcher wund und rissig, wie durch Erkältung. Abneigung gegen Fleisch, Fisch, gekochte Speisen, Salz.

Apyrexie: Exzessiver Hunger, oder kein Appetit, mit großer Auftreibung des Bauches, wie durch Ansammlung oder Einklemmung von Blähungen. Verstopfung. Urin trübe, und setzt weißes Sediment ab.

Konstitutionelle Symptome der Apyrexie sind der beste Führer bei der Auswahl des Mittels.

HEPAR SULFURIS

Charakteristisch: Für träge, lymphatische Konstitutionen; Personen mit hellem Haar und heller Hautfarbe, langsam im Handeln, Muskeln weich und schlaff.

Wie Sulfur paßt Hepar zur psorischen, skrofulösen Diathese.

Bei Sulfur sind die Hautaffektionen trocken, juckend und nicht empfindlich gegen Berührung, in der Tat > durch Kratzen und Reiben; während bei Hepar die Haut ungesund ist und eitert, selbst **geringe Verletzungen verursachen Eiterung; sie ist extrem empfindlich gegen Berührung**, der Schmerz verursacht oft Ohnmacht.

Krankheiten, wenn *Eiterung unvermeidlich scheint*; wo der Organismus durch Quecksilbermißbrauch geschädigt wurde.

Der Patient ist übellaunig; zornig bei der kleinsten Kleinigkeit; hypochondrisch; unvernünftig ängstlich; *überempfindlich, körperlich und geistig*; die geringste Ursache irritiert; schnelle, hastige Sprache und hastiges Trinken.

Extrem empfindlich gegen kalte Luft, bildet sich ein, er kann die Luft fühlen, wenn im nächsten Zimmer eine Tür geöffnet wird; muß bis zum Gesicht eingehüllt sein selbst bei heißem Wetter (Psor.); kann es nicht ertragen, unbedeckt zu sein (Nux-v., - kann es nicht ertragen, bedeckt zu sein: Camph., Sec.); erkältet sich durch das geringste der kalten Luft Ausgesetztsein (Tub.).

Urin: Fluß behindert; *wird langsam entleert, ohne Kraft, tropft senkrecht herab*; muß eine Zeit warten, bis er fließt; Blase schwach, ist unfähig zu beenden, es scheint, als ob immer etwas Urin zurückbleibt (Alum., Sil.).

Husten: *wenn irgendein Teil des Körpers unbedeckt ist* (Rhus-t.); **kruppartig, atemraubend, würgend**; *durch Aufenthalt in trockenen Westwind* [in Europa: Ostwind!], dem Landwird (Acon.).

Krupp: nach Aufenthalt in *trockenem kalten Wind* (Acon.); tiefer, rauher, bellender Husten, mit Heiserkeit und Schleimrasseln; < kalte Luft, kalte Getränke, vor Mitternacht oder gegen Morgen.

Gefühl eines Splitters, einer Fischgräte oder eines Pflockes im Hals (Arg-n., Nit-ac.); Halsentzündung, wenn Eiterung droht; chronische Hypertrophie, mit Hörschwierigkeiten (Bar-c., Lyc., Plb., Psor.).

Geschwüre, Herpes, umgeben von kleinen Pickeln oder Pusteln und sich ausbreitend durch Verschmelzung.

Die Mitte der Unterlippe ist rissig (Am-c., Nat-m., - Risse in den Mundwinkeln: Cond.).

Diarrhoe: der Kinder mit saurem Geruch (Calc., Mag-c., - Kind und Stuhl haben einen sauren Geruch: Rheum.); lehmfarbener Stuhl (Calc., Podo.).

Augäpfel: schmerzhaft bei Berührung, Schmerz, als ob sie in den Kopf hinein zurückgezogen würden (Olnd., Paris).

Verschlimmerung: Liegen auf der schmerzhaften Seite (Kali-c., Jod.); kalte Luft; Aufdecken; Essen oder Trinken von kalten Dingen; Berühren der affizierten Teile; Quecksilbermißbrauch.

Besserung: Wärme im allgemeinen (Ars.); warm Einhüllen, besonders den Kopf (Psor., Sil.); *bei feuchtem, nassen Wetter* (Caust., Nux-v., - Gegenteil von Nat-s.).

Typ: *Einfach*. Quotidiana. Die Periode ist jeden Tag dieselbe.

Zeit: Morgens um 2.00, 6.00 oder 7.00 Uhr. Der abendliche Anfall ist, wie bei Graph., Lyc., Puls. und Rhus-t., der schwerste. **18.00 oder 19.00 Uhr.** 16.00, 17.00, 18.00 , 19.00 oder 20.00 Uhr.

Fieber, ohne Frost, 16.00 Uhr, dauert die ganze Nacht. Morgendliches Fieber, dem bitterer Geschmack im Mund vorausgeht, kommt zweimal am Tag zurück.

Prodrom: Juckender, stechender Nesselausschlag. Bitterer Geschmack im Mund, vier Stunden vor dem Frost.

Frost: Ohne Durst. **Starkes Frösteln in der frischen Luft**, *muß an den warmen Ofen gehen*; Hitze ist angenehm, aber erleichtert nicht (muß an den warmen Ofen gehen, *sobald der Frost beginnt*: Bov., - muß an den warmen Ofen gehen *und sich niederlegen*: Lach.). **Große Empfindlichkeit gegen frische Luft** *mit Frösteln* (äußerst empfindlich gegen frische Luft: Camph., - Frost < durch den geringsten Luftzug: Bar-c.). *Heftiger Frost jeden Morgen um 6.00 oder 7.00 Uhr, ohne nachfolgende Hitze* (ohne nachfolgende *Hitze oder Schweiß*: Bov.). *Heftiger Frost*, mit Zähneklappern, ¼ Stunde dauernd, mit *Kälte der Hände und Füße*, gefolgt von Hitze mit Schweiß, besonders an Brust und Stirn, und etwas Durst. *Heftiger Schüttelfrost* mit Zähneklappern, *Eiseskälte* und *Blässe des Gesichtes, der Hände* und *Füße, Bewußtlosigkeit* und *Koma* (Bell., Op.). *Fiebriger Frost*, von 16.00 bis 20.00 Uhr, oder in der *Nacht, konnte nicht warm werden,* mit < *aller Beschwerden* (Ars.); *ohne nachfolgende Hitze*. Frost um 2.00 Uhr, mit fiebrigem Schaudern und heißer, trockener Haut. **Nesselausschlag mit heftigem Jucken** *und* **Stechen**, *verschwindet, wenn die Hitze beginnt* (Nesselausschlag erscheint, wenn der Frost weggeht: Apis, - während des Schweißes: Rhus-t., - während der Hitze: Ign.).

Hitze: *Mit Durst. Brennende, fiebrige Hitze, mit fast unstillbarem Durst, quälendem Kopfschmerz* und *leichtem Delirium, von 16.00 Uhr die ganze Nacht dauernd,* ohne Frösteln. Larynx sehr befallen, heisere, schwache Stimme. *Hitze* im Vergleich zum Frost *leicht*, obwohl er sich aufdecken mußte (Puls.). Trockene Hitze des Körpers in der Nacht, mit schweißigen Händen, die es nicht *ertragen können, entblößt zu werden* (Bar-c.). Fieberanfall während des Tages, Frösteln abwechselnd mit Hitze, *mit Lichtscheu*. Heftiges Fieber, mit Hitzewallungen im Gesicht und Kopf. **Fieberblasen um den Mund** (Ign., Nat-m., Nux-v., Rhus-t.).

Schweiß: *Mit Hitzewallungen.* **Schwitzt reichlich Tag und Nacht ohne Erleichterung. Schwitzt leicht bei jeder Bewegung, jedoch gering**, *geistiger Anstrengung, selbst beim Schreiben von ein paar Zeilen* (Psor., Sep.); oder zuerst überhaupt kein Schweiß, danach schwitzt er reichlich. *Reichlicher, sauer riechender Schweiß in der Nacht*, der oft klamm ist (Lyc.). *Schweiß am Perineum, den Leisten und der Innenseite der Oberschenkel* (Schweiß am reichlichsten an den Genitalien: Gels.). **Dauernde übelriechende Ausdünstungen des Körpers**. Manchmal Durst beim Nachtschweiß. Nach dem Schweiß brennende Röte des Gesichtes mit Hitze und Trockenheit der Handteller.

Zunge: *Spitze schmerzhaft und wund*; Zungenwurzel *wie mit trockenem Lehm* belegt (Calc-s.). Geschmack: bitter; faulig; metallisch; wie von verdorbenen Eiern. Widerlicher Geruch aus dem Mund, den er bemerkt (den er nicht bemerkt: Puls.) Verlangen nach sauren, kräftig schmeckenden Dingen. Abneigung gegen Fett. Magen in Unordnung.

Apyrexie: Charakteristisch: niemals rein. Konstitutionelle Symptome sind immer vorhanden und immer leitend. Ungesunde Haut, mit Jukken, kann durch das Fieber entwickelt werden.

„Intermittierendes Fieber; zuerst Fröste, danach Durst, und eine Stunde später viel Hitze mit unterbrochenem Schlaf. Heftiger Frost um 20.00 Uhr mit Zähneklappern; Hände und Füße kalt; gefolgt von Hitze mit Schweiß, besonders an Brust und Stirn, mit leichtem Durst.“ - LIPPE.

Analyse: Empfindlich gegen frische Luft.

Nesselausschlag beim Frost.

Bläschenausschlag um den Mund.

Schweiß: reichlich, widerlich riechend, sauer; leicht, bei jeder Bewegung; Tag und Nacht; ohne Erleichterung; durch geistige Anstrengung, selbst beim Schreiben von ein paar Zeilen.

HYDRASTIS CANADENSIS

Für geschwächte Personen, mit dickflüssigen Schleimabsonderungen.

Kachektische oder bösartige Dyskrasie, mit deutlicher Störung der gastrischen und hepatischen Funktionen; zusammengebrochen durch exzessiven Alkoholgenuß.

Krebs: hart, verwachsen; Haut marmoriert; faltig; Schmerzen wie Messer scharf schneidend; Brustwarzen zurückgezogen.

Mundentzündung der stillenden Frauen; Zunge groß, zeigt Zahneindrücke.

Leukorrhoe: klebrig, dick, zähflüssig, gelb; hängt in langen Fäden vom Muttermund herab (Bov., Kali-bi.); Pruritus.

Reichliche Absonderung von dickem, gelben, fädigem Schleim von den Nasengängen (Cor-r.).

Rakst gelben, klebrigen Schleim aus den hinteren Nasengängen und den Fauces; Geschwürsbildung, nach Quecksilber oder Kaliumchlorat; syphilitische Angina.

Typ: Intermittierend, Tertiana, Quotidiana; biliös, Typhoid, Gelbfieber.

Zeit: 11.00 Uhr; 22.00 Uhr Fieber ohne Frost.

Causa: Hängt oft von einer organischen Krankheit ab.

Frost: Morgens oder abends; in Rücken oder Oberschenkeln mit Wehtun; um die Schultern und die Brust; Puls langsam.

Hitze: In Wallungen, über das Gesicht, den Hals, die Hand. Große Hitze des ganzen Körpers, gefolgt von großer Schwäche.

Schweiß: Reichlich, übelriechend an den Genitalien (Petr.).

Zunge: Groß, schlaff, dick weiß belegt, zeigt Zahneindrücke.

Apyrexie: Kachektisch; gastrische oder hepatische Symptome mit Gelbsucht, und biliöse Störungen; schlimme Folgen von Quecksilber oder Chinin.

Tagelang vor einer Attacke das Gefühl von Schwäche am Epigastrium, mit Appetitverlust.

Scheitelkopfschmerzen in Anfällen jeden zweiten Tag um 11.00 Uhr mit exzessiver Übelkeit, Angst und Aufstoßen.

Typhoid; Atonie, Torpor und verzögerte Rekonvaleszenz; Schlaflosigkeit, reichliche Schweiße, Schwäche.

HYOSCYAMUS

Charakteristisch: Personen von sanguinischem Temperament; sie sind reizbar, erregbar, nervös, hysterisch.

Krankheiten mit verstärkter cerebraler Aktivität, aber von *einem nicht-entzündlichen Typ*, wie bei Hysterie oder Delirium tremens.

Konvulsionen: der Kinder durch Schreck oder die Reizung von Darmwürmern (Cina); während der Wehen oder im Wochenbett; nach Essen, Kind erbricht, ein plötzlicher Schrei, danach bewußtlos.

Spasmen: ohne Bewußtsein, sehr ruhelos; *jeder Muskel im Körper zuckt, von den Augen bis zu den Zehen* (mit Bewußtsein: Nux-v.).

Delirium: mit Ruhelosigkeit, springt aus dem Bett, versucht zu entfliehen; gibt irrelevante Antworten; glaubt, er sei am falschen Ort; redet von eingebildetem Unrecht, aber hat keine Wünsche, beklagt sich nicht.

Beim Delirium nimmt Hyoscyamus einen Platz in der Mitte zwischen Belladonna und Stramonium ein; es fehlt ihm die anhaltende cerebrale Kongestion des ersteren und das wilde Rasen und das verrückte Delirium des letzteren.

Furcht: allein gelassen zu werden; vergiftet zu werden; gebissen zu werden; verkauft zu werden; zu essen; zu nehmen, was angeboten wird.

Schlimme Folgen von unglücklicher Liebe; mit Eifersucht, Wut, unzusammenhängenden Reden, oder Neigung, über alles zu lachen; gefolgt von Epilepsie.

Laszive Manie; schamlos, will nicht bedeckt werden, wirft die Kleider weg, Exhibitionismus; singt obszöne Lieder, liegt nackt im Bett und klappert.

Husten; trocken, nächtlich, spasmodisch; < beim Niederlegen, gebessert durch Aufsitzen (Dros.); < nachts, nach Essen, Trinken, Reden, Singen (Dros., Phos., - > beim Niederlegen: Mang.).

Lähmung der Blase; nach Wehen, mit Retention oder Inkontinenz des Urins; kein Verlangen zu urinieren bei Frauen im Wochenbett (Arn., Op.).

Spasmodische Affektionen neigen dazu, epileptoid im Charakter zu sein.

Starke Schlaflosigkeit reizbarer, erregbarer Personen; durch geschäftliche Schwierigkeiten; oft eingebildet.

Beziehungen: Vergleiche Bell., Stram. und Verat.

Phos. heilt oft die Laszivität, wenn Hyos. versagt.

Verschlimmerung: Abends; nachts; während der Menses; Gemütsaffektionen; Eifersucht, unglückliche Liebe; beim Niederlegen.

Besserung: Vornüberbeugen (Kopf); Aufsitzen (Husten).

Typ: Tertiana; Quartana. Remittierend, Malaria-ähnlich, Typhoid.

Zeit: 11.00 Uhr - jeden zweiten Tag.

Frost: Ohne Durst. Beginnend in *den Füßen* und die Wirbelsäule hinauflaufend bis zum Nacken. Kälte läuft vom Kreuz bis zum Nacken (beginnend in *Händen und Füßen* und die Wirbelsäule hinauflaufend bis zum Nacken: Gels.) *Frost von den Füßen aufwärts.* Schaudern über den ganzen Körper, mit brennender Röte des Gesichtes und kalten Händen. *Der ganze Körper ist kalt,* mit *brennender Röte des Gesichtes; Frost wechselt mit Hitze* (Bell.); **kann nicht ertragen, angesprochen zu werden** (Cina, Sil.), oder **das geringste Geräusch zu hören** (Caps., Gels.). Plötzliches Frösteln; Kälte der Wirbelsäule; Körper kalt und steif, kann im Bett nicht warm werden; *kongestive Fröste mit kalten Extremitäten.*

Hitze: Mit Durst. *Brennende Hitze überall, Haut heiß und trocken bei Berührung, mit erweiterten Venen* (Bell., Chin.). Hitze über den ganzen Körper; viel Durst, Lippen klebrig. Brennende Hitze ohne äußerliche Röte; *das Blut brennt in den Venen* (Ars., Rhus-t.). Die Haut ist für die untersuchende Hand brennend heiß und hinterläßt ein Brennen an der

Stelle, die berührt wurde (Bell.). Hitze entlang der ganzen Wirbelsäule, die den Rücken hinaufläuft. **Epileptiforme Konvulsionen** (Stram.). **Schlaflosigkeit**. Wirft die Bettdecken weg, nicht weil sie warm sind, sondern weil er nicht zugedeckt sein will. Hitze: trocken, nächtlich, stört den Schlaf.

Schweiß: Reichlicher, allgemeiner Schweiß, am meisten an den Beinen. Schwitzt während des Schlafes. Schweiß auf dem Rücken und der Magengrube. Schweiß kalt, sauer.

Zunge: Braun oder rot belegt, teilweise gelähmt, streckt sie mit Schwierigkeit heraus (Lach.). Geschmack schlecht, faulig, widerlich. Durst, trinkt nur wenig auf einmal. Wasserscheu (Lyss.).

Apyrexie: Extreme Schwäche; Einbildungen beim Sehen, Flecken vor den Augen; Mund trocken, Schwierigkeiten beim Schlucken von Flüssigem, Schluckauf, Übelkeit; Schwindel und Druck im Kopf. Kurzer, trockener, hackender Husten in der Nacht.

Analyse: Die Gemütssymptome und das Delirium sind bei allen Fiebern die besonders leitenden Symptome.

Ruhelos, schlaflos, Verlangen zu entfliehen.

Laszive Manie; Eifersucht; Raserei; Furcht.

Spasmen und Konvulsionen.

Fieber: Pneumonie, Scharlach, *wird schnell typhoid*; Sensorium benebelt, starrende Augen, „Flockenlesen“ oder die Bettdecken zupfend, die Zähne mit Sordes bedeckt, Zunge trocken und schwerfällig, unfreiwilliger Stuhl und Urin; Sehnenhüpfen.

IGNATIA

Charakteristisch: Paßt besonders zum nervösen Temperament; Frauen von empfindlicher, leicht erregbarer Natur; dunkles Haar und Haut, aber milde Veranlagung; schnell im Begreifen, im Ausführen. In auffallendem Kontrast zu der hellfarbigen, nachgiebigen, tränenreichen, aber langsamen und unentschlossenen Pulsatilla.

Das Mittel der großen Widersprüche: das Rauschen in den Ohren wird > durch Musik; die Hämorrhoiden > durch Gehen; der entzündete Hals fühlt sich > beim Schlucken; das Leeregefühl im Magen nicht > durch Essen; Husten < je mehr er hustet; Husten beim Stillstehen während eines Spaziergangs (Astac.); spasmodisches Lachen bei Kummer; sexuelles Verlangen bei Impotenz; *Durst während eines Frostes*, kein Durst im Fieber; die Gesichtsfarbe ändert sich bei Ruhe.

Der Gemütszustand ändert sich schnell, in einer fast unglaublich kurzen Zeit, von Freude zu Sorge, von Lachen zum Weinen (Croc., Nux-m.).

Personen, die geistig und körperlich erschöpft sind durch **lang konzentrierten Kummer***; unwillkürliches Seufzen***,** und ein schwaches, leeres Gefühl an der Magengrube, nicht > durch Essen.

Verlangen, allein zu sein.

Feinempfindsame Stimmung, genaue Gewissenhaftigkeit.

Unbeständig, ungeduldig, unentschlossen, streitsüchtig.

Liebenswürdige Wesensart, wenn man sich wohlfühlt, aber leicht gestört durch eine sehr geringe Gemütsbewegung; *leicht beleidigt.*

Das Finden des geringsten Fehlers oder Widerspruch erregt Zorn, und dies macht ihn zornig auf sich selbst.

Schlimme Folgen: von Zorn, Kummer, oder enttäuschter Liebe (Calc-p., Hyos.); durch schlechte Nachrichten, durch Ärger bei zurückgehaltenem Mißfallen; durch unterdrückte Gemütsleiden; von Schmach und Kränkung; brütet über eingebildete Beschwerden in der Einsamkeit.

Kinder: wenn gerügt, gescholten oder zu Bett geschickt, werden sie krank oder haben Konvulsionen im Schlaf.

Kopfschmerz, als ob ein Nagel durch die Seite hinausgetrieben würde, erleichtert durch Liegen auf ihr (vgl. Coff., Nux-v., Thuj.).

Kann Tabak nicht vertragen; er ruft Kopfschmerzen hervor oder < sie (Lob.).

Beißt sich beim Reden oder Kauen auf die Wangeninnenseite.

Schweiß auf dem Gesicht, nur auf einem kleinen Fleck, beim Essen.

Aftervorfall durch mäßige Anstrengung beim Stuhlgang (Nit-ac., Podo., Ruta).

Verstopfung: durch Kutschefahren; von paralytischem Ursprung; *exzessives Drängen, mehr im oberen Bauch gefühlt* (Verat.); mit großem Schmerz, fürchtet, auf die Toilette zu gehen; Frauen, die gewohnheitsmäßige Kaffeetrinkerinnen sind.

Hämorrhoiden: Vorfall bei jedem Stuhlgang, müssen replaziert werden; scharfe *Stiche das Rektum hinauf* (Nit-ac.); < stundenlang nach dem Stuhlgang (Rat., Sulf.).

Husten: trocken, spasmodisch; nach warmen Getränken; immer wenn er beim Gehen still steht; je länger er hustet, desto mehr verstärkt sich der Hustenreiz.

Zucken, Rucken, sogar Spasmen einzelner Glieder oder des ganzen Körpers, wenn man in den Schlaf fällt.

Schmerz: in kleinen umschriebenen Stellen; *überempfindlich gegen Schmerz* (Coff., Hep.).

In den meisten Fällen sollte Ignatia am Morgen gegeben werden.

Beziehungen: Inkompatibel: Coff., Nux-v., Tab.

Ignatia hat dieselbe Beziehung zu Krankheiten von Frauen, die Nux-v. zu sanguinischen, biliösen Männern hat.

„Es gibt in Nordamerika viel mehr Ignatia-Menschen als Nux-v.-Menschen“ - HERING.

Verschlimmerung: Tabak; Kaffee; Branntwein. Berührung; Bewegung; starke Gerüche; Gemütserregungen, Kummer, usw.; kalte Luft.

Besserung: Wärme; harter Druck; Liegen auf dem Rücken.

Typ: Quotidiana; Tertiana; Quartana. Unregelmäßig; dauernd wechselnd, besonders durch den Mißbrauch von Chinin (Eup-per.).

Postponierend oder anticipierend; das erstere ist die Regel, das letztere die Ausnahme (postponiert oder anticipiert: Gamb.). Typhoid.

Die Anfälle sind unregelmäßig sowohl in der Periodizität als auch in der Entwicklung der Stadien. Kehrt jedes Frühjahr nach der Unterdrückung durch Chinin wieder.

Zeit: Unregelmäßigkeit der Stunde, *charakteristisch.* Anfall bei Sonnenuntergang, am späten Nachmittag oder Abend; danach Fieberhitze fast die ganze Nacht. **Zu allen Perioden**.

Prodrom: Heftiges Gähnen und Strecken; manchmal schreckliches Schaudern.

Frost: *Immer mit* **großem Durst** *nach großen Mengen von Wasser* (dasselbe, aber in allen Stadien: Bry., - vor und während des Frostes: Caps., Carbo-v., Eup-per.), **nur während des Frostes** (wenn Durst in einem anderen Stadium, dann ist er gering und in kurzen Anfällen). Frost beginnt in den *Oberarmen* und breitet sich zum Rücken und zur Brust aus (in beiden Armen auf einmal: Bell., - in Händen und Füßen: Gels., - *Frost beginnt in den Armen und breitet sich von da aus*; Gänsehaut; heißes Gesicht; schläfrig; < Bewegung, beim Verlassen des Bettes: Hell.). Fröstelig bei Sonnenuntergang; fröstelig in kühler Luft; sehr kalt überall, mit einseitigem Kopfschmerz. **Schüttelfrost, mit Röte des Gesichtes**, *am Abend. Kälte und Frösteln des ganzen Körpers,* oder *nur der hinteren Körperteile*, **sofort gebessert in einem warmen Zimmer oder am warmen Ofen** (Kali-c.). Frösteln am Rücken, und über die Oberarme, mit *Hitze der Ohren*; um die Knie, die äußerlich kalt sind; im Gesicht und an den Armen, mit Zähneklappern und Gänsehaut; Füße und Beine, Oberschenkel und Unterarm; *Frost nur* einzelner Teile (*Frost und Hitze* einzelner Teile: Bell., Rhus-t.); *hervorkommend aus dem Bauch* (am schlimmsten im Bauch: Meny., - aus dem Magen: Calc., - auf den Magen zulaufend und in ihm endend: Arn.). Während des Frostes: üble Laune, Kolik, Übelkeit, Erbrechen von Speisen, Schleim und Galle (selten); starke Blässe des Gesichtes; Rückenschmerz; Lahmheit der Unterglieder. Frost und Kälte verschlimmern die Schmerzen. Äußerliche Kälte, innerliche Hitze, oder innerlicher Frost mit äußerlicher Hitze.

„Die fiebrige Kälte, die durch äußerliche Wärme erleichtert wird, ist charakteristisch für Ignatia.“ - HAHNEMANN.

Hitze: *Ohne Durst.* Hitze des ganzen Körpers am Nachmittag, ohne Durst, mit dem Gefühl von Trockenheit der Haut. Äußerliche Hitze und Röte, ohne innerliche Hitze. Plötzliche Hitzewallungen über den ganzen Körper. *Äußerliche Wärme ist unerträglich* (Puls.); *muß sich aufdecken*, sobald die Hitze beginnt (Acon., Sec.). *Ein Ohr, eine Wan-*

ge, und die Seite des Gesichtes rot und brennend (*eine Wange* rot und heiß, die andere kalt und blaß: Cham.); heiße Knie mit kalter Nase; Hitze des Gesichtes, mit Kälte der Hände und Füße; dauernder schneller Wechsel von Hitze zu Kälte. Hitze und Kälte einzelner Teile (Apis, Bell.). Tiefer, schnarchender Schlaf während der Hitze (Apis., Op.); häufiges Seufzen; klopfender Kopfschmerz; Schwindel, Delirium; Schmerz in Magen und Darm; Erbrechen des Gegessenen, mit Kälte der Füße und spasmodischem Zucken der Extremitäten. *Urtikaria über den ganzen Körper, mit heftigem Jucken,* leicht gebessert durch Kratzen, die beim Schweiß verschwindet (juckender, stechender Nesselausschlag vor und während des Frostes: Hep., - während Frost und Hitze: Rhus-t., - siehe Dulc.). Der Patient ist nach dem Fieber hungrig (Eup-per.).

„Die Hitze von Ignatia ist fast immer *äußerlich*; ebenso ist sehr selten Durst beim Fieber vorhanden, sogar bei intermittierendem Fieber; daher ist Ignatia fähig, *homöopathisch* und *dauerhaft intermittierendes Fieber, das Durst beim Frost, nicht aber während der Hitze bietet, in der kleinsten Dosis* zu heilen." - HAHNEMANN.

Schweiß: *Ohne Durst*; warmer Schweiß der Extremitäten; gewöhnlich leicht, obwohl allgemein. *Ohnmachtsartige Schwäche während des Schweißes*, oder wenn die Hitze in das Schweißstadium übergeht. Schweiß beim Essen. Gefühl, als würde Schweiß über den ganzen Körper ausbrechen, was jedoch nicht erfolgt. Warmer Schweiß an den Händen, oder an den inneren Flächen der Hände und Finger, am Abend; manchmal kalt, aber im allgemeinen warm und sauer riechend.

Zunge: Sauber. Der Speichel hat einen sauren Geschmack. Speisen geschmacklos.

Apyrexie: Komplett. Das Gesicht ist blaß; *Ausschlag auf den Lippen und in den Mundwinkeln*; Lippen trocken und rissig; hungrig gegen 11.00 Uhr (Sulf.), aber wenig oder keinen Appetit zur Essenszeit; weher Schmerz in der Magengrube; Kolik, mit harten Stühlen und erfolglosem Drang; Schmerz in Rücken und Gliedern; Mattigkeit, Apathie, Nachgeben der Knie, Aufschrecken im Schlaf, oder gesunder Schlaf mit Schnarchen. Der Schlaf setzt sich gewöhnlich von der Hitze während und durch das Schweißstadium in die Apyrexie hinein fort. Alle

Schmerzen und das Kopfweh werden durch Tabak und Kaffee verschlimmert.

„Während des Frostes durstig, sucht äußerliche Wärme; während der Fieberhitze kein Durst, äußerliche Wärme ist sehr angenehm; Aufsitzen bessert den Frost.“ - HAHNEMANN.

Ignatia paßt zu frischen milden Fällen, oder langdauernden und komplizierten, besonders solchen, die bei Frauen und jungen Menschen mit einem hochgradig nervösen Organismus auftreten. Kein Mittel außer Ignatia hat so deutlich ausgeprägt *Durst während des Frostes* und in keinem anderen Stadium, Frost gebessert durch äußerliche Hitze, und Hitze verschlimmert durch äußerliche Bedeckung. Der Ignatia-Patient ist in der Lage, seinen Beruf wieder aufzunehmen, sobald der Anfall vorüber ist. Ignatia ist angezeigt, wenn der Tertiana-Typ nach der Einnahme von großen Dosen Chinin zum Quartana-Typ geworden ist.

Gelsemium	**Ignatia**
Zeit: 14.00, 16.00 bis 17.00, und 21.00 Uhr. Regelmäßig - jeden Tag zur selben Stunde. Morgenfieber, ohne Frost.	**Zeit**: Nicht charakteristisch, Frost am späten Nachmittag oder Abend. Unregelmäßig - anticipiert oder postponiert. Morgenfieber, mit Frost.
Prodrom: Keine Symptome.	**Prodrom**: Gähnen und Strecken.
Frost: *Ohne Durst*; beginnt in Händen und Füßen. Fröste folgen einander in wellenartiger, schneller Folge die Wirbelsäule hinauf vom Kreuz zum Hinterkopf.	**Frost**: *Mit großem Durst*; beginnt in den Oberarmen und *breitet sich aus* zum Rücken. Schüttelfrost mit rotem Gesicht, *sofort im warmen Zimmer oder durch Ofenhitze gebessert.*
Hitze: Ohne Durst. Fliegende Hitze und Wallungen gefolgt von Schweiß.	**Hitze**: Ohne Durst. Äußerliche Hitze und Röte, ohne innerliche Hitze.
Schweiß: Reichlich, kommt allmählich hervor, bessert alle Schmerzen.	**Schweiß**: Leicht, warm, hauptsächlich an den Extremitäten, oder nur auf dem Gesicht.

Zunge: Gelblich-weiß, Atem fötid. Speichel blutgefärbt.	**Zunge**: Sauber. Speichel hat einen sauren Geschmack. Speisen geschmacklos.
Apyrexie: Oft fehlend oder sehr kurz. Intermittierende Fieber werden oft remittierend.	**Apyrexie**: Komplett. Gesicht ist sehr blaß. Ein Typ wechselt oft in einen anderen über.

Analyse: Rotes Gesicht während des Frostes (Ferr.); Frost, *mit Durst nur während des Frostes*; < durch äußerliche Hitze; Hitze *ohne Durst*, < durch Zudecken (> durch Zudecken: Nux-v.).

Kasuistik:

*1) Dr. McManus aus Baltimore berichtete dem Autor einmal einen Fall, der monatelang den besten direkten Anstrengungen der Allopathie widerstanden hatte und eine lange Zeit auch seine Klugheit narrte. Die junge Dame wurde durch Ignatia C 200 geheilt. Die „Leitsymptome“ waren: *Durst nur während des Frostes, kein Durst in der Hitze oder dem Schweiß.*

*2) Eine Dame, die mehrere Jahre lang ein dauernd im Frühling wiederkehrendes Wechselfieber hatte, das jedes Jahr durch große Dosen von Chinin unterdrückt wurde, konsultierte mich nach dem zweiten Frost. Sie glaubte nicht an meine kleinen Dosen, so daß man von meiner Heilung kaum sagen kann, sie sei aufgrund von Suggestion geschehen. Das Symptom, das mich bei meiner Verschreibung leitete, war ihre *Durstlosigkeit während des Hitzestadiums und Durst, während der Frost herrschte.* Ich gab ihr Ignatia, und sie hatte keine weiteren Fröste. - G.M. BRIGHAM, *Homoeopathist,* Oktober 1878.

*3) J.C., ein junger Mann, war etwa zehn Monate lang unter verschiedener Behandlung einer Anzahl von Medizinmännern gewesen. Die Fröste wurden gelegentlich für ein paar Tage durch große Dosen Chinin gestoppt, nur um mit neuer Schwere in anderer Form wiederzukehren. Keine Regelmäßigkeit im Auftreten der Anfälle, sie nahmen alle Typen an: Quotidiana, Tertiana, Quartana, anticipierend und postponierend, und sie traten zu allen Stunden des Tages oder der Nacht auf. Frost schwer und deutlich, gewöhnlich etwa eine Stunde dauernd, *mit intensivem Durst nur während des Frostes. Frost erleichtert durch äußerliche Hitze.* Sobald der Frost begann, ging er sofort zum Küchenofen, obwohl das Thermometer die „Neunziger" [in F. gemessen, = kein oder nur wenig Fieber] anzeigte, und „trank über einem heißen Feuer den Hydranten leer", wie er sich ausdrückte. Fieber immer gut entwickelt mit viel Kopfschmerz und Schwindel, *aber kein Durst.* Sehr selten etwas Schweiß, und mit Ausnahme von etwas Schwindel fühlte er sich während der Apyrexie wohl. Dank dem Ähnlichkeitsgesetz und den leitenden Symptomen hatte ich wenig Schwierigkeit beim Auswählen des Mittels in diesem hartnäckigen Fall. Frost, *erleichtert durch äußerliche Hitze,* gehört zu Arsenicum und Ignatia; und Durst nur während des Frostes zu Capsicum, Carbo veg. und Ignatia; doch der ganze Fall wurde so gut durch Ignatia gedeckt, daß ich ihm vertrauensvoll versicherte, er werde geheilt werden. Er erhielt zwölf Pulver Ignatia C 200, wovon er alle vier Stunden eines nehmen sollte, während er wach war. Zwei Tage später hatte er einen geringen Frost, *ohne Durst,* die Hitze dauerte zwei Stunden ohne den üblichen Kopfschmerz und Schwindel, und das war das letzte von der ganzen Sache. Seitdem ist er gesund, nun schon zwei Jahre. - H.C. ALLEN, *Homoeopathist,* Dezember 1878.

*4) Vier Dosen Ignatia heilten ein Quotidiana-Fieber mit heftigem Durst zu Beginn der heftigen und anhaltenden Fröste, begleitet von einer stillen und schweigsamen Verfassung. - *A. H. Z.*, I, S. 107.

*5) Heftiger Durst während des Froststadiums, der nachließ, wenn das Hitzestadium einsetzte, Erbrechen von Speisen, Galle oder Schleim während des Froststadiums. Ignatia C 12, nach dem Anfall gegeben, heilte. - *Arch.* VIII:, I, S. 32.

*6) Anfall jeden zweiten Tag, vorher heftiges Gähnen und Strecken, heftiger Frost am Nachmittag, besonders den Rücken und die Arme entlang, *mit Durst,* eine Stunde lang; gefolgt von Hitze des ganzen Körpers, mit kalten Füßen; begleitet von innerlichem Schaudern, das nicht aufhörte, bis der Schweiß ausgebrochen war, der Schweiß dauerte mehrere Stunden.

Kein Durst während des *Hitze-* oder *Schweißstadiums*. Dumpfer, weher Schmerz in der Magengrube; Schwere in den Gliedern, mit Schmerz in den Gelenken. Während der Apyrexie große Mattigkeit und Beugen der Knie. Schlaf gut, mit schnarchender Atmung. Schweigsam, gleichgültig, schreckhaft. Zunge weiß belegt; Lippen rissig und trocken. Gesicht blaß. Ein Tropfen Ignatia C 9 heilte. - *Ann.* I, S 168.

I P E C A C U A N H A

Charakteristisch: Paßt zu Fällen, bei denen die gastrischen Symptome überwiegen (Ant-c., Nux-v., Puls.).

In allen Krankheiten ist die dauernde Übelkeit leitend.

Übelkeit: mit *reichlichem Speichel*; Erbrechen von weißem, eiweißartigen Schleim in großen Mengen, *ohne Besserung*; mit aufgeblähtem Bauch; schläfrig danach; schlechter durch Vorwärtsbeugen.

Magen fühlt sich entspannt an, *als ob er herabhängen würde* (Ign., Staph.).

Stuhl: grasgrün; weißer Schleim (Colch.); blutig; gegoren; voraus geht ein *greifender, kneifender Schmerz um den Nabel*, wie von einer Hand, jeder Finger scheint scharf in den Darm zu drücken, verschlimmert durch die geringste Bewegung; schneidende Kolik um den Nabel.

Blutung: **hellrot** *aus allen Öffnungen des Körpers* (Erig., Mill.); aus dem Uterus, reichlich, klumpig, während der Blutung schwer beklemmte Atmung; Stiche vom Nabel zum Uterus; Schneiden querüber von links nach rechts (von rechts nach links: Lyc.); große Anhäufung von Schleim in den Bronchien, schwierig hochzubringen (Ant-t.).

Husten: trocken, spasmodisch, eingeengt, asthmatisch.

Schwierige Atmung durch die kleinste Bewegung; heftige Dyspnoe, mit Keuchen und Angst um den Magen.

Keuchhusten: Kind verliert den Atem, wird blaß, steif und blau; Ersticken, mit Würgen und Schleimerbrechen; Bluten aus Nase oder Mund (Ind.).

Husten, mit Schleimrasseln in den Bronchien beim Einatmen (Ant-t.); drohende Erstickung durch den Schleim.

Schmerzen, als ob die Knochen alle in Stücke gerissen wären (Lac-c., Tub., - als ob sie gebrochen wären: Eup-per.).

Intermittierende Dyspepsie, jeden Tag oder jeden zweiten Tag zur selben Stunde; Fieber mit andauernder Übelkeit.

Überempfindlich gegen Hitze und Kälte.

Beziehungen: Komplementär: **Cuprum**. Nux-v. und Puls. folgen gut, wenn die gastrischen Symptome übereinstimmen.

Verschlimmerung: Geringste Bewegung; schlechter im Winter und bei trockenem Wetter; warme, feuchte Südwinde (Eup-per.); warmes Zimmer; Nacht.

Besserung: Ruhe; Augenschließen.

Typ: Quotidiana; Tertiana; Quartana. Neigt zum Postponieren und dazu, unregelmäßig zu werden; biliös; remittierend; Malaria-ähnlich; Gelbfieber.

Zeit: 9.00 oder 11.00 Uhr (10.00 bis 11.00 Uhr: Nat-m.) und 16.00 Uhr.

Fieber, ohne Frost, um 16.00 Uhr.

Causa: Unregelmäßigkeiten und Unüberlegtheiten in der Diät. Fälle, die mit Chinin und Arsen unterdrückt wurden.

Prodrom: Heftiges Brechwürgen; Gähnen, Strecken, Rückenschmerz, und reichlicher Speichelfluß. *Übelkeit.*

Frost: Ohne Durst. Frösteln; es geht ihm immer *schlechter, wenn er an einem warmen Ort ist. Äußerliche Kälte bei äußerlicher Hitze. Frost* **schlechter in einem warmen Raum;** oder **durch äußerliche Hitze** (Apis, - gebessert durch äußerliche Hitze: Ars., Ign.), *gemindert durch Trinken und in der frischen Luft* (Caust., - < durch Trinken: Caps., Chin., Eup-per., Nux-v.). *Schaudern; danach Frösteln, mit Kälte ohne Durst,* um 16.00 Uhr. Die Hände und die Füße sind eiskalt, und naß von kaltem Schweiß, mit *Röte einer Wange* und *Blässe der anderen.* Frost kurz und gewöhnlich nicht schwer, mit oder ohne Übelkeit und

Erbrechen. Der Anfall beginnt mit einem innerlichen Frost, *der verschlechtert wird durch äußerliche Hitze.* Beklemmung der Brust.

Hitze: *Mit Durst; gewöhnlich langdauernd,* über den ganzen Körper, mit abwechselnder *Kälte* und *Blässe des Gesichtes; Übelkeit und Erbrechen*; ängstliches, *beklemmtes Atmen,* und *trockenem, hackenden Husten,* der oft Übelkeit und Erbrechen auslöst (Husten mit pleuritischen Stichen: Acon., -trockener, lästiger Husten vor und während Frost: Rhus-t., - Husten während Frost und Hitze: Bry.); kalte Hände und Füße. Plötzliche Hitze gegen 16.00 Uhr, mit Schweiß an Armen und Rücken; Hitze des ganzen Körpers am Abend. Äußerliche Hitze ohne innerliche Hitze (siehe Ign.). Eine Hand kalt, die andere heiß (Dig., Lyc.). Hitze um Kopf und Gesicht, manchmal mit, oft ohne Röte der Wangen, mit erweiterten Pupillen und Entkräftung von Körper und Geist.

Schweiß: Plötzliche Anfälle von Schweiß in einem Zimmer; an den oberen Teilen des Körpers; verstärkt durch Bewegung und in der frischen Luft (Bry., - > durch Bewegung: Caps.); durch Aufenthalt im Freien; kalt an der Stirn; *saurer Schweiß mit trübem Urin*; färbt gelb. Übelkeit und Erbrechen können vorhanden sein. Immer *schlechter während des Schweißes; besser danach* (> durch Schwitzen: Eup-per., Gels., Nat-m.). *Leichter Schweiß* in unkomplizierten Fällen, aber *er kann sauer sein. Schweiß wird reichlich* **nur nach Chinin-Mißbrauch**. Im Schweißstadium kann Husten auftreten. In einigen Fällen läuft der Schweiß nur auf ein kaltes, klebriges, klammes Gefühl der Haut hinaus.

Zunge: Zuerst sauber; danach gelblich oder weiß belegt; in allen Fällen blaß. Geschmack bitter, süßlich, wie ranziges Öl. Verlangen nach Süßigkeiten, Delikatessen.

Apyrexie: Niemals rein; gestört durch mehr oder weniger Magenbeschwerden (Ant-c., Puls.); Appetitverlust, Übelkeit und Erbrechen. *Magen fühlt sich entspannt an und scheint lose herunterzuhängen* (Staph.). Abneigung gegen Speisen (Abneigung gegen Fleisch: Arn.); schlechter Geschmack im Mund, Mattigkeit und Schwäche, Schlaflosigkeit. Bitterer Geschmack von allem, was gegessen wird (Bry., - alles schmeckt bitter außer Wasser: Acon.); reichliche Speichelabsonderung, und Erbrechen nach dem Essen. Herpes labialis.

„Kurze Fröste; langes Fieber; kalte Hände und Füße; starke *Beklemmung* der Brust, er kann *kaum atmen.* Immer nach vorausgegangener *Medikation von Chinin"* - N.A. ROTH.

„Intermittierendes Fieber; Übelkeit und Erbrechen herrschen vor; leichte Fröste werden gefolgt von viel Hitze, mit Durst und ohne folgenden Schweiß. Fieber als Folge von Chinin-Mißbrauch; leichtes Frösteln ohne Durst, später heftige Hitze, mit Durst, Übelkeit und Erbrechen, Dyspnoe, Stiche in der Brust, schließlich reichlicher Schweiß." - LIPPE.

Wenn der Anfall durch Chinin unterdrückt wurde, ist Ipecacuanha umso mehr angezeigt.

Rückfälle durch Fehler in der Diät sind immer eine zusätzliche Anzeige für Ipecacuanha. Dies ist eine sehr verbreitete Ursache für eine Wiederkehr des Anfalls und wird häufig von den Ärzten übersehen. Bei allen Formen und Typen von Fieber ist leichtsinniges Essen oder Überessen vielleicht die häufigste Ursache für einen Rückfall.

Die anhaltende Übelkeit, die nicht immer auf ein Erbrechen hinausläuft, und die gewöhnlich in jedem Stadium vorhanden ist, ist *das „Leitsymptom"* von Ipecacuanha, obwohl es angezeigt sein kann und oft auch angezeigt ist, wenn weder Übelkeit noch Erbrechen vorhanden sind. Wenn Fieber nach einer *Unterdrückung durch Chinin* in einer anderen Form wiederkehrt, und die Symptome nicht klar auf irgendein Mittel weisen, dann wird Ipecacuanha oft heilen, *wenn Übelkeit und Erbrechen beim ersten Einsetzen der Krankheit vorhanden sind.*

In seinen „Vierzig Jahre Praxis" setzt JAHR Ipecacuanha an die Spitze der Liste von Mitteln für die Behandlung von intermittierendem Fieber und empfiehlt seine Anwendung zu Beginn der Behandlung aller Fälle. Er sagt: „Ich beginne fast immer die Behandlung mit Ipecacuanha C 30, wenn nicht irgendein anderes Mittel deutlich angezeigt ist. Ich gebe einige Globuli in Wasser, einen Teelöffel voll alle drei Stunden, unmittelbar nach dem Frost beginnend. Indem ich diese Vorgehensweise einhielt, habe ich viele Fälle von „Fieber und Wechselfieber" mit der ersten Verschreibung geheilt, und habe auf diese Weise mich vor viel unnötigem Suchen und Vergleichen bewahrt. Wenn es überhaupt nicht hilft, dann verändert es den Charakter des Fiebers so, daß Arn., Ars., Ign., Nux-v., usw. die Heilung vollenden werden."

Diesen Rat gibt auch J.S. DOUGLAS in seinem Buch über intermittierendes Fieber auf S. 80, und eine Anzahl unserer genauesten und erfolgreichsten Verschreiber hat ihn angenommen, mit offensichtlichem Erfolg. H.V. MILLER sagt: „Ich gebe gern Ipecacuanha, wenn ich die Indikationen für ein anderes Mittel nicht eindeutig finden kann. Dann dient es dazu, den Fall klar zu machen und den Weg für irgendein anderes Mittel zu bereiten, das die Heilung vervollständigt."

Ich kann den eben beschriebenen wahllosen Gebrauch von Ipecacuanha *aus Prinzip* nicht gutheißen; es ist eine empirische Praxis, und sie wird sicherlich von vielen ärgerlichen Fehlschlägen begleitet sein. Doch habe ich überhaupt keinen Zweifel, daß sie dem vorherrschenden, empirischen und wahllosen Gebrauch von Chinin unendlich überlegen ist, und daß sie von weniger Fehlschlägen und konstitutionellen Störungen begleitet ist. Wenn der Anfall auf diätetische Unregelmäßigkeiten zurückgeführt werden kann, dann ist der Rat von JAHR zweifellos richtig; der beste Erweis seines Erfolgs ergibt sich am Krankenbett. In der Praxis kommt oft ein Fall wie der folgende vor:

Ein Bote wird viele Meilen weit geschickt, um etwas Medizin für „Wechselfieber" zu holen; und das ist auch schon alles, was wir an Information erhalten können. Wenn wir nun nicht verschreiben, wird es irgendjemand anderes tun; und ehe wir einen Patienten verlieren und von uns gesagt wird, daß wir nicht einmal „so eine einfache Sache wie Wechselfieber" heilen können, machen wir einen „Zufalls-Schuß", und wenn wir nicht den *„Genius epidemicus"* der Jahreszeit gefunden haben, dann können wir damit entweder einen Fehlschuß tun oder heilen.

Dies ist meiner Meinung nach die Gelegenheit, JAHR'S Rat zu folgen und Ipecacuanha zu verordnen; und es würde unendlich viel besser für *unseren Patienten, unsere medizinische Schule* und *unseren berufsständischen Ruf* sein, wenn wir so handelten, als Chinin zu versenden. Ipecacuanha deckt eine viel größere Reihe von Symptomen als Chinin und wird - in einem Fall wie dem obigen - mehr Patienten heilen.

In bezug auf diese gewohnheitsmäßige Routineverschreibung sagt Dr. CHARGÉ: „Ich kannte in anderer Hinsicht hochlobenswerte Praktiker, die immer mit Ipecacuanha begannen unter dem Vorwand, daß der Fall nach Ipecacuanha besser dargestellt und die Wahl des echten Spezifikums infolgedessen leichter sei. Dies ist jedoch einfach eine Ermutigung zur Nachlässigkeit. Ipecacuanha präsentiert sich uns mit so klar umrissenen Zügen, daß es unmöglich ist, mit etwas Aufmerksamkeit nicht sofort die Fälle zu erkennen, die nach ihm rufen.“

Analyse: Anhaltende Übelkeit. Diätfehler können den ursprünglichen Anfall verursacht haben, oder den Rückfall. Frost < in einem warmen Zimmer und durch äußerliche Hitze. Unterdrückt durch Chinin-Mißbrauch. Wenn der Anfall verändert und maskiert ist durch [allopathische] Medikamente.

Frost nicht ausgeprägt und deutlich, indem er entweder ein Frösteln den Rücken hinauf und herunter ist oder ein Gemisch aus Frösten und Hitze; ein halbe Stunde höchstens. Wenn Durst beim Frost vorhanden ist, dann kann er während des Frostes und der Hitze anhalten, obwohl er selten so stark in der Hitze ist. *Große Mattigkeit und Müdigkeit während des Frostes*. Der Frost wird gewöhnlich gefolgt von Übelkeit und Erbrechen, zunächst des Mageninhalts, später von Galle. Das *Hitzestadium* dauert vier oder fünf Stunden, und sogar die ganze Nacht. *Schweiß* leicht, partiell, an einzelnen Teilen (Bry.), sauer. Wenn mit Chininkachexie gemischt, dann *reichlich, sauer, und das Bett durchfeuchtend*.

Bei der Unregelmäßigkeit der verschiedenen Stadien des Anfalls - ebenso wie bei der Vielseitigkeit seiner Indikation - ähnelt Ipecacuanha dem Arsenicum, und es sollte immer in Betracht gezogen werden, wenn Diätfehler die Causa des ursprünglichen Anfalls gewesen sein können oder einen Rückfall hervorgerufen haben. Die *größte Entkräftung tritt während des Frostes auf* (die Entkräftung von Arsenicum ist nach der Hitze am größten).

Immer < während des Schweißes.

Kasuistik:

*1) Mrs. ---, eine Dame, etwa 35 Jahre alt, war schon seit ungefähr zwei Wochen mit Frösten und Fieber krank. Keine Regelmäßigkeit des Anfalls;

Frost leicht und von kurzer Dauer, dennoch war sie so schwach, daß sie während des Frostes zu Bett gehen mußte; Hitze lang, aber nicht sehr heftig; kein Durst während des Froststadiums, aber viel Durst das ganze Hitzestadium über; Zunge dick belegt mit einem weißen, pappigen Belag; völliger Appetitverlust; und große Schwäche und Entkräftung während der Apyrexie. Dauernde Übelkeit und gelegentliches Erbrechen waren von Anfang an deutliche Symptome. Die letzten vier Tage war sie gezwungen, im Bett zu bleiben. Sie hatte täglich dreimal zwei Gran Chinin genommen und nimmt alle zwei Stunden im Wechsel Gelsemium und Arsenicum. Ipecacuanha C 3 besserte prompt. Keine weiteren Fröste mehr. - H.C. ALLEN in *Advance*, Dezember 1878.

*2) Miss Alice B., 11 Jahre alt, schwarze Haare und Augen, war schon lange Anfällen von Wechselfieber unterworfen, gegen die Chinin mit Erfolg gegeben worden war, ohne jedoch eine Wiederkehr des Anfalls bei jedem neuen Anlaß zu verhindern. *Frost* jeden zweiten Tag, sie schaudert kurze Zeit, dann *schüttelt sie zwanzig Minuten lang*. Kopfschmerz, Hände zuerst kalt. Übelkeit, wenn der Frost weggeht; *Übelkeit die ganze Zeit*. Kein Durst beim Frost. *Hitze* folgt dem Frost; Durst bei der Hitze. Schweiß, wenn das Fieber weggeht. Als ich sie besuchte, fand ich sie in Decken eingehüllt auf dem Sofa mit einem Schüttelfrost vor. Sie sollte während des Nachmittags Placebo einnehmen und Ipecacuanha C 1.000 (Fincke) beim Schlafengehen. Am nächsten Tag war sie die meiste Zeit im Bett, am folgenden Tag spielte sie schon wieder. Geheilt. - J.H.P. FROST, *H. M.*, Oktober 1874.

*3) Ein Schwedenmädchen, 26 Jahre alt, hatte schon drei Jahre Wechselfieber gehabt, immer mit Chinin behandelt. Hat einen starken Frost jeden zweiten Tag um 13.00 oder 14.00 Uhr. *Dauernde Übelkeit und Erbrechen von bitterem, biliösen Zeug, und von allem, was sie in den Magen aufgenommen hatte. Frost sehr heftig, mit großem Durst,* wobei sie immer nur wenig zur Zeit trank. Gegen Ende (des Kältestadiums) hat sie Fröste und Hitzewallungen, danach große Hitze und reichlichen Schweiß, aber *die Übelkeit und das Erbrechen dauern durch alle Stadien an*. Ich sah sie, als das Fieber auf seiner Höhe war. Ipecacuanha C 1.000 (Swan) in sechs

Teelöffeln Wasser, jede Stunde einen. Kein Rückfall nach Verlauf mehrerer Wochen. - GEO. H. CARR, *Organon*, April 1879.

*4) Mr. T., ein Holzfäller, hatte jahrelang Wechselfieber, jeden Frühling und Herbst. War neun Wochen lang mit Chinin behandelt worden, ohne Wirkung. Den ersten Anfall hatte er um 10.00 Uhr, als er im Wald war. Wehtun in den Knochen und Schmerz durch die Schläfen, mit Schwere in der Stirn. Fröste den Rücken hinauf und herunter, mit *großem Durst*, fünfzehn Minuten dauernd. Es war kein „regulärer Schüttelfrost"; er war begleitet von großer Mattigkeit und Schwäche, so daß „er in ein Reisigbündel fiel". Danach kamen Übelkeit und Erbrechen, gefolgt von einem brennenden Fieber, das bis 14.00 Uhr dauerte. Durst und klopfender Kopfschmerz während des Fiebers, gefolgt von reichlichem, sauren Schweiß. Der Anfall hat postponiert, bis er nun um 17.00 oder 18.00 auftrat. Ein zweiter Anfall stellte sich nun um 9.00 Uhr ein, der immer schwerer wurde. 8. Februar: Ipecacuanha C 3. 10. Februar: Der Nachmittag-Anfall verschwand, und am 11. Februar der Morgen-Anfall ebenso. Er ist bis heute gesund. - STERLING MORRISON, *H. M*, Mai 1879.

*5) Patient, braunes Haar, blaue Augen, helle Hautfarbe. *Frost* um 9.00 Uhr; Zähneklappern; Nägel und Lippen blau; kein Durst. Als nächstes *Fieber*; geringer Durst; Stöhnen, Seufzen; geringe Hitze; Ruhelosigkeit; Puls groß und weich; Zunge weiß und dick belegt; Stirnkopfschmerz; Diarrhoe, Stühle gelb und schmerzlos; innerliche Hitze mit äußerlicher Kälte; *trinkt wenig; viel Übelkeit und Erbrechen*; Bindehäute gelb; Schweiß färbt die Wäsche gelb. Ipecacuanha heilte. - T.D. STOW, *H. M.*, V, S. 237.

J O D U M

Charakteristisch: Personen von einer skrofulösen Diathese, mit dunklem Haar und Augen; ein verfallener kachektischer Zustand mit *tiefreichender Schwäche und* **starker Abmagerung** (Abrot.).

Große Schwäche und Atemlosigkeit beim Treppensteigen (Calc.); während der Menses (Alum., Carb-a., Cocc.).

Leeres Aufstoßen von morgens bis abends, als ob jeder Partikel der Nahrung sich in Luft verwandelt hätte (Kali-c.).

Rasender Hunger; ißt reichlich und gut, aber **verliert die ganze Zeit an Gewicht** (Abrot., Nat-m., Sanic., Tub.).

Leidet durch Hunger, muß alle paar Stunden essen, ängstlich und besorgt, wenn er nicht ißt (Cina, Sulf.); *fühlt sich beim oder nach Essen besser*, wenn der Magen voll ist.

Jucken: tief unten in den Lungen, hinter dem Sternum; verursacht Husten. Erstreckt sich durch die Bronchien zu den Nasenhöhlen (Cocc., Con., Phos.). Hypertrophie und Verhärtung der Drüsen - Schilddrüse, Mammae, Ovarien, Hoden, Uterus, Prostata oder andere Drüsen - Brüste können schrumpfen und schlaff werden.

Harter Kropf, bei dunkelhaarigen Personen (bei hellhaarigen: Brom.); fühlt sich besser nach Essen.

Herzklopfen, schlechter von der kleinsten Anstrengung (von der kleinsten Bewegung: Dig., - von der kleinsten Gemütserregung: Calc-ars., Lith-c.).

Gefühl, als ob das Herz zusammengequetscht würde; als ob es mit einer eisernen Hand gepackt würde (Cact., Sulf.).

Leukorrhoe: scharf, wundmachend, die Wäsche färbend und zerstörend; am reichlichsten zur Zeit der Menses.

Kanzeröse Degeneration des Gebärmutterhalses; schneidende Schmerzen im Bauch und Blutung bei jedem Stuhlgang.

Verstopfung, mit erfolglosem Drang, > durch Trinken kalter Milch.

Krupp: membranöser, heiserer, trockener Husten, < in warmem, nassen Wetter; mit keuchender und sägender Atmung (Spong.); besonders bei übermäßig gewachsenen psorischen Knaben.

Kind greift an den Kehlkopf (All-c.); Gesicht blaß und kalt, besonders bei dicken Kindern.

Beziehungen: Komplementär zu Lycopodium.

Folgt gut nach Hep., Merc., bei Krupp wird es gut gefolgt von Kali-bi.

„Bei Kropf wirkt es am besten, wenn man es nach Vollmond oder bei abnehmendem Mond gibt.“ - LIPPE.

Verschlimmerung: Wärme; Einhüllen des Kopfes; kann keinen Hut auf dem Kopf vertragen (Gegenteil von Hep., Psor.).

Besserung: Kalte Luft; Waschen in kaltem Wasser.

Typ: Quartana; Tertiana. Sporadische Grippe; tuberkulös.

Zeit: Irgendeine Stunde; oft nachts.

Frost: Schüttelfrost, oder ungewöhnliches Frösteln, selbst in einem warmen Zimmer. Hände, Nase, Füße eiskalt; kalte Füße die ganze Nacht. Frost häufig abwechselnd mit Hitze.

Hitze: *Quartana-Fieber*, **mit einer dauernden Diarrhoe an den fieberfreien Tagen** (Urtikaria, wenn das Fieber unterdrückt wurde: Elat.). Hitzewallungen über den Körper (Ferr., Sep.). Innerliche Hitze, mit Kälte der Hautoberfläche. Brennende Hitze der Hände (brennende Hitze der Handteller und Fußsohlen, mit kalten Füßen: Sulf.). Fieber mit trockener Haut, schwachem und schnellen Puls, Zucken der Muskeln, und mehr Kälte als Hitze der Haut.

Schweiß: Mit Durst. Schwächender, saurer Schweiß überall in den Morgenstunden, mit großer Schwäche der Glieder. Reichlicher, kalter, klebriger Schweiß in der Nacht. Handteller schwitzen fortwährend. Die kalten Füße schwitzen leicht; so scharf, daß es die Haut zerfrißt (Graph.).

Zunge: Dick belegt, braun in der Mitte, weiß an den Rändern. Speichelfluß; salzig oder sauer.

Puls: Groß, hart, mit Blutwallung und Klopfen in den Gefäßen, besonders in den größeren arteriellen Strängen; schwach, schnell, drahtförmig, unregelmäßig; durch jede geringe Anstrengung beschleunigt.

Apyrexie: Gesicht *fahl; erschöpftes Aussehen*; **rasender Hunger, muß alle paar Stunden essen; die Gegend des linken Hypochondriums ist hart und außerordentlich empfindlich gegen Druck**. Abmagerung, Schwäche, Ruhelosigkeit. Wird ängstlich und besorgt, wenn er nicht ißt, *verliert jedoch die ganze Zeit an Gewicht, obwohl er reichlich ißt.*

Analyse: Die allgemeinen charakteristischen Symptome sind die einzig leitenden; die Symptome des Anfalls sind nicht ausgeprägt. Jodum-Fieber treten oft bei tuberkulösen Personen auf, und sie können das Resultat von intermittierenden Fiebern sein, die mit Chinin unterdrückt wurden.

KALIUM BICHROMICUM

Charakteristisch: Paßt zu fetten, hellhaarigen Personen, die an katarrhalischen, syphilitischen oder skrofulösen Affektionen leiden; fette, pausbäckige, kurzhalsige Kinder, die zu Krupp und krupp-ähnlichen Affektionen neigen.

Affektionen der Schleimhäute - Augen, Nase, Mund, Rachen, Bronchien, Gastro-intestinal- und Uro-genitaltrakt - **Absonderungen von zähem, klebrigen Schleim, der an den Teilen anhängt und in lange Fäden ausgezogen werden kann** (Hydr., Lyss.).

Leiden in heißem Wetter.

Schmerzen: *in kleinen Stellen*, können mit der Fingerkuppe bedeckt werden (Ign.); *springen schnell* von einem Teil zum anderen (Kali-s., Lac-c., Puls.); erscheinen schnell, verschwinden plötzlich (Bell., Ign., Mag-p.); Neuralgie jeden Tag zur selben Stunde (Aran., Chin-s.).

Kopfschmerz: *verschwommenes Sehen oder Blindheit geht dem Anfall voraus* (Gels., Lac-d.); muß sich niederlegen; Abneigung gegen

Licht und Geräusch; die Sehfähigkeit kehrt wieder, wenn sich der Kopfschmerz verstärkt (Iris, Nat-m., Lac-d.).

Gastrische Leiden; schlimme Folgen von Bier; Appetitverlust; Gewicht in der Magengrube; Flatulenz; < bald nach Essen; Erbrechen von zähem Schleim und Blut; rundes Magengeschwür (Gym.).

Nase: *drückender Schmerz in der Nasenwurzel* (in der Stirn und der Nasenwurzel: Stict.); **Absonderung von „Brocken", Pflöcken**; Schleim zäh, klebrig, grün, blutig; in klaren Massen, und hat heftigen Schmerz vom Hinterkopf zur Stirn, wenn die Absonderung aufhört; Geschwüre und Schorfe auf dem Septum, oder Ulzeration des Septums (Alum., Sep., Teucr.).

Diphtherie: pseudomembranöse Ablagerung, fest, perlmutterartig, fibrinös, zur Ausbreitung abwärts in Larynx und Trachea neigend (Lac-c., - von den Brochien zum Rachen: Brom.); *blasen-ähnliches Aussehen der Uvula* viel Schwellung, aber wenig Röte (Rhus-t.).

Tief fressende Geschwüre in den Fauces; oft syphilitisch.

Husten: *heiser, metallisch bei Krupp* (membranös oder diphtherisch), mit Auswurf von zähem Schleim oder fibro-elastischen Hautstücken; am Morgen beim Erwachen, mit Dyspnoe > durch Niederlegen (Husten beim Erwachen, mit Dyspnoe **beim** Niederlegen: Aral., Lach.); Sputum zäh-klebrig, wird ausgeworfen, aber kann nicht leicht entfernt werden, klebt an Rachen, Mund, Lippen (zäh-klebrig, schaumig, wird mit großer Schwierigkeit entfernt, aber leicht ausgeworfen: Aral.).

Sexualverlangen fehlt, bei dicken Leuten.

Uterusprolaps, scheinbar bei heißem Wetter.

Verschlimmerung: Morgen; nach Essen; *Sommerhitze.*

Besserung: Hautsymptome bei kaltem Wetter (Gegenteil von Alum., Petr.).

Typ: Die Leiden erscheinen periodisch (Dysenterie jedes Jahr zu Beginn des Sommers; Kopfschmerz am Morgen) täglich zur selben Stunde. Schmerzen intermittieren. „Jeder Typ von Fieber." - LIPPE.

Zeit: Nachmittag- oder Abendanfall.

Fieber, ohne Frost, 16.00 und 17.00 Uhr.

Frost: Ohne Durst. Kälte und Schaudern der Arme, Schultern, Rücken, mit Schläfrigkeit; sucht einen warmen Platz. Schaudern, abwechselnd mit Hitzewallungen. Frösteln beginnt in den Füßen und Beinen und erstreckt sich aufwärts über den ganzen Körper, mit dem Gefühl, *als ob der Scheitel oder die Knochenhaut des Schädels* zusammengezogen würden (Sil.), in häufigen Anfällen auftretend; eine Stunde nach dem Frost, Hitze und Trockenheit von Mund und Lippen, müssen häufig befeuchtet werden, gefolgt von großem Durst am nächsten Morgen, aber kein Schweiß. Schlechte Laune. Frösteln, besonders an den Extremitäten, und Hitzewallungen abwechselnd mit allgemeinem Schweiß. Füße und Hände kalt.

Frösteln, mit Schwindel und Übelkeit, gefolgt von Hitze, mit dem Gefühl von Kälte und Zittern; periodische Schmerzen in den Schläfen; kein Durst.

Hitze: Mit Durst. Allgemeine Hitze über den ganzen Körper in der Nacht. Hitzewallungen im Gesicht. Gesicht und Hände glühend heiß, während die Arme kalt waren und ein tiefes innerliches Frösteln andauerte. Plötzliche Hitzewallungen im Gesicht, die um 16.00 und 17.00 begannen.

Schweiß: Reichlich beim ruhig Sitzen (reichlich bei der geringsten Bewegung: Bry., Sep., Sil., Sulf.). Schweiß auf der Stirn; *das übrige Gesicht trocken.* Hände kalt und *gebadet in kaltem Schweiß* (Sec.). Allgemeiner Schweiß, abwechselnd mit Hitzewallungen.

Zunge: Breit, mit Zahneindrücken auf den Rändern (Merc.). Dick, gelb belegt, kupferartiger Geschmack; *Speichel klebrig, zäh*; Verlangen nach Saurem (Ant-c.), nach Bier. Abneigung gegen Fleisch (Arn.).

Analyse: Die allgemeinen Symptome: Zäher, klebriger, zähflüssiger Speichel und Schleim. Schweiß reichlich beim ruhig Sitzen.

KALIUM BROMATUM

Paßt zu großen Personen, die zu Fettleibigkeit neigen; wirkt besser bei Kindern als bei Erwachsenen.

Verlust des Empfindungsvermögens, Fauces, Larynx, Harnröhre, ganzer Körper; Taumeln, unsicherer Gang; Gefühl, als ob die Beine über den ganzen Bürgersteig verteilt wären.

Nervös, ruhelos; kann nicht stillsitzen, muß sich umherbewegen oder beschäftigt bleiben; *Hände und Finger in dauernder Bewegung; zappelige Hände* (zappelige Füße: Zinc.); Zucken der Finger.

Anfälle von unkontrollierbarem Weinen und tief melancholischen Wahnvorstellungen.

Gedächtnisverlust; *vergißt, wie man redet*; geistesabwesend; man muß ihm das Wort sagen, bevor er es sprechen kann (Anac.).

Depressiv, niedergeschlagen, ängstlich, „sie fühlen sich, als ob sie ihren Verstand verlieren würden."

Inkoordination der Muskeln (Gels.); nervöse Schwäche oder Bewegungslähmung und Taubheit.

Ruhelosigkeit und Schlaflosigkeit aufgrund von Sorge und Kummer, Verlust von Eigentum oder Ehre, durch geschäftliche Schwierigkeiten.

Pavor nocturnus der Kinder (Kali-p.); Zähneknirschen im Schlaf, schreit, stöhnt, weint; schreckliche Träume, kann durch Freunde nicht getröstet werden. Schlafwandeln (Sil.).

Spasmen: durch Schreck, Zorn oder emotionale Ursachen bei nervösen, plethorischen Personen; während der Geburt, des Zahnens, eines Keuchhustens, einer Bright'schen Krankheit.

Epilepsie: vererbt, syphilitisch, tuberkulös; gewöhnlich ein oder zwei Tage vor den Menses; bei Neumond; Kopfschmerz folgt dem Anfall. Cholera infantum, mit reflexer Reizung des Gehirns, vor dem Erguß; erstes Stadium von Hydrcephaloid.

Tägliche Kolik bei Kindern gegen 5.00 Uhr (um 16.00 Uhr: Coloc., Lyc.).

Nervöser Husten während der Schwangerschaft; trocken, hart, beinahe unaufhörlich, drohender Abort (Con.).

Stottern; langsames, schwieriges Sprechen (Bov., Stram.).

Akne: simplex, indurata, rosacea; bläulich-rot, pustulös, auf Gesicht, Brust, Schultern; hinterläßt häßliche Narben (Carb-a.); bei jungen, dicken Personen von plumpem Wachstum.

Typ: Intermittierend; Quotidiana; kontinuierliches Typhoid.

Frost: Körper kalt; Haut gerunzelt und marmoriert. Frösteln und allgemeine Kälte, < besonders um die Extremitäten; Schaudern, mit äußerlicher Kälte.

Hitze: Im Gesicht mit fliegender Hitze hier und dort.

Kopf heiß, fühlt sich an, als ob er in einem Hochofen sei, mit Kälte und Frösten.

Schweiß: Reichlich und zähflüssig, über den ganzen Körper; langdauernd und erschöpfend.

KALIUM CARBONICUM

Charakteristisch: Paßt zu Krankheiten alter Leute, Wassersucht und Lähmungen; dunkles Haar, schlaffe Faser, zu Fettleibigkeit geneigt (Am-c., Graph.).

Nach Säfte- oder Vitalitätsverlust, besonders bei Anämischen (mangelhafte Vitalität, Mangel an Empfindlichkeit für die Wirkung von Medikamenten: Carb-v.).

Schmerzen: *stechend, spießend*, < während der Ruhe und beim *Liegen auf der affizierten Seite* (Stechend, spießend, > während Ruhe, und Liegen auf der schmerzhaften Seite: Bry.).

Kann es nicht ertragen, berührt zu werden, schreckt auf bei der leichtesten Berührung, besonders an den Füßen.

Starke Abneigung gegen das Alleinsein (Ars., Bism., Lyc., - Verlangen nach Alleinsein: Ign., Nux-v.).

Sackartige Schwellungen zwischen den Oberlidern und den Augenbrauen.

Schwache Augen; *nach Koitus*, Abort, Masern.

Nasenbluten beim *Gesichtwaschen* am Morgen (Am-c., Arn.).

Zahnschmerz: *nur beim Essen*; klopfend; < bei Berührung durch irgendetwas Warmes oder Kaltes.

Magen: aufgetrieben, empfindlich; fühlt sich an, als ob er bersten würde; exzessive Flatulenz; alles, was sie ißt oder trinkt, scheint sich in Gas zu verwandeln (Carb-v., Jod.).

Rückenschmerz, Schwitzen, Schwäche; nach Abort, Geburtswehen, Metrorrhagie; beim Essen; beim Gehen fühlt sie sich, als ob sie damit aufhören und sich niederlegen müßte.

Asthma, erleichtert beim Aufsitzen oder Vorwärtsbeugen oder durch Schaukeln (Ars.); schlechter von 2.00 bis 4.00 Uhr.

Husten: trocken, anfallsweise, löst zähflüssigen Schleim oder Eiter, der geschluckt werden muß; spasmodisch *mit Würgen oder Erbrechen des Gegessenen*; hart, weiße oder rauchgraue Massen fliegen aus dem Rachen beim Husten (Bad., Chel.).

Fühlt sich schlecht, schwach vor der Menstruation; Rückenschmerz, vor oder während der Menses.

Geburtswehen unzureichend; heftiger Rückenschmerz; möchte, daß der Rücken gedrückt wird (Caust.).

„Bringt die Menses in Gang, wenn Natrium muriaticum, obwohl angezeigt, versagt." - HAHNEMANN.

„Personen, die an Ulzeration der Lungen leiden, können schwerlich gesund werden ohne dieses Antipsorikum." - HAHNEMANN.

Beziehungen: Komplementär zu Carbo vegetabilis.

Verschlimmerung: Von 2.00 bis 4.00 Uhr, fast alle Leiden, besonders die des Rachens und der Brust; kalte Luft; Kaltwerden; Ruhe, und Liegen auf der schmerzhaften Seite.

Besserung: Wärme; Warmwerden; Aufstoßen.

Typ: Quotidiana; jeden Tag gleich. Intermittierende, remittierende oder kontinuierliche Fieber bei Keuchhusten (Dros.).

Zeit: 9.00 Uhr, 12.00 Uhr. *17.00 bis 18.00 Uhr.*

Fieber, ohne Frost, 9.00 Uhr.

Frost: Mit Durst; *starkes Frösteln* **nach dem Essen** (Teucr.), und *gegen Abend* (Nux-v.). Frösteln, danach Hitze, danach wieder Frösteln. Frost gegen Abend, *erleichtert neben dem warmen Ofen und nach dem Niederlegen* (erleichtert durch äußerliche Hitze: Ars., Ign., - verstärkt durch äußerliche Hitze: Apis, Ip.). Frost bei den Schmerzen (Puls., - alle Symptome schlechter während des Frostes: Ars.); *verstärkt im Freien* (verstärkt beim Gehen aus einem warmen Zimmer in die frische Luft: Puls.). Dauerndes Frösteln, heftiger Durst durch die innerliche Hitze; heiße Hände; und Abneigung gegen Speisen; mit Atembeklemmung; Zusammenschnüren der Brust; Schmerz im rechten Hypochondrium. Nach dem Frost Übelkeit und Galleerbrechen.

„Heftiger Frost gegen Abend einige Minuten lang; er muß sich niederlegen; gefolgt von Übelkeit, Erbrechen und spasmodischem Schmerz in der Brust die ganze Nacht hindurch, mit Kurzatmigkeit und viel innerlicher Angst und viel Schweiß." - HAHNEMANN.

Hitze: Ohne Durst, mit *langem Gähnen, stechenden Schmerzen in Kopf und Brust, Pulsationen im Bauch. Innerliche Hitze, äußerliches Frösteln* (Arn., Calc., Thuj., - Fröste vermischt mit *Hitze*: Ars.). *Frost und Hitze, mit Dyspnoe.* Trockene Hitze der Wangen und Hände, *mit Kurzatmigkeit.* Röte und Hitze im Gesicht, mit Eiseskälte der Füße (Sep.).

Schweiß: Die ganze Nacht ohne Erleichterung (Hep., - Schweiß erleichtert: Lach.). Schweiß der *Achselhöhlen und des Perineums*; der oberen Teile des Körpers; nach Essen; *schwitzt leicht bei der geringsten Anstrengung.* **Schweiß bei jeder geistigen Anstrengung,** *Lesen, Schreiben,* usw. (Hep., Psor., Sep., Sulf., - bei der geringsten körperlichen Anstrengung: Bry.). Reichlicher warmer Schweiß, mit viel Hitze, von 0.00 bis 3.00 Uhr.

Zunge: Weiß belegt; Zungenspitze wund, brennt wie roh oder bedeckt mit Blasen. Geschmack schlecht; bitter; fade.

Puls: Morgens schnell, am Abend langsamer, ungleichmäßig, unregelmäßig, intermittierend; Klopfen in den Blutgefäßen; Tendenz zum Fett-Herz.

Apyrexie: Brust fühlt sich zusammengeschnürt an; *rechtes Hypochondrium schmerzhaft und empfindlich bei Berührung.* Exzessive Abneigung gegen Speisen, besonders gegen Brot. Intensiver Durst, morgens, mittags und nachts. Am Morgen schlechter Geschmack im Mund; Appetitmangel; Abneigung gegen Nahrung, besonders gegen Brot. Verklebung der Augenlider.

Analyse: *Frost*: nach Essen; durch jede Bewegung; < in der frischen Luft, > durch Wärme.

Hitze: ohne Durst; Gähnen, stechende Schmerzen in Kopf und Brust; Dyspnoe; innerliche Hitze, äußerliches Frösteln.

Schweiß: bei jeder geistigen Anstrengung; die ganze Nacht ohne Erleichterung.

Kasuistik:

*1) Mr. T., 60 Jahre alt, schwerer Frost, der ihn zwei Stunden lang fürchterlich schüttelt; nach dem Frost Übelkeit und Erbrechen von Galle; während Frost und Fieber atmet er sehr schnell wegen Beklemmung der Brust; kann nicht gut sprechen aufgrund der Beklemmung. Er ist nicht ruhelos, aber er leidet durch Angst; liegt ruhig, hat viel Durst; schläft nicht, aber schwitzt die ganze Nacht; kein Appetit, aber Schmerz in der Leber, die kleiner als gewöhnlich zu sein scheint. Kalium carb. C 200. Geheilt. - A. LIPPE, *H. M.*, I, S. 122.

*2) Frost jeden Morgen bis Mittag, etwas Schweiß während der Nacht. Kopfschmerz, Stich-Schmerz und Druck des Kopfes in die Augen hinab; Schmerz tief in den Augen mit Lichtscheu und Tränenfluß; der Schmerz ist erst drückend, danach Stich-ähnlich und verursacht Weinen; Aufblitzen wie Blitze und Funken in den Augen; starrender Blick; eine Stunde später trüb und dunkel vor den Augen; *obere Augenlider geschwollen*, Gesicht rot und heiß; Kopfschmerz weckt ihn am Morgen aus dem Schlaf, der sich durch Husten und Niesen verstärkt. Urin, rot-gelb; Schweiß bei jeder geistigen Anstrengung; Stühle hart und trocken. Kalium carb. C 200. In fünf Tagen geheilt. - J. SCHELLING, *A. H. Z.*, S. 82, 1869.

KALIUM JODATUM

Charakteristisch: Paßt zu skrofulösen Personen mit lymphatischem Temperament; Opfer von Quecksilber-, syphiltischer oder Blei-Vergiftung.

Chronischer Rheumatismus des Periosts von syphilitischem Ursprung oder Quecksilbervergiftung; die nächtlichen Knochenschmerzen werden nachts unerträglich und treiben den Patienten zur Verzweiflung (Merc., Phyt., Syph.).

Vor den Menses: häufiger Urindrang; die Menstruationsschmerzen werden besonders stark in den Oberschenkeln gespürt, als ob sie gequetscht würden (Con., Nux-m.).

Drüsenschwellungen; interstitielle Infiltration.

Verschlimmerung: In der Nacht, die Knochenschmerzen werden unerträglich; kalte Luft; Ruhe.

Besserung: Bewegung.

Zeit: 16.00 bis 20.00 Uhr (Hep., Lyc., Mag-m.); 22.00 Uhr.

Typ: Einfach. Jedes Fieber.

Frost: Mit Durst. Frösteln vom Nachmittag bis zum nächsten Morgen. *Frösteln* **mit Schläfrigkeit**, beginnend mit Kriebeln den Rücken hinauf und sich über den ganzen Körper erstreckend, von 18.00 bis 20.00 Uhr. Frost von 16.00 bis 19.00 Uhr, mit Schütteln; *konnte im Bett warm werden, aber* **nicht durch Ofenhitze** (Podo., - erleichtert durch Ofenhitze: Ign., Sabad.). *Schüttelfrost in der Nacht*, schläfrig mit häufigem Erwachen; *so fröstelig in der Nacht, daß sie nicht warm werden konnte*. Schauderanfall; fühlt sich erfroren; kann nicht warm werden selbst bei dickster Bekleidung. *Schläfrig* und *dösig*. Kälte der Füße mit wassersüchtiger Schwellung (Apis, Ars.).

Hitze: Große Hitze mit Durst (wie nach Anstrengung) gefolgt von exzessiver Kälte mit Zittern. Hitzewallungen mit trockener Haut; manchmal fröstelig, manchmal reichlicher Schweiß. Hitze des Kopfes mit brennender Röte des Gesichtes, abwechselnd mit Kälte, Mattigkeit, und manchmal Schweiß.

Schweiß: Spärlich; oder tritt während des Hitzestadiums auf. Nachtschweiße.

Alle Zubereitungen von Kalium haben fieberhafte Zustände, die durch **Hitzewallungen** gekennzeichnet sind, besonders **Kali-c** (ebenso wie Sep., Sulf., usw.).

LACHESIS

Charakteristisch: Personen von cholerischem, melancholischen Temperament, dunklen Augen und einer Neigung zu Niedergeschlagenheit und Trägheit.

Frauen mit cholerischem Temperament, mit Sommersprossen und rotem Haar.

Paßt besser zu dünnen und abgemagerten als zu dicken Personen; zu solchen, die sowohl geistig als auch körperlich durch ihre Krankheit verändert wurden.

Klimakterische Leiden: Hämorrhoiden, Blutungen, **Hitzewallungen, heiße Schweiße**; brennende Scheitelkopfschmerzen; besonders während oder nach der Menopause (Sang.).

Beschwerden von langdauerndem Kummer; Sorge, Schreck, Ärger, Eifersucht oder enttäuschter Liebe (Aur., Ign., Phos-ac.).

Frauen, die sich von den Wechseljahren nicht erholt haben, „habe mich seit jener Zeit nie mehr gesund gefühlt".

Kopfschmerz: drückender oder berstender Schmerz in der Schläfe < durch Bewegung, Druck, Vorwärtsbeugen, Liegen, nach Schlaf; fürchtet einzuschlafen, weil sie mit solchen Kopfschmerzen aufwacht.

Blutandrang zum Kopf: nach Alkohol; Gemütserregungen; unterdrückte oder unregelmäßige Menses; im Klimakterium; linksseitiger Schlaganfall.

Gewicht und Druck auf dem Scheitel (Sep.); wie Blei, im Hinterkopf (Petr.).

Trinker: mit kongestiven Kopfschmerzen oder Hämorrhoiden; zu Erysipel oder Schlaganfall neigend.

Die linke Seite ist hauptsächlich affiziert; **Krankheiten beginnen auf der linken Seite und gehen zur rechten** - Eierstock, Hoden, Brust, Gesicht, Hals.

Starke Empfindlichkeit gegen Berührung, Hals, Magen, Bauch; kann nichts Enges um den Hals oder die Taille ertragen; kann nicht ertragen, wenn die Bettdecken Hals oder Bauch berühren, nicht wegen Schmerz oder Empfindlichkeit wie bei Apis oder Belladonna, sondern die Decken *verursachen eine Unbehaglichkeit* (Agar.).

Extreme von Hitze oder Kälte verursachen große Schwäche.

Alle Symptome, besonders die des Gemüts, sind *schlechter nach Schlaf, oder die Verschlimmerung weckt ihn aus dem Schlaf; schläft sich in die Verschlimmerung hinein; unglücklich*, besorgt, ängstlich, *traurig, < am Morgen beim Erwachen.*

Erregbarkeit des Gemüts: Ekstase, mit fast prophetischen Wahrnehmungen; mit einer lebendigen Einbildungskraft; *großer Geschwätzigkeit* (Agar., Stram.); möchte die ganze Zeit reden; springt von einer Idee zur anderen; *ein Wort führt oft in eine andere Geschichte.*

Verstopfung: Inaktivität, der Stuhl liegt im Rektum, ohne Drang; Gefühl von *Zusammenschnüren des Sphinkters* (Caust., Nit-ac.).

Menses **zur regulären Zeit**; zu kurz, spärlich schwach; *alle Schmerzen werden durch den Fluß gebessert; immer besser während der Menses* (Zinc.).

Hämorrhoiden: bei spärlichen Menses; im Klimakterium; abgeschnürt; mit Stichen, die aufwärts schießen (Nit-ac.).

Das kleinste Ding, das in die Nähe von Mund oder Nase kommt, unterbricht die Atmung; möchte gefächelt werden, *aber langsam und in genügendem Abstand* (schnell: Carbo-v.).

Sobald er in den Schlaf fällt, stoppt die Atmung (Am-c., Grind., Lac-c., Op.).

Große körperliche und geistige Erschöpfung; Zittern im ganzen Körper, könnte dauernd umsinken vor Schwäche; schlechter am Morgen (Sulf., Tub.).

Epilepsie: beginnt während des Schlafes (Bufo); durch Verlust von Lebenssäften, Onanie, Eifersucht; während der Menses (Cedr.).

Hämorrhagische Diathese; kleine Wunden bluten leicht und reichlich (Crot-h., Kreos., Phos.); Blut dunkel, koaguliert nicht (Crot-h., Sec.); Typhoid, Gelbfieber, große Entkräftung (Kreos.).

Furunkel, Karbunkel, Geschwüre mit starkem Schmerz (Tarant.); Pustula maligna; Dekubitus; *dunkles, bläuliches, purpurnes Aussehen*; tendieren zur Bösartigkeit.

Schlimme Folgen von infizierten Wunden; Sektionswunden (Pyrog.).

Beziehungen: Komplementär: Lycopodium, Nitri acidum.

Natrium muriaticum folgt gut, wenn der Fiebertyp sich verändert.

Verschlimmerung: Nach Schlaf; durch Saures, Alkohol, China, Quecksilber; Berührung; Morgen und Abend; Temperaturextreme; in der Sonne; Frühling; Sommer.

Besserung: Wärme.

Zeit: Die Periodizität ist stark ausgeprägt. 12.00 bis 14.00 Uhr. Nachmittag- oder Abend-Frost; Fieber dauert die ganze Nacht.

Typ: Quotidiana; Tertiana; Quartana; Malaria-ähnlich; Typhoid, Typhus, septisch, Gelbfieber. Alle vierzehn Tage.

Jährlich wiederkehrender Anfall in jedem Frühjahr (Carbo-v., Ign., Sulf.), nach Unterdrückung durch Chinin im voraufgegangenen Herbst. Dies ist leitend.

Causa: Besonders nützlich, wenn Fieberanfälle mit Sicherheit nach der Einnahme von Saurem wiederkehren, oder im Frühling nach Chinin.

Prodrom: Durst, danach Schaudern (Schaudern nach Trinken: Caps.).

Frost: Ohne Durst; **beginnend im Kreuz** (Eup-pur.), läuft den Rücken hinauf bis zum Kopf (Gels.), gemindert in einem warmen Zimmer. *Heftiger Frost am Abend, mit Zähneklappern*, Wundheit der Brust und **Verlangen nach dem Feuer. Möchte nahe am Feuer sein und sich niederlegen**; *die Hitze läßt ihn sich besser fühlen,* aber *sein Frost setzt sich lange fort, als ob er im Bett wäre* (*Ofenhitze > den Frost.* Der Frost ist nicht sehr stark; *wenn er in der Nähe eines heißen Ofens sitzen kann, wird er warm*: Ign.). Schmerz in den Gliedern; pleuritische Stiche, Beklemmung der Brust; konvulsive Bewegungen, und *bei Kindern Konvulsionen.* **Das Kind muß festgehalten werden, um den**

Schmerz in Kopf und Brust zu erleichtern und das Schütteln zu verhindern (Gels.). **Wenn er festgehalten oder heruntergedrückt wird, fühlt er sich gebessert**. „Eine Dame bat ihre Tochter, mit ihrem ganzen Gewicht auf ihr zu liegen während des Frostes; ein Knabe wollte einen Sack Mehl auf sich gesetzt haben, um ihn vor dem Schütteln zu bewahren.“ *Frost und Hitze wechseln einander ab und wechseln von Ort zu Ort.* Wenn der Anfall schwer ist, begleiten ihn Übelkeit und Erbrechen, mit etwas Durst. Kälte in einer Seite des Kopfes. Eiskalte Füße, mit Beklemmung der Brust. Nach eiskalten Waden, Schüttelfrost mit warmem Schweiß; danach Hämmern durch die Glieder, gemischt mit Hitzewallungen.

Hitze: Mit Durst; *heftiger Kopfschmerz; livide Hautfarbe; Beklemmung der Brust;* Rückenschmerz, *tiefe Atmung und Schlaf*; oder *große Geschwätzigkeit* (Teucr., - während Frost und Hitze: Podo.). Heftiges Fieber jeden Abend, mit Appetitverlust und Kopfschmerz; innerlicher Frost, äußerliche Hitze; am Abend starke fiebrige Hitze, die die ganze Nacht dauerte. Hitze am Abend, mit roten Flecken auf den Wangen. *Innerliches Hitzegefühl mit kalten Füßen.* Brennen in den Handtellern und Fußsohlen, abends und nachts, *muß aufgedeckt sein* (Acon., Sec.). Hitze in Ohren, Gesicht, Bauch, Magengrube, abwechselnd mit Kälte, mit Schaudern beim Anheben der Bettdecken (Nux-v.). Hitzewallungen wie von Blutwallung, mit großer Empfindlichkeit des Halses in der Nacht.

Schweiß: *Reichlicher Schweiß, der Erleichterung bringt*, oder leichter, warmer, vorübergehender Schweiß. Schweiß *zwischen* den Fieberanfällen; auf dem Rücken, der schwefelgelb färbt. *Stark riechender* Schweiß in den Achselhöhlen, *der wie Knoblauch riecht* (*Schweiß in den Achselhöhlen, der wie Zwiebeln riecht*: Bov.). Schweiß kalt; *färbt gelb*; oder *blutig, färbt rot.*

Zunge: *Zittert, wenn sie herausgestreckt wird; oder verfängt sich hinter den Zähnen; landkartenähnlich*, weiß belegt, oder trocken, rote Spitze und braune Mitte. Saurer Geschmack, alles nimmt sauren Geschmack an (alles bitter: Ip.).

Puls: Herzklopfen; *kann keinen Druck an Hals oder Brust vertragen.* Puls schwach und klein, oder voll und klein abwechselnd, aber beschleunigt; intermittierend; ungleichförmig. Die kleinste Bewegung ruft ein Gefühl der Erstickung um das Herz hervor.

Apyrexie: Völlige Remission aller Symptome; livide Hautfarbe, gelb, oder aschgrau, oft mit Zinnoberröte der Wangen; große Schwäche des ganzen Körpers am Morgen beim Aufstehen, besonders der Extremitäten.

„*Intermittierendes Fieber*: die Anfälle beginnen in jedem Frühjahr, oder nach der Unterdrückung des Fiebers durch Chinin im voraufgegangenen Herbst; sie treten nachmittags auf; sie sind begleitet von heftigen Schmerzen im Kreuz und in den Gliedern, Beklemmung der Brust, heftigem Kopfschmerz, mit rotem Gesicht und kalten Füßen; während des Hitzestadiums andauerndes Reden; Gesicht gelb oder aschfarben." - LIPPE.

Analyse: *Frost*: beginnend im Kreuz; verlangt nach Feuer, Hitze >; möchte festgehalten werden, um den Frost zu erleichtern und das Schütteln zu verhindern.

Hitze: Kopfschmerz, Gesicht livid, oder zinnoberrote Wangen, beklemmtes Atmen; große Geschwätzigkeit oder Schlaf.

Schweiß: reichlich, was bessert; kalt, färbt gelb, blutig.

Fieber: septisch, Typhoid, Typhus, Gelbfieber; Stupor oder murmelndes Delirium, eingesunkenes Gesicht, Herabfallen des Unterkiefers; Zunge trocken, schwarz, *zittert*, wird nur mit Schwierigkeit herausgestreckt oder *verfängt sich an den Zähnen*, wenn sie herausgestreckt wird; Konjunktiven gelb oder orangenfarbig; Schweiß kalt, färbt gelb, blutig (Crot-h., Lyc.).

Kasuistik:

*1) Ein Mädchen, 6 Jahre alt: im Sommer und Herbst 1870 sechs Monate lang Fröste, die mit „blauer Masse" und Chinin unterdrückt wurden, und die am 15. Mai 1871 wiederkehrten. Das hervorstechendste Symptom waren die Konvulsionen während des Frostes. Lachesis C 7 heilte. - DR. WALKER, *Med. Inv.*, Vol. VII.

*2) Ein Mann, 32 Jahre alt, von sanguinisch-nervösem Temperament, hatte acht Jahre lang intermittierendes Fieber, das mit starken Dosen Chinin im Sommer unterdrückt wurde und jedes Frühjahr wiederkam.

Wenn das Fieber da war, hatte er eine graue, aschfahle Hautfarbe. Er bekam bei der Frühjahrs-Wiederkehr Lachesis C 200, Dunham's eine Dosis. Seit fünf Jahren keine Fröste mehr. - I. DEVER, *Pr. Com.*

*3) Eine Dame, 60 Jahre alt, hochgewachsen, dunkle, lederne Haut; schwach, dünn; nervo-biliös; führt gern ein gutes Leben; hatte *seit neun Jahren jährlich im August* an „sinkenden Frösten" gelitten. Bekam immer reichlich Morphium, Branntwein und Chinin, um den „tödlichen dritten Frost" zu verhindern. Sie war viele Tage lang nach jeder Attacke in kaltem Schweiß gebadet, sie brauchte Monate, um sich zu erholen. Das Fieber war immer Tertiana, und sie war damit nun im zehnten Jahr. Ruhelosigkeit; Schmerz in der Kreuzgegend, Verstopfung; Zunge dick belegt, braun, gefurcht und zur Trockenheit neigend. Schmerzhaftigkeit über den Darm, und eine kurze Zeit vor dem Frost wurde sie bei dem Versuch zu gehen schnell blind, schwindelig und eilte zur Couch. *Frost* genau um 14.30 Uhr, und er ist pünktlich. *Der Körper war aufgerichtet in einem Haufen von Kissen, Nasenspitze und Ohren kalt, und werden eiskalt; Stirn kalt; die Haut schrumpft und wird livid; Puls fadenförmig und schwindend; schnelles Gähnen und unaufhörliches Seufzen; dunkle Ringe um die Augen,* und *rasch dunkler werdend, wenn sie in Stupor versinkt.* Lachesis C 30 in Wasser. Fast unmittelbar danach hörten das Gähnen und das Seufzen auf, und nach ein paar Minuten brach ein warmer Schweiß aus. Nach zwei Tagen fuhr sie aus, und nach weiteren zwei ging sie ihren üblichen Haushaltspflichten nach. Kein Rückfall. - C.P. JENNINGS, *Med. Inv.* VII, S. 314.

LACHNANTHES

Charakteristisch: Geschwätziges Delirium, glänzende Augen, umschriebenen rote Wangen, < von 1.00 bis 2.00 Uhr (Ars.).

Torticollis: Hals steif, Kopf zu einer Seite gezogen; Schmerz im Nacken, als ob er ausgerenkt wäre, beim Drehen des Halses oder beim Beugen des Kopfes nach rückwärts.

Gefühl: als ob ein Stück Eis auf dem Rücken zwischen den Schulterblättern läge; von Brennen, im Sakrum, in der Wirbelsäule vier Inches [= 10,16 cm] über dem Kreuz, der Handteller und Fußsohlen.

Zeit: Abend-Fieber; < von 18.00 bis 24.00 Uhr.

Frost: Mit Durst; Körper eiskalt, erleichtert durch heiße Bügeleisen, aber nicht durch äußerliche Bedeckung (Caps.); Kopf brennt wie Feuer (Arn.). Hitzewallungen wechseln mit Frösteln ab. Sie fühlt sich heiß, aber Fröste laufen ganz über sie, bevor sich die Hitze entwickeln kann.

Gefühl, als ob ein Stück Eis auf dem Rücken zwischen den Schulterblättern läge, danach folgte ein Schock durch Kälte über den ganzen Körper mit Gänsehaut; kehrt wieder durch Bewegung.

Hitze: Trocken, Füße brennen; ruheloses Umherwälzen mit Rumpeln im Bauch. Brennende Hitze, rotes Gesicht, schlechter auf der rechten Seite; nach der Hitze, umschriebene, dunkle Röte des Gesichtes, ebenso schlechter auf der rechten Seite (Chel., Sang.). Hitzewallungen wechseln mit Frösteln ab. Abend-Fieber ohne Frost, schlechter von 18.00 bis 24.00 Uhr, mit roten Wangen und rotem Gesicht (schlechter am oberen Teil des Gesichtes). Fieber mit Schlafsucht (Apis).

Schweiß: Nach Mitternacht; nach einem unruhigen Schlaf. Morgenschweiß. Haut kalt, feucht, klamm und klebrig. Schweiß mit Schwindel, Kochen und Brodeln in der Brust und der Herzgegend. Eiskalt, hauptsächlich an der Stirn.

L A U R O C E R A S U S

Charakteristisch: Kälte an der Stirn wie von einem Luftzug.

Getränk rollt hörbar durch Speiseröhre und Darm.

Schmerzlosigkeit bei den meisten Leiden (Stram.).

Krankheiten, die von schnellem Sinken der Vitalkräfte begleitet sind (Camph., Varat.).

Mangelnde Reaktion, Mangel an Energie der Vitalkräfte, besonders bei Affektionen der Brust; das gut gewählte Mittel wirkt nicht.

Langdauernde Ohnmachtsanfälle.

Unwiderstehliche Schläfrigkeit; nach dem Essen; am Abend.

Frost: Mit Durst; am Nachmittag oder Abend. Heftiger Frost und Kälte, mit Schaudern, nicht erleichtert durch äußerliche Wärme; Kälte und Schüttelfrost, nicht erleichtert durch Ofenhitze, abwechselnd mit brennender Hitze. Mangelnde animalische Hitze (Led.). Schwindel; Stupor, und apoplektische Symptome (Op.).

Hitze: Nach dem Frost; vom Abend bis Mitternacht; den Rücken hinabsteigend (siehe Verat.).

Schweiß: Während und nach der Hitze; nach dem Essen; selten reichlich.

L E D U M

Charakteristisch: Paßt zur rheumatisch-gichtigen Diathese; Konstitutionen, die durch Alkohol mißbraucht sind (Colch., Crot-h.).

Blutung in die vordere Kammer nach Iridektomie.

Kontusionen des Auges und der Lider, besonders wenn viel Blutaustritt vorhanden ist; Ekchymose der Lider und der Konjunktiven.

Rheumatismus und rheumatische Gicht; *beginnt in den Untergliedern und steigt auf* (steigt ab: Kalm.); besonders wenn durch Mißbrauch von Colchicum ein herabgesetzter, asthenischer Zustand herbeigeführt wurde; die Gelenke werden der Sitz von knotiger Schwellung und „Gichtknoten", die schmerzhaft sind; Arthritis.

Affiziert die linke Schulter und das rechte Hüftgelenk (Agar., Ant-t., Stram.)

Abmagerung der affizierten Teile (Graph.).

Schmerzen: sind stechend, reißend, klopfend, und die Schmerzen in den Gelenken sind schlechter bei Bewegung; < nachts, durch Bettwärme und Bettdecken (Merc.), > nur wenn die Füße in Eiswasser gehalten werden (Sec.).

Leiden von Leuten, *die die ganze Zeit kalt sind; sie fühlen sich immer kalt und frostig*; Mangel an animalischer oder vitaler Hitze (Sep., Sil.); besonders die verwundeten Teile sind *kalt bei Berührung.*

Teile sind kalt bei Berührung, aber für den Patienten subjektiv nicht kalt.

Bei einigen Affektionen ist Bettwärme unerträglich wegen der Hitze und des Brennens der Glieder.

Schwellung: der Füße, hinauf zum Knie; des Fußknöchels mit unerträglichem Schmerz beim Gehen, wie von Verstauchung oder einem falschen Schritt; der Ballen des großen Zehs ist geschwollen, schmerzhaft; in den Fersen, als ob sie gequetscht seien.

Starkes Jucken der Füße und Knöchel, < durch Kratzen und Bettwärme (Puls., Rhus-t.).

Leichtes Verstauchen der Knöchel und der Füße (Carb-a.).

Stichwunden durch spitze Instrumente, Rattenbisse (Hyper.); wie Ahle, Nägel, Insektenstiche, besonders Stechmücken.

Rote Pickel oder Tuberkel *an der Stirn und den Wangen*, wie bei Branntweintrinkern, stechend bei Berührung.

Lang verbleibende *Verfärbung nach Verletzungen*; „schwarze und blaue" Stellen *werden grün.*

Verschlimmerung: *Hitze*; kann die Bettwärme nicht ertragen; sie wird unerträglich um Mitternacht, zwingt dazu, die Bettdecken wegzuwerfen (Gegenteil von Sil.). Bewegung (nur der Gelenke): Vertreten; Alkohol.

Besserung: Aufdecken erleichtert das schreckliche Brennen in den gichtigen Knoten der Gelenke in der Nacht.

Typ: Quotidiana duplicata. Arthritisches Fieber.

Zeit: 9.45 Uhr, 14.30 Uhr am selben Tag. Im allgemeinen nur ein Vormittag-Anfall.

Causa: Aufenthalt im Kalten. Krankheiten, die durch Kälte und Schwäche entstehen.

Frost: *Mit Durst.* Frösteln *einzelner Teile, als ob kaltes Wasser über die Teile gegossen würde* (Frost über den ganzen Körper, als ob er mit kaltem Wasser bespritzt würde: Rhus-t.). Frösteln morgens und vormittags; Mangel an natürlicher Hitze (Teucr.). Schütteln überall, mit wenig Frösteln (Eup-pur.), ohne Hitze, aber mit Durst nach kaltem Wasser. *Schüttelfrost über den ganzen Rücken, mit heißen Wangen und heißer Stirn, ohne Röte des Gesichtes oder Durst, Hände kalt.* Schaudern und Frösteln mit Gänsehaut, ohne äußerliche Kälte. Kälte des Rückens zwischen den Schultern und in der Kreuzgegend. (Siehe Caps., - Gefühl, als ob ein Stück Eis auf dem Rücken zwischen den Schultern läge, gefolgt von Kälte über den ganzen Körper mit Gänsehaut; erleichtert durch heiße Bügeleisen: Lachn.). Allgemeine Kälte mit Hitze und Röte des Gesichtes. Frost, *mit Kolik jeden Abend.*

„Heftige Fröste und Haarsträuben mit kalten Gliedern.“ - HAHNEMANN.

Hitze: Überall, *ohne Durst*; beim Erwachen ist der Körper mit Schweiß bedeckt, begleitet von Jucken des ganzen Körpers. **Die Bettwärme ist unerträglich** *wegen der Hitze und des Brennens der Glieder* (*äußerliche Wärme ist unerträglich*: Puls.). *Hitze in den Händen und Füßen am Abend*, mit **stark erweiterten Venen der Hände** (Venen des Gesichtes und des Halses erweitert: Bell., Chin., - Venen der Unterarme und der Hände: Puls.).

Schweiß: *Schwitzt, und kann die Bettdecken nicht ertragen* (muß sich aufdecken, sobald der Schweiß beginnt: Acon.). Geringer Schweiß überall, mit Jucken des ganzen Körpers, Kratzen hervorrufend. Warmer Schweiß an Händen und Füßen, lang anhaltend. Saurer, übelriechender Schweiß an der Stirn, wenn er beim Gehen schwitzt.

Puls: Hart, voll und schnell; kann oft nur an einem Arm gefühlt werden.

„Intermittierende Fieber mit bösartigem Rheumatismus oder gichtigen Komplikationen."

„Das Fieber besteht fast völlig aus Kälte, Schaudern, hier und dort ein wenig Hitze, der Wangen oder der Stirn, während die Glieder sehr kalt sind, und ein sauer riechender Schweiß, besonders auf der Stirn, vorhanden ist; der Schweiß ist oft mit Schaudern durchsetzt." - DUNHAM.

Analyse: *Frost*: schwer; einzelner Teile, als ob kaltes Wasser über sie gegossen würde, mit Kolik jeden Abend.

Hitze: Bettwärme ist unerträglich wegen Hitze und Brennen der Glieder.

Schweiß: sauer riechend auf der Stirn.

Fieber mit rheumatischen und gichtigen Leiden.

LOBELIA INFLATA

Charakteristisch: Paßt am besten zu Personen mit hellem Haar, blauen Augen, schöner Hautfarbe; neigen zum Dicksein.

Gastrische Störungen, *extreme Übelkeit und Erbrechen*; Morgenübelkeit; spasmodisches Asthma; *Keuchhusten, mit Dyspnoe, bei der Erstickung droht.*

Kopfschmerzen: gastrisch, mit Übelkeit, Erbrechen und großer Entkräftung; als Folge eines Rausches; < nachmittags bis Mitternacht; plötzliche Blässe mit reichlichem Schweiß (Tab.); < durch Tabak oder Tabakrauch.

Erbrechen: *Gesicht gebadet in kaltem Schweiß*; in der Schwangerschaft, *reichlicher Speichelfluß* (Lac-ac., - nachts: Merc.); **chronisch mit gutem Appetit, mit Übelkeit, reichlichem Schweiß und deutlicher Entkräftung.**

Ohnmacht, Schwäche und ein unbeschreibliches Gefühl am Epigastrium, durch exzessiven Tee- oder Tabakgenuß.

Urin: von einer tief orange-roten Farbe; reichliches rotes Sediment.

Dyspnoe: durch Zusammenschnüren der Brustmitte, < bei jeder Wehe, scheint die Schmerzen zu neutralisieren; < durch Aufenthalt im Kalten oder die geringste Anstrengung, treppauf oder treppab Gehen (Ip.).

Gefühl von Kongestion, eines Druckes oder Gewichtes in der Brust, als ob das Blut von den Extremitäten sie anfüllt, > *durch schnelles Gehen.*

Gefühl, als ob das Herz still stehen würde; tiefsitzender Schmerz an der Basis (an der Spitze: Lil-t.).

Sakrum: **extreme Empfindlichkeit**; *kann nicht die geringste Berührung ertragen, selbst nicht von einem weichen Kissen*; sitzt vorwärtsgeneigt, um die Berührung mit den Decken zu vermeiden.

Für die schlimmen Folgen von Trunkenheit bei Leuten mit hellem Haar, blauen oder grauen Augen, blühendem Aussehen, korpulent, zeigt Lobelia dieselbe Beziehung, die Nux vomica zu Personen des gegenteiligen Temperaments hat.

Verschlimmerung: Kalt Waschen; kalt Baden; verursachen Dyspnoe und Verstärkung oder Wiederkehr von Schmerzen (Ant-c.); geringe Bewegung; Berührung.

Besserung: Nach Trinken; abends; schnell Gehen bessert Brustschmerz.

Typ: Quotidiana; remittierend; kontinuierlich.

Zeit: 10.30, 11.00, 12.00 Uhr.

Prodrom: Durst (Caps., Chin., Eup-per.).

Frost: *Mit Durst*; schwer, schüttelnd, Kälte, verstärkt nach Trinken (Caps.); den Rücken herab mit Hitze im Magen; allgemeines Schaudern abwechselnd mit Hitzewallungen.

Hitze: Mit Durst; mit Schweiß oder Neigung zu schwitzen, besonders im Gesicht; Hitze abwechselnd mit geringem Frösteln von mittags bis abends. Atmung kurz, ängstlich, mühsam und keuchend, mit Enge der Brust. Kitzeln in der Halsgrube, mit häufigem, hackenden Husten, schlimmen Kopfschmerz, der sich von einer Schläfe zur anderen rund um die Stirn erstreckt. Große Schwäche.

Schweiß: Mit Hitze, oder nachdem die Hitze einige Zeit angehalten hat; mit Schlaf (Podo.); reichlich, nachts; kalt.

Zunge: Weiß oder belegt auf der rechten Seite, sauber auf der linken. Appetitverlust.

Puls: Beschleunigt, aber klein und schwach am Abend.

Apyrexie: Begleitet von großer Schwäche; Dyspnoe und Beklemmung an der Magengrube, mit Schwäche und dem Gefühl, als ob der Magen zu voll sei, wie von unverdauter Nahrung. Völliger Appetitverlust. Übelkeit gebessert durch Trinken. Das schwache Gefühl im Magen kann sich durch die ganze Brust oder abwärts zum Bauch ausdehnen. Durst ist oft nur während der Hitze und des Prodroms und nicht im Frost vorhanden. Der Schweiß ähnelt dem von Podophyllum und beginnt, nachdem die Hitze eine Zeit lang angehalten hat, und er ist von Schlaf begleitet.

Analyse: *Frost*: mit Durst; schlimmes Schütteln wird durch Trinken verschlechtert.

Hitze: kurze, ängstliche, mühsame Atmung.
Schweiß: mit Schlaf oder Hitze.
Übelkeit > durch Trinken.

LYCOPODIUM

Charakteristisch: Paßt am besten zu Personen, die einen scharfen Verstand haben, aber körperlich schwach sind; der obere Teil des Körpers ist abgezehrt, der untere halb wassersüchtig; mager und zu Affektionen der Lungen und der Leber neigend (Phos., Sulf.); die Extreme des Lebens, Kinder und alte Leute.

Kinder: schwach, abgemagert; mit gut entwickelten Köpfen, aber kümmerlichen, kränkelnden Körpern.

Weint den ganzen Tag, kann sich nicht beruhigen; sehr empfindlich, weint sogar, wenn man ihm dankt.

Reizbar; übellaunig und mürrisch beim Erwachen; garstig, stoßen und schreien; leicht zornig; kann keine Opposition oder Widerspruch ertragen; sucht Streit; ist außer sich.

Das Baby schreit den ganzen Tag, schläft die ganze Nacht (Gegenteil von Jal., Psor.).

Habgierig, gierig, geizig, boshaft, kleinmütig.

Leiden durch Schreck, Zorn, Kränkung, oder Ärger mit zurückgehaltenem Mißfallen (Staph.).

Katarrh: trocken, Nase *nachts verstopft*, muß durch den Mund atmen (Am-c., Nux-v., Samb.); Schniefen [„snuffles"], Kind schreckt aus dem Schlaf und reibt sich die Nase; der Nasenwurzel und der Stirnhöhlen; *Krusten und elastische Pflöcke* (Kali-bi., Teucr.)

Tiefsitzende, fortschreitende chronische Erkrankung.

Schmerzen, hauptsächlich schmerzender Druck, Ziehen, rechtsseitig, **< von 16.00 bis 20.00 Uhr.**

Furcht vor Menschen; vor der Einsamkeit; *Furcht, allein gelassen zu werden* (Ars., Bism., Kali-c.).

Roter Sand im Urin; auf der Windel des Kindes (Phos.); *Kind schreit vor dem Urinieren* (Bor.); Rückenschmerz > durch Urinieren.

Gastrische Affektionen: exzessive Anhäufung von Blähungen; *anhaltendes Gefühl von Sattsein*; guter Appetit, aber ein paar Bissen *füllen den Hals auf*, und er fühlt sich aufgetrieben; Darmkollern.

Hautfarbe: blaß, trocken, ungesund; *Fächer-artige Bewegung der Nasenflügel* (siehe Ant-t.); fahl; sieht älter aus, als er ist.

Affiziert die rechte Seite, oder geht von rechts nach links; Hals, Brust, Bauch, Eierstöcke.

Ein Fuß heiß, der andere kalt (Chin., Dig., Ip.).

Verstopfung: seit der Pubertät; seit der letzten Geburt; wenn fort von zu Hause; der Säuglinge; mit erfolglosem Drang, das Rektum zieht sich zusammen und tritt hervor während des Stuhlgangs, entwikkelt Hämorrhoiden.

Impotenz: junger Männer, durch Onanie und sexuelle Exzesse; Penis klein, kalt, erschlafft; *alte Männer, mit starkem Verlangen, aber unvollständigen Erektionen*; fällt in Schlaf während des Koitus; vorzeitige Samenergüsse.

Trockenheit der Vagina; Brennen darin während und nach dem Koitus (Lyss.); Luft im Uterus; verhindert Koitus.

Absonderung von Blut aus den Genitalien bei jedem Stuhlgang.

Der Foetus scheint Purzelbäume zu schlagen.

Pneumonie; vernachlässigt oder mißhandelt, besonders die Basis der rechten Lunge ist involviert; um die Absorption oder die Expektoration zu beschleunigen.

Husten tief, hohl, selbst das Heraufbringen von Schleim in großen Mengen bringt wenig Erleichterung.

Beziehungen: Komplementär: Jodum.
Es folgt gut nach Calc., Lach., Puls., Sulf.

Verschlimmerung: Von 16.00 bis 20.00 Uhr; nach Essen; kalte Speisen oder Getränke; Austern; salzige Speisen.

Besserung: Beim Kaltwerden; Aufdecken; warme Speisen und Getränke; Lockern der Kleidung.

Typ: Quotidiana; Tertiana; Tertiana duplicata; Quartana; Quartana duplicata; jeden siebenten Tag (Chin.); Typhoid; Typhus.

Zeit: Morgen-Anfall, 8.00 oder 9.00 Uhr. Nachmittag-Anfall, 15.00 oder 16.00 Uhr.

Abend-Anfall (der schwerste), **18.00 oder 19.00 Uhr**, und er dauert an bis zum Morgen.

Abendliches Fieber ohne Frost, jeden Tag, **oder jeden zweiten Tag**, *zur selben Stunde*.

Prodrom: Manchmal gehen Hitzewallungen und Übelkeit und Erbrechen dem Frost voraus, ohne Durst.

Frost: Ohne Durst. Zuerst wachte sie *am Morgen mit Frösteln* auf, gefolgt von großer Hitze. Heftiger Frost um 8.00 Uhr, der ½ Stunde dauerte und von etwas Hitze gefolgt wurde. Frösteln um 9.00 Uhr, *über den ganzen Körper; sie kann nicht warm werden, nicht einmal an einem warmen Ofen*. Perniziöse intermittierende Fieber mit einem langdauernden Frost, der um 9.00 Uhr beginnt und schließlich *ohne nachfolgende Hitze oder Schweiß* weggeht. Fieber-Anfall jeden Nachmittag um 15.00 Uhr, bis spät in den Abend anhaltend; ein dauernd sich verstärkendes Frösteln, ohne nachfolgende Hitze oder

Schweiß (Bov.). Abend-Anfall; geringer Frost, unmittelbar gefolgt von heftiger, langdauernder Hitze, Müdigkeit, Entkräftung, und Schmerzen in den Gliedern (Ars.). Abwechselnd Frost und Hitze, mit starker Röte und Hitze der Wangen (Bell.). *Frösteln um 16.00 Uhr, Gänsehaut über den ganzen Körper, mit unaufhörlichem Gähnen, Übelkeit, Neigung zu erbrechen,* Frösteln *geht aus vom Rücken* und breitet sich über den ganzen Körper aus (Caps., Gels.), mit Taubheit und Kälte der Hände und Füße; *kein Schweiß, kein Durst; aber Hitze,* die auf das Gesicht beschränkt war; der Frost dauerte 2 ½ Stunden und endete mit exzessiver Schwäche und Müdigkeit der Füße, Neigung zu schlafen, und einem geringen Ziehen in den Handgelenken und Fingern beider Hände; sie schlief gut die Nacht hindurch und wachte am nächsten Morgen gesund auf.

Frösteln über den ganzen Körper am Abend um 18.00 Uhr, vom Rücken ausgehend, mit einem Gefühl, als ob Wasser über den Rücken gespritzt würde (Ant-t., Led., Rhus-t.); Frösteln mit betäubendem Schlaf, gefolgt von unruhigem Schlaf, mit Träumen; Frösteln über den ganzen Körper, das zwei Stunden anhielt, mit Betäubung des Kopfes, Schläfrigkeit, Reißen in den Gliedern, kein Durst, und kein Schweiß. Um 19.00 Uhr *Schüttelfrost, im Rücken beginnend*, mit *tauben, eiskalten Händen und Füßen* (Cedr., Sep.); *sie kann zwei Stunden lang im Bett nicht warm werden,* das Reißen in den Gliedern ist schlechter, mit ununterbrochenem Gähnen, Übelkeit und Neigung zu erbrechen.

Fieberanfall um 19.00 Uhr; *Schüttelfrost, mit Eiseskälte sogar im Bett*, **als ob sie auf Eis liegen würde**, zwei Stunden dauernd, mit Ziehen in allen Gliedern, Rücken und dem ganzen Körper; beim Erwachen aus einem Schlaf voller Träume, *Schweiß überall,* **mit großem Durst nach dem Schweiß**. Während des Frostes scheint es, als ob das Blut aufgehört hätte, warm zu sein, und alles im Inneren zu einem Stillstand kommen würde. **Frost auf der linken Seite des Körpers** (Caust., Carb-v., - rechte Seite: Bry.). Übelkeit und Erbrechen, danach Frost, *gefolgt von Schweiß, ohne dazwischenliegende Hitze* (Caust.); **saures Erbrechen zwischen Frost und Hitze** (*bitteres, biliöses Erbrechen*: Eup-per., Ip.); *Gesicht und Hände aufgetrieben* (Apis, Ars.). Schaudern nach Trinken (Ars., Caps., Eup-per.) und beim Essen.

Die ersten Fröste sind gewöhnlich einseitig; am häufigsten auf der linken.

Hitze: Mit Durst. Hitzewallungen über den ganzen Körper am Abend, *mit häufigem Trinken kleiner Mengen auf einmal* (Ars., Chin.). *Nach Essen, Hitze des Kopfes und ein roter Fleck auf der linken Wange.* Häufiges Aufsteigen von Hitze vom Bauch zum Kopf, mit Brennen in den Wangen. Große Hitze und Röte des Gesichtes, mit unwiderstehlicher Neigung zu schlafen (Apis, Ign.). Gesicht, Wangen, Ohren, Augen, Finger und Handteller heiß und brennend. *Übelkeit nach kalten Getränken* (*Übelkeit durch Trinken gebessert*: Lob.); *warme Getränke sind wohltuend* (Casc., Cedr.). Verstopfung; verstärktes Urinieren, was den Rückenschmerz erleichtert. *Saures Erbrechen tritt oft auf im ganzen Hitzestadium* oder hält währenddessen an. **Muß sich aufdecken** (Lach.).

Schweiß: Schweiß in der Nacht, oder am Morgen nach einer ruhelosen Nacht. *Reichlicher, sauer riechender Schweiß auf dem Körper*, aber nicht auf den Unterbeinen. Nachtschweiß auf dem Körper, nicht auf den Gliedern. Morgenschweiß nur auf den Gelenken. Morgenschweiß *kalt, sauer, übelriechend, blutig, oder nach Zwiebeln riechend.* Kann allgemein über den ganzen Körper sein. **Schweiß unmittelbar nach dem Frost**, *ohne dazwischenliegendes Hitzestadium* (Caust.). **Durst nach dem Schweißstadium**.

Zunge: Sauber, aber trocken; rot, zitternd, steif, Bläschen an der Spitze, oder braun, oder rissig. Geschmack: *sauer*; bitter; fettig; *saures Aufstoßen.* Verlangen nach Süßigkeiten (Ip.); nach Austern, die nicht vertragen werden. Abneigung gegen gekochte, warme Speisen; Tabakrauch (Ign.).

Puls: Gefühl, als ob der Kreislauf stillstehen würde; beschleunigt am Abend oder nach Essen; Wallung mit Zittern (Merc.).

Apyrexie: Nicht ausgeprägt; aber die Begleitsymptome sind oft die leitenden Symptome. Dauernde Empfindung von Völle im Magen und Bauch, als ob sie bersten würden. Überfülle selbst nach ganz wenig Essen. Rumpeln im Darm; hartnäckige Verstopfung. Husten, mit dikkem, gelben, salzigen Auswurf. *Rotes, sandiges Sediment im Urin* (Nat-m.). Der Patient kann es nicht ertragen, allein gelassen zu werden (möchte allein gelassen werden: Chin., Nux-v.).

Dieses Mittel wird - wenn es bei intermittierendem Fieber angezeigt ist - fälschlicherweise häufig nicht angewendet, wenn der Anfall nicht um 16.00 Uhr eintritt und das *rote, sandige Sediment* im Urin nicht vorhanden ist. Das *Sediment* erscheint jedoch nur selten in akuten Fällen; und der schwerste und häufigste Anfall ist der, der am Abend um 18.00 oder 19.00 Uhr auftritt und die ganze Nacht über dauert. Die *Flatulenz, das saure Aufstoßen, der saure Geschmack, der saure Schweiß,* **das saure Erbrechen** sind viel zuverlässigere Führer, weil sie häufiger vorhanden sind. Kein Einzelsymptom, selbst wenn es leitend wäre, reicht aus, um eine Verschreibung zu rechtfertigen. Wenn es der Totalität entspricht, wird Lycopodium heilen, ohne Rücksicht auf die Zeit des Anfalls. Die allgemeinen Symptome von Lycopodium *werden von 16.00 bis 20.00 Uhr verschlimmert*, und dies gibt eine zusätzliche Indikation ab, wenn es vorhanden ist

Analyse: Die Zeit 16.00 - 20.00 Uhr oder 18.00 - 19.00 Uhr.

Saures Aufstoßen, süßer Geschmack und Erbrechen.

Saures Erbrechen zwischen Frost und Hitze, oder während der Hitze.

Frost: schwer, mit Eiseskälte, als ob man auf Eis liegt.

Hitze: Durst nach warmen Getränken; muß sich aufdecken.

Schweiß: unmittelbar nach dem Frost; der größte Durst nach dem Schweiß.

Überfülle des Magens nach Essen nur einer Kleinigkeit.

Rotes, sandiges Sediment im Urin.

Kasuistik:

*1) „In einer kürzlich aufgetretenen Epidemie hatte eine Anzahl von Fällen überhaupt kein Froststadium. Während der Hitze war der Patient im allgemeinen durstig und schläfrig. Das Fieber ging nach Mitternacht mit Schweiß weg. Der Patient hatte entweder einen sauren Geschmack im Mund oder saures Erbrechen. Da war Lycopodium erfolgreich." - E.C. PRICE, *Med. Inv.*, Vol. II, S. 322.

*2) H.B., mein eigenes Kind, 8 Jahre alt, von einer liebenswürdigen Disposition (und das mehr bei Krankheit als bei Gesundheit), helles Haar, blaue Augen, schlank; erste Attacke gegen 9.00 Uhr; die nächste um 7.00

Uhr; alle anderen, mit zwei Ausnahmen, beim Erwachen am Morgen. Der Frost wurde am stärksten in der Kreuzgegend gefühlt, und dauerte von 30 Minuten bis zu einer Stunde. Die *Hitze* dauerte bis 19.00 oder 20.00 Uhr, ob der Anfall nun beim Erwachen oder um 16.00 Uhr begann. Etwas Schweiß während der Hitze. Durst herrschte während des Frostes vor, immer zu Beginn wurde nach Wasser verlangt. Erbrechen von Wasser, gemischt mit Speisen, von einer grünlichen Farbe, bei zwei Dritteln der Anfälle, und immer *zwischen Frost und Hitze*. Das Auftreten in der Frühe, mit Erbrechen zwischen Frost und Hitze, führte mich dazu, Eup-per. zu geben, die C 200 vier Tage lang, danach die Urtinktur. Es hatte keine Wirkung. Der Frost im Rücken brachte mich dazu, Caps., hoch und tief, zu geben. Keine Reaktion. Ign. und andere Mittel wurden mit ähnlichen Ergebnissen versucht. Umstände, die hier nicht erörtert werden können, machten es nötig, die Fröste mit Chinin zu stoppen. Zwei Wochen später kam jedoch ein weiterer Frost um 16.00 Uhr, der mit der Hitze bis 20.00 Uhr dauerte. Es wurde keine Medizin gegeben. Der folgende Anfall war um 14.00 Uhr. Beide waren von Erbrechen zwischen Frost und Hitze begleitet, was mich verwirrte, weil Eup-per. keine Wirkung hatte, und es war das einzige Mittel, das dieses Symptom hatte, das ich bis dahin kannte. Die *Zeit* des letzten Anfalls führte mich dazu, Lycopodium zu studieren, und in Lippe's Text-Buch fand ich „*saures Erbrechen zwischen Frost und Fieber*". Das Kind sagte nun, daß die erbrochene Masse sauer wie Essig war. Dies entschied die Frage. Drei Dosen Lycopodium C 41.000 (Fincke); danach nur noch ein leichter Anfall. Ich glaube, daß dies von Anfang an ein Lycopodium-Fall war, weil das gleiche Erbrechen sich durch ihn hindurchzog. - C. BERNREUTER, *Med. Inv.*, Vol. II, S. 150.

Wir können aus diesem Fall lernen, daß es nötig ist, etwas von den feineren Charakteristika der Mittels und des Patienten zu erhalten. Hier gab es Erbrechen *zwischen Frost und Hitze*, was sehr charakteristisch für Eup-per. und Lyc. ist. Die *Art des Erbrechens* unterscheidet zwischen beiden: das Erbrechen von Eup-per. *ist bitter*, das von Lyc. *sauer wie Essig*.

*3) Ein großer, dicker Mann, etwa 30 Jahre alt, war durch Fröste und Fieber entkräftet; Frost jeden zweiten Tag gegen 16.00 Uhr, zwei Stunden dauernd, gefolgt von mehr oder weniger Fieber bis zur späten Schlafenszeit, wonach es ihm vergleichsweise gut ging bis zum Morgen. Frost und Fieber waren beide sehr schwer, der Patient wälzte sich herum, war ängstlich, heiß und ruhelos. Der Urin enthielt viel von einem rosafarbenen, halb schwimmenden Sediment, und ein Ziegelmehl-Sediment war auf dem Boden des Gefäßes; schlimmer Schmerz in der Nierengegend, der verschlimmert wurde durch Zurückhalten des Urins nach Urindrang, und der sich in seiner Schwere verstärkte, je länger der Urin zurückgehalten wurde; er wurde gebessert durch Urinieren; er stieß viel Gas auf, das kollerte und ihn schmerzte. Lycopodium in Hochpotenz, weil es sich mir als nutzlos in tieferen Potenzen erwiesen hat. Die Besserung war prompt, stetig, anhaltend, und in weniger als einer Woche war er geheilt. - W.J. HAWKES, *Am. Hom.*, III, S. 91.

*4) A.L.W., 30 Jahre alt, dunkle Hautfarbe, hatte eine schwere Attacke von intermittierendem Fieber, durch die er schon drei Wochen bettlägerig war. Er war von einem Kollegen behandelt worden und ging schon wieder aus, aber nach einer Woche mußte er sich wieder mit einem Rückfall ins Bett legen. Als er mich konsultierte, erschien der Frost um 16.00 Uhr. Frost war über das Fieber vorherrschend; Verstopfung; saurer, übelriechender Schweiß; fahle Hautfarbe; Augen trübe und die Konjunktiven leicht gelb; Urin spärlich, etwas trübe. Lycopodium C 200, und der Frost kehrte nicht wieder. - G.N. BRIGHAM, *Prov. Com.*

MAGNESIA CARBONICA

Charakteristisch: Für Personen, besonders Kinder, von reizbarer Disposition, nervösem Temperament (Cham.); saurer Geruch des ganzen Körpers.

Der ganze Körper fühlt sich müde und schmerzhaft an, besonders die Beine und Füße.

Schmerzen: neuralgisch, blitzartig, schlechter auf der linken Seite (Coloc., - schlechter auf der rechten Seite: Mag-p.); unerträglich während der Ruhe, muß aufstehen und herumgehen; Zahnschmerz *während der Schwangerschaft < in der Nacht.*

Schmerz auf dem Scheitel, als ob das Haar gezerrt würde (Kali-n., Phos.).

Alle Symptome werden jede dritte Woche verschlimmert (fühlt sich eine Woche vor der Menstruation schlecht: Kali-c.).

Menses: es geht ihnen eine Halsentzündung voraus (Lac-c.), wehenartige Schmerzen, schneidende Kolik, Rückenschmerz, Schwäche, Frösteln; **Fluß nur in der Nacht oder im Liegen**, und wenn keine Uterusschmerzen vorhanden sind, hören sie beim Gehen auf (Am-c., Kreos., - Gegenteil von Lil-t.); scharf, dunkel, wie Pech; schwierig auszuwaschen.

Übermäßiges *Verlangen nach Fleisch* bei Kindern tuberkulöser Eltern.

Diarrhoe: es geht schneidende Kolik voraus; tritt regelmäßig alle drei Wochen auf; *Stühle grün, schaumig*, **wie Schaum auf einem Froschteich**; weiß, Talg-ähnliche Massen finden sich im Stuhl schwimmend; Milch *geht bei Säuglingen unverdaut ab.*

Unerfrischender Schlaf, müder beim Aufstehen als beim Schlafengehen (Bry., Con., Hep., Op., Tub.).

Beziehungen: Komplementär: Chamomilla.

Verschlimmerung: Kälte; Luftzug; Temperaturwechsel; Berührung; jede dritte Woche; Ruhe; Milch während der Menses.

Besserung: Warme Luft, aber schlechter in der Bettwärme (Led., Merc., - besser in Bettwärme: Ars.).

Typ: Periodizität nicht ausgeprägt. Im allgemeinen Quotidiana.
Symptome kehren periodisch alle drei Wochen wieder.

Zeit: 9.00 Uhr, und 17.00, 19.00, 20.00, 21.00 und 22.00 Uhr.

Frost: Frösteln im Bett, *als ob man mit kaltem Wasser überschüttet würde* (Ant-t., Led., Sabad.). Schüttelfrost in den Füßen beginnend, geht weg im Bett. Schüttelfrost um 21.00 Uhr; selbst im Bett konnte sie eine Stunde lang nicht warm werden. Schaudern um 22.00 Uhr im Bett ohne nachfolgende Hitze, Schweiß oder Durst (ohne nachfolgende Hitze oder Schweiß: Bov., Sulf.). Kälte der Füße, als ob man in kaltem Wasser waten würde (als ob man bis zu den Knöcheln in kaltem Wasser stehen würde: Sep.). *Frost, der den Rücken hinab läuft; gemindert durch Körperübungen im Freien.*

Hitze: Ein Wärmegefühl strömt durch ihren ganzen Körper (als ob Dämpfe in das Gehirn aufsteigen würde: Lyss., Sarac., - als ob heißes Wasser durch die Venen laufen würde: Ars., Bry., Rhus-t.). *Große innerliche Hitze in der Nacht, konnte kaum im Bett bleiben, aber fürchtet die geringste Entblößung* (Bar-c., Nux-v.). *Starke Abneigung gegen Aufdecken* (Bell., - kann sich nicht ein bißchen bewegen oder aufgedeckt sein, ohne sich frostig zu fühlen: Nux-v.). Hitze des *Kopfes, des Gesichtes, der Hände*; einseitig (rechts), meist am Vormittag; *Röte, Brennen* und *Durst* für eine halbe Stunde; oft mit Schweiß am Kopf.

Schweiß: Reichlich, mit Durst; *von Mitternacht bis zum Morgen*; bei geringer Bewegung; übelriechender Nachtschweiß. *Sauer riechender, öliger Schweiß, schwierig auszuwaschen*, färbt gelb.

Zunge: Sauber oder weiß belegt; Geschmack sauer, bitter. *Verlangen nach Fleisch, sauren Getränken.*

Analyse: Die konstitutionellen Symptome sind die hauptsächlichen Führer.

MAGNESIA MURIATICA

Charakteristisch: Paßt besonders zu Krankheiten von Frauen; spasmodische und hysterische Leiden, die mit uterinen Krankheiten kompliziert sind; die seit Jahren an Anfällen von Verdauungsstörungen oder Gallenkrankheiten leiden.

Kinder: während der schwierigen Zahnung **können sie keine Milch vertragen;** sie verursacht Magenschmerz und wird unverdaut ausgeschieden; Verlangen nach Süßigkeiten.

Gefühl von Wundheit, mit großer Empfindlichkeit gegenüber Geräusch (Ign., Nux-v., Ther.).

Kopfschmerz: alle sechs Wochen; in der Stirn und um die Augen herum; als ob er bersten würde; < durch Bewegung und in der frischen Luft; > Niederlegen, *starker Druck*, warm einhüllen (Sil., Stront.).

Neigung zu Kopfschweiß (Calc, Sanic., Sil.).

Dauerndes Hochkommen von weißem Schaum in den Mund.

Zahnschmerz; unerträglich, wenn Speisen die Zähne berühren.

Aufstoßen; schmeckt wie Zwiebeln (Atem riecht nach Zwiebeln: Sinap.).

Verstopfung: Stuhl groß, hart; knotig, wie Schafskot; schwierig zu entleeren; **krümelt am Anusrand** (Am-m., Nat-m.); *der Kleinkinder während der Zahnung*.

Urin: blaß-gelb; kann nur entleert werden durch Herabdrücken mit den Bauchmuskeln; Schwäche der Blase.

Menses: mit großer Erregung bei jeder Periode; Fluß schwarz, klumpig; Spasmen und Schmerz erstrecken sich in die Oberschenkel; Metrorrhagie, < nachts im Bett, Hysterie verursachend (Act.-r., Caul., Xan.)

Leukorrhoe: nach körperlicher Anstrengung; bei jedem Stuhlgang; mit uterinem Spasmus; gefolgt von Metrorrhagie; *zwei Wochen nach den Menses* (Bar-c., Bov.).

Große Neigung zu Fußschweiß (Sanic., Sil.).

Verschlechterung: In der Nacht; beim Reiten; Baden in der See (große Schwäche); Kälte.

Besserung: Wärme; im Bett; Körperübung.

Typ: Quotidiana. Jeden Tag zur selben Zeit. Kopfschmerz alle sechs Wochen.

Zeit: 16.00, 18.00, 19.00, 20.00 Uhr. Schlechter 16.00 bis 20.00 Uhr (Hep., Lyc., Sabad., - Schmerzen beginnen um 16.00 oder 17.00 Uhr, schlechter bis Mitternacht, danach nachlassend und bei Tageslicht aufhörend: Syph.).

Frost: Mit Schütteln, nicht erleichtert durch Ofenwärme; gemindert in der frischen Luft und im Bett. Schaudern über den ganzen Körper, mit eiskalten Füßen. Frösteln, mit Gänsehaut, häufigem Gähnen, Schneiden im Bauch und dauerndem Stuhldrang. Frösteln am Abend, das nach dem Niederlegen verschwindet, gefolgt von Hitze vor Mitternacht, und nach Mitternacht Schweiß, mit Durst, der bis zum Morgen dauert.

Hitze: Mit Durst, am Abend; Abneigung gegen Aufdecken. Hitzewallungen, mit Schwindel. Hitze des Kopfes, mit Röte des Gesichtes, ohne äußerliche Wärme, mit innerlichem Schaudern und Stuhldrang.

Schweiß: Ohne Durst, nach Mitternacht, bis zum Morgen; abgeneigt gegen Aufdecken. Frühmorgens mit Durst und Trockenheit des Mundes.

Zunge: Weiß belegt am Morgen, oder Spitze und Ränder sauber. Geschmack nachts sauer. Verlangen nach Süßigkeiten.

MALARIA OFFICINALIS

Wir schulden Dr. G.W. BOWEN, Fort Wayne, Indiana, großen Dank für dieses wertvolle Mittel. Es ist ein Produkt aus getrocknetem, Torfähnlichen, zersetzten Pflanzenmaterial aus einem Sumpf, das in einen irdenen Topf gegeben wurde, mit Wasser bedeckt wurde, und das man ein bis drei Wochen lang bei einer Temperatur von 90° F. [= 32,2° C.] stehen ließ. Je länger man es stehen ließ, desto internsiver wurde der widerliche Geruch. Das war im Jahre 1862. Es wurden nur fragmentarische Prüfungen durchgeführt. Zuerst mit bezahlten Arbeitern unter Dr. BOWEN, mit der rohen Arznei, indem die Gase eingeatmet wurden, die sich während des Prozesses der Wiederzersetzung entwickelten, was vermutlich dem Vorgang der Infektion mit Sumpf-Malaria ähnlich ist, mit der der Autor zu kämpfen hatte bei der Krankheit, die er in der täglichen Praxis während des Sommers und Herbstes antraf. Viele Patienten litten an Malaria-ähnlichen Affektionen - dem sogenannten stummen Wechselfieber -, die sehr schwer zu behandeln waren, denn dieser Typ von Herbstfieber tritt im allgemeinen im Westen auf. Man mußte ein Mittel gegen diesen unbestimmbaren Typ finden, und deswegen wurden diese Experimente unternommen. Und es ist zu bedauern, daß die Symptome, die durch das Einatmen der Gase in den verschiedenen Stadien der Verrottung herauskamen, nicht in der Originalsprache der Prüfer ausgedrückt wurden. Durch YINGLING wurden ebenfalls Prüfungen in der 30. Potenz durchgeführt:

Nach der ersten Woche: Kopfschmerz, Übelkeit, weiß belegte Zunge, gastrischer Schmerz, was zwei oder drei Tage anhielt.

Nach der zweiten Woche: Verstärkter Kopfschmerz, Übelkeit, Abneigung gegen Speisen, Schmerz in Magen, Leber, Milz, und am dritten Tag Fröste, die wohl unbegrenzt angehalten hätten, wäre nicht antidotiert worden.

Nach der dritten Woche: Zu den obigen Symptomen kamen noch hinzu Mattigkeit, Übelkeit, Appetitverlust, kontinuierliches Fieber mit beinahe unerträglichen Schmerzen, und tiefe Schwäche mit typhoidem Zustand.

Typ: Quotidiana, Tertiana, remittierend, kontinuierlich, Malaria-ähnlich, Typhoid.

„Stummes Wechselfieber“ jeden Typs; durch Unterdrückung mit Medikamenten; durch „Wechselfieber-Kuren“.

Zeit: Keine ausgeprägte Periodizität. Alle Stunden am Tag und in der Nacht.

Causa: Aufenthalt in einer Malaria-Gegend, besonders während der Dürre im Sommer und Herbst; Unterdrückung der Fieberanfälle durch

Chinin und „Wechselfieber-Kuren"; Fälle, die durch Medikation verdorben sind. Rheumatische, psorische, tuberkulinische Diathese.

Prodrom: Schmerzen in den Händen, Handgelenken und Ellbogen; Füße, Knöchel, Knie.

Ein müdes Wehtun in Handgelenken und Oberschenkeln, Bauch und Brust.

Ein allgemeines Gefühl von Müdigkeit.

Frost: Frostiges Gefühl im linken Unterarm, gefolgt von frostigen Gefühlen in Händen und Fingern; Füße kalt mit dem Gefühl, als ob das Frösteln die Beine hinaufkriechen würde. Ein paar Augenblicke später fühlen sich die Knie kalt an.

Ein Gefühl der Kälte steigt von den Beinen auf über den Körper.

Rückenschmerz; die Kreuzgegend fühlt sich müde an.

Allgemeines Müdigkeitsgefühl von einem kurzen Spaziergang, besonders durch das Becken, die Kreuzgegend und Oberschenkel; Neigung, sich niederzulegen und zu ruhen.

„Manchmal fühlte ich mich, als ob ich kalt und frostig werden würde; danach wieder fühlte ich mich, als ob ich fiebrig und heiß würde, doch nichts davon ist sehr ausgeprägt."

Mundaufreißen, Gähnen und Verlangen, sich zu strecken.

Beine unruhig, zappelig; muß sie strecken und bewegen.

„Fühlte mich, wie ich mich vor 25 Jahren fühlte, als ich Wechselfieber hatte."

Gesicht und Kopf fühlen sich warm an, als ob sie mit Hitzewallungen überzogen wären; dies wird allgemein und geht über den ganzen Körper, fiebrig.

Analyse: Malaria officinalis scheint dieselbe Beziehung zu chronischen Malaria-ähnlichen Affektionen zu haben, die Ipecacuanha, Natrium mur., China und seine Alkaloide zu akuten haben. Es ist besonders wirksam bei „verdorbenen Fällen", die aus den Tropen kommen und die unterdrückende Behandlung der dominierenden Schulmedizin hinter sich haben, bei denen der Typ verändert wurde und es nun unmöglich ist, wegen der Wirkungen der Medikamente die Symptome der ursprünglichen Krankheit herauszufiltern.

Die folgenden Heilungen durch Dr. W.A. YINGLING, Emporia, Kansas, die in *Trans. I. H. A., 1900*, berichtet werden, können helfen, trotz Fehlens verifizierter Prüfungen seinen Wirkungsbereich zu erfassen:

1) Oktober 1898. Mr. C.F., 28 Jahre alt, ein Freiwilliger aus Kansas. Er kam krank nach Hause, nachdem er eine Woche mit nassem und durchkältenden Wetter im Feldlager hinter sich hatte. Er hatte einen Frost, der von Fieber gefolgt wurde. Wehtun über den ganzen Körper. Übelkeit, Würgen und Erbrechen von Galle. Verlangt nach kalten Getränken. Kann nicht essen; erbricht alles, außer wenn er einmal rohe Tomaten essen konnte. Verlangt nach Saurem. Zunge dick weiß belegt. Lippen trocken und ausgedörrt. Urin dunkel gefärbt, wie starker Tee. Brechreiz und Würgen durch hochgehusteten Schleim. Gesicht, Augen und Haut sehr fahl; Haut sehr trocken. Mund subjektiv trocken, aber in Wirklichkeit feucht. Sehr schwach und wackelig. - Malaria off. C 1.000.

2) Mrs. S.A.H., 63 Jahre alt, war seit einigen Tagen krank. Schwindel beim Aufstehen. Schlimmes Gefühl im Kopf; es drohen Kopfschmerzen. Bitterer Geschmack; Mund ausgedörrt; Zunge weiß. Durst auf Zitronenlimonade; nicht so sehr auf Wasser. Einige Tage lang gieriger Hunger; nun keinen mehr. Schießende Schmerzen in den Muskeln über den ganzen Körper; die Knochen tun weh. Hohes Fieber während der Nacht. Unruhiges Umherwälzen. Die Ruhelosigkeit ist am deutlichsten in den Armen. An diesem Morgen Strecken und Gähnen. Diarrhoe, schmerzlos; fünf oder sechs Stühle an diesem Morgen; wässerig, gelblich, etwas übelriechend; Empfindlichkeit in der rechten Hüftgegend; Schwäche im Darm. Haut heiß und trocken. - Malaria off. C 1.000.

3) M.H., 16 Jahre alt. „Stummes Wechselfieber" vor einem Jahr; leichte Fröste und Fieber; kein Schweiß. Weher Schmerz durch die Stirn und Schläfen. Wenig Appetit; die ganze Zeit Durst. Gestern lockerer Stuhlgang, aber heute keinen Stuhl. Fühlt sich morgens beim Aufstehen gut, schlechter nachdem sie eine Zeit lang auf ist, besser gegen Abend. Rükkenschmerz in der Kreuzgegend, die Schmerzen schießen den Rücken hinauf; schlechter anfangs beim Hinlegen, danach wird er besser; schlechter nach Gehen; besser beim Liegen auf dem Bauch. Die letzten

vier Tage war sie müde und matt; Gähnen; „Malariagefühl". - Malaria off. C 6.000.

4) M.B., 13 Jahre alt. Jeden Abend im Zwielicht, täglich anticipierend, wird er fröstelig mit Hitzewallungen, starkes Verlangen nach frischer Luft, kann nicht atmen wegen des Schmerzes in der Leber; < Liegen, > durch harten Druck auf die Lebergegend; tagsüber hat er keinen Schmerz oder Empfindlichkeit. Er scheint völlig gesund zu sein, außer daß er immer schwächer wird. Leichtes Fieber für ein paar Stunden am Abend; phantasiert, singt, redet die ganze Nacht; unruhiger Schlaf. Zunge sauber. Appetit veränderlich; verlangt nach Kartoffeln, Äpfeln, Beefsteak. - Malaria off. C 1.000.

5) G.C., 28 Jahre alt. Jeden zweiten Tag Wechselfieber; Frost über den ganzen Körper; eiskalt von den Hüften abwärts; Hitze schlechter um den Rumpf; Schweiß allgemein, aber leicht. Beginn gegen Mittag. Er hatte häufig schwere Anfälle von Wechselfieber, als er in Missouri lebte, und ebenso an der Pacific-Küste, und ist nun erschöpft. Während der Apyrexie fühlt er sich matt, schwach und schläfrig; er ist nicht in der Lage, auf zu sein. Wenig Appetit, großer Durst, Atem übelriechend. Puls schwach; die ganze Zeit Hitzewellen. Hat viel Chinin eingenommen und „Salze gegen die Verstopfung". Stuhl hart, und manchmal Bluten nach dem Stuhlgang. Starker Kopfschmerz, als ob der Kopf bersten wolle. - Malaria off. C 1.000.

Dr. GEORGE HERING aus London gibt Hinweise zum Gebrauch dieses Mittels bei Tuberkulose, indem er auf Notizen von Dr. CASANOVA verweist, die dieser vor fast 40 Jahren gemacht hatte:

„Ich kenne einige Plätze in Südamerika, Afrika und Spanien, wo die Sumpf-Ansteckung ohne Frage jene tödliche Geißel der menschlichen Rasse, die Lungentuberkulose, gehemmt und geheilt hat ohne irgendeine andere Behandlung oder Einschränkung bei Essen und Trinken. - Ansteckende Orte sind die gesündesten Plätze, wenigstens für einige von uns. Ich kann diese Feststellung Dr. CASANOVAS nur bestätigen. Ich war einmal an Bord eines Liverpool-Dampfers, der in Aspinwall am sumpfigen Isthmus von Panama neun Tage lang festsaß. Auf unserer Rückfahrt nach Hause wurden mehrere der Matrosen, die sonst gesunde Burschen waren, durch das Panama-Fieber niedergestreckt, während ich selbst, der ich früher an Lungentuberkulose gelitten hatte, völlig unbeeinflußt davon blieb."

MENYANTHES

Charakteristisch: Paßt für Leiden durch den Mißbrauch von China und Chinin.

Fieber, bei denen das Kältestadium vorherrscht; die Kälte wird sehr heftig im Bauch und in den Extremitäten gespürt (Verat.).

Angst um das Herz, als ob etwas Übles im Begriff sei, sich zu ereignen, geht vielen Attacken voraus oder begleitet sie.

Kopfschmerz: *Druck im Scheitel* von oben nach unten, > *bei hartem Druck mit der Hand* (Verat.); wie von *einem schweren Gewicht*, das bei jedem Schritt auf den Kopf drückt (Cact., Glon., Lach.); < beim Steigen (Calc.); oft mit Eiseskälte der Hände und Füße (Calc., Sep.).

Spannung: in der Nasenwurzel; in Armen, Händen, Fingern; in der Haut, als ob sie etliche Größen zu klein wäre und mit Macht in sich zusammengepreßt würde.

Verschlimmerung: Abend; während der Ruhe: im Liegen.

Besserung: Bewegung; Druck auf den betroffenen Teil.

Typ: *Quartana*. Unregelmäßig.

Zeit: Unregelmäßige Zeit.

Frost: Ohne Durst. *Frösteln, besonders der Finger und Zehen.* Frost über den ganzen Körper, am schwersten im Rücken, erleichtert durch Ofenhitze; oder Frösteln, das durch Ofenwärme verschwindet und wiederkehrt, sobald er den Ofen verläßt oder nur im Rücken zurückbleibt (Nicht erleichtert durch äußerliche Wärme: Verat., - verstärkt durch äußerliche Hitze: Ip.). Frösteln und kaltes Kriebeln äußerlich, ohne innerliches Frösteln. Haarsträuben über den Rücken, als ob die Teile lange der kalten Luft ausgesetzt waren, ohne Frösteln. **Kälte im Bauch** (Calc.), *besonders bei Druck mit der Hand;* beim Aufstehen aus dem Bett am Morgen kriechende Kälte über den Bauch, den Rükken und die Seiten. *Kälte der Wirbelsäule*, mit Schütteln. **Füße kalt bis hinauf zu den Knien**, *als ob sie in kaltem Wasser wären* (Kälte *bis zu den Knöcheln*: Mag-c., Sep.). **Eiseskälte der Hände und Füße, mit Wärme des übrigen Körpers.** *Kälte der Wirbelsäule, mit Schütteln* (siehe Chinin). Kälte der Füße, die bis nachts dauert, konnte sie im Bett nicht warm bekommen. *Schaudern über den oberen Teil des Körpers, mit Gähnen*, sofort. Fiebriges Schaudern über den ganzen Rücken, als ob er längere Zeit in der frischen Luft entblößt gewesen sei. *Venen der Unterarme und Hände erweitert, während die Füße eiskalt sind* (Puls., - der Hände: Led.).

Frost ist das vorherrschende Stadium.

Hitze: Ohne Durst; besonders im Gesicht, gefolgt von Frostgefühl. Große Hitze über den ganzen Körper, ohne Schweiß oder Durst, mit kalten Füßen. Hitzewallungen an Rumpf und Rücken, mit Röte des Gesichtes, gemischt mit Kältegefühl. *Hitzewallungen*, mit *heißen Ohren und Wangen.* Verstärkung der Hitze bei Delirium.

Schweiß: Von abends bis morgens. Schweiß nachts unmittelbar nach dem Hinlegen, der die ganze Nacht anhält.

Zunge: Bitter-süßlicher Geschmack im Mund. *Gieriger Hunger*; **starkes Verlangen nach Fleisch** (starke Abneigung gegen Fleisch: Arn.).

Puls: Langsam während des Kältestadiums (Dig.); nur wenig beschleunigt während des Hitzestadiums.

„Es ist ein sehr wirksames Mittel bei unregelmäßigem intermittierenden Fieber, wenn die Anfälle hauptsächlich aus einem Kältestadium bestehen, das unvollständig entwickelt ist, wobei die Hände und die Fingerspitzen, die Zehen oder die Füße und die Nasenspitze sehr kalt werden.“ - DUNHAM.

„*Quartana-Intermittents* waren die Pest meines Lebens, bis ich auf Menyanthes traf. Die Symptome in Lippe’s Buch (Nr. 60 bis 66 inklusive) und die *exzessive Kälte der Beine* (nicht der Oberschenkel) waren die führenden Symptome." - A.L. FISHER.

„Intermittierendes Fieber, mit Frösteln im Bauch, das sechs Stunden dauert, danach beginnt ein unangenehmes Gefühl von Hitze, abwechselnd oder gemischt mit Frösteln, mit kalten Füßen und Beinen, und langsamem Puls." - J.S. DOUGLAS.

Analyse: Quartana-Fieber; Eiseskälte der Extremitäten, besonders der Beine, der übrige Körper warm; Kälte im Bauch und der Nasenspitze; langsamer Puls. Verlangen nach Fleisch.

M E R C U R I A L I S

Zeit: Nachmittags; 21.00 Uhr.

Frost: Frösteln über den ganzen Körper, mit Hitze des Gesichtes; sie konnte nur warm werden, indem sie sich niederlegte und fest zudeckte, danach fiel sie in Schlaf, weil sie warm war, und danach schwitzte sie. *Frösteln über den ganzen Körper,* **das im rechten Arm und der rechten Brustseite beginnt** (linke Hand und linker Arm: Carb-v., - auf der ganzen linken Seite des Körpers: Caust.), mit Schaudern, großer Erschöpfung, Schwäche, Müdigkeit, Schmerzen in den Gliedern, und dauerndem Verlangen zu schlafen; Schmerz im Magen und Bauch verschlimmert durch Berührung; Dyspnoe; *Gänsehaut auf* **dem kalten rechten Arm**, *die sich über den ganzen Körper ausbreitet*; nach Mitternacht *übelriechender Schweiß an beiden Seiten, schlechter an den Armen.* Kalt und frostig, mit dunkelroten Wangen. Frost im Magen um 21.00 Uhr, der sich bis *zum rechten Arm, der rechten Brustseite, dem Bauch* und *der rechten Hüfte* erstreckt, mit schwieriger Atmung; um 4.00 Uhr Hitze, Durst, und Schweiß der rechten Körperseite, mit Hitze und Röte der Wangen.

Hitze: Mit Durst; des Kopfes und dunkle Röte der Wangen. Große Hitze von Kopf und Händen, Gesicht rot, *Venen der Hände erweitert* (Puls., Led.), und Füße heiß. Heftige und brennende Hitze von Kopf, Gesicht, Händen und später der Füße, mit *erweiterten Venen der Hände*. Hitze ohne vorausgehenden Frost, selten gefolgt von Schweiß.

Schweiß: Über den ganzen Körper von 3.00 bis gegen Morgen; nach Schlaf. Großer Durst.

Kasuistik:

*Ich hatte einmal einen jungen Mann in Behandlung, der zu mir vom Lande kam; der Frost begann *am rechten Arm und an der rechten Brustseite*. Er hatte bereits große Mengen von Chinin genommen. Ein Päckchen Mercurialis perennis heilte ihn. - E.C. PRICE, *Med. Inv.*, II, S. 322.

M E R C U R I U S

Charakteristisch: Ist angezeigt bei Knochenerkrankungen, **Schmerzen schlechter nachts**; Drüsenschwellungen, mit oder ohne Eiterungen, aber besonders wenn die Eiterung zu reichlich ist (Hep., Sil.).

Affiziert meistens hellhaarige Personen.

Hastiges und schnelles Sprechen (Hep.).

Atem und Körper riechen faul (Psor.).

Kalte Schwellungen; Abszesse, die träge bei der Eiterung sind.

Große Schwäche und Zittern durch die kleinste Anstrengung.

Reichlicher Schweiß begleitet fast jedes Leiden, *aber er bessert nicht* und kann sogar das Leiden verstärken (reichlicher Schweiß bessert: Nat-m., Psor., Verat.).

Speichelfluß: *reichlicher, fötider, metallisch schmeckender Speichel*; seifig, klebrig.

Die Zahnkronen zerfallen, die Wurzeln bleiben übrig (Kronen unversehrt, Wurzeln zerfallen: Mez.).
Dysenterie: **Stühle schleimig, blutig,** *Kolik, Ohnmacht*; **starker Tenesmus** *während* und **danach**, gefolgt von Frösteln, und einem Gefühl von „kann nicht fertig werden". Je mehr Blut und Schmerz vorhanden sind, desto besser ist das Mittel angezeigt.
Morgenübelkeit; *reichlicher Speichelfluß* näßt das Kissen im Schlaf ein (Lac-ac.).
Mammae schmerzhaft, als ob sie geschwürig werden wollten, *bei jeder Menstruation* (Con., Lac-c.); Milch in den Brüsten anstelle der Menses.
Leukorrhoe: scharf, brennend, juckend, mit Roheit; *immer schlechter in der Nacht*; Pruritus, < durch Berührung mit Urin, muß weggewaschen werden (Sulf.).
Husten: trocken, ermüdend, folternd; in zwei Anfällen; *schlechter in der Nacht, durch die Bettwärme*, mit der völligen Unmöglichkeit, auf der rechten Seite zu liegen.
Affiziert den unteren rechten Lungenlappen; sticht durch bis zum Rücken (Chel., Kali-c.).
Lungeneiterung, nach Blutungen bei Pneumonie (Kali-c.).
Zunge: **groß, schlaff, zeigt Zahneindrücke** (Chel., Podo., Rhus-t.); schmerzhaft, mit Geschwüren; rot, oder weiß.
Intensiver Durst, obwohl die Zunge feucht aussieht und der Speichel reichlich ist (trockener Mund, aber kein Durst: Puls.).
Die Menge des ausgeschiedenen Urins ist größer als die Menge Wasser, die getrunken wurde; häufiger Urindrang.
Nächtliche Samenergüsse, die mit Blut gefärbt sind (Led., Sars.).
Zitternde Extremitäten, besonders Hände; Paralysis agitans.
„Geschwüre erscheinen an Zahnfleisch, Zunge, Hals, Innenseite der Wangen, mit Speichelfluß; von unregelmäßiger Form; unbegrenzte Ränder; sie haben ein schmutziges, ungesundes Aussehen; ein speckiger Grund ist umrundet von einem dunklen Hof; neigen zum Zusammenlaufen. Die syphilitischen Geschwüre sind rund, befallen die hinteren Teile des Mundes und Rachens; haben gut definierte Ränder; sind mit einer kupferigen Farbe umrundet, und breiten sich nicht von ihrem ursprünglichen Sitz aus." - DUNHAM.

Beziehungen: Folgt Hep., Lach. und Sulf. gut, aber sollte nicht vor oder nach Silicea gegeben werden; in niedrigen Potenzen beschleunigt es eher die Eiterung, als daß es sie unterbindet.

Vergleiche: Mezereum, sein pflanzliches Analogum, gegen die üblen Folgen von großen Dosen oder zu häufiger Wiederholung.

Verschlimmerung: In der Nacht; nasse, feuchte, kühle Luft, besonders am Abend; im Herbst, warme Tage und kalte, feuchte Nächte; wenn beim Aufdecken kalte Luft in Berührung mit den entblößten Teilen kommt (Bar-c., Hep.); Liegen auf der rechten Seite; Schwitzen; Hitze des Bettes.

Besserung: In der frischen Luft; lebhafte Bewegung, während der Arbeit; Ruhe im Bett. Arsenicum und Mercurius haben beide Verschlimmerung und Besserung im Bett.

Mercurius ist < durch Hitze des Bettes, aber > durch Ruhe im Bett.

Arsenicum ist < durch Ruhe im Bett, aber > durch Hitze des Bettes.

Typ: Periodizität ist nicht ausgeprägt. Selten Tertiana; anticipiert gelegentlich. Biliöse Formen von Typhoid oder Typhus.

Zeit: Keine bestimmte Stunde. Mittags; 12.00 Uhr, 13.00 Uhr, abends; nachts.

Causa: Atmosphärische Veränderungen; Aufenthalt in der Kälte, an feuchten Orten, in kaltem, nassen Wetter.

Frost: Ohne Durst; am Morgen beim Aufstehen; im allgemeinen mehr am Abend nach dem Niederlegen, oder im Bett in der Nacht. Frösteln *beim Gehen in die frische Luft* (Rhus-t., - Gegenteil von Puls.). Frösteln überall, mit eiskalten Händen; *wie durch kaltes Wasser, das über einen gegossen wird* (Mag-c., Rhus-t.). Fröstеliger in der frischen Luft als im Hause bei derselben Temperatur. Heftiger Schüttelfrost am Abend, im Bett; sie konnte nicht warm werden. *Frösteln im Bauch* (Kälte im Bauch: Meny.). Frost; nicht erleichtert durch Ofenwärme; abwechselnd mit Hitze; nur einzelner Teile; innerlich mit heißem Gesicht. Gefühl in den Fußsohlen, als ob sie in kaltes Wasser gehalten würden, gleichzeitig mit Brennen in ihnen. *Hände und Füße dauernd kalt.*

Hitze: Mit Durst. *Abwechselnd Hitzegefühl und Frösteln*; nicht wahrnehmbar bei äußerlicher Berührung. *Hitze im Bett; fröstelig, wenn man nicht im Bett ist.* Hitze abwechselnd mit Frost, oft einzelner Teile. Abneigung, sich aufzudecken (Mag-c.). Hitze und Röte des Gesichtes und der Handteller; danach Schüttelfrost weit bis in die Nacht, und Durst gegen Morgen.

Schweiß: Reichlich bei jeder Bewegung (Bry., Samb.). **Reichlicher Schweiß in der Nacht; dasselbe am Morgen**. Ungewöhnlich reichlicher Schweiß, der sauer und übelriechend ist und der die Finger im Aussehen *weich, schwammig, runzlig wie die einer Waschfrau* macht (Ant-c., Canch.). *Reichlicher*, **fettiger und öliger Schweiß in der Nacht** (Thuj., Sabad.), macht die Wäsche gelb und steif. *Reichlicher, übelriechender Schweiß, der die Bettdecken durchnäßt; die Wäsche war safran-gelb gefärbt, und das konnte durch Waschen nicht entfernt werden* (Carb-a., Chin., Bry.). Schweiß, der eine brennende Empfindung in der Haut verursacht (Caps.). Reichlicher Schweiß an einzelnen Teilen, die nicht über sechs Inches [= 15,24 cm] groß sind, während andere Teile trocken sind. *Schlechter beim Schwitzen; die Schwäche wird verschlimmert* (Rhus-t.). *Schweiß gegen Morgen, mit Herzklopfen und Übelkeit.*

Apyrexie: Große Schwäche, Zittern bei der geringsten Anstrengung; Schwindel beim Hinsetzen; Zahnfleisch entzündet und schmerzhaft; dicker, salziger Speichel; Hals entzündet, schmerzhaft beim Schlukken.

Analyse: Die konstitutionellen Symptome sind leitend. *Schweiß*; reichlich bei jeder Bewegung; nachts und am frühen Morgen; ölig, fettig; Finger gerunzelt wie die einer Waschfrau; widerlich riechend, das Bett durchnässend, färbt safran-gelb.

MEZEREUM

Charakteristisch: Für hell-haarige, unentschlossene Personen von einem phlegmatischen Temperament.

Hypochondrisch und verzagt; gleichgülig gegenüber allem und jedem; zornig über Kleinigkeiten und völlig harmlose Dinge, aber es tut ihm schnell leid.

Ekzem: unerträgliches Jucken, < im Bett und durch Berührung; reichliche seröse Ausschwitzung; juckende Ausschläge *nach Impfung*.

Kind kratzt unaufhörlich das Gesicht, das mit Blut bedeckt ist; feuchte Ausschläge; Jucken < in der Nacht; entzündliche Röte des Gesichtes.

Heftiger Kopfschmerz, nach einem leichten Ärger; Kopf ist schmerzhaft bei der geringsten Berührung; im allgemeinen auf der rechten Seite.

Der Kopf ist bedeckt mit **einer dicken, lederähnlichen Kruste**, unter der sich hier und dort dicker und weißer Eiter sammelt; das Haar ist zusammengeklebt; nach einer Zeit ist der Eiter jauchig, wird übelriechend, läßt Ungeziefer entstehen.

Zahnschmerz: in kariösen Zähnen (Kreos.); Zähne fühlen sich verlängert an, dumpfer Schmerz beim Daraufbeißen und bei Berührung mit der Zunge, < in der Nacht; > bei offenem Mund und beim Einziehen von Luft.

Geschwüre, die mit dickem, weißlich-gelben Schorfen bedeckt sind, unter denen sich dicker, gelber Eiter sammelt.

Die Wäsche oder der Verband klebt an den Geschwüren fest, und wenn sie abgezogen werden, blutet es.

Um die Geschwüre herum erscheinen Bläschen, jucken heftig, brennen wie Feuer (Hep.); ein feurig-roter, glänzender Rand ist außen herum.

Die Knochen, besonders die langen Knochen, sind entzündet, geschwollen; nächtliche Schmerzen gehen von oben nach unten; nach Quecksilbermißbrauch, nach Geschlechtskrankheiten; Karies; Exostosen, Tumore weichen sie von innen nach außen auf.

Der Schmerz im Periost der langen Knochen ist schlechter nachts im Bett, bei geringster Berührung, bei feuchtem Wetter (Merc., Phyt.).

Neuralgische, brennende Schmerzen nach Herpes zoster.

Verschlimmerung: Kalte Luft; kalt Waschen; nachts; Berührung, Bewegung; gewöhnlich ist eine Seite (rechts) affiziert; schlimme Folgen von Quecksilber oder Alkohol.

Typ: Tendenz zu remittierenden oder typhoiden Fiebern. Epidemien, die im Januar oder Februar auftreten, verlangen oft Mezereum.

Frost: Mit Durst, *mit trockenem hinterem Mund,* und *viel Speichel im vorderen Teil*; herrscht sogar in einem warmen Raum vor, mit Schläfrigkeit; erstreckt sich von den Oberarmen zu Rücken und Beinen (Merc.). Frösteln außerhalb des Bettes; Hitze im Bett (dasselbe während der Hitze: Merc.). *Asthmatische Zusammenschnürung und Beklemmung der Brust* (Beklemmung der Brust, als ob der Patient erstikken würde: Apis). Frösteln *einzelner Teile, als ob man mit kaltem Wasser bespritzt würde,* besonders über die *Arme, Bauch, Hüften, Füße,* mit Gähnen, während das Gesicht und die Hände warm sind (Led.). *Starkes Frösteln über den ganzen Körper, Hände und Füße sehr kalt,* mit *blauen Nägeln,* mit einer kleinen, heißen Stelle oben auf dem Kopf. *Äußerliche Kälte 36 Stunden lang, mit großem Durst, ohne Verlangen nach Wärme oder Furcht vor frischer Luft, und ohne nachfolgende Hitze* (Frost 24 Stunden lang: Aran., - 12 Stunden lang: Canth.). Frost gemindert *durch Hitze* (Ars., Ign., - gemindert durch Trinken: Ip., Caust.). Sehr empfindlich gegen Kälte; im Hitzestadium ist das weniger so.

Hitze: Brennen innerer Teile mit äußerlichem Frösteln. **Hitze der linken Seite des Körpers** (der rechten Seite: Meny.). *Dem Frost folgt* **intensive Hitze mit Schlaf, der Schweiß bricht aus während des Schlafes** (tiefer Schlaf, wenn der Frost weggeht, und Urtikaria bricht aus: Apis, - fällt in Schlaf auf der Höhe des Hitzestadiums und schwitzt reichlich: Podo.).

Schweiß: Von der Haut tropft kalter Schweiß herab.

Zunge: Dicker, weißer Belag auf der Zunge, mit großen, roten, erhöhten Papillen (Acon., Bell.).

Puls: Voll und hart; beschleunigt am Abend; zeitweise intermittierend; morgens beschleunigt, abends langsam.

Apyrexie: Kopfschmerz; blasses Gesicht; Härte und Schwellung der Milz, mit drückendem Schmerz im linken Hypochondrium; Appetitverlust; Empfindlichkeit gegen kalte Luft. Allgemeine Schwäche. Starke Tendenz, in ein remittierendes oder typhoides Fieber überzugehen, besonders das letztere.

Analyse: *Frost*: schwer, langdauernd; einzelner Teile; großer Durst, kein Verlangen nach Hitze oder keine Furcht vor frischer Luft, kein nachfolgendes Fieber.

Hitze: intensiv, mit Schlaf, wobei der Schweiß während des Schlafes ausbricht.

Schweiß: durchnässend, kalt.

MURIATICUM ACIDUM

Charakteristisch: Paßt zu Personen mit schwarzem Haar, dunklen Augen und dunkler Hautfarbe.

Reizbar, mürrisch, zu Zorn und Verdruß neigend (Nux-v.); Ruhelosigkeit und Schwindel.

Krankheiten von einem asthenischen Typ, mit Stöhnen, Bewußtlosigkeit, Gereiztheit.

Geschwürsbildung mit Fungus-ähnlichen Gewächsen und pseudomembranösen Ablagerungen im Darmtrakt.

Große Schwäche: sobald er sich hinsetzt, schließen sich seine Augen; **der Unterkiefer hängt herunter, er rutscht im Bett herunter.**

Mund und Anus sind hauptsächlich affiziert; die Zunge und der Sphinkter ani sind gelähmt.

Bösartige Affektionen des Mundes: übersät mit Geschwüren, tief, perforierend; sie haben einen schwarzen oder dunklen Grund; widerlicher, fauler Atem; starke Entkräftung; Diphtherie, Scharlach, Krebs.

Kann nicht den Gedanken an oder den Anblick von Fleisch ertragen (Nit-ac.).

Wenn der Anus sehr empfindlich ist, dann ist er es mit oder ohne Hämorrhoiden; der Anus ist während der Menses wund.

Hämorrhoiden: *geschwollen, blau*; **empfindlich und schmerzhaft bei Berührung**; erscheinen *plötzlich bei Kindern*; zu schmerzhaft, um die geringste Berührung zu ertragen, selbst das Bettuch ist unangenehm. *Prolaps beim Urinieren* (Bar-c.).

Diarrhoe: unfreiwilliger Stuhlabgang *beim Urinieren; bei Blähungsabgang* (Aloe); er kann nicht urinieren, *ohne gleichzeitig Stuhlgang zu haben* (Alum.).

Urin geht langsam ab; Blase schwach, muß lange Zeit warten; muß so pressen, daß der After hervortritt.

Kann nicht die *geringste Berührung* ertragen, nicht einmal die des Bettuches an den Genitalien (Murx., Plat.).

Herzklopfen wird im Gesicht gefühlt.

Sommersprossen; Sonnenbrand.

Beziehungen: Es folgt gut nach Bry., Merc., Rhus-t.

Es heilt die Muskelschwäche, die nach dem exzessiven Gebrauch von Opium und Tabak folgt.

Typ: Kontinuierlich, Typhoid, Typhus, Gelbfieber; verdorben, skorbutisch, hämorrhagisch; heimtückische Formen von intermittierenden und malaria-ähnlichen Fiebern.

Frost: Weckt am Morgen auf; Kälte im Rücken am Abend; allgemeines Schaudern mit heißen Wangen und kalten Händen; brennendes Gesicht. Extremitäten kalt; kalter Schweiß an den Füßen; periostale Schmerzen.

Hitze: Ohne Durst; in der Nacht mit Herzklopfen; innerlich, möchte sich aufdecken. Brennen der Handteller und Fußsohlen.

Schweiß: Während des ersten Schlafes bis 24.00 Uhr, < auf Kopf und Rücken; nachts und morgens; < beim Schwitzen; schweigsam; möchte sich aufdecken. Große Entkräftung.

Zunge: Schwer, behindert das Sprechen; lahm, wund, bläulich; tiefe Geschwüre mit schwarzem Grund; fast der ganze Mund bedeckt mit einem grau-weißen Belag; Blasen und Bläschen mit brennendem Schmerz. Rot, glänzend, als ob sie glasiert sei. Übelriechender Atem.

Puls: Langsam, schwach, intermittierend; langsam während des Tages, schnell in der Nacht; läßt jeden dritten Schlag aus; klein, beschleunigt, schwach.

Analyse: Typhoid oder Typhus; tiefer, betäubter Schlaf; ohne Bewußtsein beim Wachsein; lautes Stöhnen oder Murmeln; Zunge an den Rändern belegt, *geschrumpft, trocken, lederähnlich, gelähmt*; unwillkürliche, stinkende Stühle *beim Urinlassen; Herabrutschen im Bett*; Puls läßt jeden dritten Schlag aus; Blutung von dunklem, flüssigen Blut; Mund voll von bläulichen Geschwüren; große Entkräftung.

NATRIUM MURIATICUM

Charakteristisch: Für die Anämischen und Kachektischen; ob *durch den Verlust von Lebenssäften* - reichliche Menses, Samenverluste - oder durch Affektionen des Gemüts. **Starke Abmagerung; Gewichtsverlust selbst bei guter Ernährung** (Abrot., Jod.); Hals und Nacken von Kindern magern rasch ab während einer Sommerkrankheit (Sanic.).

Große Anfälligkeit, sich zu erkälten (Calc., Kali-c.).

Reizbarkeit: Kind ist böse, wenn man es anspricht; Weinen durch die geringste Ursache; bekommt einen Wutanfall wegen Kleinigkeiten, besonders wenn es getröstet wird.

Ungeschickt, hastig, läßt Dinge fallen aus nervöser Schwäche (Apis, Bov.).

Ausgeprägte Neigung zu weinen; traurige, weinerliche Stimmung, ohne Grund (Puls.), doch Trost durch andere < ihre Beschwerden.

Kopfschmerz: der Schulmädchen (Calc-p.); *von Sonnenaufgang bis Sonnenuntergang*; beginnt mit Blindheit (Iris, Kali-bi.); durch Augenanstrengung; mit linksseitigem Clavus [= heftiger umschriebener Kopfschmerz]; als ob der Kopf bersten würde; mit rotem Gesicht, Übelkeit und Erbrechen vor, während und nach der Menstruation; als ob mit kleinen Hämmern ins Gehirn geschlagen würde; während Fieber, besser wenn der Schweiß beginnt.

Heufieber: windendes Gefühl des Nasenflügels, wie von einem kleinen Wurm; hervorgerufen durch Aufenthalt in der heißen Sonne oder starke Sommerhitze.

Gefühl wie von einem Haar auf der Zunge (Sil.).

Zunge: **Landkartenzunge**, *mit roten, inselartigen Flecken*; wie Ringflechte an den Seiten (Ars., Lach., Merc., Nit-ac., Tarax.); schwer, schwierige Sprache, Kinder *lernen langsam das Gehen.*

Fieberblasen, *wie Perlen* um die Lippen, Lippen trocken, wund und rissig, geschwürig (Nit-ac.).

Tränenfluß; Tränen strömen das Gesicht hinunter, immer wenn er hustet.

Verstopfung: Gefühl wie von Zusammenziehung des Anus, gerissen, blutend, hinterher schmerzend; Stuhl hart, schwierig, bröckelnd; Stiche im Rektum (Siehe Nit-ac.); unwillkürlich, weiß nicht, ob Blähungen oder Stuhl abgehen (Aloe, Mur-ac., Jod., Oleand., Podo.).

Urin: unwillkürlich, beim Gehen, Husten, Lachen; muß eine lange Zeit warten, *wenn andere anwesend sind*; Schneiden *danach* (Sars.).

Drücken, Stoßen auf die Genitalien, jeden Morgen, muß sich hinsetzen, um einen Prolaps zu verhindern (Lil-t., Murx., Sep.).

Das Haar fällt bei Berührung aus, bei stillenden Frauen (Sep., - nach Fiebern: Lyc.); Gesicht ölig, glänzend (Plb., Thuj.).

Gegen die schlimmen Folgen: von Zorn (verursacht durch Kränkung); saure Speisen; Brot; Chinin; Cauterisationen aller Art mit Silbernitrat; zu viel Salz.

Niednägel: Haut um die Nägel trocken und rissig (Petr.); Herpes um den After, an der Haargrenze (in den Kniebeugen: Graph., Hep.).

Träumt *von Räubern im Haus*, und will beim Erwachen so lange nicht das Gegenteil glauben, bis eine Untersuchung angestellt wurde (von Räubern, Gefahr: Psor.); von brennendem Durst.

Die Herzschläge erschüttern den Körper (Spig.).

Ekzem: roh, rot, entzündet, besonders an den Haarrändern; < durch zu viel Salzessen, an der Meeresküste, durch eine Ozeanreise.

Warzen auf den Handtellern (schmerzhaft bei Berührung: Nat-c.).

„Kann in chronischen Krankheiten nicht oft wiederholt werden ohne ein Zwischenmittel." - DUNHAM.

Darf nicht während des Anfalls gegeben werden.

Wenn Schwindel und Kopfschmerz sehr hartnäckig sind oder die Entkräftung lange dauert, wird Nux vomica bessern.

Beziehungen: Komplementär zu Apis; wirkt gut vor und nach ihm.

Natrium muriaticum ist das chronische Pendant von Ignatia, das sein pflanzliches Analogon ist. Es wird gut von Sepia und Thuja gefolgt.

Verschlimmerung: Um 10.00 oder 11.00 Uhr; Hitze der Sonne oder des Ofens; im Sommer; an der Meeresküste oder durch Seeluft; geistige Anstrengung; Reden, Schreiben, Lesen; Niederlegen.

Besserung: In der frischen Luft (Puls.); kalt Waschen; Aufsitzen; Fasten.

Typ: Jeder Typ von Fieber gehört zu Natrium muriaticum; im Frühling, im Hochsommer, im Herbst, im tiefen Winter; Quotidiana; Tertiana; Quartana. Einfacher Typ. Anticipierendes Tertiana-Fieber. Malaria-ähnlich.

Zeit: 3.00, 4.00, 5.00, 6.00, 7.00, 8.00, 9.00 Uhr. **10.00 bis 11.00 Uhr.** Wie bei Nux vomica ist der charakteristische Anfall am Morgen oder Vormittag; der kleinere Anfall tritt am Nachmittag oder Abend auf. 16.00 bis 17.00 Uhr; 18.00 bis 19.00 Uhr; 17.30 bis 19.30 Uhr. Frostig den ganzen Tag, mit Fieber die ganze Nacht.

Fieber ohne Frost. 10.00 bis 11.00 Uhr.

Causa: Den Emanationen von Salz oder frischem Wasser Ausgesetztsein; Leben auf oder in der Nähe von Wasser, am Rande von Strömen oder Teichen; in feuchten Gegenden oder kürzlich umgegrabenen Böden, besonders auf frisch umgepflügten Feldern oder jungfräulichem Boden. Wenn Chinin den ursprünglichen oder regulären Anfall pervertiert und zeitweise unterdrückt hat.

Prodrom: Der Patient fürchtet den Frost. *Mattigkeit, Kopfschmerz, Durst*; weiß, daß der Anfall kommt wegen des Kopfschmerzes und des Durstes; Übelkeit und Erbrechen ist manchmal vorhanden; wenn Erbrechen, dann ist es Wasser, das kürzlich getrunken wurde; reißende Schmerzen in Händen, Füßen und Nieren.

Frost: *Mit Durst*. Anfall um 8.00 Uhr; *heftiger Frost bis mittags; danach Hitze bis zum Abend*; ohne Schweiß oder Durst während Frost oder Hitze; **bewußtlos, mit heftigem Kopfschmerz**; Gefühl, als ob der Kopf in Stücke fliegen wollte, ist betäubt, weiß nicht, wo er ist. Starkes Frösteln jeden Morgen zwischen 3.00 und 4.00 Uhr, mit *Mattigkeit, Kopfschmerz, starker Dyspnoe*, gefolgt von großer Hitze und Durst, und beendet durch reichliches Schwitzen. **Langer und schwerer Frost von 10.00 bis 11.00 Uhr, beginnend in Füßen, Fingern und Zehen**, oder **im Kreuz** (Gels.), **mit blauen Lippen und Nägeln** (Nux-v.). *Durst, er trinkt oft und viel auf einmal* (er trinkt oft und große Mengen, aber es ruft Erbrechen hervor: Eup-per., trinkt wenig und oft: Ars.). **Berstender Kopfschmerz; Übelkeit und Erbrechen; und manchmal völlige Bewußtlosigkeit**. Häufige kriechende Fröste gegen 17.30 Uhr, gefolgt von Hitze und Schweiß, der bis 19.30 Uhr dauerte. Heftiger Frost, besonders in einem warmen Zimmer, von 16.30 bis 19.00 Uhr, gebessert in der frischen Luft. Frösteln über den ganzen Körper zwischen 18.00 und 19.00 Uhr, mit großer Schläfrigkeit; konnte nur mit großer Anstrengung wach bleiben. Frost über den ganzen Körper in einem warmen Raum, zwischen 16.00 und 19.00 Uhr, mit häufigem Gähnen, obwohl er bei Berührung warm war, außer im Gesicht.

Innerliches Schaudern von 16.00 bis 19.00 Uhr; sie ist allgemein frostig; jede Nacht leidet sie exzessiv an Schüttelfrösten, gefolgt von Hitze und Schweiß; wenn die Schüttelfröste beginnen und so lange sie anhalten, *exzessive Mattigkeit*, mit *Kopfschmerz und Dyspnoe „beinahe unbeschreiblich“. Frost herrscht vor, meistens innerlich; Hände und Füße eiskalt; konnte nicht erwärmt werden.* **Frösteln, großer Durst, Reißen in den Knochen, blaue Nägel, Zähneklappern, um 10.00 Uhr.** Frösteln, mit *anwachsendem Kopfschmerz in der*

Stirn jeden Tag von 9.00 Uhr bis zum Mittag; danach *Hitze mit Durst*, und *allmählichem Erscheinen des Schweißes*; der Kopfschmerz *nimmt allmählich ab, wenn der Schweiß zunimmt* bis 17.00 Uhr am Abend. Frost der rechten Seite (Bry., - links: Caust., Carb-v.).

„Eisige Kälte um das Herz (Arn., Camph., Helo., Kali-c., Olnd., Petr.), das nach dem Anfall fortdauert; Blindheit und Bewußtlosigkeit während des Frostes, mit großer Entkräftung, schlechter nach dem Frost; leichtes Fieber (Ars.)." - LIPPE.

„Frost herrscht vor; Frösteln innerlich, wie von Mangel an natürlicher Wärme, mit Eiseskälte der Hände und Füße. Anhaltendes Frösteln vom Morgen bis zum Mittag." - LIPPE.

Hitze: Mit *verstärktem Durst; unerträglich hämmernder Kopfschmerz (wie mit tausend Hämmern geschlagen)*, mit **Betäubung und Bewußtlosigkeit** (Bell., Cact., Op.), oder Verdunkelung der Sicht und Ohnmacht.

Lange, schwere Hitze, mit *exzessiver Schwäche, die ihn zwingt, sich niederzulegen* (Schwäche und Entkräftung während des Frostes: Lyc., - große Schwäche nach den Anfällen: Ars.). *Großer Durst* nach großen Mengen Wasser; trinkt *viel und oft*, was erfrischt (Bry., - trinkt wenig und oft, doch es ruft Erbrechen hervor: Ars.) *Übelkeit und Erbrechen* (Ip.).

„Fieberblasen bedecken die Lippen wie Perlen." - RAUE.

Bläschenausschlag, besonders auf der Oberlippe (Rhus-t., siehe Ign., Nux-v.).

„Anhaltende Hitze am Nachmittag, mit heftigem Kopfschmerz und Bewußlosigkeit; sie werden allmählich gebessert während des Schweißes, der folgt." - LIPPE.

Schweiß: Mit Durst; *reichlich, allmählich alle Schmerzen bessernd*, außer dem Kopfschmerz, der fortdauern kann während und nach dem Schweißstadium (Samb., - Kopfschmerz wird verstärkt: Eup-per.). *Reichlicher Schweiß bricht leicht bei Bewegung aus*, obwohl er sehr frostig ist (Bry., Psor.); über den ganzen Körper nachts und am Morgen (über den ganzen Körper außer den Beinen: Lyc.); sauer riechender Schweiß.

Zunge: Dünner, gelblich-weißer Belag auf der trockenen Zunge; Blasen auf der Landkartenzunge oder *es sieht aus wie Ringflechte (Herpes)* *auf den Seiten* (Lach., Tarax.). Geschmack: Wasser schmeckt verfault (Wasser schmeckt bitter: Ars.); bitter, salzig, sauer; Speisen haben überhaupt keinen Geschmack. Verlangen nach Salz oder bitteren Dingen. Abneigung gegen Brot.

Puls: *Unregelmäßiges Aussetzen beim Liegen auf der linken Seite*; einmal schnell und schwach, ein anderes Mal voll und langsam; jeder dritte Schlag setzt aus (Mur-ac.). **Die Herzschläge schütteln den Körper.**

Apyrexie: Niemals rein; *Abmagerung, Mattigkeit, Schwäche; livide, fahle Hautfarbe;* Stiche um Leber und Milz; Urin trübe, mit *rotem, sandigen Sediment* (Lyc.); Appetitverlust, Geschmacksverlust; *Abneigung gegen Brot* (Abneigung gegen Fleisch: Arn.); Schluckauf, nach Unterdrükkung durch Chinin; *Bläschenausschlag wie Perlen auf den Lippen* (Ign., Nux-v., Rhus-t.); *Geschwürsbildung der Mundwinkel; Gefühl der Völle des Magens nach Essen winziger Mengen* (Bry., Lyc.); sexuelles Verlangen vermindert oder völlig verloren, bei Männern.

„Starker Frost gegen 11.00 Uhr, mit großem Durst, der durch alle Stadien anhält; die Hitze ist durch die heftigsten Kopfschmerzen charakterisiert, erleichtert durch Schweiß.“ - RAUE.

Arsenicum.	**Natrium mur.**
Vorwärtsschreitender Typ.	Rückwärtsschreitender Typ.
Schlechter nachmittags und nachts. Kopfschmerz beginnt mit dem Fieber und hält an bis lang nach dem Schweiß.	Schlechter vormittags und tagsüber. Kopfschmerz beginnt im Frost, verstärkt sich im Fieber und wird teilweise gebessert durch reichlichen Schweiß.
Erbrechen von *Galle* beim Frost; von Wasser nach Trinken, in jedem Stadium.	Erbrechen von Galle zwischen Frost und Fieber (Eup-per., Lyc.), oder während der Hitze.
Durst, trinkt wenig und oft während Frost und Hitze; große Mengen während Schweiß.	Durst in allen Stadien; trinkt große Mengen und oft, was ihn erfrischt.
Hungrig.	Appetitverlust.

War an der Meeresküste oder Sommer-Badeorten während heißem Wetter (Gels.).	War in der Nähe von frisch umgepflügten oder neu umgegrabenen Böden, Sümpfen, Kanälen oder stehendem Wasser.
Lippen blaß, trocken und rissig.	*Lippen bedeckt mit Bläschen, wie eine Perlenschnur.*

„Jeder Autor lehrt, daß der Frost gegen 11.00 Uhr beginnen muß, wenn Natrium mur. das Heilmittel sein soll. Das ist alles Quatsch und Unsinn. Ich habe viele, viele Fälle von chronischen oder akuten intermittierenden Fiebern geheilt, bei denen der Frost spät am Nachmittag begann. Wenn die übrigen Symptome dieses Mittel anzeigen, dann ist es nicht entscheidend, wann der Frost beginnt. Lassen Sie mich sagen, daß Natrium mur. mehr Fälle von intermittierendem Fieber - akute und chronische, besonders aber die letzteren - heilen wird als irgendein anderes bekanntes Mittel. Mit der 30. Potenz habe ich mehrere hundert Fälle allein mit dieser Arznei geheilt. Es ist der beste Freund, den ein Arzt in einem Malaria-Distrikt haben kann.“ - BURT.

Es ist zwar wahr, daß die Zeit nur ein Element in einem Fall ist, denn ein Symptom, auch wenn es hervorstechend ist, hat niemals den Vorrang vor der Totalität, und daß wir immer die Totalität oder Majorität der Symptome in Erfahrung bringen müssen, aber es ist ebenso wahr, daß der Morgen-Anfall vorherrscht, besonders um 11.00 Uhr.

„Während meiner Reisen in Ungarn, in den Malaria-Ebenen der Theiss und Maros, ebenso während eines längeren Aufenthalts unter den Guarosi-Indianern von Südamerika, wandte ich ein billiges Mittel an, das radikal jeden Fall von Wechselfieber in 24 Stunden heilt, wenn man eine oder höchstens zwei Dosen davon nimmt. Ich besorge mir eine gute Handvoll von feinem, sauberen Küchensalz, das - wenn möglich in einer neuen Pfanne oder wenigstens in einer absolut sauberen - gut durchgeröstet wird über einem schwachen Feuer, bis es eine braune Farbe annimmt, ähnlich der von leicht geröstetem Kaffee. Von diesem gerösteten Salz nimmt ein erwachsener Mann einen vollen Teelöffel, eher mehr als weniger, der in einem Glas heißen Wasser aufgelöst wird, auf einmal am Morgen, der dem Anfall folgt, auf nüchternen Magen, und bei Quotidiana-Fiebern ein paar Stunden, nachdem der Anfall vorüber ist. Da die Mittelwirkung nur sicher ist bei leerem Magen, darf weder gegessen noch getrunken werden. Obwohl großer Durst folgt, darf der Patient nur ein wenig Wasser durch einen Strohhalm nippen, und wenn der Patient hungrig wird, kann er 48 Stunden nach Einnahme des Salzes ein bißchen Hühnerbrühe oder ein wenig Rinderbrühe zu sich nehmen. Strikte Diät und strenge Vorsorge, daß er sich nicht erkältet, sind von äußerster Wichtigkeit. Ich habe dieses Mittel in den letzten 18 Jahren benutzt, und es gab bei keinem einzigen Fall einen Fehlschlag, wenn es richtig angewandt wurde. Hunderte von Fällen wurden dadurch in Ungarn geheilt, und während meiner Reise nach Buenos Aires wurde der Schiffsoffizier des Dampfers „Ibis" durch eine einzige Dosis von einem Wechselfieber geheilt, das ihm periodisch seit Jahren Beschwerden machte, und die Heilung blieb beständig. In den tropischen Gegenden von Amerika wird jeder europäische Einwanderer, sobald er ins Inland geht, von intermittierendem Fieber befallen, das zu häufig tödlich ist, wenn es vernachlässigt wird. So erlagen ihm 400 Engländer in den höchst sumpfigen Wäldern von Stape, obwohl sie riesige Dosen von Chinin und Branntwein einnahmen; wogegen die gleichermaßen leidende deutsche Kolonie in dem angrenzenden Department von Haqua und Paraguay ihr geröstetes Salz einnahm, und bei ihnen trat kein einziger Todesfall auf." - Dr. BROOKE, in *N. A. J.*, 1878.

Es gibt wahrscheinlich kein Mittel in unserer Materia Medica (allein Arsenicum ist ausgenommen), das so oft in schweren Fällen - akuten oder chronischen, selbst jenen, die mit Arsen und Chinin mißhandelt sind - angezeigt ist als Natrium muriaticum. Es wird prompt heilen, wenn es angezeigt ist; und das viel schneller und dauerhafter in den Potenzen, die *höher*, nicht *niedriger*, als die 30. sind. Wie Lyc., Calc., Sep., Sulf. und einige von den Metallen, ist es vergleichsweise unwirksam in der materiellen Form. Bläschenausschlag an den Lippen ist ein leitendes Symptom, obwohl Ign., Nux-v. und Rhus-t. dies ebenso haben. Wenn der Bläschenausschlag beim ersten Einsetzen des Fiebers vorhanden ist, obwohl er bei alten Fällen nach häufiger Unterdrückung durch Chinin nicht vorhanden sein kann, sollte man an Natrium mur. denken. Bei Säuglingen sind der Bläschenausschlag an den

Lippen und später die Geschwüre, die ihm beim Vormittags-Anfall folgen, die leitenden Symptome.

Analyse: Der Patient fürchtet den Frost.

Frost: 10.00 - 11.00 Uhr; mit Durst; lang, schwer; beginnend in Fingern, Füßen, Zehen, Kreuz, mit blauen Lippen und Nägeln; Kopfschmerz, oft bewußtlos; Übelkeit und Erbrechen; Knochenschmerzen.

Hitze: mehr Durst; lang, schwer; Kopfschmerz, mit Betäubung und Bewußtlosigkeit.

Schweiß: mit Durst; reichlich, sauer, allmählich alle Schmerzen bessernd außer dem Kopfschmerz; Durst, Trinken erfrischt.

Bläschenausschlag an den Lippen.

Herzschläge schütteln den Körper.

Kasuistik:

*1) Ein junges Mädchen, 8 Jahre alt, braunes Haar und blaue Augen, hatte täglich einen starken Frost um 9.00 oder 10.00 Uhr, ohne Durst; *Hitze*, mit großem Durst, gefolgt von reichlichem Schwitzen; Trinken und Schwitzen brachten viel Erleichterung; Stirnkopfschmerz, der beim Fieber stärker wurde und sich beim Schweiß verminderte. Zwölf Pulver Natrium mur. C 200 heilten. - T.D. STOWE.

*2) Mrs. P, 30 Jahre alt, hat jeden elften Tag Frost. Hat schon Chinin genommen. Die Symptome waren nun: Der Frost beginnt gegen 10.00 Uhr, wird zuerst in den Zehen und den Fingerspitzen gespürt und breitet sich von da über den ganzen Körper aus. Während des Frostes ziehende Schmerzen in den Gliedern und heftiger Kopfschmerz, der sich während des Hitzestadiums verstärkt; große Empfindlichkeit gegen kalte Luft, selbst wenn der Frost weggegangen ist. Während der Hitze erschien ihr das einfache Hochnehmen der Bettdecken wie die Applikation von Eiskuchen auf den Körper. Das Fieberstadium wurde mit Erbrechen eingeleitet und von Delirium begleitet; große Hitze des Kopfes; der Kopfschmerz, der mit dem Frost begann, setzt sich unaufhörlich während des Fiebers fort und wird stark verschlimmert durch Kopfheben und Husten; Klingeln im Kopf und in den Ohren während und nachdem der Kopfschmerz weggegangen ist, mit Schwindel und Verlust der Sehkraft beim Drehen des

Kopfes und beim Hochkommen vom Bücken. Sehr hartnäckige Verstopfung, die seit einer Diphtherie vorhanden war, Stuhlgang nur etwa jeden 10. oder 11. Tag, außer wenn starke Abführmittel angewandt wurden. Appetit sehr schlecht. In diesem Falle nun führten mich das Auftreten des Frostes um 10.00 Uhr, der in den Zehen und Fingern begann, mit ziehenden Schmerzen in den Gliedern, dazu, Natrium mur. C 5.000 zu geben, zwei Pulver, die im Abstand von 24 Stunden genommen werden sollten, gefolgt von Sacc. lact. Geheilt! Wm.E. PAYNE, *H. M.*, 1871, S. 354.

*3) Mr. T., 65 Jahre alt. Vor sechs Jahren hatte er 16 Monate lang Wechselfieber trotz Chinineinnahme. Ein Wechsel des Wohnsitzes ins Hochland (vom Wabash-Tal zu den Hügeln des Zentrums von New York) entwickelte für fünf Monate die Krankheit neu unter Chinin, da kehrte er nach Hause zurück. Fünf Jahre lang litt er unter der Chinin-Kachexie mit all ihren begleitenden Übeln. Abermals kehrte er ins Hochland zurück, wo auch das Tertiana-Wechselfieber wiederkehrte. Die Behandlung durch die orthodoxe Schulmedizin hatte wieder keinen Erfolg. Die gegenwärtigen Symptome sind: *Frost*, jeden zweiten Tag um 10.00 Uhr beginnend, 1 ½ Stunden dauernd, mit starkem Schütteln; *Hitze*, den ganzen Nachmittag; reichlicher und übelriechender Schweiß in der Nacht. Während des Frostes starke Schmerzen in Knien und Beinen; während der Hitze viel Durst, schreckliche Kopfschmerzen und Delirium. Während des Schweißes völlige Besserung aller Symptome. Natrium mur. C 200, eine Dosis, heilte. - H.V. MILLER, *H. M.*, 1872, S. 404.

*4) Ein Arbeiter, ein Italiener von Geburt, etwa 25 Jahre alt, dunkle Hautfarbe, und früher von robustem Habitus. Er litt nun an einem gut entwickelten Intermittens-Fieber, bei dem der Frost gegen 10.00 Uhr begann. Der Anfall ist sehr ausgeprägt; kein Appetit; das Fieber rief schnelle Abmagerung hervor, mit starkem Kräfteverlust. Er zitterte exzessiv durch die Muskelschwäche und konnte nur an seinem guten Tag auf sein, da das Fieber nur jeden zweiten Tag auftrat. War schon eine Woche lang in der Behandlung eines homöopathischen Arztes, ohne Besserung. Ich gab ihm vier Pulver Natrium mur C 10.000, und er hatte keine weiteren Fröste. - G.N. BRIGHAM, *Am. Hom.*, III, S. 135.

*5) Mr. L. litt seit drei Monaten an Frösten und Fieber. Er war schon sieben Wochen lang drastisch mit materiellen Dosen von China in verschiedenen Verbindungen behandelt worden, ohne Nutzen; danach erhielt er eine Zeit lang homöopathische Medizin, und dann ging er in seine Stadt zurück und entschied sich dafür, „es den Frösten gut gehen zu lassen ohne Medizin“. Anfall *jeden zweiten Tag um 11.00 Uhr*, mit *schwerem Schmerz in den Gliedern* und *im Kreuz*; der Frost dauerte ungefähr zwei Stunden, während des Frostes kein Durst. Fieber den ganzen Nachmittag, mit *berstenden Kopfschmerzen* und *starkem Durst nach großen Mengen kalten Wassers*. Wenig oder kein Schweiß, ißt und schläft gut, und am nächsten Tag übt er seinen Beruf aus. Natrium mur. C 30, während der Apyrexie alle vier Stunden. Der nächste Frost war leicht, und bis heute ist kein Rückfall aufgetreten. - H.C. ALLEN, *Am. Hom.*, III, S. 206.

*6) Der Patient war ein Medizinstudent aus Minnesota, etwa 35 Jahre alt, stark und gesund. Seit 10 Tagen jeden zweiten Morgen ein leichter, aber stärker werdender Frost. Frost sehr pünktlich um 10.00 Uhr, gefolgt von starkem Kopfschmerz, der bis Mittag dauerte, und danach verschwanden die heftigen Symptome allmählich. Die *Hitze und der Kopfschmerz waren unverhältnismäßig schwer*. Da der Patient ein Medizinstudent war, sagte ich ihm das Mittel und warum es gewählt wurde. Da sagte er, er habe schon Natrium mur. C 6 mehrere Tage lang ohne Erfolg genommen, wobei das Fieber die ganze Zeit nur an Schwere zugenommen habe. Ich glaube, ich habe ihm geantwortet, daß er ebenso gut eine Prise aus dem Salzfaß hätte nehmen können. Ich gab ihm vier Pulver einer hohen Potenz, die das Fieber beendeten. - W.J. HAWKES, *Homoeop.* III, S. 93.

*7) Heftiges Frösteln am Abend mit Zähneklappern, drei Stunden lang; nur gefolgt von Temperaturanstieg. Heftiger Kopfschmerz, vier oder fünf Stunden anhaltend, als ob der Kopf bersten wollte; wenig Durst oder Appetit. Harter, aussetzender Stuhl. Ausschlag auf den Lippen. Natrium mur. C 30 heilte. - *Ann.*, II, S. 342.

*8) Heftiger Frost, mit Durst, jeden vierten Nachmittag; Blaufärbung der Lippen und Nägel, und spasmodische Atembeklemmung. Eine Stunde danach setzte die Hitze ein, die bis in die Nacht dauerte. Schweiß nach Mit-

ternacht. Während der Apyrexie Druck in der Lebergegend, manchmal abwechselnd mit Schmerz in der Milz. Wehenartiges Ziehen im Bauch, im Darmtrakt. Gefühl von Druck in der Brust. Schwäche und Aussehen, als ob erschöpft. Natrium mur. heilte. - *Hom. Clinique*, Pr. C., S. 49.
*9) Mr. S., 50 Jahre alt, biliöses Temperament, hart arbeitender Landwirt, in einer Wechselfieber-Gegend lebend, wo viele seiner Nachbarn an Frösten leiden. Hatte am Morgen des 30. November und des 2. Dezember starke Fröste, die zwei Stunden dauerten, *denen Durst und Galle-Erbrechen vorausgegangen war*, Hitze mit Durst, und Schweiß in der Nacht; gelbe Hautfarbe, Kopfschmerz und allgemeine Schwäche. Hatte kein Vertrauen in die Homöopathie; hatte sie nie versucht. Ein Pulver Natrium mur. C 200 um 11.00 Uhr, und ein zweites sollte am Abend vor dem nächsten Anfall genommen werden; Sacc. lact. alle drei Stunden für zwei Tage, danach Bericht. Er kam sechs Meilen bei einem kalten Wind, um mir zu sagen, daß „er nun überzeugt sei, daß etwas in dem Zucker gewesen war". Es gab nicht das geringste Anzeichen von irgendwelchen weiteren Frösten, Fieber oder Kopfschmerzen. - C. PEARSON, *Med. Inv.*, VIII, S. 152.

*10) 21. April 1878: John H., 29 Jahre alt, Seemann, hatte in Calcutta im September 1877 Fieber und Wechselfieber zwei- oder dreimal am Tag, mit wässerigem Erbrechen. War deswegen in Calcutta drei Wochen im Krankenhaus, wo er Brechmittel, Chinin und Stärkungsmittel nahm. Wurde am Ende der drei Wochen als geheilt entlassen; aber noch ehe er aus dem Hafen heraus war, kehrte das Wechselfieber wieder, oder er bekam ein anderes, und er hatte eine fünf Monate lange Heimreise in den Hafen von Liverpool. Während der ersten drei Monate seiner Heimreise hatte er zwei, drei, vier, fünf Anfälle pro Woche, und er nahm reichlich von dem Pulver des Kapitäns ein, das seiner Beschreibung nach wahrscheinlich Chinarinde war; danach verließ ihn das Fieber und die folgenden Zustände traten ein: „Schmerz in der rechten Seite unter den Rippen; kann nicht auf der rechten Seite liegen; beide Waden waren schmerzhaft bei Berührung, sind hart und steif; das linke Bein halb gebeugt; er kann es nicht ausstrecken." In diesem Zustand war er zwei Monate auf See und zwei Wochen auf dem Land, und in diesem Zustand kam er zu mir, mit Hilfe eines Stockes humpelnd, und mit großen Schmerzen durch die Bewegung.

Urin trübe und rot; Stuhlgang regelmäßig; Haut gelbbraun, Konjunktiven gelb. Trinkt etwa drei Pints [= ca. 1,7 l.] Bier täglich.

Hier haben wir es offensichtlich mit einem Wechselfieber zu tun, das durch Chinarinde unterdrückt wurde. Deswegen verordnete ich Natrium mur. D 6, trit, alle vier Stunden sechs Gran [= ca. 0,388 gr.] in Wasser. 27. April: Der Schmerz in der Seite und im Bein ging völlig innerhalb von drei Tagen weg, und der Urin wurde sofort klar; aber der Schmerz kam am vierten Tag nur in der linken Wade zurück, die heute rot, schmerzhaft und geschwollen ist und Narben bildet. Er geht ohne Stock. Mitteleinnahme fortsetzen. 4. Mai: Fast gut; spürt nur ein ganz klein wenig in der linken Wade beim Gehen. Sieht gut aus und fühlt sich ganz gut, und kam ohne Stock mit Leichtigkeit in die Praxis. Mitteleinnahme fortsetzen. 11. Mai: Ganz gut; keine Arznei. 20. Juli: Ist weiterhin gesund. - J.C. BURNETT.

N A T R I U M S U L F U R I C U M

Charakteristisch: Leiden, die schlechter sind durch oder herrühren von *feuchtem Wetter*, feuchten Häusern oder Kellern (Ant-t., Aran., Ter.).

Der Patient fühlt jeden Wechsel vom Trockenen zum Nassen; kann keine Seeluft vertragen, kann keine Pflanzen essen, die nahe am Wasser wachsen; eine Konstitution, bei der das gonorrhoische Gift äußerst bösartig ist; erholt sich nur langsam von jeder Krankheit.

Jedes Frühjahr: Hautaffektionen erscheinen wieder (Psor.).

Unfähigkeit zu denken (Nat-c.).

Traurig, trübsinnig, reizbar; schlechter am Morgen; mag nicht sprechen oder angesprochen werden (Jod., Sil.).

Niedergeschlagen, *lebhafte Musik macht sie traurig*; Lebensüberdruß; muß starke Selbstbeherrschung üben, um zu verhindern, daß er sich selbst erschießt.

Psychisches Trauma; Folgen im Gemüt durch Kopfverletzungen; chronische Folgen von Schlägen, von Fall.

Granulierte Lider: *wie kleine Blasen* (Thuj.); grüner Eiter und schreckliche Lichtscheu; gonorrhoisch oder sykotisch.

Nasenbluten während der Menses (anstelle der Menses: Bry., Phos., Puls.).

Zahnschmerz > durch kaltes Wasser, kühle Luft (Coff., Puls.).

Schmutziger, grünlich-grauer oder brauner Belag auf der Zunge.

Diarrhoe: plötzlich, drängend, herausschießend, viele Blähungen; *beim ersten Aufstehen und auf den Füßen Stehen*; nach einer Periode nassen Wetters; beim Leben oder Arbeiten in Kellerräumen.

Gonorrhoe; *grünlich-gelbe, schmerzlose*, dicke Absonderung (Puls.); chronisch oder unterdrückt (dick, grün: Kali-j.).

Dyspnoe; Verlangen, einen tiefen Atemzug zu tun bei feuchtem, wolkigen Wetter.

Feuchtes Asthma bei Kindern; *bei jedem Wechsel zu nassem Wetter; bei jeder neuen Kälte*; immer schlechter bei feuchtem, regnerischen Wetter; Sputum grün, grünlich, reichlich (grünlich-grau: Cop.).

Sykotische Pneumonie; *Unterlappen der linken Lunge*; große Wundheitschmerzen der Brust, beim Husten, muß im Bett aufsitzen und die Brust mit beiden Händen halten (Nic. - rechte Lunge: Bry.).

Spinale Meningitis: *heftige, zermalmende, nagende Schmerzen an der Gehirnbasis*; Kopf rückwärts gezogen; Spasmen mit Reizbarkeit des Gemüts und Delirium; heftige Kongestion von Blut zum Kopf; Delirium; Opisthotonus.

Verschlimmerung: Feuchte Keller oder Wohnungen; feuchtes Wetter (Aran., Ars-j., Dulc.); Ruhe; Liegen.

Besserung: Trockenes Wetter; Druck; Aufsitzen (Husten); Lagewechsel (aber > in nassem Wetter: Caust.); frische Luft.

Typ: Remittierend, biliös, Malaria-ähnlich, Gelbfieber; oder Gelbfieber nimmt eine remittierende oder heimtückische kontinuierliche Form an anstelle von Gesundung.

Zeit: 16.00 - 20.00 Uhr

Causa: Ausgesetztsein, Leben in feuchten Häusern, Untergeschossen, Kellern; nasses Wetter; Seeluft; Leben in Wassernähe; jeder Wechsel vom Trockenen zum Nassen (Aran., Dulc., Rhus-t.).

Frost: Innerlich, mit Gähnen und Strecken. Fröste; mit Eiseskälte und Gänsehaut, 16.00 - 20.00 Uhr; gegen Abend, ohne Durst; abends im Bett, konnte die ganze Nacht nicht warm werden; den Rücken hinauf, mit Schütteln und Zähneklappern, ohne innerliche Kälte; Erwachen in der Nacht mit Angst und Durst.

Fröstelig im Bett und Schüttelfröste außerhalb von ihm, Durst, Puls sehr schnell. Fröstelig und fiebrig am Abend.

Hitze: Tags am Nachmittag; in plötzlichen Wallungen gegen Abend; heißes Gefühl auf dem Scheitel; allgemeine Hitze und Ruhelosigkeit am Abend.

Schweiß: Ohne Durst; auf einzelnen Teilen, auf dem Gesicht, auf den Genitalien; in der Nacht; am Morgen.

Zunge: Schmutziger, grünlich-grauer, oder grünlich-brauner Belag am Zungengrund; bedeckt mit Schleim, schmierig; Geschmack bitter oder verloren.

Analyse: Fieber mit Eiseskälte, in keinem Stadium Durst; Anfälle kommen plötzlich; biliöses Erbrechen; Malaria-ähnlich, verursacht oder verschlechtert durch nasses Wetter oder Leben am Wasser oder der Meeresküste, Arbeiten in feuchten Räumen oder Kellern.

NITRICUM ACIDUM

Charakteristisch: Paßt besonders zu mageren Menschen von straffer Faser, dunkler Hautfarbe, schwarzem Haar und Augen - eher der Brünette als der Blonde - nervösem Temperament.

Personen, die an chronischer Krankheit leiden und sich leicht erkälten; sie neigen zu Diarrhoe; selten paßt es zu denen, die an Verstopfung leiden.

Alte Leute, Diarrhoe und große Schwäche.

Exzessive *körperliche* Reizbarkeit.

Schmerzen: steckend, pieksend, **wie von Splittern**; plötzlich erscheinend und wieder verschwindend; bei Temperatur- oder Wetterwechsel; während des Schlafes; hier und da nagend, wie von sich bildenden Geschwüren.

Krankheiten, die von irgendeinem virulenten Gift herrühren - Quecksilber, Syphilis, Skrofeln - bei zusammengebrochenen, kachektischen Konstitutionen; voller Haß und rachsüchtig.

Reizbar, halsstarrig; voller Haß und rachsüchtig; unverbesserlich, feindselig, ungerührt durch Entschuldigungen.

Nach langem Schlafmangel, langdauernder Angst; Überanstrengung von Geist und Körper durch Krankenpflege (Cocc.); ängstlich durch den Verlust seines besten Freundes (Ign.).

Gefühl: eines Bandes um den Kopf, um die Knochen (Carb-ac., Sulf.); *eines Splitters* in dem affizierten Teil, Geschwür, Hämorrhoiden, Hals, eingewachsener Zehennagel, < durch die geringste Berührung.

Oft ängstlich wegen seiner eigenen Krankheit; dauernd über seine vergangenen Beschwerden nachdenkend; der Geist ist schwach und schweift umher; krankhafte Furcht vor Cholera.

Ozaena: grüne Absonderung aus der Nase jeden Morgen.

Diarrhoe: strengt sich stark an, aber nur wenig entleert sich; als ob sie im Rektum zurückgehalten würde und nicht entleert werden könnte (Alum.); Schmerz, als ob Rektum und After zerrissen oder mit Fissuren besetzt wären (Nat-m.); heftiger, schneidender Schmerz *nach dem Stuhlgang*, stundenlang anhaltend (Rat., Sulf.).

Sehr empfindlich gegen das Rasseln von Wagen über gepflasterte Straßen.

Urin: *spärlich, dunkelbraun,* **stark riechend,** wie Pferdeurin; *kalt beim Entleeren*; trübe, sieht aus wie der Rest in einem Apfelmostfaß.

Warzen, Kondylome: sykotisch oder syphilitisch; groß, gezackt, gestielt; schnell blutend beim Waschen; feucht, absondernd; stechender Schmerz (Staph., Thuj.).

Geschwüre: leicht blutend, *pieksende Schmerzen*, besonders bei Berührung (Hep.); gezackte, unregelmäßige Ränder; der Grund sieht aus wie rohes Fleisch; überreichliche Granulationen; nach Quecksilber oder Syphilis oder beiden, auf eine skrofulöse Grundlage aufgepfropft.

Blutung: aus dem Darm bei Typhoid oder Typhus (Crot-h., Mur-ac.); nach Fehlgeburt oder nach der Geburt; durch Überanstrengung des Körpers; reichlich, hell oder dunkel.

Greift besonders die Schleimhautöffnungen des Körpers an, wo Haut und Schleimhaut sich vereinigen - Mund, Nase, Rektum, Anus, Harnröhre, Vagina (Mur-ac.).

Beziehungen: Komplementär: Arsenicum, Caladium.

Folgt gut nach Calcarea, Hepar sulf. oder Thuja, aber ist am meisten wirksam nach Kalium carbonicum.

Darf nicht vor oder nach Lachesis gegeben werden.

Ist oft schwierig von Mercurius zu unterscheiden; aber es paßt zu schwarz-haarigen Leuten, während Mercurius nützlicher bei hellhaarigen Personen ist.

Verschlimmerung: Abends und nachts; Berührung; Temperatur- oder Wetterwechsel; beim Erwachen; beim Gehen; Aufstehen vom Sitzen.

Besserung: Beim Fahren in einer Kutsche (das Gegenteil von Cocc.); durch Aufstoßen.

Typ: Quotidiana; Tertiana; Typhoid; Typhus; Gelbfieber.

Zeit: Nachmittag und Abend.

Frost: *Anhaltendes Frösteln am Abend; bevor man zu Bett geht und nach dem Niederlegen; im Bett, schlechter durch Aufdecken oder Bewegung* (Nux-v.). Frost am Nachmittag in der frischen Luft, 1 ½ Stunden lang; später trockene Hitze im Bett, mit Delirium und einer Art von halbwachem Traumzustand; *Schweiß und Schlaf gegen Abend.* Frösteln am Nachmittag, eine Stunde lang; danach Hitze über den ganzen Körper für eine Viertelstunde; später reichlicher Schweiß über den ganzen Körper für zwei Stunden; es ist kein Durst im Kälte- oder Hitzestadium vorhanden. Kalte Hände, mit *extrem schlechter Laune. Dauernde*

Kälte der Füße bis zu den Waden hinauf. *Eiseskälte der Fußsohlen*, was den Schlaf in der Nacht verhindert.

Hitze: Trocken, innerlich des Nachts; *Verlangen sich aufzudecken* (Acon.); Pieksen überall, wie von Nadeln. Trockene Hitze der Hände und Hitzewellen im Gesicht, mit Schweiß der Hände. **Dauernde Anfälle von Hitzewallungen, einzelner Teile oder über den ganzen Körper** (Ferr., Sep.) *Das Blut schien nachts heiß zu sein, besonders in den Händen*, was den Schlaf verhinderte. Große Hitze in Gesicht und Händen; oder Hitze im Gesicht, mit eiskalten Händen. *Trockenheit des Halses*.

Schweiß: *Über den ganzen Körper nach Essen* (Carb-a.). **Schweiß mit kalten Händen und blauen Nägeln. Schweiß sauer, übelriechend, wie Pferdeurin**. Nachtschweiß, *beim Zudecken im Bett* (beim Zugedeckt-Sein schwitzt er reichlich überall: Chin.). *Nachtschweiß, nur an den Teilen, auf denen er liegt* (Acon., Bry., - an dem Teil, auf dem er nicht liegt: Benzinum). **Reichlicher Nachtschweiß**, *jede zweite Nacht. Übelriechender Achselschweiß* (Bov.). **Reichlicher Schweiß an den Fußsohlen, Wundheit der Zehen und Fußballen verursachend, mit stechenden Schmerzen, als ob er auf Nadeln gehen würde. Schweiß am Morgen.**

Zunge: Weiß oder zitronenfarbig belegt; trocken am Morgen; Speichel reichlich, fötid, scharf; Mundecken wund und geschwürig; leichenhafter Geruch. Geschmack, bitter nach Essen (Puls.); Abneigung gegen Fleisch und Brot; Verlangen nach Fett (Gegenteil von Puls.). Mundekken geschwürig. Knacken im Kiefergelenk beim Kauen oder Essen.

Puls: Während des Fiebers voll, hart und gespannt. In alten Fällen unregelmäßig; der vierte Schlag setzt aus; ein normaler Schlag wird oft gefolgt von zwei schnellen Schlägen.

Analyse: *Hitze*: in Wellen, in Anfällen, einzelner Teile oder über den ganzen Körper.

Schweiß: mit kalten Händen, blauen Nägeln; sauer, übelriechend, wie Pferdeurin; reichlicher Nachtschweiß; reichlicher Schweiß an den Sohlen verursacht Wundheit der Zehen und Fußballen; stechende Schmerzen, als ob man auf Nadeln geht.

Chronische Fälle; eine allgemein anämische, kachektische Konstitution.

NUX MOSCHATA

Charakteristisch: Paßt besonders zu Frauen und Kindern von einem nervösen, hysterischen Temperament; zu Leuten *mit einer trockenen Haut, die selten schwitzen*; Leiden der Schwangerschaft.

Alle Leiden sind begleitet von **Dösigkeit, Schläfrigkeit**, oder eine Neigung zur Ohnmacht; **die Leiden verursachen Schläfrigkeit** (Ant-t., Op.).

Geistesabwesend, kann nicht denken; große Gleichgültigkeit gegenüber allem.

Wechselhafte Laune; in einem Augenblick lachend, im nächsten weinend (Croc., Ign.).

„Plötzlicher Wechsel von Ernst zu Fröhlichkeit, von Lebhaftigkeit zu Ruhe."

Starke Schmerzhaftigkeit aller Teile, auf denen man liegt. Neigung zu Dekubitus (Bapt., Bry., Pyrog.).

Schwäche des Alters; Dyspepsie alter Leute.

Überempfindlich: gegen Licht; des Gehörs; des Geruchsinns; gegen Berührung.

Schwäche oder Verlust des Gedächtnisses (Anac., Lac-c., Lyc.).

Schwinden der Gedanken beim Lesen, Sprechen oder Schreiben; benutzt falsche Wörter; erkennt nicht wohlbekannte Straßen (Cann-i., Lach.).

Große Trockenheit des Mundes; Trockenheit der Augen, zu trocken, um die Augen zu schließen; *Zunge so trocken, daß sie am Mund festklebt*; Speichel schien wie Baumwolle zu sein; Hals trocken, versteift, kein Durst.

Gefühl von großer Trockenheit; ohne eigentlichen Durst und ohne echte Trockenheit der Zunge.

Ein bißchen zu viel Essen verursacht Kopfschmerz; Schmerz, Völle und Pein im Magen *beim Essen* oder unmittelbar danach (Kali-bi.).

Diarrhoe: im Sommer, durch *kalte Getränke*; durch gekochte Milch; während der Zahnung; während der Schwangerschaft; mit

Schläfrigkeit und Ohnmacht; im Herbst, weiß, epidemisch, fötid (Colch.).

Bei jeder Menstruation werden Mund, Hals und Zunge *unerträglich trocken*, besonders im Schlaf.

Leukorrhoe, anstelle der Menses (Cocc.); erwacht mit trockener Zunge (Lach.).

Schmerz, Übelkeit und Erbrechen, verursacht durch Pessare, während der Schwangerschaft, werden durch Nux-m. gebessert.

Plötzliche Heiserkeit durch Gehen gegen den Wind (Euph., Hep.).

Husten, verursacht durch: Warmwerden im Bett; überhitzt sein; während der Schwangerschaft (Con.); Baden; im Wasser Stehen; Leben an kalten, dunklen Orten (Aran., Ter.); locker nach Essen, trocken nach Trinken.

Rheumatische Affektionen; durch Naßwerden der Füße; durch Aufenthalt in Zugluft beim Erhitztsein (Acon., Bry.); < in kaltem, nassen Wetter, oder kalten, nassen Kleidern (Rhus-t.); der linken Schulter (Ferr., - rechte Schulter: Sang., Stront.).

Rückenschmerz beim Fahren in einer Kutsche.

Schmerzhaftigkeit aller Teile, auf denen man liegt (Bapt.).

Ermüdet, muß sich nach der kleinsten Anstrengung niederlegen.

Schlaf: unwiderstehlich dösig; schläfrig, verwirrt, wie betrunken; Koma, liegt still, unbeweglich; Augen dauernd geschlossen (mit schnarchender Atmung: Op.).

Verschlimmerung: Kaltes, nasses, windiges Wetter (Rhod.); Wetterwechsel; kalte Speisen, kaltes Wasser und kaltes Waschen; Fahren in einer Kutsche (Cocc.); Bewegung; Liegen auf der schmerzhaften Seite.

Besserung: Ruhe; trockenes, warmes Wetter; warmes Zimmer; warm Einhüllen.

Typ: Tertiana; Tertiana duplicata; Quartana; Quartana duplicata.

Zeit: 7.00 Uhr, 13.00, 17.00, 18.00, 21.00 Uhr.

Frost: Ohne Durst. *Haut kalt und blau über den ganzen Körper*, um 17.30 Uhr. Wurde kalt, frostig und blaß beim Gehen in die frische, besonders feuchte, kalte Luft, was sofort in einem warmen Zimmer verschwand (schlechter in einem warmen Zimmer: Apis). Kälte *im linken*

Arm und Untergliedern beginnend (in linker Hand und Arm: Carb-v.), in häufigen Anfällen und deutlichen Unterbrechungen, *mit dem Verlangen, zwischen den Anfällen zu schlafen.* Frost durch Aufdecken (Nux-v.); Hände und Füße eiskalt und als ob sie vor Kälte taub wären (Rhus-t.). Beim Voranschreiten des Frostes wurde er sehr schläfrig, und am Ende des Frostes fiel er in Schlaf (Apis, Nux-v.); dieser hielt während der Hitze an, die sehr leicht war.

Hitze: Mit wenig Durst, mit Röte des Gesichts und heißen Händen. Große Hitze, mit Entkräftung, hypochondrischer Stimmung; *Mund und Hals trocken; Dösigkeit und tiefer Schlaf* (Apis, Op., - fällt auf der Höhe des Hitzestadiums in Schlaf und Schweiß bricht aus: Podo.).

Schweiß: Schläfrigkeit während des Schweißes (Podo.); kann es nicht ertragen, unbedeckt zu sein (Bar-c., Hep., Nux-v.). Schweiß wenig, oder überhaupt fehlend; Schweiß rot oder blutig (Lach.).

„Intermittierende Fieber des Typs Tertiana duplikata, mit Schläfrigkeit, weißer Zunge, rasselndem Atem, blutigem Auswurf, und sehr wenig Durst nur während des Hitzestadiums.“ - LIPPE.

„Remittierende Fieber mit anhaltender Dösigkeit, Schläfrigkeit und Stirnkopfschmerz; wacht gelegentlich auf, um zu trinken; Gesicht sehr rot. Klagt nicht. Schläft beinahe die ganze Zeit.“ - C.B. GILBERT.

„Fieber, keine Malaria, rein nervös; seine Periodizität plaziert es hierher [unter die Wechselfiebermittel. Anm. d. Übers.]. Jeden Morgen um 7.00 Uhr setzt der Frost ein und wird stärker, doch in der Mitte dieses Voranschreitens des Frostes wird der Patient schläfrig, und wenn der Frost aufhört, schläft er fest. Das Hitzestadium ist nicht sehr deutlich, der Patient fährt fort zu schlafen; beim Erwachen große Trockenheit des Halses; Fieber, mit erschöpfendem Durchfall.“ - A. CHARGE.

Zunge: Weiß belegt, mit roten Papillen punktiert. „Baumwolle“-Speichel, *Klebrige, trockene Lippen*, und *Zunge am Gaumen klebend*, ohne irgendwelche echte Trockenheit oder wirklichen Durst. Kann nur stark gewürzte Speisen verdauen.

Analyse: *Frost*: der ganze Körper kalt und blau. Schläfrig, schläft am Ende des Frostes ein.

Hitze: mit sehr rotem Gesicht; schläfrig oder tiefer Schlaf.

Schweiß: wenig oder fehlend; rot oder blutig; kann es nicht ertragen, unbedeckt zu sein. Schläft, während er schwitzt. Klebrige, trokkene Lippen, Zunge und Mund; kein Durst.

NUX VOMICA

Charakteristisch: Paßt zu dünnen, reizbaren, cholerischen Personen, mit dunklem Haar und biliösem oder sanguinischen Temperament, mit der Veranlagung, *streitsüchtig, boshaft* zu sein; *gehässig, melancholisch.*

Trunkenbolde von *einer dünnen, reizbaren, nervösen Disposition* (Trunkenbolde mit hellem Haar, blauen Augen: Lob.); zu Verdauungsstörungen und Hämorrhoiden veranlagt.

„Nux vomica ist hauptsächlich erfolgreich bei Personen mit einem feurigen Charakter; von reizbarem, ungeduldigen Temperament, zu Zorn, Bosheit oder Betrug geneigt" - HAHNEMANN.

Angst mit Reizbarkeit und Neigung zu Selbstmord, aber hat Furcht vor dem Sterben.

Überempfindlich: *gegenüber äußeren Eindrücken; Geräusch; Gerüche; Licht oder Musik; geringfügige Leiden sind unerträglich* (Cham.); *jedes harmlose Wort beleidigt* (Ign.).

Personen, die sehr genau sind, sorgfältig, fanatisch, leicht zu Erregung oder Zorn geneigt; jähzornig und hartnäckig.

Schlimme Folgen: von Kaffee, Tabak, alkoholischen Stimulantien; stark gewürzten Speisen; Überessen; langdauernde geistige Anstrengung (Arg-n.); sitzende Lebensweise; Schlafmangel; aromatischen oder Patent-Arzneien; Sitzen auf kalten Steinen.

Eins der besten Mittel, mit denen man die Behandlung von Fällen beginnen kann, die mit Mixturen, Bittermitteln, pflanzlichen Pillen, Geheimmitteln und Quacksalbermitteln medikamentiert wurden, besonders aromatische oder „heiße Medizinen", *aber nur, wenn die Symptome ähnlich sind.*

Die Schmerzen sind beißend, stechend, stark, wehe, schlechter durch Bewegung und Berührung.

Kann sich am Abend, im Sitzen, nicht dagegen wehren, in den Schlaf zu fallen, Stunden vor der Schlafenszeit, und wacht um 3.00 oder 4.00 Uhr auf; fällt in einen traumreichen Schlaf bei Tagesanbruch, von dem er schwer zu wecken ist, und fühlt sich danach müde und schwach (mit vielen Leiden).

Aufstoßen: sauer, bitter; Übelkeit und Erbrechen jeden Morgen, mit Depression des Gemüts; nach Essen.

Übelkeit: dauernd; nach Essen; am Morgen; durch Rauchen. „Wenn ich nur erbrechen könnte, ginge es mir viel besser."

Magen: Druck eine oder zwei Stunden nach dem Essen wie von einem Stein (unmittelbar nach Essen: Kali-bi., Nux-m.); Sodbrennen, Enge, muß die Kleider lockern; kann zwei oder drei Stunden lang nach einer Mahlzeit nicht denken; durch Angst, Sorge, Branntwein, Kaffee, Medikamente, Nachtwachen, Schlemmen, usw.

Konvulsionen: *mit Bewußtsein* (Stry.); < durch Zorn, Gemütsbewegung, Berührung, Bewegen.

Verstopfung: häufiger, erfolgloser Drang, es gehen kleine Mengen Stuhl ab, Gefühl, als ob man nicht fertig geworden wäre (kein Drang: Bry., Op., Sulf.).

Abwechselnd Verstopfung und Durchfall (Sulf., Verat.) bei Personen, die ihr ganzes Leben Abführmittel genommen haben.

Menses: zu früh, reichlich, dauern zu lange; oder halten mehrere Tage länger an, mit Leiden zu Beginn und danach zurückbleibend; alle zwei Wochen; unregelmäßig, niemals zur rechten Zeit; aufhörend und wieder einsetzend (Sanic., Sulf.); während und danach Verschlechterung alter Symptome.

Wehen *heftig*, spasmodisch; *verursachen Stuhl- oder Urindrang*; < im Rücken; sie zieht ein warmes Zimmer vor.

Eingeklemmte Hernie, besonders Nabelhernie.

Rückenschmerz, muß aufsitzen, um sich im Bett umdrehen zu können; Lumbago; durch sexuelle Schwäche, durch Masturbation.

Beziehungen: Komplementär: Sulfur in fast allen Fällen.

Ist oft nach Ipecacuanha angezeigt, dem es gut folgt.

Nux-v. sollte beim Schlafengehen gegeben werden, oder - noch besser - einige Stunden vor dem Zu-Bett-Gehen; es wirkt am besten während der Ruhe von Geist und Körper.

Verschlechterung: Morgen; geistige Anstrengung; nach Essen oder Überessen; Gewürze; Narkotika; Berührung, Geräusch, Zorn; trockenes Wetter.

Besserung: Abend; Ruhe; Niederlegen, und in feuchtem, nassen Wetter (Caust.).

Typ: Fieber jeden Typs. Einfach; Quotidiana; Tertiana; Quartana; aber wie Natrium mur. wird es häufiger beim Morgen-Anfall und beim Tertiana-Typ verlangt als vielleicht bei irgendeiner anderen Form. Jedes Frühjahr (Lac-c., Sulf.). Anticipierend; kongestiv; monatlich; nach den Menses; apoplektische Intermittents; Malaria-ähnlich; kontinuierlich; remittierend, perniziös.

Unregelmäßig beim Anfall; er kann zu jeder Stunde des Tages beginnen und zur selben Stunde wiederkehren, oder früher, oder später.

Unregelmäßig beim Stadium; er kann bestehen aus Hitze, danach Frost, danach Schweiß; oder Schweiß, danach Frost, danach wieder Schweiß; oder äußerliche Hitze und innerlicher Frost oder *umgekehrt*.

Zeit: Nachts oder **früher Morgen, 6.00 bis 7.00 Uhr, 11.00 Uhr,** 12.00 Uhr. 16.00, 17.00, 18.00 Uhr; 19.00 bis 21.00 Uhr. Der Abend-Anfall dauert gewöhnlich die ganze Nacht (Lyc., Polyp., Puls., Rhus-t.).

Fieber ohne Frost, um 18.00 oder 19.00 Uhr.

Causa: Typische Fälle treten gewöhnlich bei Männern von aktiver, „gehetzter", durch das Geschäft geprägter Lebensweise auf; nervös, dyspeptisch durch Sorge, Pflicht, zu viel geistige und zu wenig körperliche Anstrengung. Unregelmäßiges, unzeitiges, schnelles Essen; zu viel Kaffee, Tabak, Stimulantien; spätes Abendessen, späte Stunden von Schlemmereien.

Prodrom: Unerträglich ziehender Schmerz durch Oberschenkel und Beine, *der ihn zwingt, sie hochzuziehen und sie auszustrecken.* Entkräftung. Gefühl von lähmungsartiger Schwäche; besonders in den Gliedern. *Oft Hitze*, und manchmal *Schweiß* vor dem Frost.

Frost: Ohne Durst. Frösteln jeden Morgen nach dem Aufstehen. *Heftiger Schüttelfrost, der ¾ Stunde anhält,* **mit bläulich kaltem Gesicht und Händen**, gefolgt von *heftiger Hitze* und feuchter Haut.

Anticipierendes Morgenfieber; Frost mit Gähnen, und *wehen Schmerzen in den Gliedern* (wunder, gequetschter Schmerz in den Gliedern, als ob er im Periost säße: Arn.); **blaue Nägel**; kein Durst; danach *langdauernde Hitze mit Durst* (Nat-m.), und Stichen in den Schläfen; *Gefühl von Frösteln auf dem Rücken* und *in den Gliedern,* gefolgt von leichtem Schweiß *am Morgen* mit *Schmerzhaftigkeit der Haut, als ob sie erfroren wäre,* und *Taubheit der Glieder, als ob sie eingeschlafen wären,* wie sie es sonst bei kaltem Wetter sind.

Nachmittag-Anfall: Frösteln und Kälte mit blauen Nägeln, vier Stunden lang, *gefolgt von allgemeiner Hitze und Brennen der Hände, mit Durst zuerst nach Wasser, später nach Bier,* ohne folgenden Schweiß. Schaudern und Frösteln *nach Trinken* (Frost nach jedem Getränk: Caps., Eup-per.). Trinken verstärkt und beschleunigt den Frost, und verursacht Erbrechen (Ars., Eup-per., - Trinken bessert den Frost: Caust.). *Kälte des ganzen Körpers,* **mit blauen Händen** und **Blaufärbung der Haut. Große Kälte, weder durch Ofenwärme noch durch Zudecken im Bett erleichtert** (schlechter durch Aufdekken: Phos., - schlechter in einem warmen Zimmer oder neben dem Ofen: Apis, - Frost durch äußerliche Hitze verstärkt: Ip.). Schaudern und Frösteln eine Stunde lang *durch geringste Berührung mit frischer Luft* (äußerst empfindlich gegen kalte Luft: Camph., - Kälte und Fröste, sobald sie versuchte, aufzustehen oder ein Glied aus dem Bett zu strecken: Canth.). Heftiger Frost, und Schlaf eine Stunde lang am Abend nach dem Nierderlegen, gefolgt von Hitze, mit Kopfschmerz und Brausen in den Ohren. Frost abends und nachts im Bett, *bis zum Morgen dauernd, schlechter bei Bewegung.* **Kreuzschmerz** während des Frostes (**Schmerz in den Brustwirbeln: Chin-s.**) **Kongestiver Frost**, mit Schwindel, Kopfschmerz, Angst, Delirium, schrecklicher Kälte des Körpers, mit blauem Gesicht, Nägeln und Händen, begleitet von lebhaften Halluzinationen, Auftreibung des Magens, Stichen in den Seiten und dem Bauch; schlechter durch den geringsten Versuch, sich aufzudecken oder im Bett zu bewegen. *Schlaf nach dem Frost* (Nux-m., Podo., - Schlaf während der Hitze: Apis).

Hitze: *Mit Durst. Heftige, langdauernde Hitze, mit großem Durst.* Wallende Röte und Hitze der Wangen bei der geringsten Bewegung oder Anstrengung (Hitze durch Umherbewegen erleichtert: Caps.); schlechter in der frischen Luft; Abneigung gegen Aufdecken im Bett, Tag oder Nacht; Verlangen nach Aufdecken, aber fröstelnd, wenn er sich aufdeckt (Acon., - Abneigung gegen Aufdecken: Bell., - kalt und frostig beim Heraustrecken der Hände aus der Bettdecke: Bar-c., **kann sich nicht bewegen oder im geringsten aufdecken, ohne sich frostig zu fühlen: Arn.**); Hitze der Hände und Füße, die bedeckt sein müssen, *weil Kälte unerträglichen Schmerz verursacht* (Stram.). *Große Hitze; der ganze Körper ist brennend heiß*, **doch der Patient muß zugedeckt sein** (muß aufgedeckt sein: Sec.). Hitze und Röte des Gesichtes, der Wangen, der Hände, mit stechendem Kopfschmerz, besonders im Vorderhaupt; ängstlich, Schwindel, und Delirium, mit Röte des Gesichtes (Bell.); Brausen in den Ohren; Schmerz in der Brust, den Seiten, dem Bauch; kalte Füße und Schaudern.

„Während des Fiebers *fühlt sich* ein runder Fleck in der Magengrube von zwei Inches [= ca. 5 cm] Durchmesser *für den Patienten heiß an*, doch *ist bei Berührung kalt*. Geheilt durch Nux-v." - LIPPE.

Schweiß: *Ohne Durst* (mit großem Durst: Ars., Chin.). Gewöhnlich ist *das Schweißstadium leicht*, **mit Frösteln durch Bewegung oder wenn Luft an ihn kommt**. *Der Schweiß bessert die Schmerzen in den Gliedern* (Eup-per., Lyc., Nat-m.). *Schweiß abwechselnd* mit Frost (Ant-c., - Frost abwechselnd mit Schweiß, immer entweder frostig oder in einem Schweiß: Caust.). Schweiß *einseitig* (rechts), oder nur auf dem oberen Teil des Körpers (Acon., Chin., Nit-ac., Puls., - Schweiß am Rumpf, aber nicht an den Beinen: Lyc.); Kälte am Gesicht; sauer, klamm, übelriechend.

Reichlicher Schweiß, *nach den schwersten Anfällen*, oder *den kongestiven Frost begleitend* (**Gegenteil von Eup-per.,** das leichten Frost und **reichlichen Schweiß** hat; oder **schweren Schüttelfrost** und *leichten, spärlichen Schweiß*); *nur auf der rechten Seite.*

Zunge: Stark belegt, weiß oder gelb. Geschmack so *bitter, sauer, faulig,* **daß er den Mund ausspülen muß** (Thuj.). Rasender Hunger; mit *Abneigung gegen Brot, Wasser, Kaffee, Tabak.* Verlangen nach Branntwein, Bier, fetten Speisen (siehe Puls.).

Puls: Voll, hart, schnell; klein, schnell während der Fieberhitze; der vierte oder fünfte Schlag setzt aus.

Apyrexie: Gastrische und biliöse Symptome sind immer vorhanden. Die Beine fühlen sich schwach und gelähmt an; Kopf schwer, dumpf, mit Schwindel und schlimmem Stirnkopfschmerz, besonders am Morgen; die Schmerzen sind drückend, pulsierend, stechend, schlechter in den Schläfen und dem Vorderhaupt; Gesicht blaß und wächsern, wie bei Chlorose; Schwäche; Wundheit der Leber und Milz, die gegen den geringsten Druck empfindlich sind; Appetitverlust und hartnäckige Verstopfung, mit häufigem, aber erfolglosem Stuhldrang (selten rasender Hunger und Durchfall); große Empfindlichkeit im Epigastrium und Auftreibung desselben. Erbrechen von Speisen oder bitteren Flüssigkeiten und saurem Schleim; Abmagerung; Angst; und große Schwäche des ganzen Körpers. Frostig durch die geringste Bewegung, Widerwille gegen Kälte oder kalte Luft. Nächtlicher Anfall von trokkenem Husten. Viele der Symptome, nachdem sie mit größerer oder kleinerer Intensität angehalten hatten, gehen allmählich in das nächste Prodromalstadium über.

Natrium muriaticum	**Nux vomica**
Zeit: 5.00 bis 8.00 Uhr, 10.00 bis 11.00 Uhr, und 16.00 bis 17.00 Uhr.	**Zeit**: 6.00 bis 7.00 Uhr, 11.00 oder 12.00 Uhr; und 17.00 bis 19.00 Uhr, die ganze Nacht dauernd.
Fieber ohne Frost, 10.00 oder 11.00 Uhr.	Fieber ohne Frost, 18.00 oder 19.00 Uhr.
Typ: Anticipierend, jeden zweiten Tag. Jeden Tag ein Anfall, regelmäßig.	**Typ**: Anticipierend. Anfall und Stadien gewöhnlich unregelmäßig.
Prodrom: *Fürchtet den Frost.* Mattigkeit, Kopfschmerz, Durst, Übelkeit und Erbrechen.	**Prodrom**: Ziehender Schmerz in den Gliedern; schwach und gelähmt. Hitze und Schweiß manchmal vor dem Frost.
Frost: Mit Durst, trinkt oft und viel auf einmal, mit blauen Lippen und Nägeln, und berstendem Kopf-	**Frost**: Ohne Durst, schüttelnd, mit blauem Gesicht und Händen; Schmerz und Taubheit der Glieder,

schmerz; Reißen in den Knochen und Zähneklappern.	als ob sie eingeschlafen wären; weder durch Ofenwärme noch Zudekken im Bett gebessert.
Hitze: Mit Durst; verstärkter Kopfschmerz, Bewußtlosigkeit und exzessiver Schwäche.	**Hitze**: Mit großem Durst, heftig und langdauernd. *Kann sich nicht im geringsten bewegen oder aufdecken, ohne sich frostig zu fühlen.*
Schweiß: Mit Durst, allmählich alle Schmerzen bessernd außer dem Kopfschmerz, der nicht so schwer ist. Bei Bewegung bricht leicht reichlicher Schweiß aus. Sauer riechend.	**Schweiß**: Ohne Durst; mit Frösteln durch Bewegung oder wenn Luft ihn berühren kann. Schweiß nur auf einer Seite (rechts) oder auf dem oberen Teil des Körpers. Bessert die Schmerzen in den Gliedern.
Zunge: Landkartenzunge, wie Herpes auf der Seite; gelber Belag; Salzgeschmack.	**Zunge**: Stark weiß oder gelb belegt; fauliger Geschmack; muß den Mund ausspülen.

„Intermittierendes Fieber der Kinder; *Schüttelfrost,* mit *blau-gefleckter Haut, besonders an bedeckten Teilen.* Morgenfrost, sehr schwer, mit *blau-gefleckter Haut*; Durst sehr groß während Frost und Fieber; starke Tendenz zu Spasmen (und sogar Konvulsionen), wenn *der Frost weggeht* und *der Schweiß beginnt.* Darm verstopft, mit erfolglosem Stuhldrang, und im allgemeinen ein trockener, hackender Husten (Crot-h., wenn die rechte Seite *am meisten gefleckt* war)." - Dr. HIGGINS, *N. A. J.*, S. 182.

Der anticipierende Frost bedeutet immer eine verstärkte Schwere des Fiebers, und die Mittel, die dem entsprechen, gehören zu den hervorragendsten und am häufigsten gebrauchten, wie etwa Arsenicum, Bryonia, China, Chininum sulfuricum, Natrium muriaticum und Nux vomica. Ipecacuanha kann anticipieren. Ignatia anticipiert und postponiert.

Von vielen vorgeblichen Homöopathen wird Nux vomica im Wechsel mit Ipecacuanha eingesetzt, und sie rühmen sich ihrer Erfolge bei der Behandlung von Wechselfieber. So erfolgreich solch eine Behandlung auch sein mag, ist sie dennoch Routine-Praxis, und - wie die Kurpfuscherei, die die Schulmedizin zum wahllosen Gebrauch von

Chinin führt - muß sie oft fehlschlagen. Nux vomica verdient eine sorgfältige Individualisation und wird sie belohnen.

Kasuistik:
*1) Abwechselnd Frösteln und Hitze, mehr oder weniger heftig, jeden zweiten Tag; begleitet von einem völligen Kräfteverlust. Heftige klopfende Schmerzen im Vorderhaupt, besonders beim Bücken und bei Anstrengung in der frischen Luft. Bitterer Geschmack und Aufstoßen. Appetitverlust. Verstopfung. Gelbliche Hautfarbe. Zunge weiß belegt. Ziemlich viel Durst während und nach dem Hitzestadium. Drei Dosen Nux-v., jeden Abend eine; geheilt. - *A. H. Z.*, I, S. 105.

*2) Heftiges Frösteln jeden zweiten Tag, mit Schütteln und Zähneklappern, mit Durst; aber Trinken verstärkte die Kälte. Frösteln beim Umherbewegen im Bett. Blaufärbung des Gesichtes und der Hände während des Kältestadiums. Hitze nach zwei Stunden, und bald danach Schweiß. Widerlicher Geschmack im Mund; saures Aufstoßem; Appetitverlust; Stuhlverstopfung; Schmerz der Bauchdecken. Schwere des Kopfes, besonders beim Bücken. Allgemeine Schwäche nach Anstrengung in der frischen Luft. Schlechte Laune. Nux-v. C 15, ein Tropfen; zwei weitere Anfälle, jeder leichter. Geheilt. - *Ann.*, IV, S. 445.

*3) Miss T., 15 Jahre alt, an der Seeküste lebend, war seit fünf Wochen mit Frösten und Fieber krank. Ihre tägliche Medikation war: 3 x tgl. eine Chinin-Pille; ein schwarz aussehender Syrup 2 x tgl. ein Teelöffel; abends eine Abführ-Pille. Symptome: *Frost* jeden Abend, um 19.00 Uhr beginnend, *mit Kälte überall*, aber besonders *an Händen und Füßen, mit blauen Nägeln*, der fünf bis zehn Minuten dauert. *Heftige trockene Hitze die ganze Nacht. Gegen Morgen* warmer, *reichlicher Schweiß*. Während *der Hitze, Durst,* schlechter gegen Morgen. Verstopfung; kein Appetit. Nux-v. C 1.000.000, eine Dosis; Sacc. lact., zwei Dosen, sieben Tage lang außerdem einzunehmen. Am 14. Tage war alles, was noch übrig war, *ein Schweiß gegen Morgen, als ob er mit Öl gemischt sei.* China in Hochpotenz, eine Dosis, brachte dies weg. Völlig gesund. Ißt gut, klagt über nichts. Sie war schon eine Woche lang dauernd bettlägerig gewesen, als ich sie das erste Mal sah. Nach drei Tagen war sie hungrig und wollte ins

Freie gehen, was sie am fünften Tage tat. Ihre Verdauung funktionierte seit dem dritten Tage gut. - SAMUEL SWAN.

OPIUM

Charakteristisch: Paßt besonders zu Kindern und alten Leuten; Krankheiten der ersten und zweiten Kindheit (Bar-c., Mill.): Personen mit hellem Haar, schlaffen Muskeln, und Mangel an körperlicher Reizbarkeit.

Leiden: mit Unempfindlichkeit und teilweiser oder völliger Lähmung, die *in Schreck* ihren Ursprung hat; schlimme Folgen von Schreck, die Furcht bleibt weiter bestehen (Acon., Hyos.); durch Holzkohlendunst; durch Einatmen von Gas; der Trinker.

Alle Leiden: mit großem Sopor; schmerzlos, klagt über nichts, wünscht nichts.

Spasmen: der Kinder, durch Annäherung Fremder; durch Gestilltwerden nach einem Schreck der Mutter (Hyos., - nach Zorn der Mutter: Cham., Nux-v.); durch Weinen; Augen halb offen und nach oben gedreht.

Schreien vor oder während eines Spasmus (Apis, Hell.).

Tiefe schnarchende Atmung beim Ein- und Ausatmen.

Schlaf: schwer, betäubt; **mit schnarchender Atmung**, *rotem Gesicht, Augen halb geschlossen,* blutunterlaufen; *Haut bedeckt mit heißem Schweiß;* nach Konvulsionen.

Schläfrig, aber kann nicht schlafen (Bell., Cham., Stram.); Schlaflosigkeit mit Verschärfung des Gehörs, das Schlagen der Uhr und das Krähen des Hahnes aus weiter Entfernung halten sie wach.

Atemstockung beim Einschlafen (Grind., Lach.).

Das Bett fühlt sich so heiß an, daß sie nicht auf ihm liegen kann (Bett hart: Arn., Bell-per., Bry., Pyrog.); bewegt sich häufig, um einen kühlen Platz zu suchen; muß aufgedeckt sein.

Mangel an Empfindlichkeit gegenüber Arzneimitteln; Mangel an vitaler Reaktion, das gut ausgewählte Mittel macht keinen Eindruck (Carb-v., Laur., Valer.).

Die Verdauungsorgane sind inaktiv: die peristaltische Bewegung ist umgekehrt oder gelähmt; der Darm scheint geschlossen.

Verstopfung: der Kinder; der korpulenten, gutmütigen Frauen (Graph.); durch Untätigkeit oder Lähmung, kein Drang; durch Bleivergiftung; Stuhl, harte, runde, schwarze Kugeln (Chel., Plb., Thuj.); tritt hervor und wieder zurück (Sil., Thuj.).

Stuhl: unwillkürlich, besonders nach Schreck (Gels.); *schwarz und übelriechend*; durch Lähmung des Sphinkters.

Urin: zurückgehalten bei voller Blase; Zurückhaltung, nach der Geburt oder nach exzessivem Tabakgenuß; bei Säuglingen, nach Gemütserregung der Amme; bei Fieber oder akuter Krankheit; Lähmung der Blase oder des Sphinkters. (Bei Stramonium haben wir Unterdrükkung; während bei Opium die Absonderung nicht vermindert ist, die Blase ist voll, aber die Völle wird nicht erkannt.)

„Opium macht den Darm so träge, daß die wirksamsten Abführmittel ihre Kraft verlieren." - HERING.

„Anhaltender Durchfall bei jenen, die mit großen Dosen der Urtinktur behandelt wurden." - LIPPE.

Delirium: Dauerndes Reden; Augen weit offen, Gesicht rot, aufgetrieben; oder bewußtlos, Augen glasig, halb geschlossen, Gesicht blaß, tiefes Koma; Stupor geht voraus.

Denkt, sie sei nicht zu Hause; dies beschäftigt sie dauernd.

Zupfen der Bettdecken im Schlaf (beim Wachsein: Bell., Hyos.).

Ein plötzliches Zurücktreten eines akuten Exanthems hat Gehirnlähmung oder Konvulsionen zur Folge (Zinc.).

Marasmus; Kind mit gerunzelter Haut; sieht aus wie ein kleiner, ausgetrockneter, alter Mann (Abrot.).

Verschlimmerung: Wärme; beim Schwitzen; durch Stimulantien; nachts und morgens; während und nach dem Schlaf (Apis).

Besserung: Durch Kälte; Bewegung; während des Tages und abends.

Typ: Kongestiv. Epileptiform. Regelmäßige Anfälle; unregelmäßige Stadien. Schläfrig. Typhoid, Typhus.

Zeit: 11.00 Uhr. Nachmittag; Nacht; nach Mitternacht.

Frost: Ohne Durst. *Schüttelfrost um 11.00 Uhr; Körper kalt,* oder *Kälte nur von Gliedern, Bauch, Rücken, Händen und Füßen.* Schüttelfrost, gefolgt von Hitze, *mit tiefem, soporösen Schlaf,* während welchem sie *reichlich schwitzt.* Frost mit Schmerz in den Gliedern, **heißem Kopf und tiefem Schlaf.** Frösteln beim Zu-Bett-Gehen; **Schlaf, mit reichlichem Schweiß um den Kopf.**

Hitze: Über *den ganzen Körper, der sogar brennt, wenn man in Schweiß gebadet ist,* mit *rotem Gesicht.* **Soporöser, schnarchender Schlaf**, mit *offenem Mund*, Zucken der Glieder. Spasmodisches Zusammenziehen der Gesichtsmuskeln; sardonisches Lächeln; Bewußtlosigkeit, und *Verlangen, sich aufzudecken* (muß aufgedeckt sein: Apis, Puls.). Kopfschmerz, große Entkräftung und oft Ohnmacht beim Erwachen vom Schlaf.

Schweiß: Über den ganzen Körper, der brennend heiß ist; *tiefer Schlaf, mit stertoröser Atmung und offenem Mund. Heißer, reichlicher Morgenschweiß, möchte aufgedeckt sein.* Schweiß auf dem oberen Teil des Körpers, der untere ist heiß und trocken; Hitze und Schweiß vermischt. Kalter Schweiß auf der Stirn. Reichlicher Schweiß um den Kopf. *Schlechter während des Schweißes* (Ip., - besser nach Schweiß: Bell.).

Zunge: Schmutzig gelb belegt, *zitternd.* Appetitverlust; Abneigung gegen Speisen. Verlangen nach geistigen Getränken.

Puls: Voll und hart; oder schwach, langsam, kaum wahrnehmbar.

Apyrexie: Symptome von *cerebraler Kongestion*, mit tiefem Stupor; völlige Teilahmslosigkeit; der Patient gibt keine hörbaren Klagen von sich. Intermittierende Fieber alter Leute und Kinder.

Analyse: *Frost*: mit heißem Kopf und tiefem Schlaf; reichlicher Schweiß um den Kopf; Kälte einzelner Teile.

Hitze: tiefer, soporöser Schlaf; Verlangen, sich aufzudecken.

Schweiß: heiß, reichlich; Verschlechterung während; reichlich um den Kopf.

Kasuistik:
*1) 16. Mai: Ch. R., 12 Jahre alt. Fröste, die im letzten Jahr durch Chinin unterdrückt wurden, kamen in diesem Jahr wieder. Frost im letzten Teil der Nacht, begleitet von Durst, Schmerz in den Gliedern, Hitze im Kopf, und Schläfrigkeit. Fieber bald nach dem Frost; während des Fiebers Schlaf, Kopfschmerz, blasses Gesicht, Appetitverlust und Galle-Erbrechen; Urin dunkel und vermehrt an Menge; danach Schweiß hauptsächlich an den Beinen; schläfrig, mit Kopfschmerz. Arsenicum C 200 in Wasser, alle drei Stunden. 18. Mai: Ein weiterer Frost; tiefer und schwerer Schlaf, mit Schnarchen. Opium C 200 (Tafel) in Wasser, alle drei Stunden. Keine weitere Arznei. Keine Wiederkehr des Frostes. - A.L. FISHER, *A.J.H.M.M.,* IV, S. 18. [Dieser Fall war deutlich ein Opium-Fall von Anfang an. Arsen konnte ihn nicht heilen. - H.C. ALLEN]

*2) C. S., ein kleiner Junge von 9 Jahren, litt seit 6 Wochen an intermittierendem Fieber; die ersten drei Wochen jeden zweiten Tag; die letzten drei Wochen täglich um Mitternacht. Frost, danach tiefer Schlaf, der eine Stunde dauerte, mit folgender Hitze und Schweiß. Beim Aufwachen litt er unter Kopfschmerz und allgemeiner Schwäche. Ich gab ihm Opium. Am nächsten Tag gab es keinen Anfall; aber am zweiten Tag kehrte das Fieber zurück wie vorher. Opium C 10 wurde wiederholt, zwei Dosen an zwei Tagen, und das Fieber kehrte nicht mehr zurück. - Dr. SEEDEL, *Hom. Clinique.*

PARIS QUADRIFOLIA

Charakteristisch: Der Kopf fühlt sich zu groß an; wie aufgebläht; als ob die Wände dünn wären (als ob er verlängert wäre: Hyper.).

Kopfschmerz mit Ursprung in der Wirbelsäule, steigt vom Nakken auf und ruft ein Gefühl hervor, als ob der Kopf ungeheuer groß wäre.

Die Augen fühlen sich wie zu groß an, sie scheinen keinen Platz in ihren Höhlen zu haben; als ob man die Lider nicht schließen könne.

Verschlimmerung: Denken; geistige Anstrengung, Erregung; Gebrauch der Augen; Bewegung; Tabakrauchen.

Die Augen fühlen sich an, als ob sie hervorstünden, mit einer Empfindung, als ob ein Faden stramm durch den Augapfel und nach rückwärts in die Mitte des Gehirns gezogen würde; Sehkraft schwach.

Dumpfer Schmerz im Nacken; beim Drehen fühlt er sich steif und geschwollen an; müde, wie von einem großen Gewicht, das auf ihm liegt; schlechter durch Anstrengung, besser durch Ruhe und in der frischen Luft.

Frost: Meistens gegen Abend; in Brust, Bauch und Untergliedern, mit Gänsehaut, Gähnen und eiskalten Füßen; mit innerlichem Zittern. Kälte der ganzen rechten Hälfte des Körpers, von Kopf bis Fuß, während die andere Hälfte natürlich warm war (siehe Rhus-t.). Kleine eiskalte Stellen hier und da auf der Haut. Die Kälte ruft ein ziehendes, zusammenziehendes Gefühl in der Haut und allen Teilen des Körpers hervor, als ob sie durch die Kälte zusammengezogen würden.

Hitze: Geht aus vom Nacken und steigt den Rücken herab; im Gesicht; mit Schweiß des oberen Körperteils. Die Finger sind abwechselnd heiß und kalt, als ob sie tot wären, und von einer Totenfarbe (Cedr., Sep., Stann.).

Schweiß: Am Morgen; beim Erwachen, mit beißendem Jucken, das zum Kratzen zwingt; reichlich; beim Erwachen, gegen 3.00 Uhr.

P E T R O L E U M

Charakteristisch: Paßt zu Personen mit hellem Haar und heller Haut; reizbare, mürrische Disposition (Nux-v.); durch Kleinigkeiten beleidigt; ärgerlich bei allem.

Symptome erscheinen und verschwinden schnell (Bell., Mag-p.).

Während Schlaf oder Delirium: bildet sich ein, daß ein Bein doppelt sei; daß *eine zweite Person an seiner Seite mit ihm im selben Bett liegt; daß es zwei Babies im Bett gibt* (Bry., Valer.).

Schwindel: beim Aufstehen; *im Hinterkopf*; wie betrunken; *wie Seekrankheit.*

Kopfschmerz: *im Hinterkopf, der so schwer wie Blei ist*; drükkender, pulsierender Schmerz; als ob alles im Kopf lebendig sei; taub, gequetscht; als ob er aus Holz gemacht wäre.

Gastralgie: in der Schwangerschaft; mit drückenden, ziehenden Schmerzen; *immer wenn der Magen leer ist; besser durch dauerndes Essen* (Chel., Sep.).

Diarrhoe: Gelb, wässerig, *herausschießend*; nach Kohl, Sauerkraut; während der Schwangerschaft, stürmischem Wetter; *immer tagsüber.*

Leiden: durch Fahren in einer Kutsche, in einem Eisenbahnwagen, oder auf einem Schiff (Cocc., Sanic.); < vor und während eines Gewittersturms.

Schweiß und Feuchtigkeit der äußeren Genitalien beider Geschlechter; fötid, der Achselhöhlen (Graph., Sanic.).

Fingerspitzen roh, rissig; Fissuren *jeden Winter*; Haut der Hände roh und rissig; des ganzen Körpers wund und schmerzhaft.

Schmerzhafte, juckende Frostbeulen und aufgesprungene Hände < in kaltem Wetter; Dekubitus.

Gefühl von Kälte um das Herz (Ars., Carb-a., Helo., Kali-m., Nat-m.).

Beziehungen: Die Hautsymptome sind schlechter im Winter, besser im Sommer (Alum., Psor.); wenn sie unterdrückt werden, verursachen sie Durchfall.

Verschlimmerung: Kutschfahrten; während eines Gewittersturms; im Winter (Hautsymptome).

Besserung: Wärme; warme Luft.

Typ: Quotidiana. Das Kältestadium herrscht vor.

Zeit: *10.00 Uhr*, 15.00, 16.00, 18.00, 19.00 und 22.00 Uhr. *Der Abendanfall herrscht vor.*

Fieber ohne Frost 17.00 bis 18.00 Uhr.

Frost: Ohne Durst um 10.00 Uhr eine halbe Stunde lang, mit Kälte der Hände und des Gesichtes. Frösteln, das zwei Stunden anhält, jeden Nachmittag um 15.00 oder 16.00 Uhr, mit kalten Händen und *Trokkenheit des Mundes*. Schüttelfrost um 19.00 Uhr, mit Schweiß über den ganzen Körper, außer den unteren Extremitäten, die ganz kalt waren. Heftiger innerlicher Schüttelfrost um 22.00 Uhr. *Schüttelfrost jeden Abend. Frösteln mit Zittern, Gesicht kalt, Wangen, Finger und Nägel blau. Frösteln um 18.00 Uhr, mit blauen Nägeln. Frösteln in der frischen Luft.* Frösteln am Abend, mit Hitzewallungen im Gesicht. *Häufiges Frösteln durch den ganzen Körper,* **gefolgt von heftigem Jucken der Haut** (Stechen der Haut: Nit-ac.).

Hitze: Und Frost zur selben Zeit, um 22.00 Uhr. Hitze in der Nacht, *Bettdecken waren unerträglich, und er mußte sich aufdecken* (äußerliche Wärme ist unerträglich: Puls.). *Hitzewallungen über den ganzen Körper. Hitze des Kopfes; Röte des Gesichtes; brennender Schmerz im Mund und Trockenheit der Trachea.* Hitze am Abend nach dem Frost.

Schweiß: *Einzelner Teile zu unterschiedlichen Zeiten, wie Hände, Handteller, Kopf, Rücken, Brust, Achseln, Arme, Beine, Füße (Thuj.). Reichlicher Schweiß der Unterarme, Unterbeine, Füße*; auf den Sohlen. Schweiß; mit partiellen Frösten; oder unmittelbar nach dem Frost. Übelriechend, der Achseln und Sohlen. Keine Hitze, die dazwischenkommt.

Zunge: Weiß belegt in der Mitte, mit einem dunklen Streifen die Seiten entlang (weiß mit roten Rändern, oder rot und weiß in abwechselnden Streifen: Ant-t.); übelriechender Speichel. Geschmack schleimig, pappig, faul; *Abneigung gegen fettes Fleisch, und alle warmen, gekochten Speisen.* Rasender Hunger, oder Appetitverlust.

Puls: Voll, schnell; beschleunigt bei jeder Bewegung; wird während der Ruhe wieder langsam. Kaltes Gefühl um das Herz (Nat-m.).

Analyse: *Frost*: einzelner Teile. < in der frischen Luft; gefolgt von heftigem Jucken der Haut.

Hitze: des Kopfes, rotes Gesicht; Hitzewallungen über den ganzen Körper.

Schweiß: einzelner Teile zu unterschiedlichen Zeiten; nach dem Frost, keine dazwischenkommende Hitze. Chronische Fälle, die mit Medikamenten und Chinin mißhandelt sind.

Kasuistik:

*Anfall, der jeden Tag auftritt. Schmerz vom Hinterkopf über den Kopf zu Stirn und Augen, mit vorübergehender Blindheit; er wird steif, verliert das Bewußtsein und wird blind. Milz vergrößert und schmerzhaft; Aufstoßen, Übelkeit und Verstopfung. Petroleum C 12, in wiederholten Dosen, heilte in kurzer Zeit trotz der vorhergehenden, vier Monate dauernden allopathischen Behandlung. - STEENS Sr., *A.H.Z.*, 83, 135.

PETROSELINUM

Charakteristisch: Im Herbarium des Horstius, um 1630, wird von diesem Mittel gesagt, daß es katarrhalische Fieber, Quotidiana-Fieber und Tertiana-Fieber geheilt habe. Aber wie bei allen solchen Heilungen waren sie rein empirisch und damit praktisch wertlos.

Plötzlicher Urindrang.

Das Kind wird plötzlich von Urindrang überfallen; wenn ihm nicht sofort nachgegeben werden kann, springt es auf und ab vor Schmerz.

Wenn chronische Harnröhrenentzündung oder -striktur, gonorrhoisch oder traumatisch, den Fall verursachen oder komplizieren (Clem.).

Blasen- oder Harnsymptome sind gewöhnlich als wertvolle Begleitsymptome vorhanden.

Es gibt einen häufigen Urindrang, der fast jede halbe Stunde wiederkehrt, verursacht durch ein kriebelndes, stechendes Kitzeln in der Fossa navicularis.

Ziehen, Brennen, Stechen in der Fossa navicularis, **das nach dem Wasserlassen sich zu einem schneidenden Beißen verändert** (Canth., Med., Sars.).

Typ: Mit Vorliebe Quotidiana; Tertiana. Periodizität stark ausgeprägt; die Stadien sind regelmäßig sowohl in ihrer Entwicklung als auch in ihrer Folge (Chinin). Paßt zu akuten, nicht ansteckenden Fiebern, die von einer mangelhaften Assimilation oder einer pervertierten Innervation abhängig zu sein scheinen.

Apyrexie: Es gibt zuckende, ruckende Schmerzen im Epigastrium, Luft-Aufstoßen, Kolik, Übelkeit und Erbrechen; Stühle weiß, lehmfarben (Podo.).

PHELLANDRIUM

Paßt zu Personen mit einer schwachen, reizbaren, lymphatischen Konstitution, mit schwacher und mangelhafter Reaktion.

Zeit: Von 16.00 bis 22.00 Uhr. 16.00, 18.00, 19.00, 20.00, 21.00, 22.00 Uhr.

Frost: Kälte und Frösteln, mit häufigem Schütteln, gegen 20.00 Uhr, das sich selbst nach dem Niederlegen fortsetzt; innerlich, konnte kaum im Bett warm werden bis Mitternacht, obwohl die Haut bei Berührung nicht kalt war. Schaudern; als ob man mit kaltem Wasser übergossen würde (Rhus-t., Sabad.); nicht > durch Ofenwärme. Frösteln und Schaudern über den ganzen Körper, mit Gänsehaut auf den Armen und schneidenden Schmerzen in der epigastrischen Gegend. Frost jeden dritten Tag um 16.00 Uhr, der eine Stunde dauert und dem schlimme rheumatische Schmerzen in den Armen vorausgehen.

Hitze: Des Kopfes und Gesichtes, mit Brennen und Röte des Gesichtes. Hitze und Schweiß dauerten zwei Stunden, gefolgt von heftigem Kopfschmerz, Übelkeit und stechenden Schmerzen in den Füßen.

Schweiß: Leicht; gemischt mit Hitze; oft ganz und gar fehlend.

Es können als Begleitsymptome katarrhalische und Lungen-Affektionen vorhanden sein, Appetitverlust, Abmagerung, Schlaflosigkeit, Durchfall und Nachtschweiße.

Im allgemeinen kann am Tag nach dem Anfall eine völlige Unfähigkeit zu urinieren vorhanden sein, oder er wird in kleinen Mengen entleert mit Drängen und brennenden Schmerzen.

Jn. FRANK berichtet (*Path. Med. Trans.*, Paris 1835), daß er ohne Ausnahme die intermittierenden Fieber mit Phellandrium geheilt habe, die während des Frühjahrs und Sommers 1801 vorherrschten. Aber er fügt unmittelbar danach hinzu, daß in den folgenden Jahren bei derselben Krankheit dieses Mittel versagte. Gibt es einen besseren Beweis für die Notwendigkeit, daß man unbedingt und immer bei der Pathologie und den Heilmitteln individualisieren muß? Das Gesetz der Heilung ist unveränderbar; da kann es keine Eigenwilligkeiten geben; Eigenwilligkeiten sind das Erbteil der Ärzte! Phellandrium heilte das Fieber von 1801; nach dem Zeugnis von Jn. FRANK hat keiner das Recht, daran zu zweifeln; und wenn es in den folgenden Epidemien versagte, dann lag das daran, daß die gesundheiltliche Konstitution nicht mehr dieselbe war; und weil er nicht wußte, wie man individualisiert, hat uns Jn. FRANK nur ein unfruchtbares Mahnzeichen hinterlassen. Wenn er uns jedoch die bis ins Einzelne genaue Beschreibung des Fiebers von 1801 hinterlassen hätte, dann würde er uns die Charakteristika von Phellandrinum hinterlassen haben, und der Erfolg, den er hatte, hätte wiederholt werden können, statt daß er nun für uns verloren ist.“ - A. CHARGE, M.D.

PHOSPHORUS

Charakteristisch: Paßt zu *hochgewachsenen, schlanken Personen* von sanguinischem Temperament, *heller Haut, zarten Wimpern, feinem blonden oder roten Haar*, schneller, lebendiger Auffassungsgabe und empfindlicher Natur.

Junge Leute, die zu schnell wachsen, neigen zu gebeugter Haltung (gehen gebeugt: Sulf.); Chlorose; Anämie; alte Leute, mit Morgendurchfall.

Überempfindlichkeit aller Sinne gegenüber äußeren Eindrücken, Licht, Geräusch, Gerüche, Berührung (Ign., Nux-v., Tarant.).

Ruhelos, zappelig; bewegt sich dauernd, kann keinen Augenblick still sitzen oder stehen (zappelige Füße: Zinc.).

Brennen: *an kleinen Stellen* entlang der Wirbelsäule; *zwischen den Schulterblättern* (wie ein Stück Eis: Lachn.); oder intensive Hitze, die den Rücken hinauf läuft; der Handteller (Lach.); in Brust und Lungen; jedes Organs und Gewebes des Körpers (Ars., Sulf.); allgemein bei Krankheiten des Nervensystems.

Schmerz: heftig, besonders in der Brust, < durch Druck, sogar leichten, *in den Zwischenrippenräumen, und Liegen auf der linken Seite*; ausgelöst durch den geringsten Frost; frische Luft unerträglich.

Ein schwaches, leeres, totes Gefühl in Kopf, Brust, Magen, und ganzem Bauch.

Apathisch; will nicht sprechen; antwortet langsam; bewegt sich träge.

Lebensmüde; voll von düsteren Vorahnungen.

Nervöse Schwäche; Zittern; möchte magnetisiert werden.

Schwäche und Entkräftung; des ganzen Körpers; Müdigkeit, durch Verlust lebenswichtiger Säfte.

Ein schwaches, leeres, totes Gefühl in Kopf, Brust, Magen, und *ganzem Bauch.*

Verlangt nach: kalten Speisen und Getränken; saftigen erfrischenden Dingen; Eiscreme > gastrische Schmerzen.

Sobald Wasser im Magen warm wird, wird es ausgebrochen.

Verstopfung: Faeces dünn, lang, trocken, zäh, und hart wie von einem Hund; mit Schwierigkeit entleert (Caust., Prun., Staph.).

Diarrhoe: sobald irgendetwas *in das Rektum hineinkommt*; reichlich, wie aus einem Hydranten herausströmend; wässerig mit Sagoähnlichen Teilchen; **Gefühl, als ob der Anus offen bliebe** (Apis, Sec.); unwillkürlich; während einer Cholera-Zeit.

Während der Schwangerschaft: unfähig, Wasser zu trinken; sein Anblick verursacht Erbrechen; muß ihre Augen beim Baden schließen (Lyss.).

Hämorrhagische Diathese; kleine Wunden bluten reichlich (Kreos., Lach.).

Blutung: häufig und reichlich, reichlich herausströmend und dann für eine Zeit aufhörend; Bluthusten; Metrorrhagie, Krebs, vikariierend, aus Nase, Magen, Anus, Harnröhre bei Amenorrhoe.

Kann nicht sprechen, so schmerzhaft ist der Larynx; Husten, beim Gehen von warmer in kalte Luft (Gegenteil von Bry.), Lachen, Reden, Vorlesen, Essen, *Liegen auf der linken Seite* (Dros., Stann.).

Wirkt vorteilhafter, wenn die Patienten an chronischer Diarrhoe leiden.

Beziehungen: Komplementär: Arsenicum, mit dem es auch in gleichförmiger Beziehung steht.

Inkompatibel: mit Causticum, darf nicht vor oder nach ihm gegeben werden.

Es folgt gut nach China oder Calcarea.

HAHNEMANN sagt: „Es wirkt vorteilhafter, wenn der Patient chronisch an weichem Stuhl oder Diarrhoe leidet."

Verschlimmerung: Abends vor Mitternacht (Puls., Rhus-t.); beim Alleinsein; Liegen auf der linken oder schmerzhaften Seite; durch Licht; während eines Gewittersturms; Wetterwechsel, sowohl heiß als kalt; etwas Warmes essen.

Besserung: Im Dunklen; Liegen auf der rechten Seite; nach Schlaf; etwas Kaltes essen; Reiben, oder mesmerisiert werden.

Kalte Luft bessert die Kopf- und Gesichtssymptome, aber verschlechtert die Symptome von Brust, Rachen und Hals.

Typ: Quotidiana. Typhoid, Typhus, Gelbfieber.

Zeit: 13.00, 16.00, 17.00 bis 18.00, 19.00 Uhr. Nachmittag und Abend. *Jeden Tag zur selben Stunde.*

Frost: Ohne Durst. Gegen Abend, *nicht > durch Ofenhitze* (Meny., Nux-v.). Frost um 13.00 Uhr, bis 17.00 Uhr dauernd. Frösteln über den ganzen Rumpf, als ob er in kaltem Wasser sei, *nicht gebessert durch äußerliche Bedeckung* (Nux-v.). Frösteln am Abend beim Einschlafen; von 18.00 Uhr bis Mitternacht, Einschlafen wegen Schwäche. **Frösteln jeden Abend, mit Schaudern,** *mit Abneigung gegen Aufdecken.* Heftiger Schüttelfrost in der Nacht, mit Durchfall, gefolgt von Hitze und Schweiß. *Frost abwechselnd mit Hitze* (Ars.); *Venen der Hände geschwollen;* Gähnen; Gänsehaut. *Frost steigt ab; Hitze steigt auf*, den Rücken (Verat.). **Kälte der Knie nachts im Bett** (Carb-v.). *Kälte der Glieder*; **Eiseskälte der Hände und Füße, sogar im Bett.**

Hitze: Mit Durst. Heftiger Frost; er konnte nicht warm werden von 17.00 bis 18.00 Uhr, gefolgt von Hitze mit innerlichem Frösteln; danach Hitze und Schweiß die ganze Nacht. Hitze in der Nacht, im Magen beginnend; schwach und hungrig; danach Frost, gefolgt von innerlicher Hitze, besonders in den Händen, die Kälte dauert äußerlich fort. **Hitze und Schweiß in der Nacht, mit rasendem Hunger**, *der nicht gestillt werden konnte* (Hunger in jedem Stadium: Cina, - Hunger nach dem Anfall: Eup-per., - Hunger vor dem Frost: Chin.). Hitzewallungen über den ganzen Körper, in den Händen beginnend, am Nachmittag und Abend; äußerliche Kälte. Urin trübe, weißlich, Ziegelmehlsediment.

Schweiß: Reichlich über den ganzen Körper und bei geringer Anstrengung. *Morgenschweiß, am reichlichsten während des Schlafes* (Chin.). *Reichlicher, erschöpfender Morgenschweiß*, manchmal klamm. Schweiß an Kopf, Händen, Füßen, vorderem Teil des Körpers, abwechselnd mit Frösteln; Urin trübe und milchig. Der Schweiß hat den Geruch von Schwefel.

Zunge: Mit einem dicken Belag belegt, weiß oder braun, dunkle Mitte und rote Ränder; oder nur in der Mitte belegt.

Hunger, muß während Frost und Hitze essen, bevor er aufstehen kann; fühlt sich schwach; möchte kalte Speisen, Eiswasser, Eiscreme. Wiederhochkommen von Speisen, in mundvollen Mengen, *ohne

Übelkeit [siehe 2. Aufl.]. Die Nahrung, kaum geschluckt, kommt wieder hoch.

„Intermittierendes Fieber, Hitze und Schweiß in der Nacht, mit Schwäche und rasendem Hunger, der nicht durch Essen gestillt werden kann; danach Frösteln, mit Zähneklappern und äußerlicher Kälte; Frösteln, gefolgt von innerlicher Hitze, besonders in den Händen, die äußerliche Kälte hält an." - LIPPE.

Neigt dazu, remittierend oder typhoid zu werden; oder ein remittierendes Fieber nimmt nach einer Zeit - oder nach einer teilweisen oder völligen Unterdrückung - einen intermittierenden Typ an, gewöhnlich den Quotidiana-Typ.

Analyse: *Frost*: Frösteln jeden Abend, mit Eiseskälte der Extremitäten.

Hitze: und Schweiß nachts, mit rasendem Hunger.

Schweiß: reichlich, über den ganzen Körper und bei geringer Anstrengung.

PHOSPHORICUM ACIDUM

Charakteristisch: Paßt zu Personen von ursprünglich kräftigen Konstitutionen, die durch **den Verlust von lebenswichtigen Säften** geschwächt wurden; sexuellen Exzessen (Chin.); heftige, akute Krankheiten; Kränkung oder eine lange Folge von Gemütsbewegungen wie Kummer, Sorge, Enttäuschungen.

Milde, nachgiebige Disposition (Puls.).

Blasse, kränkliche Hautfarbe, Augen eingesunken und von blauen Rändern umgeben.

Ist apathisch, gefühlvoll; *teilnahmslos gegenüber den Angelegenheiten des Lebens*; gegenüber den Dingen, die gewöhnlich von höchstem Interesse sind; *entkräftet durch Kummer.*

Bei Kindern und jungen Leuten, die zu schnell wachsen (Calc., Calc-p.); Schmerzen in Rücken und Gliedern, als ob sie geschlagen wären.

Delirium: murmelnd, unverständlich; liegt in einem Stupor oder einem betäubten Schlaf, unbewußt aller Dinge, die um ihn her vor sich gehen; wenn geweckt, ist er bei vollem Bewußtsein, antwortet langsam und richtig und fällt wieder in den Stupor.

Der Patient zittert, hat schwache Beine, stolpert leicht, oder macht falsche Tritte.

Interstitielle Entzündung der Knochen; skrofulös, syphilitisch, mercuriell; das Periost ist entzündet, Schmerzen brennend, reißend, als ob sie mit einem Messer geschabt würden (Rhus-t.); Karies, Rachitis, aber nicht Nekrose; Wachstumsschmerzen.

Schwindel: der Kopf sinkt vorwärts und rückwärts; beim Augenschließen; bei Typhus, sie fallen, wenn sie sich aufsetzen; beim Liegen im Bett, als ob die Füße in die Höhe gingen, während der Kopf ruhig bleibt.

Kopfschmerz: *zermalmendes Gewicht auf dem Scheitel*, durch langdauernden Kummer oder erschöpfte Nerven; im Hinterkopf und Nacken; gewöhnlich von hinten nach vorn, < bei Bewegung, Geräusch, besonders Musik, > im Liegen (Bry., Gels., Sil.).

Kopfschmerz der Schulmädchen durch Augenanstrengung oder Überanstrengung der Augen (Calc-p., Nat-m.); der Studenten, die zu schnell wachsen.

Diarrhoe: *schmerzlos; nicht schwächend; weiß* oder gelb; unwillkürlich bei Blähungsabgang (Aloe, Nat-m.); durch Saures, Cholera-ähnlich, durch Furcht.

Urin: sieht aus wie Milch, gemischt mit Gelee-artigen, blutigen Stücken; zersetzt sich schnell; reichliches Wasserlassen in der Nacht, von klarem, wässerigen Urin, der sofort eine weiße Wolke bildet (Übermaß an Phosphaten, Nerven zerrüttet).

Onanie; wenn der Patient stark durch Schuldgefühle deswegen gequält wird (Dios., Staph.).

Bohrende, ziehende, grabende Schmerzen in den Nerven der Extremitäten; Nervenschmerzen im Stumpf nach Amputation (All-c.).

Samenabgänge: *häufig, reichlich, schwächend*; nach Koitus; nach starker Begierde; mehrmals in der Nacht; *beschämt, traurig, verzweifelt an der Heilung* (mit unwiderstehlichem Drang zu masturbieren: Ust.).

Brust: schwach vom Reden oder Husten (Stann.); bei Schwindsucht; nervös, durch Verlust lebenswichtiger Säfte, zu schnellem Wachsen, niederdrückenden Gemütsbewegungen.

Verschlimmerung: Durch Gemütsbewegungen; Verlust von lebenswichtigen Säften, besonders Samen; Selbstbefriedigung; sexuelle Exzesse; Reden verursacht Schwäche in der Brust (Stann.).

Besserung: Bewegung; Wärme; nasses Wetter (Caust., Nux-v.).

Typ: Periodizität nicht ausgeprägt. Tendenz, remittierend oder typhoid zu werden, mit Vorherrschen cerebraler Symptome; Typhus.

Zeit: 9.00 bis 10.00 Uhr; 16.00, 18.00, 19.00, 20.00, 21.00, 22.00 Uhr; Nachmittag bis 22.00 Uhr.

Frost: Ohne Durst. Schüttelfrost, mit blauen Nägeln, Kälte in den Fingerspitzen, im Bauch, Reißen in den Handgelenken, und lähmungsartige Schwäche in den Armen. Frösteln und Herzklopfen (Herzklopfen während des Schweißes: Merc., - siehe Bar-c.). Heftiger Schüttelfrost von nachmittags bis 22.00 Uhr, *gefolgt von solch großer Hitze, daß er fast das Bewußtsein verlor*. Gegen Abend eine Stunde lang Frösteln, ohne nachfolgende Hitze (Sulf.). Frost 21.00 Uhr mit großer Entkräftung, die durch alle Anfälle hindurch anhält. Frost und Hitze wechseln einander häufig ab. Schüttelfrost über den ganzen Körper, mit eiskalten Fingern (Cedr., Sep.). *Der abendliche Frost herrscht vor.*

Hitze: Ohne Durst; *exzessiv, raubt einem fast das Bewußtsein*; innerlich, ohne bei Berührung heiß zu sein. Fieber die ganze Nacht mit häufiger Entleerung großer Mengen von klarem, wässerigen Urin; nicht viel Durst; die Seite, auf der sie liegt, ist schmerzhaft. Heißes Gesicht auf der Seite, auf der er nicht liegt. Hitze, aber kann nicht aufgedeckt sein (Bell., - muß aufgedeckt sein: Ign., Puls.). Heißer Kopf, kalte Füße.

Schweiß: *Durst nur während des Schweißes* (Chin., - trinkt oft und große Mengen: Ars., - Durst nach dem Schweißstadium: Lyc.). Schwitzen, mit schweren Träumen von toten Leuten und vom Verfolgtwerden.

Reichlicher Morgenschweiß; klamm, erschöpfend; meist an Hinterkopf und Hals.

Zunge: Roter Streifen in der Mitte der Zunge. *Verlangt nach erfrischender, saftiger Nahrung.*

Puls: Schwach, klein, beschleunigt; unregelmäßig; ein oder zwei Schläge auslassend.

Analyse: Cerebrales Typhoid oder Typhus; **völlige Apathie und Stupor**; nimmt keine Notiz, „liegt wie ein Klotz", äußerst achtlos gegenüber der Umgebung; Darmblutung, Blut dunkel; Nachtschweiße.

Frost: Schüttelfrost über den ganzen Körper; Finger eiskalt.

Hitze: exzessiv, das Bewußtsein raubend.

Schweiß: reichlich, erschöpfend. Durst nur im Schweiß.

PLANTAGO

Charakteristisch: Paßt zu chronischen Fällen mit regulärem Typ, die Chinin weder verändert noch unterdrückt.

Personen von reizbarer, mürrischer Disposition; ungeduldige, ruhelose Stimmung, mit dumpfem, betäubten Gefühl im Gehirn.

Große geistige Entkräftung, verstärkt durch geistige Anstrengung, die auch schnelle Atmung und ein Gefühl großer Angst verursacht.

Zähne (linke Seite) verlängert, schmerzhaft; Schmerz unerträglich schlimm, bohrend, grabend in gesunden Zähnen; schlechter durch Berührung und Extreme von Hitze und Kälte.

Schlimme Folgen von exzessivem Tabakgenuß, besonders die geistige Angst; grabender Zahnschmerz und häufige Anfälle von plötzlichem Niesen mit reichlichem, wässerigen, milden Schnupfen.

Nächtliches Bettnässen; reichlicher farbloser Urin, der ein weißes Sediment absetzt; tritt auf von Mitternacht bis Morgen.

Typ: Jeder Typ. Quotidiana, Tertiana, Quartana. Alle zwei, drei, vier, sieben oder vierzehn Tage. Remittierend; kontinuierlich.

Zeit: 14.00 Uhr. Jede Zeit während des Tages.

Causa: Mißbrauch von Chinin.

Prodrom: Wandernde Schmerzen in der Brust, Dumpfheit im Kopf und Strecken der Glieder.

Frost: Ohne Durst. Kalte Fröste mit Gänsehaut um 14.00 Uhr, über den ganzen Körper laufend, schlechter beim Umherbewegen; Finger kalt. Kälte des Körpers mit Schaudern; Kopf fühlt sich empfindlich an; Füße und Beine kalt; Hände selbst in einem warmen Zimmer kalt.

Hitze: Mit Durst; große Erregbarkeit, Angst, Gemütsqual, Ruhelosigkeit; Zimmer erscheint heiß und eng; Beklemmung der Brust, schnelles Atmen; Atmung schwierig, als ob keine Luft im Zimmer wäre (ängstliches, beklemmtes Atmen: Ip., - Luft des Zimmers unerträglich: Apis). Brennende Hitze von Kopf, Gesicht, Händen und Füßen; Kopf fühlt sich heiß, schmerzhaft, dumpf und betäubt an. Hände heiß und klamm.

Schweiß: Kalt über der Kreuz- und Sakralgegend. Hitze des Zimmers war unerträglich und rief Schweiß hervor.

Zunge: Weiß belegt; Atem faul, übelriechend. Geschmack schlecht, faul. Speisen geschmacklos. Aufstoßen schmeckt nach Schwefel, hält den ganzen Tag an.

Kasuistik:

* Fieber, das seinen Verlauf wochen- und monatelang nimmt, entweder in täglichen Anfällen oder alle 2, 3, 4, 7 oder 14 Tage wiederkehrend. Fälle, die sich als nicht behandelbar mit Chinin und allen volkstümlichen Mitteln und Fiebermitteln erwiesen haben. Charakteristisch: Wiederkehr des Anfalls zur Tageszeit, mit einer Erschlaffung des Blasenschließmuskels.

PODOPHYLLUM

Charakteristisch: Paßt zu Personen von biliösem Temperament, die an gastro-intestinaler Störung leiden, besonders nach Quecksilbermißbrauch; „biliöse Anfälle“.

Schmerzen: Plötzliche Anfälle von ruckendem Schmerz.

Niedergedrückter Geist; bildet sich ein, er würde sterben oder sehr krank sein (Ars.); Lebensüberdruß.

Kopfschmerz; abwechselnd mit Durchfall (Aloe); Kopfschmerz im Winter, Durchfall im Sommer.

Schmerzlose Cholera morbus; heftige Krämpfe in Füßen, Waden, Oberschenkeln; wässerige, schmerzlose Stühle; Cholera infantum (Phyt.).

Schwierige Zahnung: Stöhnen, Zähneknirschen in der Nacht; *Kopf heiß und wird von einer Seite zur anderen gerollt*; starkes Verlangen, das Zahnfleisch zusammenzudrücken (Phyt.).

Der Patient *reibt und schüttelt andauernd die Lebergegend mit den Händen.*

Diarrhoe: der Kinder; während der Zahnung; nach dem Essen; *während des Gewaschenwerdens; von schmutzigem Wasser, das die Einlage durchfeuchtet* (Benz-ac.); *früh am Morgen*, hält den Vormittag an, gefolgt von normalem Stuhl am Abend (Aloe), und begleitet von Sinkgefühl oder Schwäche in Bauch und Rektum; schon lange anhaltend.

Stuhl: grün, *wässerig, fötid, reichlich* (Calc.); herausströmend (Jatr., Phos.); Kalk-ähnlich, Gelee-ähnlich (Aloe); unverdaut (Chin., Ferr.); gelbes, Mehl-ähnliches Sediment; Prolaps des Rektums, vor oder beim Stuhlgang.

Uterusprolaps: *durch Überheben oder Überanstrengung*; nach der Geburt. In den Anfangsmonaten der Schwangerschaft, kann nur auf dem Magen bequem liegen.

Affiziert den rechten Hals, das rechte Ovarium, das rechte Hypochondrium.

Schmerz und Taubheit im rechten Ovarium, den Oberschenkel dieser Seite hinablaufend (Lil-t.).

Unterdrückte Menses bei jungen Mädchen (Puls., Tub.).

Verschlimmerung: Am frühen Morgen (Aloe, Nux-v., Sulf.); in heißem Wetter (Diarrhoe); während der Zahnung.

Besserung: Abend; äußerliche Wärme; Druck.

Typ: Quotidiana; Tertiana; Quartana. Periodizität ausgeprägt. Der Morgen-Anfall herrscht vor. Biliös; Malaria-ähnlich. Ein intermittierendes Fieber kann biliös, remittierend oder kontinuierlich werden.

Zeit: **7.00 Uhr, ist charakteristisch.** Leichte Anfälle können am Abend auftreten.

Prodrom: **Rückenschmerz***;* *schlimm* in der Kreuzgegend. *Gastrische und biliöse Symptome sind ausgeprägt, manchmal tagelang vor dem Anfall.*

Frost: Ohne Durst, *mit drückenden Schmerzen in beiden Hypochondrien* und dumpfem Wehtun in den *Knien, Knöcheln, Ellbogen* und *Handgelenken.* Fiebrig am Nachmittag, mit gelegentlichem Frösteln, das *nicht besser durch Ofenhitze*, jedoch *besser durch warmes Zudecken im Bett wurde.* **Große Redseligkeit;** bei Bewußtsein, aber kann nicht reden, weil er die Worte vergißt; oder versucht, dauernd zu reden, aber vergißt die Worte, die er gebrauchen möchte (Teucr.). Frostig beim ersten Niederlegen am Abend, mit unzusammenhängendem Reden während des unvollkommenen Halbschlafs.

Hitze: *Mit Durst.* Die Hitze beginnt *während des Frostes,* oder *während er noch frostig ist.* Das Schütteln und das Kältegefühl halten noch einige Zeit an, *nachdem die Hitze begonnen hat.* **Heftiger Kopfschmerz mit exzessivem Durst.** Frösteln beim Umherbewegen und beim Akt des Niederlegens; mit plötzlichem Schweiß. **Große Redseligkeit**, *andauerndes Reden* (Carb-v., Lach.), *das beim Delirium anhält, bis das Fieber* seinen Höhepunkt erreicht, dann **fällt er in Schlaf** *und schwitzt reichlich*, mit Vergeßlichkeit für all das, was er gesagt hat (fällt in Schlaf während des Abend-Fiebers und wacht auf, wenn es aufhört: Calad., - siehe Apis, Nux-m.).

Schweiß: Reichliches Schwitzen, so daß es von den Fingerspitzen herabtropft. Warm an Kopf und Beinen. **Schlaf während des Schwitzens**; > Kopfschmerz. Gebadet in kaltem Schweiß.

Zunge: Weiß belegt, feucht, schmutzig, pappig, teigig, zeigt Zahneindrücke (Merc.); trocken, gelb. Widerlicher Geruch des Atems, *der ihn* *anekelt* (widerlicher Geruch aus dem Mund, *für ihn selbst nicht wahrnehmbar*: Puls.). Geschmack faul; totaler Geschmacksverlust, oder alles schmeckt sauer. **Gastrische Symptome herrschen vor.**

Apyrexie: Totaler Appetitverlust; sogar der Geruch von Speisen ruft Ekel hervor (Colch.); übelriechender Atem; fauler Geschmack; reichlicher Speichelfluß; das Austoßen riecht nach faulen Eiern. Verstopfung oder Durchfall.

Analyse: *Frost*: mit Wehtun in Hypochondrien, Knien, Knöcheln, Ellbogen, Handgelenken; *große Redseligkeit* während Halbschlaf.

Hitze: Durst, Kopfschmerz, *große Redseligkeit*, Delirium; fällt auf dem Höhepunkt des Fiebers in Schlaf und schwitzt reichlich.

Schweiß: reichlich, schläft während des Schwitzens. Gastrische Symptome herrschen vor.

Die Redseligkeit *während des Frostes* und *weit in die Hitze hinein*, mit anschließender völliger Vergeßlichkeit für all das, was geschehen ist, ist charakteristisch. *„Fällt auf der Höhe des Fiebers in Schlaf, und schläft während des Schwitzens“* ähnelt Apis, aber die Urtikaria fehlt, und der Schweiß ist reichlicher.

Kasuistik:

*Ein Herr von 76 Jahren, der nie in seinem Leben eine ernsthafte Erkrankung gehabt hatte, wurde im letzten Juli von Frösten und Fiebern befallen, wobei der Anfall täglich um 7.00 Uhr auftrat, mit wehem Schmerz im rechten Hypochondrium, das empfindlich gegen Druck ist. Schlimmer Schmerz im Rücken *vor*, nicht während des Frostes. Der Frost ist nicht sehr schwer, aber die Hitze beginnt, bevor das Schaudern und die Kälte aufhört. Etwas Durst während des Frostes; exzessiver Durst während der Hitze. Heftiger Kopfschmerz **und** leichtes Delirium während des Fiebers; fällt in Schlaf in der Hitze und bricht in reichlichen Schweiß aus; versucht zu reden, aber kann nicht die richtigen Worte finden. Schmutzige, pappige, teigige Zunge, mit faulem Geschmack und völligem Appetitverlust, sogar der Geruch von Speisen ruft Ekel hervor. Der Schmerz in den Gliedern und im Rücken und die Zeit um 7.00 Uhr indizierten Eup-per., was jedoch ohne Erfolg gegeben wurde; aber ein genauerer Vergleich erwies Podophyllum als das Simillimum, was er in der C 30 alle vier Stunden erhielt. Der nächste Frost wurde viel leichter, er fühlte sich in jeder Hinsicht besser, und ein paar Pulver der C 200 vollendeten die Heilung. - H.C. ALLEN, *Am. Hom.*, III, S. 208.

POLYPORUS OFFICINALIS

Typ: Quotidiana; Tertiana. Sporadisch oder endemisch, des Frühjahrs, Sommers, Winters. Selten im Herbst verlangt.

Zeit: 5.00, 10.00 und 11.00 Uhr. 13.00, 15.00, 16.00, 15.00 bis 16.00 und 21.00 Uhr.

Prodrom: Große Mattigkeit und Wehtun in den großen Gelenken.

Frost: Fröste, mit wenig Durst, abwechselnd mit Hitze, mehrmals am Tage. Frösteln mit Neigung zu gähnen und sich zu strecken. *Häufige kriechende Fröste entlang der Wirbelsäule zwischen den Schulterblättern, den Rücken hinauf zum Nacken*, vermischt mit Hitzewallungen (Fröste entlang der Wirbelsäule, den Rücken in aufeinander folgenden Wellen hinauflaufend: Gels.). **Fröste, die im Rücken zwischen den Schulterblättern beginnen** (Caps.). *Kälte der Nase, Hände und Füße. Große Mattigkeit, mit schlimmen wehen Schmerzen im Rücken, in den großen Gelenken, und in den Knochen der Beine* (Eup-per., Podo.); *gähnt und streckt sich.* Schwere Fröste, die zwei Stunden dauern, gefolgt von Hitze und Schweiß. *Ungewöhnliches Frösteln, wenn man auf frische Luft trifft, mit Eiseskälte der Nase.*

Hitze: Mit Durst; anhaltend, die ganze Nacht dauernd (nach dem Abend-Frost: Lyc., Puls., Rhus-t.). Haut extrem heiß und trocken. *Gesicht heiß und gerötet*, mit stichelndem Gefühl (Nit-ac.); *Hände, Handteller, Füße heiß und trocken.* Durst nicht exzessiv, oft treten Übelkeit und Erbrechen während der Hitze auf.

Schweiß: *Reichlich nach Mitternacht*; Schweiß die ganze Nacht; mild in frischen, reichlich in alten chronischen Fällen.

Zunge: Weiß belegt; oder gelber, dicker Belag, mit roter Spitze. Geschmack bitter, kupferig. Appetitverlust. Verlangen nach sauren Dingen, die immer die Symptome besserten.

Apyrexie: Schmerz in der Leber, mit Gelbsucht der Haut und großer Müdigkeit. Schmerz im Bauch zwischen Magen und Nabel; lautes Rumpeln in den Därmen. Verstopfung, dumpfer Kopfschmerz und große Mattigkeit; oder Kongestion des Blutes zum Kopf mit Schwindel. Die Intermission ist sehr kurz; in schweren Fällen ist das Fieber fast andauernd, und hat die Neigung, remittierend zu werden.

Paßt am besten zu alten, lange bestehenden Fällen, die mit Chinin gesättigt worden sind und allen Fiebermitteln widerstanden haben.

PSORINUM

Charakteristisch: Paßt besonders zu psorischen Konstitutionen; Mangel an Reaktion nach schweren akuten Krankheiten, der Appetit will nicht wiederkommen.

Extrem skrofulöse Patienten; nervös, ruhelos, leicht erschreckt, schlaflos durch unerträgliches Jucken und schreckliche Träume von Räubern, Gefahr, usw.

In chronischen Fällen, wenn **gut gewählte Mittel keine Besserung oder dauernde Heilung bringen** (in akuten Krankheiten: Sulf.); **wenn Sulfur angezeigt ist, aber nicht wirkt;** in Fiebern mit *einer persönlichen oder familiären Vorgeschichte von Ekzem, Halsentzündung oder Heufieber.*

Kinder sind blaß, zart, kränklich; kranke Babies wollen tags oder nachts nicht schlafen, sondern quälen, ärgern und schreien (Jalapa);

dem Kind geht es gut, es spielt den ganzen Tag; es ist aber ruhelos, lästig und schreit die ganze Nacht (Gegenteil von Lyc.).

Große Schwäche und Kraftlosigkeit; durch Säfteverlust; *bleibt zurück nach akuten Krankheiten*; ohne irgendein organisches Leiden oder offensichtlichen Grund.

Gibt die Hoffnung auf Genesung auf; *hoffnungslos, glaubt, er wird sterben*, besonders *nach Fiebern*; während des Klimakteriums.

Religiöse Melancholie; verzweifelt am ewigen Heil (Meli.).

Der Körper hat einen ekelhaften Geruch, selbst nach Baden.

Kopfschmerz: chronisch, bei jedem Wetterwechsel; erwachte aus dem Schlaf mit Schmerz; *hungrig während des Kopfschmerzes*; > *beim Essen*, durch Waschen, durch Nasenbluten; es gehen verschwommenes Sehen oder Blindheit, schwarze Flecken oder Ringe voraus.

Große Empfindlichkeit gegen kalte Luft oder Wetterwechsel; trägt eine Pelzkappe, einen Mantel oder Schal selbst im heißesten Sommerwetter.

Stürmisches Wetter affiziert ihn schwer; er fühlt sich ruhelos tagelang vor einem Gewittersturm, und während eines Gewittersturmes (Phos.).

Husten und trockene, schuppige Hautausschläge kommen jeden Winter wieder.

Alle Exkretionen - Durchfall, Leukorrhoe, Menstruationsfluß, Schweiß - **haben einen aashaften Geruch.**

Leiden: durch unterdrückte Hautkrankheiten, wenn Sulfur keine Besserung bringt; schwer, von selbst geringen Gemütsbewegungen; durch irgendeine Ausschlagskrankheit in der Kindheit.

Fühlt sich am Tag vor dem Anfall ungewöhnlich gut.

Halsentzündung: um den akuten Anfall zu bessern und die konstitutionelle Veranlagung auszurotten.

Heufieber; jährlich, am selben Tag des Monats und oft zur selben Stunde des Tages; sollte im Winter behandelt werden, um die Diathese auszurotten und eine Wiederkehr zu verhüten.

Hungrig in der Mitte der Nacht; muß etwas zu essen haben.

Aufstoßen schmeckt nach verfaulten Eiern (am Vormittag: Arn., - in der Nacht: Ant-t., - nur am Vormittag, verschwindet nach Ausspülen des Mundes: Graph.).

Diarrhoe; Stuhl wässerig, dunkelbraun, fötid, *aashafter Geruch.*

Leukorrhoe; geronnen, *große Klumpen*, von einem *unerträglichem Geruch.*

Schwangerschaftserbrechen, hartnäckige Fälle, wenn das bestgewählte Mittel versagt; der Fötus bewegt sich zu heftig.

Asthma: < beim Aufsitzen, in der frischen Luft; > durch Niederlegen und die Arme weit vom Körper abgespreizt halten; denkt, er wird sterben.

Haut: abnorm empfänglich für Hautkrankheiten; trocken, untätig, schwitzt selten; sieht schmutzig aus, als ob sie nie gewaschen worden wäre; grob, fettig, als ob sie geölt wäre; schlimme Folgen von Salbengebrauch.

Verschlimmerung: Abend, vor Mitternacht; in der frischen Luft; bei stürmischem Wetter, Gewittersturm; Sitzen.

Besserung: Niederlegen; im Zimmer; Bewegen; **Schwitzen**. Fühlt sich immer besser vor dem Anfall.

Typ: Die Periodizität des Fiebers ist nicht ausgeprägt. Anfälle (anderer Krankheiten) zur selben Stunde jeden Tag. Jeden zweiten Tag; Kopfschmerz, Durst, Kälte. Typhoid, Typhus, kontinuierlich, Gelbfieber, Pest.

Zeit: Abends.

Frost: Mit Durst, besonders am Abend, *an den Oberarmen und Oberschenkeln*, mit Haaresträuben, Hitzewellen, kriechenden Frösten, großer Schwäche, Kraftlosigkeit, Schläfrigkeit. *Innerliches Schaudern, kriechende Fröste*, und *eiskalte Füße*. **Trinken verursacht Husten** (verursacht Husten und Würgen: Cimex.).

Hitze: Und Schweiß auf dem Gesicht am Abend; *beim Fahren in einer Kutsche* (besser beim Fahren in einer Kutsche: Nit-ac.). *Abendliche Hitze mit Delirium, großem Durst*, gefolgt von *reichlichem Schweiß*. Hitze, Schweiß, Durst, sowohl während des Frostes als auch der Hitze (Calc., Sulf.).

Schweiß: Reichlich und ausgiebig beim Gehen, mit nachfolgender Schwäche (Bry., Chin., Carb-a.). **Erkältet sich leicht** (Bar-c., Calc.).

Reichlicher Schweiß auf Gesicht, Handtellern und *Perineum* **beim Umherbewegen** (reichlich durch *Gehen, Lesen, Fahren, Reden*: Sep., Sulf.). Reichlich um 3.00 Uhr.

Nach dem Schweiß hören alle Leiden auf (Bry., Calad., Nat-m.).

Nachtschweiß bessert das Kopfweh.

Schweiß reichlich, stinkend, in der Nacht.

Sauer riechender, klebriger Schweiß.

Zunge: Weiß belegt oder gelblich-weiß; Spitze trocken und fühlt sich bis zur Mitte verbrannt an (rote, dreieckige Spitze: Rhus-t.). Geschmack bitter, geht nach Essen oder Trinken weg (Gegenteil von Nit-ac., Puls.); fauler Geschmack. Großer Hunger ohne Appetit.

Analyse: Die konstitutionellen Symptome sind leitend.

Schwitzt reichlich; erkältet sich leicht.

Bei allen Fiebern, aber besonders beim Typhoid, wird Psorinum einen verschleppten Fall verhindern, wenn es eine Vorgeschichte von Ekzem, unterdrücktem Hautausschlag oder Halsentzündung gibt. In solchen Fällen sind die Symptome niemals eindeutig.

Der Patient war seit einem Typhoid-Fieber nie mehr richtig gesund.

Psorinum wird oft einen Fall klar machen, bei dem es nach schweren Anfällen einen Mangel an vitaler Reaktion gibt, wenn andere Mittel - obwohl gut gewählt - keine Besserung oder dauerhafte Heilung bringen.

Die konstitutionellen Symptome sind zuverlässig; die Hauptsymptome kommen während des Anfalls nicht an die Oberfläche. Es hat für mich viele Fälle bei psorischen Konstitutionen klar gemacht, nachdem Sulfur versagt hatte. Es ist häufiger angezeigt als es benutzt wird (das Gegenteil von Chinin).

PULSATILLA

Charakteristisch: Paßt zu Personen von unentschlossenem, langsamen, phlegmatischen Temperament; sandfarbenes Haar, blaue Augen, blasses Gesicht, leicht zum Lachen oder zu Tränen gebracht; herzliche, milde, sanfte, furchtsame, nachgiebige Disposition - das Mittel der Frauen.

Weint leicht; es ist ihr fast unmöglich, ihre Leiden ohne Weinen zu berichten (weint, wenn ihm gedankt wird: Lyc.).

Frauen, die zum Dicksein neigen, mit spärlicher und verlängerter Menstruation (Graph.).

Die erste ernste Beeinträchtigung der Gesundheit wird der Pubertät zugeschrieben, sie „sind seither nie gesund gewesen" - Anämie, Chlorose, Bronchitis, Schwindsucht.

Die Absonderungen aller Schleimhäute sind dick, mild und gelblich-grün (Kali-s., Nat-s.).

Schmerzen: Ziehend, reißend, **wandernd, schnell** *von einem Teil zu einem anderen* **wechselnd** (Kali-bi., Lac-c.); sie sind begleitet von dauerndem Frösteln, und je schlimmer der Schmerz ist, desto stärker ist der Frost; sie erscheinen plötzlich, gehen allmählich weg, oder Spannung, die sich verstärkt bis sie sehr akut ist, und dann „läßt sie nach mit einem Knacks" (Zahnschmerz, Neuralgie); bei der Anfangsbewegung (Rhus-t.).

Symptome verändern sich dauernd; keine zwei Fröste, zwei Stühle, zwei Anfälle sind sich gleich; zu einer Stunde geht es sehr gut, in der nächsten miserabel.

Durstlosigkeit *bei fast allen Leiden.*

Gastrische Schwierigkeiten durch Essen schwerer Speisen, Kuchen, Torte, besonders fettes Schweinefleisch oder Wurst; der Anblick oder auch nur der Gedanke an Schweinefleisch verursacht Ekel; „schlechter Geschmack" am Morgen.

Leeregefühl im Magen, besonders bei Teetrinkern.

Diarrhoe: nur, oder üblicherweise, in der Nacht; wässerig; grünlich-gelb, sehr veränderlich; sobald sie essen; durch Obst, kalte Getränke, Eiscreme (Ars., Bry., - Essen von Birnen: Verat., Chin., -

Zwiebeln: Thuj., - Austern: Brom., Lyc., - Milch: Calc., Nat-c., Nicc., Sulf., - Trinken von unsauberem Wasser: Camph., Zing.).

Störungen in der Pubertät; Menstruation unterdrückt durch Naßwerden der Füße; *zu spät, spärlich*, schleimig, *aussetzender Fluß*, mit abendlichem Frösteln; *fließt mehr am Tage* (Lil-t., - beim Niederlegen: Kreos., - nur in der Nacht oder beim Liegen: Mag-c.).

Schlaf: lange wach am Abend, mag nicht zu Bett gehen, der erste Schlaf ist ruhelos, tiefer Schlaf, wenn es Zeit zum Aufstehen ist; erwacht matt und nicht erfrischt (Gegenteil von Nux-v.).

Gerstenkörner, besonders am Oberlid, *durch Essen von fetten, öligen, schweren Speisen oder Schweinefleisch* (vgl. Lyc., Staph.)

Drohender Abort; Fluß hört auf und kommt danach mit verstärkter Kraft wieder; Schmerzen spasmodisch, verursachen Atemnot und Ohnmacht; muß frische Luft haben; während der Frostes.

Beziehungen: Komplementär: Kali-m., Lyc., Sil., Sulf-ac.

Folgt gut nach Kali-bi., Lyc., Sep., Sil., Sulf.

Folgen von Kamille, Chinin, Quecksilber, Schwefel, Teetrinken.

Silicea ist die chronische Pulsatilla in fast allen Leiden.

Eines der besten Mittel, mit denen die Behandlung von chronischen Fällen begonnen werden kann (Calc., Sulf.).

Anämische oder chlorotische Patienten, die viel Eisen, Chinin oder Tonika genommen haben, selbst vor Jahren.

Verschlimmerung: In einem warmen, geschlossenen Raum; abends, im Zwielicht; Liegen auf der linken oder schmerzlosen Seite; unverdauliche Speisen, Fette, Schweinefleisch, Eiscreme, usw.; in der Anfangsbewegung; Hitze, warme Anwendungen (Kali-m.).

Besserung: In der frischen Luft; Liegen auf der schmerzhaften Seite (Bry.); kaltes Zimmer; Essen oder Trinken von kalten Dingen; kalte Anwendungen.

Typ: Jeder Typ; einfach und zusammengesetzt. Quotidiana; Tertiana; Quartana. Monatlich (Nux-v., Sep.); alle 14 Tage (Ars., Chin., Plan.). Unregelmäßiger Typ; unregelmäßige Stadien; *langer Frost, wenig Hitze, kein Durst* (kurzer Frost, lange Hitze, kein Durst: Ip.); Stadien nicht ausgeprägt und dazu neigend, ineinander überzugehen (Ars., Nux-v., Podo.). Biliös, remittierend, kontinuierlich.

Zeit: 1.00, 8.00 und 11.00 Uhr. 13.00 und 16.00 Uhr. Nachmittag und Abend. Der Anfall um 16.00 Uhr herrscht vor. Abendliche Anfälle dauern die ganze Nacht (Lyc., Nux-v., Rhus-t.).

Causa: Unregelmäßigkeiten in der Diät. Im Essen von schweren, fetten Speisen, Torten, Schweinefleisch, liegt oft die Ursache für einen Anfall, oder es ruft während der Rekonvaleszenz einen Rückfall hervor (Ant-c., Ip.).

Prodrom: Durst; dösig und schläfrig den ganzen Tag, mit schleimiger Diarrhoe; Übelkeit oder Erbrechen von Schleim. Wenn es einen morgendlichen Frost gibt, *dann auch einen Durchfall in der vorangegangenen Nacht ohne Durst.*

Frost: *Kalte Fröste überall; die ganze Zeit Frösteln; fühlt sich sogar in einem warmen Zimmer kalt, am Abend. Frösteln den ganzen Abend vor dem Schlafengehen*, selbst beim Gehen. *Frösteln; beim Gehen von einem warmen Raum in die kalte Luft; mit Schmerzen am Abend.* **Frost um 16.00 Uhr**, *kein Durst*; Erbrechen von Schleim, wenn der Frost beginnt; Angst; Dyspnoe; verfliegendes Frösteln; an einzelnen Stellen, einmal hier, einmal da; schlechter am Abend. *Einseitige Kälte*, mit Taubheitsgefühl (rechte Seite: Bry., Nat-m., - linke Seite: Caust., Carb-v., Lyc., Thuj.). *Frösteln über den Bauch, das sich um das Sakrum und den Rücken erstreckt.* Schaudern auf dem Rücken, das sich in die Hypochondrien und besonders in den vorderen Teil der *Arme* und der *Oberschenkel* erstreckt, mit Kälte der Glieder und einem Gefühl, als ob sie einschlafen würden, gegen 16.00 Uhr. Schaudern läuft den ganzen Tag den Rücken hinauf; kriechendes Schaudern über die Arme, mit Hitze der Wangen; *die Zimmerluft scheint heiß zu sein. Kalte Hände und Füße, sie scheinen tot zu sein* (Lyc., Sep., - der ganze Körper taub: Cedr.). Hand und Fuß der einen Seite kalt und rot; die andere Seite heiß, am Abend. Der Morgen-Anfall um 8.00 Uhr hat Übelkeit, Erbrechen, Kopfschmerz und Schwindel; Frösteln, Hitze und Schweiß vermischt, oder gleichzeitig (Ars.), und gewöhnlich viel Durst während des ganzen Anfalls. Abend-Anfall; heftiger Frost, mit äußerlicher Kälte, ohne Schaudern oder Durst; am Morgen das Gefühl von Hitze, als ob Schweiß ausbrechen würde, ohne Durst oder äußerliche Hitze, jedoch mit heißen Händen und Abneigung gegen Entblößen.

Hitze: Mit Durst; mit *rotem Gesicht,* oder *eine Wange rot* und *eine blaß* (Acon., Cham.). *Hitze der rechten Seite* (linke Seite und linker Arm: Rhus-t.), *oder am oberen Teil des Körpers,* gemindert durch Bewegung oder Waschen (Caps., - verstärkt durch Bewegung: Nux-v.); Hitze des Gesichtes, oder einer Hand, mit Kälte der anderen; Körper heiß, Glieder kalt (Bell., Carb-v.). **Ängstliche Hitze**, *wie mit heißem Wasser übergossen* (Rhus-t.). **Unerträglich brennende Hitze nachts im Bett mit Unwohlsein. Trockene Hitze des Körpers am Abend, mit erweiterten Venen und brennenden Händen, die nach kühlen Stellen suchen** (Op.). **Er ist heiß, möchte aufgedeckt sein** (Apis, Camph., Sec.). **Stöhnt und ächzt, leckt die Lippen, aber trinkt nicht.** Hitze des ganzen Körpers, außer den Händen, die kühl sind, mit drückendem Kopfschmerz über den Augenhöhlen. Innerliche trockene Hitze mit Durst; Hitzewallungen; mit Bekleidung war es ihm zu warm, wenn er sie auszog, fror er. **Äußerliche Wärme ist unerträglich** (Hitze des Zimmers ist unerträglich: Apis); **die Venen sind vergrößert** (Bell., Chin.). **Fieber; Durst um 14.00 Uhr, gefolgt von Frost um 16.00 Uhr, ohne Durst, mit Kälte des Gesichtes und der Hände; Angst und Beklemmung der Brust; später beim Niederlegen ziehende Schmerzen im Rücken, die sich zum Hinterkopf erstrecken und danach in die Schläfen und den Scheitel; nach drei Stunden Hitze des Körpers, ohne Durst; die Haut war brennend heiß, aber es gab nur auf dem Gesicht Schweiß, der in großen Tropfen wie Perlen herabtropfte, Schläfrigkeit ohne Schlaf, und Ruhelosigkeit; am nächsten Morgen Schweiß über den ganzen Körper.**

„Das intermittierende Fieber, das Pulsatilla hervorrufen kann, hat nur während der Hitze Durst (nicht während des Frostes), selten nach der Hitze oder vor dem Frost. Wenn nur ein Gefühl von Hitze vorhanden ist, ohne äußerlich wahrnehmbare Hitze, dann fehlt der Durst.“ - HAHNEMANN.

„Wenn Hitze dem Frösteln folgt, und wenn dies nur ein Gefühl von Hitze ohne objektive Wärme ist, dann ist kein Durst vorhanden; aber wenn die Hitze - wie es manchmal der Fall ist - sowohl objektiv als auch subjektiv vorhanden ist, dann ist sie von Durst begleitet. Merken Sie sich dies, weil man sagt, daß die Abwesenheit von Durst für Pulsatilla charakteristisch sei und deswegen die Anwesenheit von

Durst Pulsatilla kontraindiziere. Dies ist nur mit der angegebenen Einschränkung wahr." - DUNHAM.

Schweiß: Einseitig; nur an der linken Seite, oder *nur an der rechten Seite* des Körpers; Schweiß an der *rechten Seite des Gesichtes* (Schweiß an der Seite, auf der er liegt: Acon., Chin-s., - an der Seite, auf der er nicht liegt: Benz., Sanic., - nur an einzelnen Teilen: Bry.); Schweiß schlechter nachts oder am Morgen, *hört beim Erwachen auf* (siehe Samb.). Schweiß an Kopf, Gesicht und Kopfhaut. Schweiß die ganze Nacht, mit **Redseligkeit während des betäubten Schlummers** (Redseligkeit während des Frostes: Podo., - während der Hitze: Lach., Podo.). Schmerzen halten während des Schweißes an (Eup-per., Lach., Nat-m., Nux-v., - schlechter während des Schweißes: Ip.).

Zunge: *Weiß* oder *gelb* belegt, und mit *einem zähen Schleim* bedeckt; zu groß, zu breit. *Geschmack faul, von verwestem Fleisch; ekelerregend; bitterer, schleimiger* biliöser Geschmack nach Essen, Trinken und Rauchen. Verlangen nach Bier, Alkohol, Stimulantien, sauren, erfrischenden Dingen. *Abneigung gegen fettes Schweinefleisch*, Milch, Brot.

Puls: Schwach, klein, aber beschleunigt. Pulsationen durch den ganzen Körper; in heftigen Anfällen; durch Ärger, Schreck, Freude; mit Anämie, Chlorose; große Angst, mußte seine Kleider ablegen.

Apyrexie: Milz vergrößert und empfindlich. *Dauerndes Frösteln während der Apyrexie.* Kopfschmerz, feuchter Husten, schmerzhafte Beklemmung der Brust, Schläfrigkeit, Appetitverlust, bitterer Geschmack im Mund, saures Aufstoßen, Übelkeit und Erbrechen von Schleim, Durchfall von eiweißartigen, wässerigen Stühlen, mit Vorherrschen von gastrischen und biliösen Symptomen.

Nach Chinin-Mißbrauch, mit bitterem Geschmack der Speisen und sauberer Zunge. Unterdrückung der Menses, oder unregelmäßige Menses (Sep.). Die geringste Magenstörung wird einen Rückfall verursachen (Ip.). *Die milde, tränenreiche Disposition* der Frauen und Kinder wird oft in eine übellaunige, reizbare, ärgerliche Stimmung verwandelt; Symptome von drohendem Abort während eines Anfalls in den ersten Monaten der Schwangerschaft. **Anfall von zunehmender Schwere und dauernd veränderlichen Symptomen; keine zwei Anfälle sind gleich.**

Analyse: *Frost*: abends, 16.00 Uhr; kalt überall; einseitig.

Hitze: einzelner Teile, oder Hitze einer Hand, Kälte der anderen, oder Körper heiß, Glieder kalt; Durst und Verschlechterung durch äußerliche Wärme.

Schweiß: einseitig; einzelner Teile; mit Redseligkeit während eines betäubten Schlafes.

Keine zwei Anfälle sind gleich, dauernd wechselnde Symptome; zunehmende Schwere.

Chinin-Mißbrauch; Rückfall durch geringe Fehler in der Diät.

Kasuistik:

*1) Patientin mit rotem Haar, heller Haut, bekommt leicht Sommersprossen. Erster Anfall um 15.00 Uhr, spätere um 1.00 Uhr. *Während des Frostes* große Kälte mit Schaudern; Fröste den Rücken hinauf und herunter, mit wehen und ziehenden Schmerzen in den Knochen und den Muskeln der Hüften; das Frösteln dauerte ¾ Stunde. *Fieber* hoch, mit *ohnmachtsartiger Schwäche* und *Ruhelosigkeit durch Luftmangel und Zimmerwärme*. Beachtlicher Schweiß nach dem Fieber, aber leicht fröstelnd. *Kann nicht im warmen Zimmer bleiben*. Puls klein und sehr voll; Zunge feucht und schmutzig-weiß. *Kein Durst*. Pulsatilla C 200. Heilte prompt. - T.D. STOW, *H. M.*, V., S. 237.

*2) Mrs. S.E., 65 Jahre alt. Fast jeden Tag Frost, gefolgt von Fieber und Schweiß, *gegen Abend beginnend; kein Durst in irgendeinem Stadium*; Abneigung gegen fette oder reichhaltige Speisen, und nur sehr wenig Appetit auf irgendetwas; auch das Wenige, das sie aß, quälte sie, und sie mußte ganz enthaltsam leben. Sie hatte manchmal einen schlimmen Schmerz in der linken Brust, mit einem beschwerlichen Husten, *schlechter durch Niederlegen*. Pulsatilla C 51.000 (Fincke) heilte, mit nur noch einem Frost am nächsten Nachmittag und danach keinem weiteren. Nach vier Wochen berichtete sie, daß es ihr besser gehe als die letzten 15 Jahre. - S.H. COLBURN, *A.J.H.M.M.*, IV, S. 86.

*3) Mr. D., 35 Jahre alt; dunkle Hautfarbe; er zog sich im Dienste der Armee in den Savannah-Sümpfen Fieber zu, gegen das er Chinin und Whisky nahm. Nun hat er keine regelmäßigen Fröste, aber ist durch große Schwäche belästigt; sehr nervös und zappelig; Nachtschweiße, beim Erwachen ist er naß vor Schweiß und kalt. Das wiederholt sich die Nacht hindurch; kein Appetit; bevor er sich zum Essen niedersetzt, denkt er, er könne essen, aber nachdem er von den Speisen gekostet hat, verläßt ihn der Appetit; *besser in der frischen Luft*; Schmerzhaftigkeit des Bauches, die sich rund um den Rücken erstreckt, fühlt sich wund und lahm nach des Tages Arbeit. Bei der Armee hatte er Durchfall, den nun jede Überanstrengung wieder hervorruft. Pulsatilla C 40.000, ein Pulver in Wasser, davon einen Teelöffel vor jeder Mahlzeit. In sechs Wochen geheilt. - T.L. BRADFORD, *Am. Obs.*, 1875, S. 425.

*4) Eine verheiratete Frau, 28 Jahre alt, die ein sechs Monate altes Kind nährte, war fünf Wochen lang [der Ansteckung] ausgesetzt, während sie in Missouri reiste und nachts in einem Wagen schlief. Sie unterdückte *die Fröste* zehn Tage lang mit Chinin, sie kehrten jede zweite Nacht vor Mitternacht wieder; sie reichten nicht für ein Schütteln aus, aber waren ein fröstelndes, kaltes Gefühl, das ein bis zwei Stunden dauerte, gefolgt von hohem Fieber, das volle achtzehn Stunden dauerte und in einem geringen Schweiß endete. Sie hatte zu jeder Zeit sehr wenig Durst, ziemlich viel Kopfschmerz während des Fiebers, und Übelkeit vor dem Frost; ein ziemlich gutes Bild von Pulsatilla, von dem ein Pulver der C 200 am Morgen nach dem Frost gegeben wurde. Danach eine leichte Wiederkehr des Fiebers. Insgesamt wurden drei Pulver genommen. Geheilt. - C. PEARSON, *Med. Inv.*, VIII, S. 152.

*5) Beim Besuch der Praxis eines „ungläubigen Thomas" im Juli 1881 wurde ich aufgefordert, für einen Fall von intermittierendem Fieber eine Verschreibung vorzunehmen, der schon fast sechs Monate den besten Bemühungen sowohl mit homöopathischen Mitteln als auch mit Chinin widerstanden hatte. Der Patient, ein großer, blauäugiger, gutartiger Mann rief nach dem Versuch, eine genaue Beschreibung eines Anfalls zu bekommen, schließlich aus: „Es ist nutzlos, Doktor, denn keine zwei Anfälle sind gleich!" Eine Verschreibung von Pulsatilla D 3 heilte ihn komplett. - W.P. POLHEMUS.

PYROGENIUM

Ein Produkt der Sepsis. *Eine Nosode.*

Für Bacteriämie oder Septicämie: puerperal oder chirurgisch; durch Leichengift oder Faulschlammgas-Vergiftung; während des Verlaufs einer Diphtherie, eines Typhoid oder eines Typhus; **wenn das bestgewählte Mittel keine Besserung oder dauernde Heilung bringt.**

Das Bett fühlt sich hart an (Arn.); *die Teile, auf denen man liegt, fühlen sich wund und zerschlagen an* (Bapt., Nux-m.); schneller Dekubitus (Carb-ac.).

Große Ruhelosigkeit; muß sich dauernd bewegen, um die Schmerzen der Teile zu bessern (Arn., Bell-per., Eup-per.).

Geschmack: *süßlich; schrecklich faulig;* **eiterartig**; wie von einem Abszeß.

Erbrechen: anhaltend; bräunlich, Kaffeesatz; übelriechend, kothaltig; mit gestautem oder verstopftem Darm (Op., Plb.).

Diarrhoe: entsetzlich übelriechend (Psor.); braun oder schwarz (Lept.); schmerzlos, unwillkürlich; unsicher beim Blähungsabgang (Aloe, Nat-m., Olnd.).

Verstopfung: mit völliger Trägheit (Op., Sanic.); *hartnäckig durch Kotstauung, bei Fiebern*; **Stuhl groß, schwarz, aashaft**; *klein, schwarze Kugeln*, wie Oliven (Op., Plb.).

Menses: entsetzlich übelriechend, aashaft; ein verfaulter Geruch; dauern nur einen Tag, danach eine blutige Leukorrhoe mit demselben schrecklichen Geruch.

Fötus oder Nachgeburt zurückgehalten, zersetzt; schon Tage tot, schwarz; entsetzlich übelriechende Absonderung, „nie wieder gesund" seit septischem Fieber, das einem Abort oder einer Geburt folgte.

Lochien; dünn, scharf, braun, sehr fötid (Nit-ac.); unterdückt, gefolgt von Frösten, Fieber und reichlichem, fötiden Schweiß.

Ausgeprägtes Bewußtsein, daß er ein Herz hat; es fühlt sich müde an; als ob es vergrößert wäre; Schnurren, Klopfen, Pulsieren, andauernd in den Ohren, den Schlaf verhindernd; Herzschwäche durch septische Zustände.

Puls abnorm schnell, in keinem Verhältnis zur Temperatur.

Haut blaß, kalt, aschfarben (Sec.); hartnäckige, variköse, übelriechende Geschwüre alter Leute (Psor).

Beziehungen: Vergleiche: Arn., Ars., Bapt., Carb-v., Op., Rhus-t., Sec., Verat.

Latenter eitererzeugender Prozeß, der Patient hat dauernd Rückfälle nach dem offensichtlichen Simillimum.

Typ: Septisch und zymotisch; tendiert schnell zur Bösartigkeit. Puerperale und chirurgische Fieber, mit einer schnellen Tendenz, septischer Typhus zu werden.

Zeit: Vormittag; 10.00 oder 11.00 Uhr am deutlichsten. Wenn es sich eindeutig um ein remittierendes Fieber handelt, dann hält das abendliche Fieber die ganze Nacht an. Jeden zweiten Tag.

Causa: Intestinale Sepsis durch Essen von Eiscreme, Käse, Wurst oder Dosenfleisch, die schon im Fäulnisprozeß sind; Sepsis, die einem Abort, einer Geburt oder einer chirurgischen Operation folgt; Septicämie. Faulschlammgas-Vergiftung.

Prodrom: Knochenschmerzen: *wehe Schmerzen in den Gliedern*, oder über den ganzen Körper wie von einer schweren Erkältung; mit starken *Muskelschmerzen*; **das Bett fühlt sich hart an.** Kälte und Taubheit der Hände und Füße, der Arme und Beine.

Frost: Beginnt im Rücken zwischen den Schulterblättern (Caps., Eup-per., Polyp.).

Frösteln. Frostig die ganze Nacht; *das Bett fühlt sich hart an.*

Frostig beim Zu-Bett-Gehen, Zähneklappern.

Frostig, sobald er die kalten Bettlaken berührt (Aran.).

Kälte und Frösteln den ganzen Tag, das kein Feuer erwärmen kann; sitzt beim Feuer und atmet die Ofenhitze ein; frostig beim Weggehen vom Feuer; in der Nacht, wenn das Fieber beginnt, hat er ein Gefühl, als ob die Lungen in Flammen stehen, muß frische Luft haben, was erleichtert.

Frostig, mit verstärkter Herztätigkeit.

Starke Ruhelosigkeit, muß sich dauernd bewegen, um die Knochenschmerzen und die Wundheit der Muskeln zu bessern.

Hitze: Fühlt sich heiß, als ob er Fieber hätte, als ob die Temperatur 105° F. [ca. 40,6° C.] betrüge, aber tatsächlich waren es nur 99° F. [ca. 37,5° C.].

Häufiger Urindrang, sobald das Fieber begann; Urin reichlich und klar wie Quellwasser; konnte sagen, wann das Fieber beginnen würde, weil er dann häufigen Urindrang hatte.

Starkes Klopfen der temporalen Arterien, jede Pulsation wurde durch den Kopf gefühlt.

Umschriebene Röte der Wangen.

Schweiß: Kalter Schweiß über den ganzen Körper.

Schweiß entsetzlich übelriechend; aashaft (Psor.).

Reichlicher, übelriechender, erschöpfender Schweiß.

Schweiß: einzelner Teile; von Brust und Hals; der Genitalien; der affizierten Teile; während des Schlafs, hört auf, wenn er erwacht; fötid, kalt, klebrig, muffig.

Zunge: Groß, schlaff, hinterläßt Zahneindrücke; weiß, oder gelblichweiß, braun an der Basis; starker, gelblich-grauer Belag; Spitze und Ränder rot; sauber und glatt, als ob sie lackiert wäre; feuerrot, danach dunkelrot und sehr trocken; gelb-brauner Streifen in der Mitte; trocken im mittleren Drittel von der Basis zur Spitze; trocken, rissig, Aussprache schwierig (vgl. Arn., Ars., Crot-h., Ter.).

Geschmack: bitter; in Mund und Hals fötid, als ob sie voll von Eiter wären; Atem entsetzlich übelriechend.

Analyse: Wir sind unseren englischen homöopathischen Brüdern für den ersten Einsatz von Pyrogenium bei Typhoid und septischen Zuständen zu Dank verpflichtet. Es paßt zum bösartigsten Typ, Fälle, die wir früher im Zickzack-Kurs mit Arsenicum, Carbo-veg., Rhus-t. oder Terebinthina heilen mußten, werden direkt von dieser kraftvollen Nosode getroffen. Aber die Fairness gebietet es, daß man ihm beim Puerperalfieber einen einmaligen Platz unter unseren Heilmitteln einräumt; hierbei hat es fast keinen Rivalen bei seiner prompten und heilkräftigen Wirkung, wenn das bestgewählte Mittel keine Besserung oder Heilung bringt.

Prodrom: Wehtun und Wundheit der Glieder.

Frost: beginnt zwischen den Schulterblättern, sobald er die kalten Bettlaken berührt; **das Bett fühlt sich hart an.**

Hitze: häufiger Urindrang, sobald der Frost beginnt; umschriebene Röte der Wangen.

Schweiß: reichlich, erschöpfend, aashaft; kalt, muffig, klebrig; einzelner Teile.

Frost: *beginnt im Rücken*, zwischen den Schulterblättern; **schwer**, *allgemein der Knochen und Extremitäten*; deutliches Einsetzen von septischem Fieber; Temperatur 103 bis 106° F. [ca. 39,5 bis 41,2° C.]; Hitze plötzlich, Haut trocken und brennend; Puls schnell, klein, drahtig, 140 bis 170; kalter, klammer Schweiß folgt.

Bei septischen Fiebern, besonders beim Puerperalfieber, hat Pyrogenium seinen großen Wert als ein homöopathisches dynamisches Antiseptikum bewiesen.

RHUS TOXICODENDRON

Charakteristisch: Paßt zu Personen von einer rheumatischen Diathese.

Schlimme Folgen von Naßwerden, besonders nach Überhitztwerden.

Leiden: durch Überdehnen oder Verstauchen *eines einzelnen Teils*, Muskel oder Sehne (Bell-per., Calc., Nux-v.); Überheben, besonders durch Strecken der Arme hoch hinauf, um Dinge zu erreichen; Liegen auf feuchtem Boden; Sommerbad in einem See oder Fluß.

Affiziert besonders das fibröse Gewebe (Rhod., - das seröse: Bry.); die rechte Seite mehr als die linke.

Schmerzen: wie verstaucht; als ob ein Muskel oder eine Sehne von ihrer Ansatzstelle gerissen wäre; als ob die Knochen mit einem Messer geschabt würden; < nach Mitternacht; bei nassem Wetter; die betroffenen Teile sind bei Berührung schmerzhaft.

Große Ruhelosigkeit, Angst, Besorgnis; kann nicht im Bett bleiben; muß oft die Lage wechseln, um Erleichterung der Schmerzen zu bekommen (Ruhelosigkeit durch Gemütsangst: Acon., Ars.).

Muskelrheumatismus, Ischias, linke Seite (Coloc.); Wehtun im linken Arm, bei Herzkrankheit.

Starke Empfindlichkeit *gegen frische Luft*; das Hervorstrecken der Hand aus der Bettdecke verursacht Husten (Bar-c., Hep.).

Große Besorgnis in der Nacht; fürchtet, daß er sterben wird, weil er vergiftet wurde; kann nicht im Bett bleiben.

Kopfschmerz: Das Gehirn fühlt sich lose an bei jedem Schritt oder beim Kopfschütteln; Gefühl von Schwappen im Gehirn; betäubend; als ob er zerrissen wäre; *durch Bier*; kommt wieder durch den geringsten Ärger; < durch Sitzen, Liegen, in Kälte; > durch Wärme und Bewegung.

Schwindel beim Stehen oder Gehen, wird schlechter beim Niederlegen (besser beim Niederlegen: Apis); < beim Aufstehen vom Liegen (Bry.).

Träumt von großer Anstrengung; Rudern, Schwimmen, von harter Arbeit in seinem täglichen Beruf (Bry.).

Mundwinkel geschwürig, Fieberblasen um den Mund; Exanthem auf dem Kinn (Hep., Nat-m.).

Rücken: Schmerz zwischen den Schultern beim Schlucken; Schmerz und Steifheit im Kreuz < beim Sitzen oder Liegen; > durch Bewegung oder Liegen auf etwas Hartem.

Beziehungen: Komplementär zu Bryonia.

Feindlich zu Apis, darf nicht vor oder nach ihm gegeben werden.

Verschlimmerung: Vor einem Sturm; *kaltes, nasses Wetter*; nachts, besonders um Mitternacht; irgendwelche Kälte. **Ruhe.**

Besserung: Wärme; warmes, trockenes Wetter, Einhüllen, warme oder heiße Dinge; *Bewegung; Lagewechsel; Bewegen des affizierten Teils.*

„Das große Charakteristikum von Rhus-t. ist, daß - mit wenigen Ausnahmen - *die Schmerzen auftreten und verschlimmert werden während der Ruhe und gebessert werden durch Bewegung*. Diese Feststellung erfordert jedoch eine Erklärung. Zusätzlich zu den Symptomen von Rhus-t., die einer Lähmung entsprechen, gibt es auch Gruppen von Symptomen, die einem muskulären und artikulären

Rheumatismus entsprechen. Diese rheumatischen Symptome beginnen stark während der Ruhe und verstärken sich, so lange der Patient ruhig bleibt, bis sie ihn zwingen, sich zu bewegen. Beim ersten Versuch, sich zu bewegen, stellt er nun fest, daß er sehr steif ist, und die Anfangsbewegung ist äußerst schmerzhaft. Wenn er fortfährt, sich eine kleine Zeit zu bewegen, wird die Steifheit jedoch erleichtert und die Schmerzen nehmen deutlich ab, wobei der Patient sich viel besser fühlt. Doch diese Besserung geht nun nicht unbegrenzt weiter. Nachdem er sich dauernd für eine längere oder kürzere Zeit bewegt und dadurch Erleichterung gefunden hat, legen die lähmungsartigen Symptome ihren erschöpfenden Protest ein, und der Patient ist durch ein Gefühl der Mattigkeit und Kraftlosigkeit gezwungen, seine Bewegungen auszusetzen und zur Ruhe zu kommen. Zunächst ist diese Ruhe nach der langdauernden Bewegung wohltuend, weil sie zwar nicht das Wehtun und die schlimmen Schmerzen erleichtert, so doch wenigstens das Gefühl der Entkräftung. Doch bald beginnen während dieser Ruhe die Schmerzen wieder, und der Patient muß sich wieder wie vorher bewegen.“ - DUNHAM.

Die *Schmerzen* von Rhus-t. werden durch Ruhe verschlimmert, während die Schmerzen von Bryonia durch Ruhe gebessert werden. Dagegen werden die Mattigkeit und die Lähmung von Rhus-t. durch Ruhe gebessert, nicht aber die Schmerzen.

Typ: Jeder Typ. Quotidiana; Tertiana, Tertiana duplicata; Quartana, Quartana duplicata. Die ersten beiden Stadien sind oft unregelmäßig. Remittierend; kontinuierlich; endemisches und epidemisches Typhoid und Typhus; Dengue-Fieber; Gebirgs-Fieber; Gelbfieber.

Zeit: 17.00, 18.00, 19.00, 20.00 und 21.00 Uhr. Alle Zeiten ausgenommen vormittags. Morgen-Fieber ohne Frost 6.00 bis 10.00 Uhr. Abendlicher Anfall vorherrschend; der um 19.00 Uhr dauert die ganze Nacht (Nux-v., Lyc., Puls.); jeden siebenten Tag.

Causa: Rheumatische Auslösung, besonders durch Naßwerden, wenn man überhitzt ist; nach Durchnässung durch Regen und dem Außerachtlassen der Vorsichtsmaßregel, die nassen Kleider zu wechseln; zu häufiges Kaltbaden in Teichen oder Flüssen; zu oft im Hochsommer Schwimmen gehen. Leben in feuchten Räumen; Schlafen in feuchten Betten; Fieber, die bei feuchtem, nassen Wetter auftreten.

Prodrom: Gähnen; Strecken und Wehtun der Glieder; Vermehrung des Speichels im Mund; Brennen in den Augen und schmerzhafte Müdigkeit der Glieder. **„Ein trockener, quälender, ermüdender Husten, der einige Stunden vor dem Frost beginnt und sich während desselben fortsetzt** (Samb.). Ich habe oft intermittierende Fieber mit Rhus-t. geheilt, wobei ich allein durch dieses Symptom geleitet wurde." - DUNHAM.

Frost: Beginnt in einem Oberschenkel, nur auf einer Seite, wobei die rechte bevorzugt ist (Bry., Thuj.); manchmal - allerdings selten - zwischen den Schulterblättern; oder mit schlimmen rheumatischen Schmerzen über den ganzen Körper. Der Arm und das Bein dieser Seite fühlen zuerst die Kälte. Schüttelfrost um 17.00 Uhr, selbst in einem warmen Zimmer oder an einem heißen Ofen, mit Durst und Speichelfluß, erleichtert durch Zudecken im Bett (nicht durch Zudecken erleichtert: Nux-v.); Speichelfluß und alle Symptome verschwanden während des Schlafs oder beim Aufstehen. *Strecken und Schmerz der Glieder, Schaudern über den ganzen Körper, mit viel Durst, kalten Händen, Hitze und Röte des Gesichtes*; Schaudern am Abend im Bett; am Morgen Schweiß über den ganzen Körper. Frost, mit starken Muskelschmerzen, muß umhergehen, um Erleichterung zu haben. *Frösteln und Hitze am Abend; das Gesicht ist sehr heiß, obwohl die Wangen kalt bei Berührung und blaß waren; mit sehr heißem Atem.* Schüttelfrost beim Gehen aus der frischen Luft in ein warmes Zimmer, ohne Durst (Gegenteil von Puls.). *Fröstelige Hitze* und *Schweiß* über den Körper zur gleichen Zeit (Frost und Hitze abwechselnd oder gleichzeitig: Ant-t., Ars., Calc.), ohne Durst. Schüttelfrost in der frischen Luft, nicht gebessert durch Zudecken. *Innerliche Kälte der Glieder* (ähnlich dem Einschlafen der Glieder), *aber keine Spur von äußerlicher Kälte*. Extrem kalte Hände und Füße. Frost in allen Gliedern eine Stunde lang um 18.00 Uhr, mit Durchfall (ohne Durst), danach heftige Hitze und reichlicher Schweiß, die drei Stunden anhalten, ohne Durst. **Schwerer Frost um 19.00 Uhr, als ob man mit eiskaltem Wasser begossen wäre** (Ant-t.), **oder als ob das Blut kalt durch die Gefäße laufen würde; Kälte, wenn er sich bewegt; verstärkt durch Essen und Trinken;** *wurde heiß durch Niederlegen und Zudecken; Schmerz zwischen den Schultern und Strecken der Glieder während des Fiebers* *in der Nacht, Schweiß am Morgen.* Frost um 20.00 Uhr, ohne Durst, mit Durchfall und schneidenden Schmerzen im Bauch bei der Hitze; gefolgt von leichtem Schweiß, Schlaf und Morgendiarrhoe. **Husten während des Frostes; trocken, quälend, ermüdend** (trocken, folternd, mit Schmerz und pleuritischen Stichen in der Brust: Bry.). **Große Ruhelosigkeit beim Frost** (in allen Stadien: Ars.). Die Ruhelosigkeit ist deswegen vorhanden, weil der Patient feststellt, daß Herumwälzen erleichtert, nicht wegen der Gemütsangst wie bei Arsenicum.

Hitze: *Mit Durst. Allgemeine Hitze um 10.00 Uhr*, mit *Gähnen, schläfrigem, müden Gefühl; als ob er mit heißem Wasser begossen würde*, **exzessive Hitze, wie durch heißes Wasser, das durch die Blufgefäße läuft**, *ohne Durst*, aber mit *klopfendem, dumpfen Kopfschmerz,* Druck und Schwellung in der Magengrube, und *Durchfall mit schneidendem Schmerz im Bauch*, kann die ganze Nacht anhalten. **Kein Husten im Hitzestadium, aber Urtikaria bricht über den ganzen Körper aus mit heftigem Jucken, das durch Reiben verstärkt wird**, *mit großer Hitze und Durst, trinkt wenig und oft*; Lippen trocken. (Urtikaria, wenn der Frost weggeht: Apis, - vor und während Frost: Hep., - während Hitze und Schweiß: Rhus-t., - nur während der Hitze: Ign.). Sie war innerlich zu heiß und äußerlich frostig. Kopf und Hand heiß, der Rest des Körpers frostig, oder *umgekehrt.* Hitze auf der linken Seite und *Kälte der rechten Seite des Körpers.* Heißes, gerötetes Gesicht und brennende Hitze der Haut, jedoch nicht warm bei Berührung. Hitze, nach dem Frost, mit *Schweiß, der erleichtert*, oder Frost in einigen Teilen und Hitze in anderen, beides zur gleichen Zeit. **Ruhelos, dauernd die Lage ändernd** (Ars.). *Schaudern am Morgen oder beim Aufdecken.*

„Die Urtikaria ist unerträglich; sie erscheint in Flecken oder Streifen über den ganzen Körper; sogar auf den Handtellern und den Fußsohlen und macht den Patienten wild.“ - CLEMENT PEARSON.

Schweiß: *Reichlicher Schweiß, geruchlos und nicht erschöpfend* (Samb.). *Morgenschweiße, nicht schwächend.* **Urtikaria, mit heftigem Jukken, die beim Schweiß weggeht.** Schweiß, mit heftigem Zittern. Nachtschweiß; manchmal sauer; muffig; faulig (selten). Schweiß über den ganzen Körper, ausgenommen Gesicht (Gegenteil von Sil.), oder *umgekehrt*. **Schlaf während des Schweißes** (Podo.). Schweiß erleichtert nicht alle Schmerzen (wie Nat-m.). Schweiß kann reichlich und schwächend in alten Fällen sein, nach häufiger Unterdrückung durch Chinin und „Wechselfieber-Kuren".

Zunge: Weiß belegt, oft nur auf einer Seite; nimmt die Zahneindrücke an (Merc., Podo.); **mit roter, dreieckiger Spitze;** wund, rissig. Brot schmeckt bitter, nach Essen. Hunger, ohne Appetit; **Verlangen nach Milch**; *kaltem Wasser*; Bier, um die Trockenheit des Mundes zu erleichtern. Abneigung gegen alkoholische Getränke und Fleisch (Gegenteil von Puls.).

Apyrexie: Nicht charakteristisch. Die Symptome des Anfalls halten in einer milderen Form an, besonders die der Haut. *Nur andauernde Bewegung bessert. Anhaltende Ruhelosigkeit, kann nicht still sitzen, dreht sich im Bett häufig, ohne einen angenehmen Platz zu finden* (weil das Bett so hart ist: Arn., Pyrog.). Bläschenausschlag an der Oberlippe, nicht so perlartig wie bei Nat-m., aber ebenso charakteristisch.

Im Juli 1881 heilte ich drei Fälle von Wechselfieber in einer Familie, bei denen der Bläschenausschlag an der Oberlippe charakteristisch war. Nat-m. war in jedem der Fälle ohne Erfolg gegeben worden, aber eine Verschreibung von Rhus-t. heilte. Dies wurde seither durch W.A. ALLEN und A. McNEIL verifiziert.

Natrium muriaticum	**Rhus toxicodendron**
Zeit: 4.00 bis 9.00; 10.00 bis 11.00 Uhr; 16.00 bis 19.00 Uhr. Fieber ohne Frost um 10.00 bis 11.00 Uhr.	**Zeit**: 10.00 Uhr; *19.00 Uhr* und abends, die ganze Nacht dauernd.
Causa: Den Emanationen von Salz oder frischem Wasser, Strömen, Teichen Ausgesetztsein; in der Nähe von frisch umgegrabenem (besonders jungfräulichen) Boden.	**Causa**: Rheumatische Auslösung, besonders durch kalt Baden. Schwimmen in Teichen, Flüssen und kleinen Seen.
Prodrom: *Fürchtet den Frost.* Mattigkeit, Kopfschmerz, Durst, Übelkeit und Erbrechen.	**Prodrom**: B r e n n e n in den Augen, Strecken und schlimme Schmerzen in den Gliedern; trockener, quälender, ermüdender Husten.

Frost: Mit Durst; blaue Lippen und Nägel; berstender Kopfschmerz; schweres Schütteln; Zähneklappern und Reißen in den Knochen; Übelkeit und Erbrechen, und manchmal Bewußtlosigkeit. *Beginnt in Fingern und Zehen.*

Frost: Gemischt und unregelmäßig; schwerer Frost, als ob Eiswasser über ihn gegossen wäre, oder das Blut kalt durch die Gefäße laufe. Kälte von *linker Tibia, Arm* und *linker Seite des Körpers.* Schüttelfrost beim Gehen aus der frischen Luft in ein warmes Zimmer. Trockener, quälender, ermüdender Husten.

Hitze: Mit Durst; verstärkter Kopfschmerz, Bewußtlosigkeit und exzessive Schwäche. Lang und schwer. Übelkeit und Erbrechen.

Hitze: Exzessive Hitze, als ob er mit heißem Wasser übergossen wäre, oder als ob heißes Wasser durch die Gefäße laufen würde. Urtikaria über den ganzen Körper, heftig juckend. Ruhelos, a n d a u e r n d die Lage wechselnd, ohne einen angenehmen Platz zu finden.

Schweiß: Mit Durst; reichlich, allmählich alle Schmerzen bessernd. Frostig.

Schweiß: Über den ganzen Körper, außer dem Gesicht, oder *umgekehrt.* Reichlich, aber nicht schwächend. Heftiges Zittern während des Schweißes.

Zunge: Landkartenzunge; Herpes wie Ringelflechte auf der Zunge; gelb belegt; salziger Geschmack. Abneigung gegen Brot. Verlangen nach Salz. Bläschenausschlag um den Mund, wie Perlenschnüre.

Zunge: Weiß belegt, oder auf einer Seite weiß; rote, trockene, dreieckige Spitze. Abneigung gegen alkoholische Getränke. Fauliger Geschmack nach Essen oder Trinken. Bläschenausschlag an der Oberlippe.

Analyse: Durch rheumatische Auslösung, Baden im Sommer.

Frost: schwer, als ob er mit Eiswasser übergossen wäre; als ob das Blut kalt durch die Gefäße laufe; starke rheumatische Schmerzen; Husten trocken, quälend, ermüdend; Ruhelosigkeit, muß sich bewegen oder umhergehen.

Hitze: stark, als ob das Blut geschmolzenes Blei wäre; ruhelos; Urtikaria über den ganzen Körper, mit heftigem Jucken, < durch Reiben.

Schweiß: schläft während des Schweißes; reichlich, Urtikaria geht weg.

Bläschenausschlag an den Lippen.

Durchfall mit reichlichen, wässerigen oder blutigen Stühlen, mit ausgeprägter Entkräftung sind Frühwarnsymptome von Typhoid oder Typhus.

Kasuistik:

* 1) Mr. S., ein Artillerist, 24 Jahre alt, kleine Statur, rundliche Figur, braunes Haar, wurde im letzten November von einem Quartana-Fieber befallen. Der Anfall begann am Abend, mit vorherrschendem Frost, viel Durst während des Frostes und der Hitze; klopfender Schmerz in der Stirn vor und nach der Hitze; chronischer, frieselartiger Ausschlag auf dem linken Handrücken. Rhus-t. C 6, zwei Dosen, heilten ihn in acht Tagen. - Dr. SEGIN, *Hom. Clinique*.

*2) 13. August: T.L., 64 Jahre alt. Ich sah den Patienten gegen 10.00 Uhr; er hatte schon eine Stunde Schüttelfrost und wurde während dieser Zeit fast wild, wechselte häufig seine Lage im Bett, ächzte und klagte über ziehende, reißende, krampfende Schmerzen in den Muskeln beider Beine, die sich über den hinteren Teil der Oberschenkel zu den Waden erstreckten. Das *Fieber* war äußerst hoch; der Puls beschleunigt, aber schwach; das Gesicht und der ganze Körper rot; geringer Durst während Frost und Fieber, am meisten während des Frostes; das Fieber wurde von Schweiß und Kopfschmerz gefolgt. Er litt zu stark, um meine Fragen beantworten zu können, außer in bezug auf seine Hüftschmerzen. Wir sollten seine Leiden bessern oder er würde sterben. Die starken ziehenden, reißenden, krampfenden Schmerzen in beiden Hüften, die zu den Waden hinunterliefen, waren so charakteristisch, daß ich ihm eine Einzeldosis von Rhus-t. C 200, trocken auf die Zunge, gab. In 10 bis 15 Minuten war es leichter, und nach weniger als einer halben Stunde gab es völlige Besserung, gefolgt von Schweiß und Schlaf. 15. August: leichtes Frösteln zur selben Stunde, leichter Schmerz in den Hüften, wenig oder kein Durst oder Fieber; Sacc. lact. 21. August: die Symptome kamen wieder, aber weit weniger schwer. Einzeldosis Rhus-t. C 1.700 (Fincke) trocken auf die Zunge. 1. Januar: keine Medizin seither; kein Rückfall. - A.P. SKEELS, *H. M.*, II, S. 493.

R O B I N I A

Charakteristisch: Exzessive Säure des Magens; das Kind riecht sauer; saures Erbrechen und saurer Stuhl (Hep., Rheum).

Aufstoßen und Erbrechen stark saurer Flüssigkeit, die Zähne stumpf machend (Lyc., Sulf-ac.).

Migräne, mit Reizbarkeit, Verzagtheit, sehr saurem Aufstoßen und saurem Erbrechen (mit süßem Speichel, süßem Erbrechen: Iris).

Zeit: Anfall von 15.00 - 16.00 bis 3.00 - 4.00 Uhr.

Frost: Besonders am Nachmittag und Abend; fühlt sich erfroren, als ob das Blut nicht zirkulieren würde (Lyc.). Hände kalt. Bewußtlos.

Hitze: Mit intensivem Durst; schaumiger Speichel; kleisteriger, ekelerregender Geschmack; Delirium, cerebrale Kongestion; soporöser Schlaf; Flatulenz und Aufstoßen; heftige Krämpfe der Extremitäten und starke Entkräftung. Hitze und ein Gefühl von Schläfrigkeit über den ganzen Körper; blasses Gesicht mit umschriebener Röte der Wangen, Kopfschmerz, Übelkeit, Kolik und Durst (Lach.).

Schweiß: Reichlich, ölig, fötid, besonders auf der Kopfhaut und im Gesicht.

S A B A D I L L A

Charakteristisch: Paßt zu Personen von hellem Haar, heller Hautfarbe, mit einem geschwächten, erschlafften Muskelsystem.

Wurmbefall der Kinder (Cina, Sil., Spig.).

Nervöse Krankheiten: Zucken, konvulsives Zittern, Katalepsie; durch Würmer (Cina, Psor.).

Nymphomanie durch Askariden.

Viele Symptome gehen von rechts nach links (Lyc., Podo.); Frösteln von den Füßen zum Kopf.

Einbildungen: daß sie krank sei; Teile abgezehrt; daß sie schwanger sei, wenn sie nur durch Blähungen aufgetrieben ist; daß sie irgendeine schreckliche Halskrankheit habe, die tödlich ausgehen werde.

Delirium bei intermittierenden Fiebern (Podo.).

Kopfschmerz: durch zu viel Denken, zu starken Eifer oder genaue Aufmerksamkeit (Arg-n.); durch Bandwürmer.

Niesen: in spasmodischen Anfällen; gefolgt von Tränenfluß; reichlicher wässeriger Schnupfen; Gesicht heiß und Augenlider rot und brennend.

Diphtherie, Tonsillitis; *kann warme Speisen leichter schlucken*; Stiche und die meisten Symptome, besonders des Halses, gehen von links nach rechts (Lach., Lac-c.).

Gefühl, daß eine Haut lose im Hals hängt, muß über sie schlukken (eines Klumpens: Lach.).

Trockenheit der Fauces und des Rachens.

Pergament-ähnliche Trockenheit der Haut.

Beziehungen: Vgl. Colch., Coloc., Lyc., wo die Verschlechterung von 16.00 bis 20.00 Uhr stattfindet; Puls. ist besser in der frischen Luft.

Es folgt Bryonia und Ranunculus bulb. gut bei Pleuritis, und hat geheilt, nachdem Acon. und Bry. versagt haben.

Verschlimmerung: Kälte; empfindlich gegen kalte Luft; während Ruhe; vormittags.

Typ: Quotidiana; Tertiana; Quartana. Periodizität gut ausgeprägt; die Anfälle kehren zur selben Zeit mit großer Regelmäßigkeit wieder (Aran., Cedr., Gels.). Stadien unregelmäßig, unvollständig.

Zeit: 15.00, 16.00, 17.00 Uhr; 21.00 und 22.00 Uhr. Nachmittag und Abend.

Frost: Ohne Durst, und oft ohne nachfolgende Hitze. *Heftiges Frösteln*, um 17.00 Uhr, über den Rücken, *als ob er mit kaltem Wasser übergossen wäre* (Ant-t., Rhus-t.); *gebessert am warmen Ofen* (Ign., - *nicht gebessert durch Ofenhitze*: Verat.). Frösteln um 21.30 Uhr, muß zu Bett gehen, gefolgt von Schüttelfrost; nach einer halben Stunde abwechselnd heiß und kalt für eine halbe Stunde; danach reichlicher

Schweiß. Wiederholte Anfälle von Schaudern, die schnell kommen und gehen (Nux-m.). *Frost läuft immer von unten nach oben* (Gegenteil von Verat.). **Trockener spasmodischer Husten, mit Schmerz in den Rippen und Reißen in allen Gliedern und Knochen** (trockener, quälender Husten *vor und während Frost*: Rhus-t., - *während Frost und Hitze* folternder Husten mit pleuritischen Stichen: Bry.). Frost in Händen und Füßen beginnend. *Durst beginnt*, wenn der Frost weggeht. **Frost herrscht vor.**

Hitze: Mit geringem Durst *nach warmen Getränken* (Casc., Cedr.), *bevor die Hitze beginnt* (zwischen Kälte- und Hitzestadium), ein wenig später. Am meisten an Kopf und Gesicht; Hitzewallungen mit Röte des Gesichtes, abwechselnd mit Schaudern; Gähnen; Delirium. Schweiß, oft *während* oder *mit der Hitze* (Podo.). Röte und Brennen des Gesichtes; Hände und Füße kalt.

Schweiß: Reichlicher Schweiß um Kopf und Gesicht, die bei Berührung heiß waren, der übrige Körper kalt. Schweiß nach Mitternacht, gegen Morgen; *Schweiß der Fußsohlen.* Schlaf nur während des Schweißes (Podo., Rhus-t., - nach dem Frost: Nux-m.). Schweiß in den Achselhöhlen.

Zunge: In der Mitte weiß belegt, Spitze bläulich und schmerzhaft, als ob sie voll von Blasen wäre; als ob sie verbrüht wäre.

Apyrexie: Dauernd frostig; Appetitverlust; Aufstoßen sauer, ranzig; Erbrechen von Galle und bitterem Schleim; beklemmende Aufgeblähtheit des Magens; Schmerz in der Brust; *Schwäche.* Saures Aufstoßen (Lyc.).

Die gastrischen Symptome herrschen wie bei Nux vomica und Pulsatilla vor.

Analyse: *Frost*: oft ohne nachfolgende Hitze. Schwer, von unten nach oben; mit trockenem, spasmodischen Husten und Knochenschmerzen; herrscht vor.

Hitze: mit Durst nach warmen Getränken (Casc., Cedr., Eup-per.).

Schweiß: reichlich, heiß, an Kopf und Gesicht, übriger Körper kalt; der Fußsohlen.

Apyrexie: saures Aufstoßen (Lyc.).

Kasuistik:
*1) Der Patient war ein Junge von 6 Jahren. Gegen 16.00 Uhr klagte er über Kältegefühl und wollte zu Bett gehen; er schlief bald ein und erwachte erst nach vier Stunden; danach hatte er üblicherweise etwas Schweiß und bat um ein Getränk. Ein Tropfen Sabad. C 3 besserte prompt. - Dr. SEGIN, *Homoep. Clinique.*

*2) Ein Gärtner in Mendon, 55 Jahre alt, robust, gelbsüchtige Farbe, hatte mehrere Wochen lang Fieber vom Quartana-Typ, wobei der Anfall *gleichbleibend um 15.00 Uhr* begann. *Der Frost* dauerte zwei Stunden, mit einigem Durst; *Hitze* heftig, drei Stunden dauernd, und Schweiß vier Stunden lang. Kein Durst in Hitze oder Schweiß. *Apyrexie* rein. 28. April: Sabad. C 30, eine Dosis; am folgenden Tag ein leichter Anfall. 1. Mai: das Fieber fiel aus, aber *zur selben Stunde* ein schwaches, zitterndes Gefühl in den Gliedern. 3. Mai: eine Dosis Sabad. C 30. Keine Wiederkehr. - Dr. GUEYRAID, *Homoep. Clinique.*

S A B I N A

Charakteristisch: Chronische Leiden von Frauen; arthritische Schmerzen; Tendenz zur Frühgeburt, besonders im dritten Monat.

Musik ist unerträglich; ruft Nervosität hervor, geht durch Mark und Knochen (verursacht Weinen: Thuj.).

Ziehende Schmerzen im Kreuz, **vom Sakrum zur Schamgegend**, bei fast allen Krankheiten (vom Rücken um den Körper herum zum Schambein gehend: Vib.).

Leiden: einem Abort oder vorzeitigen Wehen folgend; Blutung aus dem Uterus; Fluß teilweise blaß-rot, teilweise geronnen; *schlech-*

ter durch **die kleinste Bewegung** (Sec.); oft durch Gehen gebessert; *Schmerz strahlt vom Sakrum zur Schamgegend aus.*

Menses: zu früh, zu reichlich, zu lange; teilweise flüssig, teilweise geronnen (Ferr.); bei Personen, die sehr früh im Leben menstruierten; Fluß in Schüben; mit Kolik und wehenähnlichen Schmerzen; *Schmerzen vom Sakrum zur Schamgegend.*

Absonderung von Blut zwischen den Perioden, bei sexueller Erregung (Ambr.).

Zurückgehaltene Plazenta durch Atonie des Uterus; starke Nachwehen (Caul., Sec.).

Menorrhagie: während des Klimakteriums, bei Frauen, die früher Fehlgeburten hatten; bei den zu frühen ersten Menses.

Entzündung der Eierstöcke und des Uterus nach Abort oder vorzeitigen Wehen.

Fördert die Ausstoßung von Molen oder Fremdkörpern aus dem Uterus (Canth.).

Feigwarzen mit unerträglichem Jucken und Brennen; üppige Granulationen (Nit-ac., Thuj.).

Verschlimmerung: Durch die kleinste Bewegung; warme Luft oder warmes Zimmer (Apis, Puls.).

Besserung: In kühler, freier, frischer Luft.

Frost: Am Abend, mit Anfällen von schauderndem Frösteln den ganzen Tag; ein Frost nach dem anderen. Schaudern mit Verdunkelung der Sicht, gefolgt von Schläfrigkeit.

Schaudern, mit Gänsehaut.

Kältegefühl im rechten Bein, als ob es in Eiswasser stände (Sep.).

Hitze: Brennen des ganzen Körpers, mit großer Ruhelosigkeit.

Hitzewallungen im Gesicht, der übrige Körper frostig; mit eiskalten Händen und Füßen.

Schweiß: Nachtschweiße. Schwitzt leicht; jede Nacht; reichlich an den Füßen.

SAMBUCUS

Charakteristisch: Paßt zu Krankheiten skrofulöser Kinder, besonders der Luftwege.

Personen, die vorher robust und dick waren, magern plötzlich ab (Jod., Tub.).

Schlimme Folgen von heftigen Gemütsbewegungen; Angst, Kummer, oder exzessiver sexueller Schwelgerei (Phos-ac., Kali-p.).

Ödematöse Schwellungen in verschiedenen Teilen des Körpers, besonders in Beinen, Fußrücken und Füßen.

Trockener Schnupfen der Säuglinge; Nase trocken und völlig verstopft, was Atmen und Stillen verhindert; Snuffles (Am-c., Nux-v.).

Dyspnoe; das Kind erwacht plötzlich, beinahe erstickt, Gesicht livide, blau, setzt sich auf im Bett; verfärbt sich blau, schnappt nach Atem, den es schließlich auch bekommt; der Anfall geht vorüber, aber er kommt wieder; **das Kind atmet ein, aber kann nicht ausatmen** (Chlor., Meph.); schläft sich in den Anfall hinein (Lach., - vgl. Arum drac.).

Anfälle von Erstickung wie im letzten Stadium von Krupp.

Husten: erstickend, bei schreienden Kindern; schlechter um Mitternacht; hohl, tief, keuchend, mit Spasmus der Brust; mit normaler Einatmung, aber seufzender Ausatmung.

Verschlimmerung: Während Ruhe; Mitternacht; nach Obstessen.

Besserung: Aufsitzen im Bett. Bewegung: die meisten Schmerzen treten in Ruhe auf und verschwinden bei Bewegung (Rhus-t.).

Es folgt gut nach Opium bei Schreck. Antidotiert den Mißbrauch von Arsenicum.

Typ: Unregelmäßig.

Zeit: 15.00, 16.00, 17.00 und 18.00 Uhr. Nachmittag und Abend.

Prodrom: Husten, *tief und trocken, eine halbe Stunde lang,* mit Übelkeit und Durst (trockener, quälender, ermüdender Husten: Rhus-t.). *Schweiß* (Carb-v., Nux-v.).

Frost: Ohne Durst. Kälte kriecht über den ganzen Körper, besonders Hände und Füße, die bei Berührung kalt sind. Schüttelfrost kriecht über den ganzen Körper, obwohl das Gesicht warm war. *Hände und Füße eiskalt*; der übrige Körper war warm wie sonst auch. *Frost dauert eine halbe Stunde. Spasmodischer, tiefer, trockener Husten* aus dem unteren Teil der Brust, ohne Auswurf; *kann während des Frostes auftreten, wenn er im Prodromalstadium nicht vorhanden war.* Er tritt selten sowohl vor als auch während des Frostes auf (siehe Rhus-t.).

Hitze: Ohne Durst; Furcht vor Aufdecken. *Gefühl von brennender Hitze im Gesicht, mit Wärme des Körpers und eisiger Kälte der Füße, ohne Durst. Trockene Hitze beim Einschlafen.* Unerträgliche trockene Hitze über den ganzen Körper, mit Furcht vor Aufdecken; er glaubt, er würde sich erkälten oder eine Kolik bekommen, *wenn er aufgedeckt ist* (Hep.). **Trockene Hitze, während er schläft.**

Schweiß: Reichlicher Schweiß bricht auf dem Gesicht aus, ohne Durst, während er wach ist, von 19.00 bis 1.00 Uhr; er stand in Tropfen auf dem Gesicht, und breitet sich während der Stunden des Wachseins über den ganzen Körper aus; beim Einschlafen kehrt die trockene Hitze wieder (Schweiß, wenn er schläft, hört auf, wenn er erwacht: Thuj.). *Reichlicher, nicht schwächender Schweiß, Tag und Nacht,* mit Besserung aller Symptome (Nat-m.).

Apyrexie: *Reichlicher Schweiß hält während dieses Stadiums an;* kann allein durch die reichliche Menge, die in keinem Verhältnis zu Frost und Hitze steht, schwächend werden.

Analyse: Tiefer, trockener Husten geht dem Fieber-Anfall voraus.

Fieber: *trockene Hitze, während er schläft; beim Einschlafen*; nach Niederlegen; ohne Durst; *fürchtet das Aufdecken* (muß in jedem Stadium zugedeckt sein: Nux-v.).

Reichlicher Schweiß über den ganzen Körper **während der wachen Stunden;** beim Einschlafen kehrt die trockene Hitze zurück (schwitzt, sobald er die Augen schließt, um zu schlafen: Chin., Con.).

Sambucus ist fast das einzige Mittel, das *trockene Hitze während des Schlafs* hat, **reichlichen Schweiß beim Wachsein,** danach *wieder trockene Hitze, wenn er schläft.* (Schweiß beim Erwachen aus einem gesunden Schlaf: Rumx.). *Der reichliche Schweiß* ist *selten schwächend*, und *das nie im Verhältnis zu seiner reichlichen Menge*; immer ohne Durst. China hat *reichlichen, schwächenden* Schweiß mit *großem Durst*; das Gegenteil von Sambucus. *Tiefer, trockener, folternder*

Husten vor dem Frost, eine halbe Stunde lang, mit Übelkeit und Durst, *ist charakteristisch* (Rhus-t. hat trockenen, quälenden Husten, wie Rumex crispus, vor und während des Frostes.).

Kasuistik:
1) Unregelmäßiger Anfall, der jeden zweiten Tag auftritt. Chinin hatte keine Wirkung. *Husten tief und trocken eine halbe Stunde lang*, mit Übelkeit und Durst. *Frost* eine halbe Stunde lang, ohne Husten, Übelkeit oder Durst; geringes Fieber mit feuchter Haut; reichlicher Schweiß in der Nacht, der nicht schwächte. Apyrexie vollständig. Ich verschrieb wegen des reichlichen Schweißes in der Nacht, der nicht schwächte, Sambucus, einen Tropfen der Urtinktur, was in einer völligen Heilung endete, und es traten keine weiteren Anfälle auf. - CAROLL DUNHAM, *N.A.J.*, XXI, S. 108.

2) Mrs. H.: Fröste und Fieber; Quotidiana-Typ. Der Anfall begann um 15.00 Uhr, mit hartem, trockenen Husten, aus dem unteren Teil der Brust, folternd und den ganzen Körper schüttelnd, und der einen Schmerz über den ganzen Kopf hervorrief, der durch Druck oder durch festes Einbinden des Kopfes gebessert wurde. Kein Auswurf beim Husten. Sehr oft starker Durst nach großen Mengen von Wasser. Verlangen nach Saurem.

Frost: Schwer und schüttelnd, der eine *halbe Stunde* anhielt. Lippen und Nägel blau. Übelkeit und Erbrechen, verschlimmert durch Trinken, das Erbrochene hatte einen bitteren, sauren Geschmack. Bitterer, saurer Geschmack im Mund während des Anfalls. Zunge weiß belegt, die Fröste liefen den Rücken hinunter. Rücken und Glieder tun weh, besonders während des Frostes, was sich verschlimmert, wenn sie mit dem Bett in Berührung kommen. Husten, Kopfschmerz und Durst hielten an.

Hitze: Stark, mit Stupor und Entkräftung. Durst und Husten halten an, aber kein Kopfschmerz. Schmerzen in Rücken und Gliedern. Große Schwierigkeit beim Sprechen. Bei der Hitze ein reichlicher Schweiß.

Delirium: Sie ist beunruhigt, weil sie sich einbildet, daß jemand mit ihr im Bett sei. Dies beklemmt ihre Atmung, denn sie muß nun für zwei atmen. Andauerndes Reden. Gefühl von Ersticken, mit Flattern am Herzen. Große Qual in der Herzgegend, von wo der Husten hervorzugehen scheint. Stöhnen und Weinen während des Schlafs.

Schweiß: In der Nacht ein durchnässender Schweiß, der sauer-fötid riecht, gelb färbt, nicht schwächt. Erfolgloser Urindrang, sie läßt nur einmal in 24 Stunden Wasser, eine kleine Menge von trübem, lehmfarbenen Urin.

Versuche, die Totalität der Symptome mit irgendeinem Mittel zu dekken, endeten in der Überzeugung, daß dies unmöglich sei. Eup-per., Bry., Ip., Ars., Calc. und Sabad. wurden nacheinander ohne Nutzen gegeben. Nun meint Dr. DUNHAM, daß der „harte, trockene Husten vor dem Frost", der „halbstündige Frost" und der „reichliche, nicht schwächende Schweiß in der Nacht" ihn an einen Fall erinnerten, den er mit Sambucus geheilt hatte. In diesem Falle schienen doch der Husten und der Schweiß die Charakteristika zu sein, und so wurde Sambucus C 1.000 gegeben. Zu meiner Überraschung und Befriedigung stellte ich fest, daß die ganze Kette von Symptomen entfernt wurde, bis am siebenten Tag der Husten wiederkehrte, was durch eine Wiederholung des Mittels beseitigt wurde. - S. SWAN, M.D., *N.A.J.*, XXI, S. 106.

SARRACENIA

Typ: Quotidiana; Tertiana.

Zeit: 17.00 Uhr; Nachmittag und Abend.

Frost: Allgemein Fröste zwischen den Schulterblättern (Caps., Led., Polyp., Eup-pur.). Haaresträuben zwischen den Schulterblättern am Nachmittag oder Abend. Kälte der Extremitäten, wie durch mangelnde Zirkulation. Fröste, Hitze und Schweiß um 17.00 Uhr, vom Typ Tertiana oder Quotidiana. Fröste, mit kaltem Schweiß und dem Verlangen, sich niederzulegen nach den Mahlzeiten.

Hitze: Am Nachmittag beginnend und *die ganze Nacht anhaltend* (Lyc., Puls., Rhus-t.). Fieber, mit Hitze und Röte des Gesichtes, Brennen im

Magen, großer Entkräftung, Delirium und Bewußseinsverlust. Brennende Hitze der Haut, mit *wunden Stellen und Fissuren*, als ob sie *exzessiv gestreckt* worden wäre. Hitze und dauerndes Brennen in den Beinen; Hitze in der ganzen rechten Lumbalgegend. *Allgemeine Hitze*, mit Trockenheit der Haut, exzessivem Durst, und als *ob heiße Dämpfe zum Gehirn aufsteigen würden*. Hitze in den Füßen, als ob *er geschnitten worden wäre*.

Schweiß: Reichlicher Nachtschweiß. Starker Schweiß an den Gliedern, besonders am Abend und während der Ruhe.

Zunge: Bräunlich-weiß belegt. Schlechter Geschmack im Mund, mit Appetitverlust.

* S A R S A P A R I L L A

Dunkles Haar und Hautfarbe. Skrofulöse und sykotische Affektionen.

Paßt besonders zu flechtenartigen Hautausschlägen, die im Frühjahr und Sommer schlechter sind; und zu Affektionen der Harnwege.

Urin: es werden Harngries oder kleine Steine entleert; Blut mit der letzten Portion Urin; Sand im Urin oder der Windel, das Kind schreit vor oder während des Wasserlassens (Bor., Lyc.); der Urin läuft in einem dünnen, schwache Strahl heraus; Tröpfeln beim Sitzen, beim Stehen läuft er unbehindert. *Schlimme Schmerzen am Ende des Urinierens*.

Verschlimmerung: Während des Fröstelns.

Besserung: Sobald er warm wird (während der Hitze); in der frischen Luft, wenn er sich nicht umherbewegt.

Zeit: Meist am Vormittag (Eup-per., Nat-m., Nux-v.).

Frost: Herrscht vor (Tag und Nacht); Frösteln und häufiges Schaudern, läuft von den Füßen aufwärts; des ganzen Körpers, besonders der Füße; nicht gebessert durch Ofenhitze.
Hitze: Am Abend, mit Blutwallungen und Herzklopfen. Er fühlt sich besser am Abend, wenn die Hitze einsetzt.
Schweiß: Nur an der Stirn; am Abend; während der Fieberhitze.

SECALE

Charakteristisch: Paßt zu Frauen von *dünnem, dürren, schwachen, kachektischen Aussehen*; reizbares, nervöses Temperament; Gesicht aschfarben, blaß, eingesunken.

Sehr alte, klapperige, schwache Personen.

Frauen mit sehr schlaffer Muskelfaser; *alles scheint locker und offen; keine Tätigkeit, Gefäße schlaff*; passive Blutungen, reichlicher Fluß von dünnem, schwarzen, wässerigen Blut; die Blutkörperchen sind zerstört.

Hämorrhagische Diathese: die geringste Wunde verursacht wochenlang Bluten (Lach., Phos.); Absonderung von jauchigem, flüssigen Blut, mit einer starken Tendenz zur Verwesung; Kribbeln in den Gliedern und große Schwäche, besonders wenn die Schwäche nicht durch einen vorausgegangenen Verlust von vitalen Säften verursacht ist.

Leukorrhoe; grün, braun, übelriechend.

Furunkel: *klein, schmerzhaft, mit grünem Inhalt*; reifen sehr langsam und heilen auf dieselbe Weise; sehr schwächend (Tub.).

Unnatürlicher, rasender Appetit; sogar bei erschöpfendem Durchfall ist er hungrig; verlangt nach Zitronenlimonade, sauren Sachen.

Diarrhoe: unwillkürlich, reichlich, wässerig, faulig, braun; wird mit großer Gewalt entleert (Gamb., Crot-t.); sehr erschöpfend; Urin unterdrückt; Anus weit offen (Apis, Phos.).

Enuresis; alter Leute, blasser, wässeriger, blutiger Urin.

Brennen; in allen Teilen des Körpers, als ob feurige Funken auf den Patienten fallen würden (Ars.).

Cholera-Kollaps: Gesicht blaß, eingesunken, verzerrt, besonders um den Mund herum; Haut kalt, doch wird das Zudecken nicht ertragen.

Senile, trockene Gangrän; < durch äußerliche Hitze.

Die Haut fühlt sich bei Berührung kalt an, doch der Patient kann Bedecktsein nicht ertragen; Eiseskälte der Extremitäten.

Menses: unregelmäßig; reichlich, dunkel, flüssig; mit drückenden, wehenähnlichen Schmerzen im Bauch; dauernde Absonderung von wässerigem Blut bis zur nächsten Periode.

Drohender Abort, besonders im dritten Monat (Sabin.); anhaltende, herabdrängende, treibende Schmerzen.

Während der Wehen: Schmerzen unregelmäßig; zu schwach; schwach oder aufhörend; alles scheint *locker und offen, aber es gibt keine austreibende Tätigkeit*; Ohnmacht.

Nachwehen: zu lang; zu schmerzhaft; Sanduhr-förmige Kontraktion.

Unterdrückung der Milch; bei dünnen, dürren, erschöpften Frauen; die Brüste füllen sich nicht richtig.

Puls klein, schnell, zusammengezogen und oft intermittierend.

Beziehungen: Ähnlich zu Arsenicum, aber Kälte und Hitze sind entgegengesetzt.

Ähnelt Colchicum bei Cholera morbus.

Verschlimmerung: *Hitze; Wärme durch Zudecken;* aller affizierten Teile; bei allen Krankheiten *Verschlechterung durch Hitze.*

Besserung: In kalter Luft; Kaltwerden; Aufdecken, der affizierten Teile; Reiben.

Typ: Keine Periodizität. Alle Typen von Fieber; Tendenz zu Typhoid, und Typhus, Gelbfieber, hämorrhagisches Stadium.

Zeit: Zu allen Zeiten.

Prodrom: Erbrechen.

Frost: *Mit Durst. Heftig, schüttelnd,* gefolgt von heftiger Hitze mit Angst, Delirium und beinahe *unstillbarem Durst. Schüttelfrost*, mit kriechender Kälte in verschiedenen Teilen des Körpers, wie durch Schnee (Petr.). **Intensive Eiseskälte der Haut**, *besonders des Gesichtes und der Extremitäten* (Camph., Meny., Nux-v., Verat.). **Kalte Glieder, kalte Haut**, *mit Schaudern; blasses eingesunkenes Gesicht*, mit Kälte des Rückens und Bauches. Temperatur des Körpers herabgesetzt (Camph., Verat.). *Lippen bläulich* (Nux-v.).

Hitze: *Mit Durst* und heißer Haut. *Brennende Hitze, unterbrochen von Schüttelfrösten, danach innerlich brennende Hitze* mit *großem Durst.* Während der Hitze starker Schmerz in Magen, Bauch, Gliedern (Krämpfe und Schmerz in Magen und Bauch, mit Erbrechen und Stuhlentleerung: Elat., Verat.). *Schwere, langdauernde, trockene Hitze, mit großer Ruhelosigkeit und heftigem Durst* (Ars., Nat-m., Rhus-t.).

Schweiß: *Über den ganzen Körper, ausgenommen das Gesicht* (Rhus-t., - Gegenteil von Sil.). Allgemeiner Schweiß, der alle Symptome erleichtert (Nat-m., Samb.). *Reichlicher, kalter Schweiß auf den Gliedern. Kalter, klammer Schweiß über den ganzen Körper. Schweiß vom Kopf bis zur Magengrube.*

Puls: Während der Hitze beschleunigt; im allgemeinen langsam, zusammengezogen, manchmal intermittierend; oft unverändert, selbst bei den heftigsten Anfällen.

Zunge: Klebriger, gelber Belag; Zunge *tödlich blaß* (Schleimhaut des Mundes und der Zunge blaß: Ferr.); oder sauber, mit trockener, roter Spitze; oder rote Spitze und Ränder, Mitte belegt. Verlangen nach sauren Dingen; Zitronenlimonade (Eup-pur.). Ekel vor Speisen, Fleisch und Fetten.

Apyrexie: **Abneigung gegen Hitze oder Bedeckung**. *Kann sich kalt fühlen, aber möchte nicht zugedeckt sein* (Camph.). **Gesicht blaß, abgespannt, kollabiert, hippokratisch**. Große Tendenz zum Typhoid.

Analyse: *Frost*: intensive Eiseskälte; Lippen und Finger blau; Gesicht und Extremitäten kalt; großer Durst.

Hitze: schwer, lang, großer Durst und sehr ruhelos.

Schweiß: reichlich, kalt, klamm; über den ganzen Körper, ausgenommen das Gesicht (Rhus-t.).

Abneigung gegen Hitze, und kann nicht zugedeckt sein; perniziöse und schwächende Fieber.

S E P I A

Charakteristisch: Paßt zu Personen mit dunklem Haar, straffer Faser, aber milder und angenehmer Disposition.

Krankheiten von Frauen, besonders solche, die während der Schwangerschaft, des Kindbettes und der Stillperiode auftreten; oder Krankheiten, die begleitet sind von plötzlicher Entkräftung oder Ohnmacht (Murx., Nux-m.).

„Das Waschfrauenmittel"; Leiden, die hervorgerufen oder verschlechtert werden durch Wäscherei-Arbeit.

Schmerzen erstrecken sich von anderen Teilen *zum Rücken* (Gegenteil von Sabin.); sind von Schaudern begleitet (von Frösteln: Puls.).

Besonders empfindlich gegen kalte Luft, „fröstelt so leicht"; Mangel an Lebenswärme, besonders bei chronischer Krankheit (bei akuter Krankheit: Led.).

Fällt leicht in Ohnmacht: nach Naßwerden; durch die Extreme von Hitze oder Kälte; beim Fahren in einer Kutsche; beim Knien in der Kirche.

Gefühl einer Kugel in innerlichen Teilen; während der Menses, der Schwangerschaft, der Stillperiode; bei Verstopfung, Durchfall, Hämorrhoiden, Leukorrhoe und Affektionen des Uterus.

Kälte auf dem Scheitel mit Kopfschmerz (Verat., - Hitze des Scheitels: Calc., Graph., Sulf.).

Angst; mit Furcht, Hitzewallungen über Gesicht und Kopf; wegen wirklicher oder eingebildeter Übel; gegen Abend.

Große Traurigkeit und Weinen. Furcht vor Alleinsein; vor Männern; Freunde zu treffen; mit Beschwerden des Uterus.

Gleichgültig: selbst gegen die eigene Familie; gegen den eigenen Beruf (Fl-ac., Phos-ac.); *gegen die, die sie am meisten liebt.*

Träge; möchte gar nichts tun, weder arbeiten noch spielen; selbst das Denken strengt an.

Kopfschmerz: in schrecklichen Stößen; bei Menstruationsbeginn, mit spärlichem Fluß; bei zarten, empfindlichen, hysterischen Frauen; drückend, berstend, < durch Bewegung, Bücken, geistige Arbeit, > durch äußerlichen Druck, fortgesetzte starke Bewegung.

Starker Haarausfall, nach chronischen Kopfschmerzen oder im Klimakterium.

Gelbfärbung des Gesichtes; der Konjunktiven; gelbe Flecke auf der Brust; *ein gelber Sattel über den oberen Teil der Wangen und der Nase.*

Herpes circinnatus in *isolierten Flecken* auf dem oberen Teil des Körpers (in sich schneidenden Ringen über den ganzen Körper: Tell.).

Schmerzhaftes Gefühl von *Leere*, „Gefühl des Hinseins", im Epigastrium, nicht besser durch Essen (Chel., Murx., Phos.).

Dickbäuchigkeit der Mütter (der Kinder: Sulf.).

Zunge schmutzig, aber wird bei Beginn jeder Menstruation sauber, wird wieder schmutzig, wenn der Fluß aufhört; Schwellung und Risse der Unterlippe.

Verstopfung: während der Schwangerschaft (Alum.); Stuhl hart, knotig, in Kugeln, ungenügend, schwierig; Schmerz im Rektum während und lange nach dem Stuhlgang (Nit-ac., Rat., Sulf.); Gefühl eines Gewichtes oder einer Kugel im Anus, nicht > durch Stuhlgang.

Urin: setzt ein rötliches, lehmfarbenes Sediment ab, das am Gefäß festhaftet, als ob es dort festgebrannt wäre; fötid, so übelriechend, daß er aus dem Zimmer entfernt werden muß (fötid nach Stehenlassen: Indium).

Enuresis: das Bett ist beinahe schon naß, sobald das Kind einschläft (Kreos.); immer während *des ersten Schlafes.*

Nachtripper [chronischer Harnröhrenausfluß]: schmerzlos, gelblich, die Wäsche färbend; Meatus am Morgen zusammengeklebt; hartnäckig, langdauernd (Kali-j.); Geschlechtsorgane schwach und erschöpft.

Heftige Stiche aufwärts in der Vagina; **Druck und Herabdrängen, als ob alles aus dem Becken heraustreten wolle**; muß ihre Beine kreuzen, um es zu verhindern; mit Atembeklemmung (Agar., Lil-t., Murx.).

Unregelmäßige Menses von beinahe jeder Art - früh, spät, spärlich, reichlich, Amenorrhoe und Menorrhagie -, wenn sie mit den oben genannten Symptomen verbunden ist.

Morgenübelkeit der Schwangerschaft; der Anblick von oder der Gedanke an Speisen macht übel (Nux-v.); der Geruch von kochenden Speisen erregt Übelkeit (Ars., Colch.).

Dyspnoe: < im Sitzen, nach Schlaf, im Zimmer, > durch Tanzen oder schnell Gehen.

Erregbarkeit: Hitzewallungen durch die geringste Bewegung; mit Angst und ohnmachtsartiger Schwäche; gefolgt von Schweiß über den ganzen Körper; *klimakterisch* (Lach., Sang., Sulf., Tub.); *steigen auf* von den Beckenorganen.

Hautjucken; verschiedener Teile; der äußeren Genitalien; wird nicht gebessert durch Kratzen, und neigt dazu, sich in ein Brennen zu verwandeln (Sulf.).

Beziehungen: Komplementär: Natrium muriaticum.

Feindlich zu Lachesis, darf nicht vor oder danach angewendet werden; zu Pulsatilla, mit dem es nie im Wechsel gegeben werden sollte.

Oft angezeigt nach Silicea, Sulfur.

Eine Einzeldosis wirkt oft viele Wochen heilend.

Verschlechterung: Am Nachmittag oder Abend; durch kalte Luft oder trockenen Ostwind; sexuelle Exzesse; bei Ruhe; bei schwülem, feuchten Wetter; *vor einem Gewittersturm.*

Besserung: Bettwärme, heiße Auflagen; heftige Körperübungen.

Viele Symptome, besonders die des Kopfes, des Herzens und des Beckens, werden sowohl verschlechtert als auch gebessert durch Ruhe und Körperübungen.

Typ: Viele Typen; Quotidiana ist am üblichsten. **Monatlich** (Nux-v., Puls., - alle sechs oder zwölf Monate: Lach.). Quotidiana; Tertiana; Quartana. Biliös, remittierend, Malaria-ähnlich, Typhoid.

Zeit: 9.00 oder 10.00 Uhr. 16.00 bis 18.00 Uhr. Unbestimmte Perioden; Zeit nicht ausgeprägt.

Causa: Bei Frauen sind oft Krankheiten des Uterus, Verzögerung der Menstruation, Unterdrückung oder Unregelmäßigkeiten vorhanden. Es kann gewöhnlich konstitutionelle chronische Krankheit festgestellt werden.

Frost: *Mit Durst. Schüttelfrost eine Stunde lang am Abend*, mit braunem, scharf riechenden Urin; *er muß sich niederlegen.* **Frösteln durch jede Bewegung**, *obwohl er sich in einem warmen Zimmer befindet* (Nux-v.). Frost beginnt in *Fingern* und *Zehen* (Nat-m.), in *der Brust* (Apis) und *zwischen den Schulterblättern im Rücken* (Caps.). Heftiger Kopfschmerz *während des Frostes*, **äußerliche Wärme ist unerträglich** (Puls.). *Eiseskälte im ganzen Körper*, sie konnte in einem warmen Zimmer nicht warm werden. *Um 11.00 Uhr ein Schüttelfrost, mit sehr kalten Füßen beginnend, danach über den ganzen Körper; sie mußte sich hinlegen*, wurde um 4.00 Uhr heiß, und hatte während der Nacht geringen Schweiß über den ganzen Körper. Frost, mit eiskalten Händen und warmen Füßen, oder *umgekehrt.* **Sehr kalte Füße, mit Kopfschmerz, am Abend und am Morgen. Eiskalte und feuchte Füße den ganzen Tag, wie wenn man in kaltem Wasser bis zu den Knöcheln steht** (Lyc., Puls., - Eiseskälte des rechten Beines, wie in kaltem Wasser: Sabin.). *Kälte, mit* **Taubheit der Glieder und Finger.**

Hitze: Mit weniger Durst als im Frost. *Anflüge von Hitzewallungen*, **als ob heißes Wasser über einen ausgegossen würde** (Rhus-t.), **mit Röte des Gesichtes**, *Schweiß über den ganzen Körper*, **mit Angst, ohne Durst oder Trockenheit des Halses.** *Hitzewallungen von der geringsten Anstrengung.* Heftiges Aufsteigen von Hitze zum Kopf, abwechselnd mit Frösteln in den Untergliedern. **Hitze steigt auf** (Nat-m., Verat.). Gesicht heiß durch Reden. Füße heiß in der Nacht. **Schwindel**, *unfähig, seine Sinne zu sammeln.*

Schweiß: *Reichlich am Morgen* **nach dem Erwachen** (siehe Samb.). *Schweiß schlechter durch die geringste Anstrengung, geistig oder körperlich, durch Gehen, Schreiben, Essen* (Bry., Psor., Sulf.); riecht wie

Holunderblüten. Kalter Nachtschweiß auf *Brust, Rücken, Oberschenkeln* und *männlichen Genitalien*. Saurer Nachtschweiß. Schweiß von oben die Waden hinunter, *jede dritte Nacht*.

Puls: Pulsationen in allen Blutgefäßen (Nat-m.); heftiges Klopfen nach dem Erwachen, *durch Zorn oder Gemütsbewegungen*; Puls voll, schnell, intermittierend, mit einem gelegentlichen harten „Schlag" des Herzens.

Zunge: Weiß belegt, mit Bläschen bei alten Fällen. Speisen schmecken zu salzig (Carb-v., Chin.). Abneigung gegen Fleisch (Arn.).

Apyrexie: Rasender Hunger, oder völliger Appetitverlust.

Analyse: *Frost*: *monatlich*, mit Durst, < durch jede Bewegung, < durch äußerliche Wärme; eiskalte Füße bis zu den Knöcheln; Taubheit der Glieder und Finger.

Hitze: ohne Durst, rotes Gesicht, in Wellen, als ob heißes Wasser über den Körper gegossen würde; Hitze steigt auf; Schweiß bei der Hitze.

Schweiß: reichlich nach Erwachen (Rumx., Samb.); durch die geringste Anstrengung, geistig oder körperlich; einzelner Teile; Geruch von Holunderblüten.

Ein gutes Bild eines verdorbenen Falles, von Chininmißbrauch, von Unterdrückung eines Anfalls, der Menses, eines Rheumatismus, eines Hautauschlages. Das Gesicht ist gelb, fahl, schmutzig, teigig, gelbe Flecken hier und da; die sogenannte „alte Malaria", die man oft in den Tropen antrifft.

Kasuistik:

* Ein Mädchen, 16 Jahre alt, hochgewachsen, schlank, feines, helles Haar und ebensolche Augen, hatte seit sechs Monaten Wechselfieber, das im Herbst des Jahres begann. Die ersten beiden Monate war es ein Tertiana-Fieber, aber unter allopathischer Behandlung nahm es die gegenwärtige Form an. Sie wurde auf den Tag genau alle vier Wochen am Morgen von einem Frost befallen, der zwei oder drei Stunden dauerte und von sehr hohem Fieber gefolgt wurde, das gleich lang wie der Frost dauerte; und dies wurde gefolgt von reichlichem Schwitzen; der gesamte Anfall dehnte sich fast über den ganzen Tag aus. Der Anfall wiederholte sich ein zweites und drittes Mal mit jeweils einem gesunden Tag dazwischen; danach

verschwand der Anfall für die Zeit von vier Wochen, von Beginn gerechnet. Das Mädchen hatte noch nie menstruiert. Dies war alles, was von der Person, die um Medizin bat, zu erfahren war; die Patientin selbst bekam ich nicht zu sehen. Chinin war bereits ohne Erfolg gegeben worden. Sepia wurde zwei Wochen lang gegeben. Es gab keine Wiederkehr des Wechselfiebers, stattdessen traten die Menses auf, und die Gesundheit kehrte vollständig zurück. - HAMILTON RING, *A.J.H.M.M.*, I, S. 261.

S I L I C E A

Charakteristisch: Paßt zu dem nervösen, reizbaren, sanguinischen Temperament; Personen von skrofulöser Diathese.

Personen, die durch mangelnde Nutrition leiden, nicht weil es an Speise in Qualität und Quantität mangelt, sondern wegen unvollständiger Assimilation (Bar-c., Calc.); überempfindlich, geistig und körperlich.

Skrofulöse, rachitische Kinder *mit großen Köpfen*; **offene Fontanellen und Knochennähte**; sie schwitzen viel um den Kopf (weiter unten als bei Calc.), der warm gehalten werden muß durch äußerliche Bedeckung (Psor., Sanic.); *große Bäuche*; schwache Knöchel, sie lernen nur langsam das Gehen.

Personen von heller Hautfarbe; feine trockene Haut; blasses Gesicht; schwach, mit schlaffen Muskeln.

Krankheiten: verursacht durch unterdrückten Fußschweiß; dadurch, daß Kopf oder Rücken irgendeinem geringen Luftzug ausgesetzt waren; durch Impfung (Thuj.); Brustleiden der Steinhauer, mit totalem Verlust der Kraft.

Mangel an Lebenswärme, immer frostig, selbst bei körperlicher Anstrengung (Led., Sep.).

Nervöse Schwäche; Erschöpfung mit Erregbarkeit; durch harte Arbeit und strenge Haft; Müdigkeit, möchte sich niederlegen; kann durch Willenskraft überwunden werden.

Hat eine wunderbare Macht über eitrige Prozesse - weiches Gewebe, Periost oder Knochen - und läßt, wenn gewünscht, Abszesse reifen oder reduziert überschießende Eiterung (hauptsächlich das weiche Gewebe affizierend: Calend., Hep.).

Kinder sind eigensinnig; halsstarrig, weinen, wenn man freundlich mit ihnen spricht (Ant-t., Sanic., Jod.).

Ruhelos, zappelig, schreckt beim kleinsten Geräusch auf.

Ängstlich, nachgiebig, feige.

Geistige Arbeit ist sehr schwierig; Lesen und Schreiben ermüden, kann das Denken nicht aushalten.

Schwindel: spinal, steigt vom Nacken zum Kopf auf; als ob man vorwärts fallen würde; durch Aufwärtssehen (Puls., - durch Abwärtssehen: Kalm., Spig., Psor.).

Chronische Migräne, seit irgendeiner schweren Krankheit in der Jugend (Psor.); *vom Nacken zum Scheitel aufsteigend*, als ob die Kopfschmerzen von der Wirbelsäule kämen und sich in einem Auge, besonders im rechten, festsetzen würden (links: Spig.); < durch Zugluft oder Entblößen des Kopfes; > durch Druck und warmes Einhüllen (Mag-m., Stront.); > durch reichliches Urinieren.

Verstopfung: *immer vor und während der Menses* (Durchfall vor und während der Menses: Am-c., Bor.); schwieriger Stuhlgang *wie durch* **Untätigkeit des Rektum**; mit starkem Sich-Anstrengen, als ob das Rektum gelähmt sei; **Stuhl schlüpft zurück, wenn er schon teilweise herausgetreten ist** (Thuj.); verbleibt lange Zeit im Rektum.

Absonderung von Blut aus der Vagina, *immer wenn das Kind beim Stillen die Brust nimmt* (vgl. Crot-t.).

Die Brustwarze ist eingezogen wie ein Trichter (Sars.).

Schlafwandeln; steht während des Schlafes auf, läuft herum und legt sich wieder nieder (Kali-br.).

Ungesunde Haut; jede kleine Verletzung eitert (Graph., Hep., Merc.).

Verkrüppelte Finger- und Zehennägel (Ant-c.).

Erkältet sich durch Kaltwerden der Füße (Con., Cupr.).

Schweiß der Hände, Zehen, Füße und Achselhöhlen; **übelriechend**.

Unerträglich saurer, aashafter Geruch der Füße, ohne Schweiß, jeden Abend.

Verlangen, magnetisiert zu werden, was bessert (Phos.).

Fördert die Austreibung von Fremdkörpern aus den Geweben; Fischgräten, Nadeln, Knochensplitter.

Beziehungen: Komplementär: Thuja, Sanicula aqua.

Graphites, Fluoris acidum und Hepar sulf. folgen gut.

Silicea ist die chronische Pulsatilla.

Verschlimmerung: Kälte; während der Menses; *während Neumond*; Entblößen, besonders den Kopf; *Niederlegen.*

Besserung: Wärme, besonders durch Einhüllen des Kopfes; alle Symptome außer den gastrischen, die durch kalte Speisen gebessert werden (siehe Lyc.).

Typ: Periodizität ist nicht charakteristisch. Stadien sind schlecht definiert. Alle Arten von Fieber.

Zeit: Mitternacht bis 8.00 Uhr; 10.00 bis 20.00 Uhr.

Abend-Frost von 17.00 bis 18.00 Uhr. **Den ganzen Tag frostig.**

Fieber ohne Frost 12.00 bis 13.00 Uhr.

Causa: Wenn das Fieber auf einen unterdrückten Fußschweiß zurückgeführt werden kann, dann ist Silicea das erste Mittel, an das man denken muß.

Frost: Ohne Durst, **bei jeder Bewegung** (Arn., Nux-v.); **sehr frostig den ganzen Tag;** *fällt am Morgen in Schlaf durch exzessive Müdigkeit. Sehr frostig, selbst in einem warmen Zimmer. Krampfartiger Frost am Abend im Bett*, mit Schaudern. *Sie traute sich nicht, ihren Fuß aus dem Bett zu strecken wegen des nachfolgenden Fröstelns* (Bar-c., Canth.). **Schüttelfrost um 18.00 Uhr;** *mußte sich niederlegen und konnte eine lange Zeit im Bett nicht warm werden.* **Eiskaltes Schaudern kriecht häufig über den Körper**, *nicht erleichtert durch die Hitze des Feuers* (Phos.). **Die affizierten Teile fühlen sich kalt an. Kälte mit rasendem Hunger** (Cina). *Kälte der Knie und Arme;* Fingernägel *weiß* (Kälte der Knie: Apis, Carb-v., Phos.). *Nase kalt wie Eis.* **Eiseskälte der Füße und Beine bis zu den Knien.**

Hitze: *Mit Durst* und Frösteln, um 11.00 Uhr. **Heftige Hitze im Kopf, und dunkle Röte des Gesichtes** (Gesicht mahagoni-rot: Eup-per.). **Fieber am Abend, schlechter in der Nacht** (Cina). *Nachmittag-Anfall, bestehend aus Hitze mit intensivem Durst und sehr kurzem Atem.* **Große Hitze die ganze Nacht, mit Schnappen nach Luft**. *Die Hitze kehrt periodisch während des Tages wieder*, gefolgt von leichtem Schweiß.

Schweiß: **Reichlich und allgemein in der Nacht** (Chin.). **Schweiß nur am Kopf oder Kopf und Gesicht** (Gegenteil von Rhus-t., Sec.). *Schweiße periodisch; 6.00 Uhr, 15.00 bis 17.00 Uhr, 23.00 Uhr. Schweiß nur am Kopf, rinnt das Gesicht herunter. Reichlicher Nachtschweiß, übelriechend, sauer, schwächend; schlechter nach Mitternacht; durch die geringste Anstrengung* (Sep., Sulf.). **Übelriechender Fußschweiß, sie werden wund beim Gehen** (Graph.).

Zunge: Sauber oder belegt mit braunem Schleim. Verlust von Geschmack und Appetit; oder Geschmack von Blut, Seifenlauge, verdorbenen Eiern, Öl. *Gefühl, als ob ein Haar auf der vorderen Zunge läge*. Ekel vor Fleisch. *Abneigung gegen warme Speisen; Verlangen nur nach kalten Dingen* (Lyc.).

Apyrexie: Die konstitutionellen Symptome, die sich während dieses Stadiums entwickeln, sind zahlreich und immer zuverlässig.

S P I G E L I A

Charakteristisch: Paßt zu anämischen, geschwächten Personen, von rheumatischer Diathese; zu skrofulösen Kindern, die von Askariden und Würmern gequält werden (Cina, Stann.).

Personen mit hellem Haar; blaß, dünn, aufgetrieben, schwach; faltige, gelbe, erdfarbene Haut.

Körper schmerzhaft *empfindlich gegen Berührung; der berührte Teil fühlt sich frostig an*; Berührung jagt Schaudern durch den ganzen Körper (Kali-c.).

Furcht vor scharfen, spitzen Dingen, Nägeln, Nadeln , usw.

Rheumatische Affektionen des Herzens (Kalm., Led., Naja); systolisches Blasen an der Spitze. Aneurysma.

Nervöser Kopfschmerz; periodisch, beginnt am Morgen an der Gehirnbasis, breitet sich über den Kopf aus und setzt sich im Auge, der Augenhöhle und der Schläfe der linken Seite fest (rechte Seite: Sang., Sil.); Schmerz pulsierend, heftig, klopfend.

Kopfschmerz; bei Sonnenaufgang, ist auf seiner Höhe am Mittag, nimmt bis Sonnenuntergang ab (Nat-m., Tab.).

Unerträglicher, drückender Schmerz in den Augäpfeln; kann die Augen nicht wenden, ohne dabei den ganzen Körper zu drehen; schlechter besonders, wenn man einen falschen Schritt macht.

Gefühl, als ob die Augen zu groß für die Augenhöhlen wären (Act-r., Com.); *empfindlich gegen Berührung*; als ob ein Band um den Kopf sei (Cact., Carb-ac., Sulf.).

Reichlicher, übelriechender Schleim aus den hinteren Nasengängen, tropft in den Rachen, verursacht erstickendes Würgen in der Nacht (Hydr.).

Scharfe, bohrende, stechende Schmerzen durch die Augäpfel nach hinten in den Kopf; *durch kaltes, feuchtes, regnerisches Wetter*.

Gesichtsschmerz: periodisch, linksseitig, Augenhöhle, Auge, Wangenknochen, Zähne; *vom Morgen bis zum Sonnenuntergang*; Schmerz reißend, brennend, Wange dunkelrot; *bei kaltem, regnerischen Wetter*; durch Tee.

Zahnschmerz durch *Tabakrauchen*; nur > beim Niederlegen und *während des Essens* (Plan.); schlechter durch kalte Luft und Wasser; kehrt wieder durch Darandenken.

Scirrhus des Sigmoid oder Rektums, gräßlicher, unerträglicher Schmerz (Alumen).

Dyspnoe: muß auf der rechten Seite liegen oder mit hochgelagertem Kopf (Cact., Spong.); die Schmerzen in der Brust sind stechend, wie von Nadeln.

Brustaffektionen mit stechenden Schmerzen synchron mit dem Puls, < durch Bewegung, < durch kaltes, nasses Wetter.

Herzklopfen: *heftig, sichtbar und hörbar*; durch die geringste Bewegung; beim Bücken; systolisches Blasen an der Spitze.

Stottern, wiederholt die erste Silbe drei- oder viermal, bei abdominalen Leiden; Wurmkrankheit.

Verschlimmerung: Durch Bewegung, Geräusch, Berührung, Drehen der Augen; *durch jedes Schütteln, jede Erregung oder jede Erschütterung.*

Besserung: Liegen auf der rechten Seite mit hochgelagertem Kopf (Ars., Cact., Spong.).

Typ: Quotidiana; Periodizität ausgeprägt.

Zeit: Morgens; zur selben Stunde. Abend-Anfall ist selten.

Causa: Rheumatische Auslösung; oder tritt im Zusammenhang mit einer periodischen Neuralgie von Kopf, Gesicht oder Brust auf.

Frost: *Jeden Morgen, zur selben Stunde*; wechselt ab mit Hitze oder Schweiß, besonders auf dem Rücken.

Plötzliche kriechende Fröste, einmal nur in den Füßen, ein anderes Mal nur in Kopf und Händen, ein anderes Mal nur auf dem Rücken oder Brust und Bauch, ein anderes Mal über den ganzen Körper, ohne Durst. Frost breitet sich von der Brust aus (Apis, Carb-a., Sep.); die geringste Bewegung des Körpers verursacht Frösteln.

Hitze: Besonders im Rücken; in Wellen in der Nacht; auf Gesicht und Händen mit Frost im Rücken. Hitze in Rücken, Händen, Bauch, allmählich anwachsend, bis er überall heiß wird. Durst nach Bier, nicht nach Wasser (Nux-v.).

Schweiß: Faulig riechender Nachtschweiß. Schweiß der Hände klamm; kalt über den ganzen Körper; beim geringsten Zudecken (Chin.).

Puls: Unregelmäßig, im allgemeinen kräftig, aber langsam; zitternd.

Zunge: Gelb oder weiß belegt; rissig. Geschmack wie fauliges Wasser. Rasender Hunger mit Übelkeit und Durst. Verlangen nach alkoholischen Getränken.

STANNUM

Charakteristisch: Extreme Erschöpfung von Geist und Körper.

Sinkendes, leeres Hinsein-Gefühl im Magen (Chel., Phos., Sep.).

Traurig, verzagt, möchte immer nur Weinen, aber Weinen verschlechtert sie (Nat-m., Puls., Sep.); kraftlos und schwach, besonders beim *treppabwärts Gehen*; aufwärts kann er ganz gut gehen (Bor., - Gegenteil von Calc.).

Kopfschmerz oder Neuralgie; Schmerzen beginnen leicht und *verstärken sich allmählich* bis zum höchsten Punkt, und danach *nehmen sie allmählich wieder ab* (Plat.).

Kolik: > durch harten Druck, oder indem man den Bauch [des Kindes] über die Knie oder über die Schulter legt (Coloc.); Würmer; scheidet Würmer aus.

Menses; zu früh, zu reichlich; Traurigkeit vorher; Schmerz in den Wangenknochen, während.

Leukorrhoe; große Kraftlosigkeit; die Schwäche scheint aus der Brust hervorzugehen (aus Bauch und Becken: Phos., Sep.).

Vaginalprolaps, schlechter während Stuhlgang (schlechter bei Durchfall: Podo.); *sie ist so schwach, daß sie sich in einen Sessel fallen läßt,* statt sich niederzusetzen.

Beim Anziehen morgens muß sie sich mehrmals hinsetzen, um auszuruhen.

Übelkeit und Erbrechen; am Morgen; durch den Geruch von kochenden Speisen (Ars., Colch., Sep.).

Beim Singen oder Gebrauch der Stimme Schmerz und Schwäche im Deltoid und den Armen.

Große Schwäche in der Brust; < durch Reden, Lachen, laut Lesen, Singen; **so schwach, daß sie unfähig zu reden ist.**

Husten: tief, hohl, zerschmetternd, würgend; erschütternd, in Anfällen von drei Hustenstößen (von zwei: Merc.); trocken, im Bett, am Abend; *leeres Gefühl in der Brust.*

Auswurf: reichlich, wie Eiweiß; *süßlich, salzig* (Kali-j., Sep.); sauer, faulig, **muffig**; gelb-grüner Eiter (schwer, grün, salzig: Kali-j.); tagsüber.

Heiserkeit: tiefe, rauhe, hohle Stimme; zeitweilig gebessert durch Husten oder Schleimauswurf.

Schweiß: schimmeliger, muffiger Geruch; jeden Morgen nach 4.00 Uhr; an Hals und Stirn; sehr schwächend.

Beziehungen: Komplementär: Pulsatilla.

Verschlimmerung: Lachen und Singen, Reden, *Gebrauch der Stimme*; Liegen auf der rechten Seite; *irgendetwas Warmes trinken* (durch kalte Getränke: Spong.).

Besserung: Husten oder Auswurf erleichtert die Heiserkeit; harter Druck (Coloc.).

Typ: Unterdrückt durch Chinin oder irgendein Mittel gegen Wechselfieber; heimtückisches Fieber, mit Bronchien- oder Lungenkomplikationen.

Zeit: 10.00 Uhr; 16.00-17.00 Uhr.

Frost: Über den ganzen Körper um 10.00 Uhr; mit Kälte der Hände, Abgestorbensein der Finger, und Taubheit der Fingerspitzen (Paris, Sep.); am Abend über den Rücken; gering, aber mit Zähneklappern, wie durch eine Konvulsion der Kaumuskeln; nur im linken Arm, oder linken Bein (Carb-v., - rechter Arm: Merl.); Knie und Füße sehr kalt (Carb-v.).

Hitze: Von 16.00-17.00 Uhr, mit Schweiß; einzelner Teile, des Rückens, der Brust, des Bauches, der Glieder.

Ängstliche Hitze, als ob Schweiß ausbrechen würde.

Brennende Hitze in den Beinen. Hektisches Fieber.

Schweiß: Reichlich jeden Morgen nach 4.00 Uhr.

Morgenschweiß, hauptsächlich an Hals, Nacken und Stirn; schimmeliger, muffiger Geruch; schwächend durch die geringste Bewegung.

Zunge: Rot; gelb; mit gelbem Schleim belegt.

Geschmack: sauer; süßlich; widerwärtig, alles ist bitter außer Wasser. Fötider Geruch aus dem Mund.

STAPHISAGRIA

Charakteristisch: Gegen die seelischen Folgen von Onanie und sexuellen Exzessen.

Sehr empfindlich gegen die geringsten psychischen Eindrücke; die geringste Handlung oder ein harmloses Wort verletzt.

Große Entrüstung über Dinge, die von anderen oder von ihm selbst getan wurden; grämt sich wegen der Folgen.

Apathisch, gleichgültig, niedergeschlagen, schwaches Gedächtnis durch sexuelle Überbeanspruchung (Anac., Aur., Nat-m., Phos-ac.).

Leiden von Stolz, Mißgunst oder Kränkung.

Schlecht gelaunte Kinder schreien nach Dingen, die sie gereizt zurückstoßen oder wegwerfen, wenn sie sie erhalten haben (Kreos.).

Er wurde beleidigt; da es gegen seine Würde ging zu kämpfen, bändigte er seine Wut und ging nach Hause mit Übelkeit, zitternd und erschöpft (das Gegenteil von Nux-v.).

Mechanische Verletzungen von scharf schneidenden Instrumenten; *nach chirurgischen Operationen*; stechende, brennende Schmerzen, wie das Schneiden eines Messers.

Gegen die schlimmen Folgen von: Onanie, sexuellen Exzessen, Verlust von Lebenssäften; Ärger, Kränkung, unverdiente Beleidigungen; Entrüstung, mit Ärger oder zurückgehaltenem Unwillen (Aur.).

Gerstenkörner, Hagelkörner an den Augenlidern oder Oberlidern, eines nach dem anderen *harte Knoten in ihrem Gefolge zurücklassend* (Con., Thuj.).

Zahnschmerz: *während der Menses*; in gesunden wie in schlechten Zähnen; schmerzhaft *bei Berührung durch Speise oder Getränk*, aber nicht durch Beißen oder Kauen; < durch Einziehen kalter Luft in den Mund (Ant-c., Merc.); < durch kalte Getränke und nach dem Essen.

Extremer Hunger, selbst wenn der Magen voll von Nahrung ist.

Die Zähne sind schwarz, dunkle Streifen verlaufen durch sie; können nicht sauber gehalten werden; bröckeln; *zerfallen an den Rändern* (an den Wurzeln: Mez., Thuj.); skorbutische Kachexie.

Gefühl, als ob der Magen und der Bauch schlaff herabhängen würden (Agar., Ip., Tab.). *Verlangen nach Tabak.*

Kolik: nach Steinschnitt oder Eierstock-Entfernung; begleitet Bauchschnitt (Bism., Hep.).

Harndrang, muß stundenlang auf dem WC sitzen; bei frisch verheirateten Frauen; nach Koitus; nach schwierigen Wehen (Op.); Brennen in der Harnröhre, wenn *man nicht uriniert*; Drang und Schmerz *nach* Urinieren bei Prostatabeschwerden alter Männer; Blasenvorfall.

Schmerzhafte Empfindlichkeit der Geschlechtsorgane, die Vulva ist so empfindlich, daß sie kaum eine Binde tragen kann (Plat.).

Onanie: dauerndes Verweilen bei sexuellen Themen; dauerndes Denken an sexuelle Genüsse.

Spermatorrhoe: mit eingesunkenen Gesichtszügen; *schuldiges, verlegenes Aussehen*; die Abgänge werden von Rückenschmerz und Schwäche gefolgt; Entkräftung und Erschlaffung oder Atrophie der Geschlechtsteile.

Husten: nur am Tage, oder nur nach dem Essen, schlechter nach Fleischessen; nach Ärger oder Entrüstung; ausgelöst durch Zähneputzen.

Kruppartiger Husten im Winter wechselt ab mit Ischias im Sommer; *Husten wird ausgelöst durch Tabakrauch* (Spong.).

Rückenschmerz, < in der Nacht im Bett, und am Morgen vor dem Aufstehen.

Arthritische Knoten der Gelenke, besonders der Finger (Caul., Colch., Lyc.); Entzündung der Phalangen mit Schwitzen und Eiterung.

Den ganzen Tag schläfrig, die ganze Nacht wach; der Körper tut überall weh.

Feigwarzen; trocken, gestielt, Blumenkohl-artig; nach Quecksilbermißbrauch (Nit-ac., Sabin., Thuj.).

Verschlimmerung: *Einwirkungen auf das Gemüt*; durch Zorn, Entrüstung, Kummer, Kränkung; Verlust von Säften; Tabak; Onanie; sexuelle Exzesse; durch die geringste Berührung des befallenen Teils.

Typ: Intermittierend, Quotidiana, Tertiana; Typhoid, Typhus, zymotisch, Gelbfieber.

Zeit: 9.00 Uhr; täglich, zur selben Zeit; 15.00 Uhr.

Prodrom: **Rasender Hunger tagelang** (siehe Cina, Sil.).

Frost: Ohne Durst. **Frost herrscht vor**. *Schüttelfrost des ganzen Körpers*, mit heißen Wangen, kalten Händen, warmer Stirn, **ohne nachfolgende Hitze oder Durst** (Sep., Sulf.). Schaudern über den ganzen Körper, *ohne Durst* oder **nachfolgende Hitze**. Frost mit Gänsehaut gegen 15.00 Uhr, der durch Körperübungen in der frischen Luft gebessert wurde. Frost steigt auf vom Hals über Kopf und Gesicht, oder vorübergehendes Schaudern, das den Rücken herunterläuft (vorübergehende Fröste laufen den Rücken hinauf: Sulf.). Frost schlechter in einem warmen Zimmer (Apis).

Hitze: Mit Durst; in der Nacht; konnte nach 3.00 Uhr nicht schlafen, mit Schüttelfrost um 9.00 Uhr. Große Hitze in der Nacht, besonders der Hände und Füße, muß aufgedeckt sein (Sulf., - äußerliche Hitze ist unerträglich: Puls.). Hitze ohne nachfolgenden Schweiß. Brennende Hitze in der Nacht (Ars., Sep.).

Schweiß: Reichlich am Nachmittag, ohne Durst, aber mit Hitze über den ganzen Körper (Nux-v.). Warmer Nachtschweiß auf Bauch, Füßen, Genitalien. Nachtschweiß mit schlechtem Geruch, wie verdorbene Eier; mit Verlangen, sich aufzudecken. Schwitzt beim ruhig Sitzen (Psor.). *Kalter Schweiß an Stirn und Füßen.*

Puls: Sehr schnell, aber klein und zittrig.

Zunge: Weiß belegt; Speisen schmecken bitter. Zahnfleisch weiß, schwammig, geschwürig, blutet bei Berührung.

Apyrexie: **Extremer Hunger, selbst wenn der Magen mit Speisen gefüllt ist**; fauliger Geschmack im Mund, Zahnfleisch blutet leicht; Verstopfung. Verlangen nach flüssiger Nahrung, Suppe, Brot und Milch (Verlangen nach Eiern: Calc.).

STRAMONIUM

Charakteristisch: Paßt zu Krankheiten junger plethorischer Personen (Acon., Bell., Verat-v.); besonders Kinder, bei Chorea, Manie, Fieber, Delirium.

Delirium; geschwätzig, redet die ganze Zeit, singt, macht Verse, phantasiert; ähnelt Belladonna und Hyoscyamus, unterscheidet sich jedoch im Grad der Stärke. Das Delirium ist wilder, die Manie akuter, während die Kongestion, obwohl stärker als bei Hyoscyamus, viel weniger als bei Belladonna ist und nie den echten entzündlichen Zustand erreicht.

Geschwätzig: neigt dazu, unentwegt zu reden (Cic., Lach.); unaufhörliches und unzusammenhängendes Reden und Lachen; **Beten, Flehen, dringend Bitten**; bei unterdrückten Menses.

Konvulsionen mit Bewußtsein (Nux-v., - ohne: Bell., Cic., Hyos., Op.); ausgelöst durch den Anblick von einem Licht, einem Spiegel, oder Wasser (Canth., Bell., Lyss.).

Verlangen nach Licht und Gesellschaft; *kann es nicht ertragen, allein zu sein* (Bism.); *schlechter im Dunklen und beim Alleinsein*; kann in einem dunklen Raum nicht gehen.

Erwacht mit einem scheuen Aussehen, als ob er vor dem ersten Objekt, das er sieht, Angst hätte.

Halluzinationen, die den Patienten erschrecken.

Verlangen zu entfliehen, im Delirium (Bell., Bry., Op., Rhus-t.).

Bildet sich alle möglichen Dinge ein; daß sie doppelt sei, quer liege, usw. (Petr.).

Der Kopf fühlt sich an, als ob er verstreut sei (Bapt.).

Augen weit offen, hervortretend, glänzend; Pupillen stark erweitert, unempfindlich; Verzerrung der Augen und Augenlider.

Die Pupillen erweitern sich, wenn das Kind gerügt wird.

Gesicht heiß und rot mit kalten Händen und Füßen; umschriebene Röte der Wangen, das Blut wallt zum Gesicht; Risus sardonicus.

Schmerzlosigkeit bei den meisten Leiden (Op.).

Tollwut: Furcht vor Wasser, mit exzessiver Abneigung gegen Flüssigkeiten (Bell., Lyss.); spasmodisches Zusammenschnüren des Halses.

Stottern; muß sich eine lange Zeit anstrengen, bevor er ein Wort äußern kann; macht große Anstrengungen zu sprechen; verrenkt das Gesicht (Bov., Ign., Spig.).

Erbrechen, sobald *er seinen Kopf vom Kissen aufhebt*; durch ein helles Licht.

Zucken einzelner Muskeln oder Muskelgruppen, besonders des oberen Teils des Körpers.

Verschlimmerung: Im Dunklen; beim Alleinsein; Sehen auf helle oder glänzende Gegenstände; Berührung; nach Schlaf (Apis, Lach., Op.); Schlucken.

Besserung: Durch Gesellschaft; helles Licht; Wärme.

Typ: Quotidiana; Quotidiana duplicata; Typhoid; Typhus; Gelbfieber.

Zeit: 6.00 bis 7.00 Uhr. Alle Zeiten, Tag oder Nacht.

Fieber ohne Frost, *Mittag* und *Mitternacht* (11.00 und 23.00 Uhr: Cact.).

Frost: Ohne Durst. Schüttelfrost durch den ganzen Körper, mit einzelnen Rucken, teilweise des ganzen Körpers oder nur einzelner Glieder, Ellbogen und Kniegelenke. Frösteln läuft entlang des Rückens *herunter* wie von kaltem Wasser (wie mit kaltem Wasser bespritzt: Rhus-t., Sabad.). *Allgemeine Kälte des ganzen Körpers*, mit rotem Gesicht (Arn.), heißem Kopf, und Zuckungen der Glieder. *Fröste*, mit **großer Empfindlichkeit gegen Aufdecken** (äußerst empfindlich gegen kalte Luft: Camph., - Frost durch und durch vom geringsten Aufdecken in warmer Luft: Thuj.). *Haut eiskalt und bedeckt mit kaltem Schweiß, Hände und Füße livide* (Verat.). *Gesicht, Hände* und *Füße* **blau und kalt.** (Camph., Verat.). **Kälte der Glieder.** *Hände und Füße extrem kalt, bläulich* und *fast unbeweglich; Kälte und Lähmung der Glieder* (Nux-v., - Taubheit der Glieder: Cedr.).

Hitze: Mit Durst. Heftiges Fieber am Mittag, das um Mitternacht wiederkehrt (11.00 Uhr, wiederkehrend um 23.00 Uhr: Cact.). Hitze von Kopf und Gesicht, danach Kälte des ganzen Körpers, danach allgemeine Hitze, mit Angst; schläft während der Hitze (Apis, Ign., - fällt während der Hitze in Schlaf und schwitzt reichlich: Podo.). Übelkeit und Erbrechen am Abend, gefolgt von heftiger, ängstlicher Hitze. Hitze über den ganzen Körper durch die geringste Bewegung (die geringste Bewegung erleichtert die Hitze: Caps.). Trockene, glühende Hitze über den ganzen Körper, mit Röte des Kopfes und des Gesichtes, und Kälte und Blässe des übrigen Körpers (Bell., Op.). Haut heiß und brennend, mit gleichzeitigem Schweiß (Sep.). Während der Hitze werden die Schmerzen heftig, wenn er einen Finger unter der Bettdekke herausstreckt (frostig, wenn er ein Bein unter der Bettdecke herausstreckt: Bar-c., Canth.). **Deckt sich fest zu.** Während des Frostes *Hitze in Kopf und Gesicht*; während des Hitzestadiums *kalte Füße und Beine*; während des Schweißes *kann er es nicht ertragen, aufgedeckt zu sein. Schwindel; Delirium; epileptiforme Konvulsionen* (Hyos.).

Schweiß: *Mit Durst* (Ars., Chin.). Reichlicher Schweiß, mit Brennen in den Augen und verdunkeltem Gesichtsfeld. Während des Schweißes guter Appetit, Durchfall, Auftreibung des Bauches und Kolik. *Kalter Schweiß über den ganzen Körper*. Schweiß der Stirn und des Gesichtes, *der übrige Körper rot, trocken und heiß*. **Öliger Schweiß** (Phos., - als ob er mit Öl gemischt sei: Chin.).

Zunge: Sauber oder weißlich belegt, mit roten Papillen; oder geschwollen, trocken und schwierig herauszustrecken. Saftiges Obst schmeckt trocken; *Speisen schmecken wie Stroh.*

Kinder schreien während des Fiebers im Schlaf auf; sie schrekken plötzlich auf, zucken und rucken; Augen halb offen; Pupillen erweitert; Harnverhaltung.

Stramonium - wie Nux-v. - kann es in keinem Stadium ertragen, unbedeckt zu sein, aber nicht aus den gleichen Gründen. Der Nux-v.-Patient ist kalt und frostig, wenn er im geringsten unbedeckt ist, er ist selbst beim Bewegen im Bett kalt; während der Stram.-Patient kalt ist, und mit der Kälte kommt sofort ein heftiger Schmerz.

Kasuistik:

*E.C., 28 Jahre alt, hatte zweimal Sonnenstich, danach neigte er eine Zeit lang zu epileptischen Konvulsionen, die gegenwärtig nur während des Fieberstadiums eines [Fieber-]Anfalls auftreten. Er hatte in den letzten drei Monaten vier- oder fünfmal ein Quotidiana-Wechselfieber, das jedesmal mit Chinin unterdrückt wurde. *Der Frost* begann üblicherweise um 9.00 oder 10.00 Uhr, mit Schmerz in Kopf und Gliedern, großem Durst, Kopfweh, Übelkeit und Erbrechen. *Das Fieber* beginnt langsam, mit kongestiertem Gesicht, schweren und trockenen Augen und allgemeinem Muskelzucken. Während der Konvulsion werden die Augen glänzend und starrend, der Körper ist steif, Kiefersperre, Schaum um den Mund, mit Bewußtsein. Dauer des Anfalls 5 - 15 Minuten, wonach er von all dem, was sich ereignete, nichts mehr weiß. Manchmal drei oder vier Spasmen in Folge. Als ich ihn am 2. Juni sah, hatte er an vier aufeinander folgenden Tagen Fröste, die von Konvulsionen gefolgt wurden. Er hatte schreckliche Kopfschmerzen, hohes Fieber, und präsentierte Symptome, die die nahenden Konvulsionen ankündigten. Er erhielt einen Tropfen der Urtinktur von Stramonium, in Wasser. Innerhalb von 15 Minuten verschwanden die Hitze und die Röte von Gesicht und Kopf, und er war frei von Schmerz und konnte sich fließend und gut wie jedes andere Mitglied der Familie unterhalten. Er wurde durch diese Einzeldosis geheilt. - Dr. FAHNSTOCK, *AM. Obs.,* - 1872, S. 364.

SULFUR

Charakteristisch: Paßt zu Personen von einer skrofulösen Diathese, die zu venöser Kongestion, besonders des portalen Systems, neigen.

Personen von nervösem Temperament, handeln schnell, schnell in Rage, plethorisch, Haut exzessiv empfindlich gegen atmosphärische Veränderungen (Hep., Kali-c., Psor.).

Für magere Personen mit krummer Haltung, die gebeugt gehen und sitzen; sie gehen gebeugt wie alte Männer.

Stehen ist die schlechteste Position für Sulfur-Patienten; sie können nicht stehen; jede stehende Position ist unbequem.

Schmutzige, dreckige Leute, die zu Hautaffektionen neigen (Psor.).

Abneigung gegen das Gewaschen-Werden; *es geht ihnen immer schlechter nach einem Bad.*

Kinder: *können nicht ertragen, gewaschen oder gebadet zu werden* (in kaltem Wasser: Ant-c.); abgemagert, dickbäuchig; ruhelos, heiß, werfen die Kleider nachts weg (Hep., Sanic.); haben Würmer, aber das bestgewählte Mittel versagt.

Wenn bestgewählte Mittel versagen, eine günstige Wirkung hervorzurufen, besonders bei akuten Krankheiten, dann dient es häufig dazu, die reaktiven Kräfte des Organismus zu wecken; klärt den Fall auf (bei chronischen Krankheiten: Psor.).

Skrofulöse chronische Krankheiten, die durch unterdrückte Hautausschläge entstehen (Caust., Psor.).

Leiden, die fortwährend Rückfälle haben (Menses, Leukorrhoe, usw.); der Patient scheint fast gesund zu sein, und dann kehrt die Krankheit wieder und wieder zurück.

Kongestionen zu einzelnen Teilen - Augen, Nase, Bauch, Eierstöcke, Arme, Beine - oder zu irgendeinem Organ des Körpers, die den Beginn eines Tumors oder bösartigen Wachstums anzeigen, besonders im Klimakterium.

Empfindung des Brennens: auf dem Scheitel; und Wehtun in den Augen; im Gesicht, ohne Röte; der Bläschen im Mund; und Trokkenheit im Rachen, erst rechts, dann links; im Magen; im Rektum; im Anus, und juckende Hämorrhoiden, und heißer Urin; wie Feuer in kleinen Wellen (Ars.); in der Brust, zum Gesicht aufsteigend; der Haut des ganzen Körpers, mit Hitzewallungen; in Flecken, zwischen den Schulterblättern (Phos.).

Migräne jede Woche oder alle zwei Wochen; entkräftend, schwächend (Sang.); mit heißem Scheitel und kalten Füßen.

Dauernde Hitze auf dem Scheitel; kalte Füße am Tage, *mit brennenden Sohlen in der Nacht*, möchte einen kühlen Platz für sie finden (Sang., Sanic.); streckt sie aus dem Bett, um sie abzukühlen (Med.); Krämpfe in den Waden und Sohlen in der Nacht.

Hitzewallungen während des Tages, mit Anfällen von Mattigkeit und Schwäche, die mit ein wenig Feuchtigkeit [der Haut] verschwinden.

Leuchtende Röte der Lippen, als ob das Blut durchbrechen würde.

Gefühl von schwachem, leeren Hinsein oder Ohnmacht im Magen gegen 11.00 Uhr (10.00 oder 11.00 Uhr, > durch Essen: Nat-c.); kann das Mittagessen nicht erwarten; häufige schwache, matte Zustände während des Tages.

Diarrhoe: nach Mitternacht; schmerzlos; **treibt ihn aus dem Bett am frühen Morgen** (Aloe, Psor.); als ob der Darm zu schwach wäre, seinen Inhalt zurückzuhalten.

Verstopfung: Stuhl hart, knotig, trocken, als ob er verbrannt sei (Bry.); **groß, schmerzhaft**, *Kind hat Angst vor dem Stuhlgang wegen der Schmerzen*, oder der Schmerz zwingt das Kind, von der ersten Anstrengung abzulassen; **abwechselnd mit Durchfall.**

Die Absonderung von Urin oder Stuhl ist *schmerzhaft für die Teile, über die sie ausgeschieden werden*; der Patient läßt große Mengen farblosen Urins; **die Teile um den Anus sind rot, wund**; *alle Öffnungen* des Körpers sind *sehr rot*; alle Absonderungen sind scharf und machen wund, womit sie auch immer in Berührung kommen.

Menses: zu früh, reichlich, zu lange.

Menorrhagie, ist seit ihrer letzten Fehlgeburt nicht mehr gesund. „Eine Einzeldosis bei Neumond" - LIPPE.

Furunkel: in Haufen an verschiedenen Teilen des Körpers auftretend; oder ein einzelnes Furunkel wird von einem nächsten gefolgt, sobald das erste geheilt ist (Tub.).

Haut: juckend, wollüstig; Kratzen >; „möchte dauernd kratzen"; Kratzen verursacht Brennen; < durch Bettwärme (Merc.); Wundheit in den Hautfalten (Lyc., Sanic.).

Hautaffektionen, die mit arzneilichen Seifen und Waschungen behandelt wurden; Hämorrhoiden, die mit Salben behandelt wurden.

Um die Absorption von serösen oder entzündlichen Exsudaten in Gehirn, Pleura, Lungen, Gelenken zu erleichtern, wenn Bryonia, Kalimur. oder das bestgewählte Mittel versagen.

Chronischer Alkoholismus; Wassersucht und andere Leiden von Trinkern; „sie bessern sich“, aber sie haben dauernd Rückfälle (Psor., Tub.).

Nächtliche Erstickungsanfälle, möchte Türen und Fenster offen haben; wird plötzlich hellwach in der Nacht; schläfrig am Nachmittag nach Sonnenuntergang, Wachsein die ganze Nacht.

Glückliche Träume, wacht singend auf.

Alles sieht nett aus, woran der Patient Gefallen findet.

Bewegungen im Bauch wie von einem Kind (Croc., Thuj.).

Beziehungen: Komplementär: Aloe, Psor.

Leiden durch den Mißbrauch von Metallen im allgemeinen.

Sulf., Calc., Lyc.; oder Sulf., Sars., Sep. folgen häufig in der angegebenen Reihenfolge.

Calcium carb. darf nicht vor Sulfur gebraucht werden.

Sulfur ist das chronische Aconit und folgt ihm gut bei Pneumonie und anderen akuten Krankheiten.

Verschlimmerung: In Ruhe; *beim Stehen*; *Wärme im Bett*; Waschen, Baden; veränderliches Wetter.

Besserung: Trockenes, warmes Wetter; Liegen auf der rechten Seite (Stann.).

Typ: Quotidiana; Quotidiana duplicata; Tertiana. Bei regelmäßigen Anfällen. Jährlich (Ars., Carb-v., Lach., Nat-m., Psor., Thuj.). Typhoid, Typhus, biliöses Fieber, Gelbfieber; Fieber jeder Art und jedes Typs.

Zeit: Nicht charakteristisch; zu allen Zeiten. Morgen; Nachmittag; Abend; Nacht. Der Abend herrscht vor; 8.00, 9.00, 10.00 Uhr, 12.00 Uhr; 13.00, 14.00, 17.00, 18.00, 20.00, 21.00, 23.00 und 24.00 Uhr.

Prodrom: Abendliches Fieber ohne Frost. *Durst* (Caps., Eup-per., Puls., - aber *kann nur trinken* im Prodromalstadium und in der Apyrexie: Cimx.).

Frost: Ohne Durst. **Häufiges innerliches Frösteln.** *Frösteln, mit Kopfschmerz am Abend* (Sep.), das nach dem Niederlegen verschwindet. Stirnkopfschmerz mit Ruhelosigkeit, gebessert bei Schweißausbruch. *Frösteln und Schaudern über den ganzen Körper*, **ohne nachfolgende Hitze oder Durst** (Bov.). Frösteln und Schüttelfrost, mit blauen Nägeln, blassem Gesicht, schwerem, schwindeligen Kopf, nicht gebessert durch Ofenhitze, jedoch durch Niederlegen. Frostig in der frischen

Luft, als ob er nackt wäre. Schaudern bei der geringsten Bewegung im Bett (Nux-v., Stram.). Vorübergehende Kälte der *Nase, Hände, Füße, Brust, Arme, des Rückens, des Bauches.* **Frösteln im Rücken**, *eine Stunde lang am Abend, ohne nachfolgende Hitze.* **Frösteln kriecht dauernd vom Sakrum den Rücken hinauf, ohne nachfolgende Hitze oder Durst**, manchmal durch Ofenwärme gebessert. **Eiseskälte der Genitalien.** Kälte durch alle Glieder. Hände und Füße sehr kalt, mit lividem, blassen Gesicht. Eine Stunde lang Schüttelfrost am Nachmittag, mit blauem Gesicht und kalten Händen und Füßen; nachfolgend Hitze und Schweiß (Ars., Bell., Rhus-t.). Kopfschmerz, Schwindel, Delirium. Frost beginnt in Händen, Fingern, Füßen und Zehen (Carb-v., Nat-m., Sep.).

Hitze: Mit Durst. *Häufige Hitzewallungen im Gesicht, mit schauderndem Gefühl über den Körper* (Sep.). **Brennende Hitze der Handteller und Fußsohlen**; oder *kalte Füße, mit heißen, brennenden Sohlen; mußte sie aus dem Bett strecken, um einen kühlen Platz zu finden.* Hitze und Röte des Gesichtes, mit Brennen in einzelnen Teilen, etwa auf den Wangenknochen, um die Augen, Ohren, Nase, Mund. **Blutwallung,** und **heftiges Brennen der Hände.** Abwechselnd Hitze (des Körpers und Gesichtes) mit Frösteln (Ars., Calc.). *Häufige Hitzewallungen, in Feuchtigkeit [der Haut] und Schwäche endend.* **Intensives, hartnäckiges, langdauerndes Fieber; Haut trocken, heiß, brennend; Temperatur 103-105° F. [39,5-40,6° C.], wenig oder keine Remission, Tag und Nacht, der Patient wird buchstäblich vom Fieber verzehrt.**

Schweiß: *Reichlicher Morgenschweiß, nach dem Erwachen einsetzend* (Schweiß beim Wachsein, trockene Hitze beim Schlaf: Samb.). **In der Nacht reichlicher Schweiß über den ganzen Körper und ruheloser Schlaf** (Schweiß die ganze Nacht ohne Besserung: Kali-c.). Reichlicher Schweiß am Hinterkopf. *Schweiß bei der geringsten Bewegung* oder *Handarbeit* (Bry., - Schweiß bei der kleinsten Anstrengung oder jeder geistigen Bemühung: Sep.). *Reichlicher Schweiß* beim **Gehen**, *Lesen, Fahren, Schreiben, Reden. Reichlicher saurer Nachtschweiß*, von einem sauren, verbrannten Geruch (Lyc.); Erbrechen; Morgendurchfall; Tenesmus.

Zunge: Weiß oder gelb belegt, was sich während des Tages verliert, und am Abend wird sie rot und sauber. Bitterer Geschmack im Munde am Morgen; Speisen schmecken normal. Verlangen nach Süßigkeiten, Bier, Branntwein. Abneigung gegen Fleisch. Milch bekommt nicht, verursacht sauren Geschmack, saures Aufstoßen.

Apyrexie: Große Entkräftung nach jedem Anfall (Ars.), mit Durst nach Bier. Brennende Hitze auf dem Scheitel. Durchfall früh am Morgen. Fühlt sich, als ob er sich gerade von einer schweren Krankheit erhole.

Sulfur steht in derselben Beziehung zu chronischen Fällen, die Ipecacuanha zu akuten hat; wenn nämlich die Anzeigen für das Mittel nicht klar und gut definiert sind, *dann kann Sulfur den Fall aufklären oder ihn vollständig allein heilen.* Das intermittierende Fieber sucht auf schreckliche Weise nach schwachen Organen; und Sulfur wird häufig bei allen Formen der Krankheit erforderlich - akut und früh, oder chronisch und später -, um irgendein latentes Übel zu bekämpfen, das sich während des Verlaufs des Fiebers erhob. Wenn wir Sulfur mehr gebrauchen würden und Chinin weniger, dann würde unser Erfolg zufriedenstellender werden, sowohl für unsere Patienten als auch für uns.

„Die antiperiodische Wirksamkeit von Sulfur wendet sich nicht nur gegen intermittierende Fieber, sondern schließt ebenso intermittierende Neuralgien mit ein, die aus Schmerzattacken auf der rechten Seite von Gesicht und Kopf bestehen, was am Oberkiefer beginnt und sich schließlich entlang der orbitalen Nerven erstreckt und dann die ganze Seite des Kopfes einbezieht, ohne daß Zahnkaries vorhanden ist. Die Schmerzen beginnen gegen Abend, dauern drei oder vier Stunden, hören dann auf, kommen später wieder und hören wiederum auf bis zur Stunde des Anfalls am Abend. Psorische Menschen; nach der Unterdrückung eines Exanthems; nach Chininmißbrauch.“ - A. CHARGE, M.D.

Sulfur, auf der Haut getragen in Form der Sulfurblüten, ist ein wirksames Antidot gegen das malaria-ähnliche Gift, von dem man annimmt, daß es intermittierendes Fieber, Typhus und Diphtherie ebenso wie Cholera hervorbringt.

„Ebenso wie die Sulfurmilch, auf der Haut angewendet (in den Strümpfen getragen), das beste Schutzmittel gegen Cholera ist, so ist Carb-v. das beste Vorbeugungsmittel gegen Gelbfieber." - HERING.

„Im Jahre 1873 war in Memphis die Holzkohle sehr als Prophylaktikum beliebt; von mehr als 50 Personen, die sie nahmen und dauernd dem Fieber ausgesetzt waren, wurde nicht einer krank; die übliche Dosis war ein halber Teelöffel des rohen Pulvers, drei- oder viermal am Tag." - Dr. MORSE.

Kasuistik:

*Ein schulmedizinischer Arzt ging im letzten September durch ein Stadium von biliösem Fieber. Er wurde von einem allopathischem Kollegen *secundum artem* behandelt; er litt so sehr, daß die Freunde in Aufregung gerieten. Er erholte sich anscheinend, doch nach Verlauf eines Monats wurde er von einem intermittierenden Fieber befallen; er hatte zwei Anfälle von Tertiana-Fieber; und weil er so litt, schickte er nach mir. Ich stellte fest, daß das Hauptsymptom ein Magenleiden war, das durch nichts beschwichtigt werden konnte, und eine *Diarrhoe, die ihn des Morgens früh aus dem Bett trieb*. Sulfur C 200, ein Pulver, heilte ihn. Nach ein oder zwei Tagen ging er in die Mississippigründe zum Entenschießen; er kampierte im Freien; er übertrat die verordnete Diät und erklärte, er wolle so die Heilung prüfen; doch er blieb nicht nur gesund, sondern nahm auch an Kräften und Gesundheit, bis heute im Dezember, zu. - C.P. JENNINGS.

SULFURICUM ACIDUM

Charakteristisch: Paßt zu den Hellhaarigen; alte Leute, besonders Frauen; Hitzewallungen in den Jahren des Klimakteriums.

Der Patient will keine Fragen beantworten, nicht aus Eigensinn, sondern aus Unfähigkeit.

Er hat das Gefühl, in großer Eile zu sein; alles muß schnell getan werden (Arg-n.).

Schmerz von allmählich und langsam ansteigender Intensität, der plötzlich auf seinem Höhepunkt aufhört, was sich öfter wiederholt (Puls.).

Der Schmerz ist ein Druck wie von einem stumpfen Instrument. Eine Tendenz zu Gangrän folgt auf mechanische Verletzungen, besonders bei alten Leuten.

Das Kind hat einen sauren Geruch trotz sorgfältigen Waschens (Hep., Mag-c., Rheum).

Gefühl, als sei das Gehirn lose in der Stirn und falle von einer Seite zur anderen (Bell., Bry., Rhus-t., Spig.).

Aphthen; des Mundes, des Zahnfleisches, oder der Mundhöhle; das Zahnfleisch blutet leicht; die Geschwüre sind schmerzhaft; übelriechender Atem (Bor.).

Chronisches Sodbrennen, *saures Aufstoßen, macht die Zähne stumpf* (Rob.).

Getrunkenes Wasser verursacht Kälte des Magens, wenn es nicht mit alkoholischem Getränk gemischt ist.

Gefühl, als ob er überall zittere, ohne wirkliches Zittern; innerliches Zittern der Trinker.

Schlimme Folgen von mechanischen Verletzungen, mit Blutergüssen, wunder und livider Haut; Entkräftung (Acet-ac.).

Ekchymosen; Narben werden blutrot oder blau, sind schmerzhaft (werden grün: Led.).

Petechien; Purpura hämorrhagica; blaue Flecken; livide, rote, juckende Hautflecken.

Blutungen von schwarzem Blut aus allen Körperöffnungen (Crot-h., Mur-ac., Nit-ac.).

Gehirnerschütterung durch Fall oder Stoß, bei der die Haut kalt und der Körper in kaltem Schweiß gebadet ist.

Schwach und erschöpft durch irgendeine tiefeingewurzelte Dyskrasie; keine anderen Symptome (Psor., Sulf.).

Beziehungen: Komplementär: Puls.

Bei Kontusion und Lazeration weicher Teile konkurriert es mit Calendula.

Es folgt gut nach Arnica bei wundgeschlagenem Schmerz, livider Haut und reichlichem Schweiß; nach Ledum bei Ekchymosen.

Leiden durch Branntweintrinken.

Typ: Perniziös, Malaria-ähnlich, faulig, Typhoid, Typhus, septisch, Gelbfieber, zymotisch; regelmäßige Perioden.

Zeit: Nicht charakteristisch; der Abend ist am deutlichsten.

Frost: Mit Durst; häufig während des Tages; abwärts laufend; < im Zimmer, > in der frischen Luft bei Körperübungen. Schaudern, in Anfällen; Schüttelfrost über den ganzen Körper; Schmerz in Rücken und Lenden. Anfälle beginnen mit Kälte und Zittern, danach allgemeine Körperkraft.

Hitze: Mit Durst; am Abend und im Bett; nach kaltem Schaudern wird er warm und schwitzt.

Fieber mit starker Neigung zu Blutung aus den Kapillaren und schnellem Sinken der Lebenskräfte; Heraussickern von dunklem, flüssigen Blut; Gesicht totenblaß; Tendenz zu Kollaps und Gangrän. Schwarzes Erbrechen bei Gelbfieber. Hitzewallungen (Lach., Sulf.). Urinabgang unwillkürlich.

Schweiß: Mit Durst; reichlich meistens am oberen Teil des Körpers; sauer; kalt, bald nach Essen von warmer Nahrung; morgens; in der Nacht, > durch Weintrinken; mit großer Schwäche. Nasenbluten.

TARANTULA

Charakteristisch: Paßt zu hochgradig nervösen Organismen, besonders zu choreatischen Affektionen, bei denen der ganze Körper, oder der rechte Arm und das linke Bein befallen sind (linker Arm und rechtes Bein: Agar.).

Andauernde Bewegung der Beine, der Arme, des Rumpfes, mit Unfähigkeit, irgendetwas zu tun; Zucken und Rucken der Muskeln.

Ruhelosigkeit, *konnte sich in keiner Position still verhalten*; mußte in Bewegung bleiben, *obwohl Gehen alle Symptome verschlechtert* (Gegenteil von Rhus-t., Ruta).

Überempfindlichkeit: die kleinste Erregung irritiert, gefolgt von träger Traurigkeit; **extrem, der Fingerspitzen.**

Geringe Berührung entlang der Wirbelsäule provoziert spasmodischen Schmerz in der Brust und der Herzgegend.

Kopfschmerz; stark, als ob Tausende von Nadeln in das Gehirn stechen würden.

Abszesse, Furunkel, Panaritien, die befallenen Teile sind von *bläulicher Farbe* (Lach.) und haben *gräßlich brennenden Schmerz* (Anthr., Ars., Euphor.); die *quälende Pein eines Panaritiums* zwingt den Patienten, nächtelang auf dem Flur herumzugehen.

Bösartige Geschwüre; Karbunkel; Milzbrand; Gangrän.

Die Symptome erscheinen periodisch.

Kopfschmerz, Neuralgie sind < durch *Geräusch, Berührung, stärkeres Licht*, > durch Druck und Reiben des Kopfes gegen das Kissen.

Bei jedem Menstruationsbeginn sind Hals, Mund und Zunge unerträglich trocken, besonders beim Schlafen (Nux-m.).

Extreme sexuelle Erregung sogar bis zur Manie; Spasmen des Uterus; Pruritus vulvae wird unerträglich.

Beziehungen: Ähnlich zu Apis, Crot-h., Lach., Plat., Mygal., Naja, Ther.

Verschlimmerung: Bewegung; *Berührung*; **Berührung der affizierten Teile**; Geräusch; Wetterwechsel.

Besserung: In der frischen Luft; Musik; *Reiben der affizierten Teile.*

Die Nervenenden wurden so gereizt und empfindlich, daß eine Art von Reibung nötig wurde, um Erleichterung zu bekommen.

Typ: Intermittierend, remittierend, nervös, typhoid, toxämisch, septisch; Fieber der Tropen.

Prodrom: Dauernder Schmerz in der Lebergegend, mit Übelkeit und Erbrechen.

Frost: Vorherrschendes Kältestadium. Tagelang andauernde Kälte. Intensive Kälte, mit Schütteln; Blaufärbung der Nägel und Finger (Nux-v.); zwei oder drei Stunden dauernd.

Fröste und Fieber mit choreatischen Konvulsionen; schüttelt fast andauernd mit unfreiwilligen Bewegungen der Glieder, des Bauches, der Brust, des Gesichtes, < linke Seite; konnte nicht sprechen, Zunge und Pharynx sind beteiligt; nach starkem Ausschimpfen oder Bestrafung (Ign.).

Hitze: *Ohne Durst.* Sengende, intensive Hitze des ganzen Körpers, abwechselnd mit Eiseskälte; Haut scharlachfarben; während der Hitze andauernde *Kälte der Füße*; große Trockenheit des Mundes, kein Durst (Nux-m., Puls.); hielt fünf oder sechs Stunden an, liegt in einem komatösen Zustand mit geschlossenen Augen.

Schweiß: Reichlich drei oder vier Stunden lang, gefolgt von Schwäche und Entkräftung.

Zunge: Gelblich belegt; Appetitverlust; trockener Mund.

Apyrexie: Allgemeine Abmagerung, besonders des Gesichtes; Haut gelb, gelbsüchtig; deutliche Leberstörungen gehen monatelang dem Anfall voraus.

Analyse: *Choreatische, hysterische, nervöse Personen.* Vorherrschende Kälte; sengende Hitze, mit trockenem Mund, ohne Durst; komatöser Zustand oder Konvulsionen. Leberschmerz, Übelkeit und Erbrechen gehen bei chronischen Fällen im allgemeinen dem Anfall voraus.

TARAXACUM

Charakteristisch: Für gastrische und biliöse Attacken, besonders gastrische Kopfschmerzen.

Landkartenzunge (Lach., Merc., Nat-m.); mit einem weißen Film bedeckt und dem Gefühl von Roheit. Dieser Film löst sich ab *in Flecken*, die dunkelrote, wunde, *sehr empfindliche Stellen* hinterlassen (Ran-s.).

Gelbsucht mit Vergrößerung und Verhärtung der Leber (Landkartenzunge).

Schwäche, Appetitverlust, *reichliche Nachtschweiße*, besonders in der Rekonvaleszenz von biliösem oder Typhoid-Fieber.

Ruhelosigkeit der Oberschenkel und Beine und Schmerz darin bei Typhoid und typho-malarialen Fiebern (Rhus-t., Zinc.).

Beziehungen: Vergleiche: Bry., Chel., Hydr., Nux-v. bei gastrischen und biliösen Affektionen.

Verschlimmerung: Fast alle Symptome erscheinen beim Sitzen; Niederlegen; Ausruhen.

Typ: Malaria-ähnlich, typho-malarial und Typhoid; wenn der Anfall sich in ein schleichendes Fieber entwickelt, bei trockenen, nervösen, biliösen Personen. Periodizität ist nicht ausgeprägt.

Zeit: 20.00 Uhr; in der Nacht, mit gastrischen Leiden.

Frost: Starkes Frösteln nach Essen, und besonders nach Trinken (Bell., Caps., Kali-c., Lob., Teucr.). Langdauernder Frost; wenn er einschläft, bricht Schweiß aus, meistens am Kopf. Nase, Hände und Fingerspitzen sind eiskalt (Sabad., Stann.).

Hitze: Gefühl von Hitze, und Hitze im Gesicht, mit Röte (Lach.).

Schweiß: Mit Durst; *reichlich*; nachts; mit Schmerz in der Milz; über den ganzen Körper beim Einschlafen am Abend (Chin.); *schwächende Nachtschweiße*, die Beißen der Haut verursachen.

Analyse: Der *reichliche, schwächende Nachtschweiß* ist das Leitsymptom von Taraxacum. Er tritt ausnahmslos in der Nacht auf, und er unterscheidet sich von China dadurch, daß der letztere, obwohl auch er reichlich und schwächend ist, während des Schlafes oder bei Bedekkung auftritt. Die Zunge und die gastrischen Symptome dienen ebenfalls zur Unterscheidung.

TEREBINTHINA

Charakteristisch: Für die hämorrhagische Diathese; „Bluter".

Leiden alter Menschen; sitzende Lebensweise; durch Leben in Kellern und feuchten Wohnungen.

Bauch: extrem empfindlich gegen Berührung; Auftreibung, Flatulenz, *exzessive Blähsucht*; Meteorismus (Colch.).

Diarrhoe: Stuhl wässerig, grünlich, schleimig; *häufig, reichlich, fötid, blutig; brennend* in Anus und Rektum, nachher *Schwäche und Erschöpfung* (Ars.).

Würmer: mit fauligem Atem, erstickend (Cina, Spig.,); trockener, hackender Husten; Kitzeln im Anus; Askariden, Regenwürmer, es werden Bandwurmsegmente abgeschieden.

Hämaturie: Blut, *völlig mit Urin gemischt;* Sediment, wie Kaffeesatz; *wolkig, rauchig, eiweißhaltig; reichlich, dunkel oder schwarz, schmerzlos.*

Kongestion und Entzündung der Eingeweide; Nieren, Blase, Lungen, Darm, Uterus; mit Blutung und bösartiger Tendenz.

Purpura hämorrhagica; frische Ekchymosen in großer Anzahl jeden Tag (Sulf-ac.).

Blutungen: *aus dem Darm*, bei Geschwürsbildung; passiv, dunkel mit Degeneration des Epithels.

Ascites, Anasarka, bei organischen Nierenschädigungen; Wassersucht nach Scharlach (Apis, Hell., Lach.).

Der Urin hat den Geruch von Veilchen.

Heftig brennende und ziehende Schmerzen in der Niere, Blase und Harnröhre (Berb., Cann-i. und -s., Canth.).

Heftiges Brennen und Schneiden in der Blase; Tenesmus; empfindliches Hypogastrium; Zystitis und Urinverhaltung durch Atonie des Blasengrundes.

Albuminurie: akut, in frühen Stadien, wenn Blut und Eiweiß reichlicher als Harnzylinder und Epithel vorhanden sind; nach Diphtherie, Scharlach, Typhoid.

Urin reich an Eiweiß und Blut, aber wenig - wenn überhaupt - Zylinder; < durch Leben in feuchten Wohnungen.

Strangurie; spasmodische Retention des Urins.

Beziehungen: Vergleiche Alumen, Arn., Canth., Lach., Nit-ac.

Wird als ein Prophylaktikum bei malarialen und afrikanischen Fiebern empfohlen.

Typ: Malaria-ähnlich; *tropisch*; **afrikanische Fieber**; toxämisch; septisch; Typhoid; Typhus; Gelbfieber; tendieren zu einem heimtückischen, bösartigen Typ, mit Blutung.

Frost: Heftig, kalte Glieder, Körper heiß; große Kälte mit ruhelosem Herumwälzen; Schüttelfröste, gefolgt von Hitze durch den ganzen Körper.

Kälte und Frost im Bauch.

Unregelmäßige Fröste und Hitzewallungen.

Hitze: Mit großem Durst; rotes Gesicht; Haut und Schleimhäute heiß und trocken; Puls hart und beschleunigt.

Stupor, murmelndes Delirium; Sehnenhüpfen; Pupillen zusammengezogen; Meteorismus und exzessive Blähsucht; reichliche Blutung, schwarz, flüssig, aus Nase, Magen, Nieren, Lungen, Darm, mit Ulzeration der Peyer'schen Plaques; große Entkräftung und Abmagerung.

Schweiß: Reichlich, mit großer Entkräftung; kalt, klamm, über den ganzen Körper.

Zunge: Glatt, glänzend, rot, als ob sie der Papillen beraubt wäre, oder als ob sie blank poliert wäre (Pyrog.); erhabene Papillen; der Belag schält sich in Flecken ab, hinterläßt hellrote Stellen, oder der ganze Belag wird plötzlich sauber (bei Exanthemen); trocken und rot; Brennen an der Spitze (vgl. Mur-ac.).

Puls: Unregelmäßig, intermittierend, mit großer Schwäche; klein, drahtig, fadenförmig, kaum wahrnehmbar; schwach und langsam bei Diarrhoe.

*TEUCRIUM MARUM VERUM

Geistig und körperlich sehr unempfindlich.

Frost: Über den ganzen Körper, mit eiskalten Händen, und häufigem Gähnen und Strecken; *immer nach dem Essen* (Bell., Kali-c., Nux-v., - nach Essen und Trinken: Asar.); durch Reden über unangenehme Dinge.

Hitze: Häufiges Gefühl von Hitzewellen im Gesicht, ohne äußerliche Röte. Verstärkte Hitze und Erregung am Abend, *mit großer Geschwätzigkeit* (Lach.). Große geistige Erregung und Geschwätzigkeit während der Fieberhitze.

THUJA OCCIDENTALIS

Charakteristisch: Paßt zur hydrogenoiden Konstitution von Grauvogls, verwandt mit der Sykosis, die sie verursacht. Sie besitzt die Eigenschaft, Wasser anzusammeln; daher verschlechtern Regen, kaltes, feuchtes Wetter, Bäder und Speisen, die die Menge des Wassers im Organismus vermehren, die Symptome der hydrogenoiden Konstitution.

Thuja hat dieselbe Beziehung zu Hahnemanns Sykosis - Feigwarzen, Kondylome und warzenähnliche Auswüchse auf Schleimhäuten und Häuten der Oberfläche -, die Sulfur zur Psora oder Mercur zur Syphilis hat.

Wirkt gut bei lymphatischem Temperament, bei sehr dicken Personen, von dunkler Hautfarbe, schwarzem Haar, ungesunder Haut.

Leiden: durch schlimme Folgen von Impfung (Ant-t., Sil.); durch unterdrückte oder mißhandelte Gonorrhoe (Med.).

Fixe Ideen: als ob eine fremde Person an seiner Seite wäre; als ob Seele und Körper getrennt wären; als ob ein lebendes Tier im Bauch wäre; daß man unter dem Einfluß einer höheren Macht stehe.

Geisteskranke Frauen wollen nicht berührt werden oder daß sich ihnen jemand nähert.

Schwindel, beim *Schließen der Augen* (Lach., Ther.).

Kopfschmerz: als ob ein Nagel in den Scheitelknochen getrieben worden sei (Coff., Ign.); oder als ob ein konvexer Knopf auf den Teil gedrückt würde; < durch sexuelle Exzesse; Überhitzung; durch Tee (Sel.); chronisch, sykotischen oder syphilitischen Ursprungs.

Weißer, schuppiger Kopfgrind; das Haar ist trocken und fällt aus.

Augen: Ophthalmia neonatorum, sykotisch oder syphilitisch; *große Granulationen, wie Warzen oder Blasen*; > durch Wärme und Zudecken; wenn unbedeckt, fühlt es sich an, als ob ein kalter Luftstrom durch sie hinausblasen würde.

Augenlider: nachts zusammengeklebt; trocken, schuppig an den Rändern; Gerstenkörner und Tarsaltumoren; Hagelkörner, dicke, harte Knoten, wie kleine Kondylome; nach Staphisagria, wenn es nur teilweise bessert, aber nicht heilt.

Ohren: chronische Otitis; Absonderung eitrig, wie faulendes Fleisch; Granulationen, Kondylome; **Polypen**, *blaßrot, zellig, leicht blutend.*

Zähne zerfallen an den Wurzeln, die Kronen bleiben gesund (Mez., - an den Rändern: Staph.); zerkrümeln, werden gelb (Syph.).

Zahnschmerzen durch Teetrinken.

Bauch: als ob ein Tier schreien würde; Bewegung wie von etwas Lebendigem; tritt hier und da hervor wie der Arm eines Fötus (Croc., Nux-m.).

Quälender, brennender Schmerz in der linken Eierstockgegend beim Gehen oder Reiten, muß sich setzen oder niederlegen (Croc., Ust.), schlechter bei jedem Menstruationsbeginn.

Verstopfung: heftige Schmerzen im Rektum zwingen zum Abbrechen der Entleerungsbemühungen; Stuhl *schlüpft zurück, nachdem er schon teilweise herausgekommen war* (Sanic., Sil.).

Geschwollene Hämorrhoiden, Schmerz *am schlimmsten beim Sitzen.*

Diarrhoe: früh am Morgen; gewaltsam mit viel Blähungen entleert (Aloe); *herausgluckernd, wie Wasser aus einem Spundloch*; < nach Frühstück, Kaffee, fetten Speisen, Zwiebeln, Impfung.

Fissuren des Anus, schmerzhaft bei Berührung, von flachen Warzen umgeben, oder feuchte muköse Kondylome.

Koitus wird verhindert durch extreme Empfindlichkeit der Vagina (durch Trockenheit: Lyc., Lyss., Nat-m.).

Haut: sieht schmutzig aus; braun oder bräunlich, weiße Stellen hier und da; *Warzen, groß, kornartig, gestielt* (Staph.); Ausschläge nur an bedeckten Teilen, brennen nach Kratzen.

Das Fleisch fühlt sich an, als ob es von den Knochen geschlagen wäre (Phyt., - als ob die Knochen geschabt wären: Rhus-t.).

Nach dem Urinieren ein Gefühl, als ob Urin in der Harnröhre tröpfeln würde; schlimmes Schneiden *am Ende des Wasserlassens* (Sars.).

Beim Gehen in den Beinen ein Gefühl, als ob sie aus Holz gemacht seien.

Gefühl, als ob der Körper, besonders die Glieder, **aus Glas gemacht seien und leicht brechen würden**.

Unterdrückte Gonorrhoe: verursacht Gelenkrheumatismus; Prostatitis; Sykosis; Impotenz; Kondylome, und viele konstitutionelle Beschwerden.

Nägel: deformiert, brüchig (Ant-c., Med., Sil.).

Beziehungen: Komplementär: Med., Sabin., Sil.

Cinnabaris ist vorzuziehen bei Warzen an der Vorhaut.

Es folgt nach Med., Merc., Nit-ac.

Verschlimmerung: In der Nacht; durch Bettwärme; um 3.00 und 15.00 Uhr; durch kalte, feuchte Luft; Narkotika.

Typ: Quotidiana, jeden Tag zur selben Zeit. Jährlich; remittierend (Carb-v., Lach., Psor., Tub., Sulf.).

Zeit: 3.00 Uhr ist charakteristisch; *10.00, 15.00, 17.00, 18.00, 19.00, 19.30 Uhr*. Nach Mitternacht.

Fieber ohne Frost 10.00 bis 11.00 Uhr, oder 22.00 bis 23.00 Uhr (Cact., - 12.00 und 24.00 Uhr: Sulf.).

Causa: Die Indikation ist sicherer, wenn der Organismus mit sykotischem oder gonorrhoischen Gift verseucht ist. Immer frostig durch kleinsten Wetterwechsel.

Prodrom: Frostig und schwach einige Zeit vor dem Anfall.

Frost: Mit Durst. **Frost beginnt in den Oberschenkeln.** *Heftiger Schüttelfrost, eine Viertelstunde lang, gegen 3.00 Uhr*, gefolgt von Durst, danach reichlicher Schweiß überall außer am Kopf. *Schüttelfrost mit viel Gähnen; warme Luft erscheint kalt* und die *heiße Sonne wärmt ihn nicht.* **Schaudern durch und durch, durch das geringste Entblößen des Körpers in warmer Luft** (Schaudern durch den geringsten Kontakt mit der frischen Luft: Nux-v., - starke Abneigung gegen kalte Luft: Camph., - Frost, sobald er aus dem Bett geht: Canth.). Frösteln jeden Abend von 18.00 bis 19.30 Uhr, mit exzessiver Hitze des Körpers, Trockenheit des Mundes und Durst. Frost der *linken Seite des Körpers*, die sich bei Berührung kalt anfühlte (Carb-v., Caust., Lyc.). Gegen 19.00 Uhr *Schüttelfrost, in den Oberschenkeln beginnend*, mit *Blaufärbung der Nägel, Zähneklappern, schneller* und *schwieriger Atmung*, eine halbe Stunde lang; danach *Oberschenkel heiß wie glühende Kohlen,* mit *kalten Händen und Füßen*; sie werden allmählich warm, obwohl er *jedesmal, wenn er sich bewegte,* einen Schüttelfrost hatte (Nux-v.); nach zwei Stunden schlief er ein und erwachte in einem reichlichen Schweiß - mußte sein Hemd achtmal bis 3.00 Uhr wechseln - mit Kopfschmerz, mildem Delirium und etwas Durst. Morgen-Kopfschmerz, Frost um 10.00 Uhr, bis Mittag dauernd, gefolgt von Hitze, Übelkeit, *dauerndem, einseitigen Kopfschmerz,* und wiederholtem Galle-Erbrechen und Durchfall am Abend. Innerlicher Frost, mit äußerlicher Hitze und heftigem Durst (Frost, danach Schweiß: Ant-t.).

Hitze: *Mit Durst, weder vorausgegangen noch gefolgt von Frost. Gefühl von brennender Hitze im Gesicht,* die weder *wirkliche Hitze, Röte* noch *Schweiß* verursacht, *mit eiskalten Händen. Brennende Hitze nur in Gesicht und Wangen, die den ganzen Tag anhält* (Bell., Calc.). Trockene Hitze bedeckter Teile. Hitze morgens, Frost nachmittags. *Taubheit der Finger* (Cedr., Sep.).

Schweiß: Nur an unbedeckten Teilen; oder **überall, ausgenommen der Kopf** (Gegenteil von Sil.). Schweiß, *wenn er schläft, hört auf, wenn er* *erwacht* (Gegenteil von Samb.). *Frost, danach Schweiß* (Ant-t., Ip.). *Reichlicher Nachtschweiß, die Bettwäsche gelb färbend*, als ob er **mit Öl gesättigt sei** (Bell., - als ob er mit Öl gemischt sei: Chin.). *Sauer riechender öder fötider Schweiß fast jede Nacht* (Arn., Lyc., Nat-m.). *Skrotum, Perineum* und *innere Haut der Oberschenkel* tropfen von Schweiß (Hep., Petr.). Reichlicher Nachtschweiß, so daß er sein Hemd mehrmals in der Nacht wechselt. Schweiß auf der Seite, auf der man nicht liegt (Benz., Sanic.). *Kongestion von Blut zum Kopf.*

Puls: Voll und beschleunigt am Abend; langsam und schwach am Morgen; in den Blutgefäßen klopfend; Schwellung der Venen.

Zunge: *Geschwollen, sauber oder rot, die Spitze ist schmerzhaft wund bei Berührung.* Bläschen oder Blasen am Rand. Bitterer, saurer Geschmack; muß nachts aufstehen und den Mund ausspülen (Nux-v.). Ranula; bläuliche oder variköse Venen auf der Zunge oder im Mund (Ambr.).

Thuja half in einigen Fällen, bei denen das Fieber aus bloßen Frösten bestand, mit äußerlicher und innerlicher Kälte (bei einigen mit Durst), gefolgt von allgemeinem Schweiß, ohne irgendeine vorherige Hitze. - *Ann.*, II, S. 398.

Kasuistik:

Andrew Mc..., 26 Jahre alt, ein Einwohner von East Saginaw, Michigan. Er hatte vor acht Jahren intermittierendes Fieber, was durch massive Dosen von *Chinin* „gebrochen“ wurde, nur um von Zeit zu Zeit wiederzukommen, besonders jedes Frühjahr und jeden Herbst, wobei es in ähnlicher Weise durch *Chinin* unterdrückt wurde. Als das Fieber zuerst auftrat, kam der Anfall jeden zweiten Tag von 10.00 bis 11.00 Uhr, begleitet von Knochenschmerzen, heftigem Kopfschmerz, und manchmal Übelkeit und Erbrechen.

Februar 1882: Hatte nun jeden Tag sieben Wochen lang Fröste und Fieber. Frost von 17.00 bis 19.00 Uhr; schwerer Schüttelfrost; muß nahe am Ofen sitzen, obwohl äußerliche Hitze nicht erleichtert. Der Frost beginnt in *den Knien und Oberschenkeln*, und breitet sich allmählich zu den Hüften aus, von da über den ganzen Körper, ein bis zwei Stunden dauernd. Etwas Durst im Frost, aber Trinken verschlechtert. Hitze, mit Durst; Trinken erfrischt; hält an bis 1.00 oder 2.00 Uhr; sehr ruhelos, starke

Kopfschmerzen. Schwitzt; reichlich an seinen Beinen, wo der Frost begann; weniger an seinem Körper; niemals an seinem Kopf; während er schläft, hört auf, wenn er erwacht. Zunge sauber; Appetit und Verdauung gut, und er fühlt sich vollkommen gesund, sobald der Anfall vorüber ist. Der Frost, der in *Knien* und *Oberschenkeln* beginnt, die *Zeit* seines Auftretens, der *Charakter des Schweißstadiums* und das völlige Fehlen von Krankheitsgefühl während der Apyrexie legten die Wahl von Thuja C 30 fest, vier Dosen während der Intermission. Geheilt. - H.C. ALLEN, *Medical Advance,* XII, S. 296.

T U B E R C U L I N U M

Charakteristisch: Paßt zu Personen von heller Hautfarbe; blaue Augen, eher Blonde als Brünette; hochgewachsen, schlank; flache, niedrige Brust; geistig aktiv und frühreif, körperlich schwach; die tuberkulinische Diathese.

Wenn bei einer Familienvorgeschichte mit tuberkulösen Affektionen *das bestgewählte Mittel keine Besserung oder dauernde Heilung bringt,* dann kann dieses Mittel gegeben werden, gleichgültig, wie der Name der Krankheit ist.

Die Symptome wechseln dauernd; Leiden, die ein Organ befallen, danach ein anderes - Lungen, Gehirn, Nieren, Leber, Magen, Nervensystem - und plötzlich beginnen und plötzlich aufhören.

Erkältet sich leicht, ohne zu wissen, wie und wo; scheint sich „jedesmal, wenn er einen Atemzug frischer Luft macht," zu erkälten (Hep.).

Rasche und deutliche Abmagerung; verliert an Gewicht, während er gut ißt (Abrot., Calc., Con., Jod., Nat-m.).

Melancholie, verzagt; mürrisch, reizbar, ärgerlich, grämlich; schweigsam, launisch; von Natur aus von freundlicher Wesensart, jetzt an der Grenze zur Geisteskrankheit.

Alles im Zimmer erscheint fremd, als ob es nicht am vertrauten Ort wäre.

Kopfschmerz: chronisch, tuberkulös; Schmerz intensiv, scharf, schneidend, von über dem rechten Auge zum Hinterkopf; als ob ein eiserner Reifen um den Kopf sei (Anac., Cact.); wenn das bestgewählte Mittel nur palliativ wirkt.

Kopfschmerz der Schulmädchen; < durch Studium oder selbst die kleinste geistige Anstrengung; wenn man die Augen bei angestrengter Arbeit benutzt und Brillen nicht helfen; bei einer tuberkulösen Vorgeschichte.

Akute cerebrale oder basiliare Meningitis, bei drohendem Erguß; nächtliche Halluzinationen; wacht erschreckt aus dem Schlaf, schreit; wenn Apis, Hell. oder Sulf., obwohl gut gewählt, keine Besserung bringen.

Haufen von kleinen Furunkeln, intensiv schmerzhaft, erscheinen nacheinander in der Nase; *grüner, fötider Eiter* (Sec.).

Plica polonica [= Weichselzopf, Verflechtung der Haare infolge Läusebefall und Ekzemverkrustung]; mehrere schlimme Fälle wurden dauernd geheilt, nachdem Bor. und Psor. versagt hatten.

Diarrhoe: früh am Morgen, plötzlich, gebieterisch (Sulf.); Abmagerung trotz guten Essens (Jod., Nat-m.); Stuhl dunkelbraun, wässerig, übelriechend; mit großer Gewalt entleert; große Schwäche und reichliche Nachtschweiße.

Menses: zu früh; zu reichlich; zu lang dauernd; verzögerte Menarche; mit schrecklicher Dysmenorrhoe; bei Patienten mit einer tuberkulösen Vorgeschichte.

Ekzem: tuberkulinisch, über den ganzen Körper; intensiv jukkend, < nachts beim Entkleiden, oder durch Baden; große Mengen von Kleie-artigen Schuppen; Feuchtigkeit hinter den Ohren, im Haar, in den Falten der Haut mit Roheit und Wundheit; feuerrote Haut. Ringelflechten.

Die tuberkulöse Ablagerung beginnt in den Lungenspitzen, gewöhnlich der linken Lunge (Phos., Sulf., Ther.).

Beziehungen: Komplementär: Psor., Sulf.

Wenn Psor., Sulf. oder das bestgewählte Mittel keine Besserung oder dauernde Heilung bringen.

Belladonna ist für akute Attacken, kongestiv oder entzündlich, die bei tuberkulösen Erkrankungen auftreten.

Hydrastis wird gegeben, um Patienten, die mit Tuberculinum geheilt wurden, zu mästen.

VALERIANA

Charakteristisch: Für nervöse, reizbare, hysterische Personen, bei denen die intellektuellen Fähigkeiten vorherrschen, und die an hysterischer Neuralgie der Glieder leiden; wechselhafte Stimmung.

Geistige Konfusion; antwortet unzusammenhängend (Arn., Bapt.).

Delirium: Halluzinationen, sieht Gestalten, Tiere, Männer; Wahnideen, glaubt, sie sei jemand anderes, rutscht an den Rand des Bettes, um Platz zu machen; bildet sich ein, Tiere lägen neben ihr, und sie fürchtet, sie könne ihnen wehtun.

Große nervöse Erregung und Zittern.

Rote Teile werden weiß (Ferr.).

Fühlt sich leicht, als ob man in der Luft schwebe (Asar., Lac-c., - als ob die Beine schweben würden: Stict.).

Überempfindlichkeit aller Sinne (Cham., Coff., Nux-v.).

Gefühl von Kälte im Kopf (auf dem Scheitel: Sep., Verat.); als ob ein Faden im Hals herabhängen würde (auf der Zunge: Nat-m., Sil.).

Das Kind erbricht: *geronnene Milch in großen Klumpen*; dasselbe im Stuhl (Aether.); *sobald es getrunken hat, nach Zorn der Mutter.*

Ischias: Schmerz < **beim Stehen** und wenn man den Fuß auf dem Boden ruhen läßt (Bell.); beim Ausstrecken des Beines, während des Ausruhens von vorhergehender Anstrengung; > beim Gehen.

Typ: Kontinuierlich; Typhoid, besonders nervöses Typhoid.

Frost: Kurz; *mit Durst*; beginnt im Nacken und läuft den Rücken hinab (Hitze beginnt im Nacken und läuft den Rücken hinab: Paris); mit Schwäche während des Frostes (während der Hitze: Acon.).

Hitze: Langdauernd, schwer, *mit Durst* und dumpfem Kopfschmerz; mit Ruhelosigkeit und Neuralgie der Glieder; Magenverstimmung; oft mit Schweiß auf dem Gesicht. Am Abend; Anfälle von fliegender Hitze; nach Essen; mit Durst. Hitzestadium herrscht vor.

Schweiß: Reichlich, < in der Nacht, aber nicht schwächend; durch Anstrengung, mit *heftiger Hitze*; auf dem Gesicht mit Hitze; oft begleitet oder gefolgt von Hitze; häufig plötzlich aufhörend. Besser nach Schweiß.

VERATRUM ALBUM

Charakteristisch: Paßt zu Krankheiten mit **schnellem Sinken der Lebenskräfte; totale Entkräftung; Kollaps.**

Kalter Schweiß auf der Stirn (über den ganzen Körper: Tab.), bei fast allen Leiden.

Kann es nicht ertragen, allein gelassen zu werden; lehnt es jedoch beharrlich ab zu reden.

Glaubt, sie sei schwanger oder wird bald entbunden.

Manie mit dem Verlangen, alles zu zerschneiden und zerreißen, besonders Kleider (Tarant.); mit lüsternen, lasziven Reden, erotisch oder religiös (Hyos., Meli., Stram.).

Ohnmachtsanfälle durch die kleinste Anstrengung (Carb-v., Sulf.); exzessive Schwäche.

Sinkendes Gefühl bei Blutung (Ohnmacht: Trill.).

Gefühl eines *Eisklumpens auf dem Scheitel*, mit Frösteln (Sep., Valer.); als ob Hitze und Kälte gleichzeitig auf der Kopfhaut wären; als ob das Gehirn in Stücke zerrissen würde.

Gesicht: blaß, blau, kollabiert; Gesichtszüge eingesunken, hippokratisch; rot beim Liegen, werden blaß beim Aufrichten (Acon.).

Durst: stark, unstillbar, nach großen Mengen sehr kalten Wassers und sauren Getränken; alles muß kalt sein.

Verlangen nach *sauren oder erfrischenden Dingen* (Phos-ac.).

Eiseskälte: von Gesicht, Nasenspitze, Füßen, Beinen, Händen, Armen und vielen anderen Teilen.

Kaltes Gefühl im Bauch (Colch., Tab.).

Heftiges Erbrechen bei reichlicher Diarrhoe.

Erbrechen: exzessiv mit Übelkeit und großer Entkräftung; < durch Trinken (Ars.); < durch die geringste Bewegung (Tab.); danach große Schwäche.

Schneidender Schmerz im Bauch wie von Messern.

Cholera: Erbrechen und Stuhlentleerung; Stuhl reichlich, wässerig, herausströmend, entkräftend; nach Schreck (Acon., Op.).

Verstopfung: kein Drang; Stuhl groß, hart (Bry., Sulf.); in runden, schwarzen Bällen (Chel., Op., Plb.); durch Untätigkeit des Rektums; häufiger Drang wird im Epigastrium gefühlt (Ign., - im Rektum: Nux-v.); schmerzhaft, bei Säuglingen und Kindern, nach Lyc. und Nux-v.

Dysmenorrhoe; mit Erbrechen und Stuhlentleerung, oder erschöpfender Diarrhoe mit kaltem Schweiß (Am-c., Bov.); sie ist so schwach, daß sie zwei Tage lang kaum stehen kann bei jedem Menstruationsbeginn (Alum., Carb-a., Cocc.).

Schlimme Folgen von Opium-Essen, Tabak-Kauen.

Schmerzen in den Gliedern bei nassem Wetter, werden schlechter durch Bettwärme, besser durch fortgesetztes Gehen.

Verschlimmerung: durch die kleinste Bewegung; nach Trinken; vor und während der Menses; während Stuhlgang; beim Schwitzen; nach Schreck.

***Besserung:** Entblößen des Kopfes; Sitzen oder Liegen.

Typ: Quotidiana; Tertiana; Quartana. Kongestiv; perniziös; mit Verfall. Gelbfieber. Periodizität stark ausgeprägt.

Zeit: *6.00 Uhr*; **charakteristisch, sicher.** Fieber von Säuglingen; Kälte herrscht vor.

Prodrom: Schweiß markiert oft den Beginn eines Anfalls (Nux-v.).

Causa: **Cholera-ähnlich**. Intermittierende Fieber, die während einer Cholera-Epidemie auftreten. Oft der Genius epidemicus.

Frost: *Mit Durst.* Täglicher Frost, mit heftigem Schütteln, Schwindel, Delirium, Übelkeit, Gesichtsblässe, und Spasmen. *Schwerer, langdauernder, kongestiver Frost, nicht erleichtert durch äußerliche Wärme* (Aran., Camph.). **Frost, mit Kälte und Durst,** eine halbe Stunde lang, *ohne nachfolgende Hitze*, mit großer Schwäche der Oberschenkel und Beine (jeden zweiten Tag). **Innerliches Frösteln, das vom Kopf zu den Zehen beider Füße läuft, mit Durst.** Schüttelfrost, mit Schweiß, zuerst warm, was bald übergeht in allgemeine Kälte. *Kälte des ganzen Körpers, verstärkt durch Trinken* (Ars., Caps., Eup-per., Nux-v.); *gemindert* durch Aufstehen aus dem Bett (verstärkt selbst durch das Herausstrecken der Hand aus der Bettdecke: Bar-c., Canth.). Manchmal Kälte, manchmal Hitze mit reichlichem Schweiß. *Frost und Hitze abwechselnd an einzelnen Teilen*, einmal hier, einmal da (Puls.). Große Kälte über den Rücken und durch die Schultern in die Arme hinein. **Gesicht kalt, kollabiert. Extremitäten kalt.** Kälte in den Beinen, Schultern und Armen, als ob kalte Luft *durch die Knochen strömen* würde. *Haut kalt und klamm.* Erbrechen und Durchfall (Übelkeit, Erbrechen und Stuhlentleerung: Elat.). **Auffallende äußerliche Kälte**. Kälte der Füße, *als ob kaltes Wasser in sie hineinliefe.*

Hitze: Mit Durst, meist innerlich; ohne Verlangen zu trinken, oder andauernder Durst nach kalten Getränken, die Getränke sind nie kalt genug. Die Hitze steigt auf von den Extremitäten zum Kopf (der Frost steigt ab). Die Hitze strömt den Rücken hinauf in den Hinterkopf (Frost läuft in aufeinander folgenden Wellen vom Sakrum zum Hinterkopf: Gels.). Kopf heiß, dumpf, verwirrt; zuerst *warm*, danach **anhaltender kalter Schweiß auf der Stirn.** *Röte und Hitze des Gesichtes; Brennen* und *Röte in den Wangen*, mit zusammengezogenen Pupillen und kalten

Füßen (Op., - mit erweiterten Pupillen: Bell.). Das Blut läuft kalt durch die Venen (Rhus-t., - läuft heiß: Ars.).

Schweiß: *Ohne Durst*, er ist *reichlich, kalt* und klamm (reichlicher Schweiß *mit Durst*: Ars., Chin.). **Schweiß immer mit totenblassem Gesicht**; *übelriechend, bitter riechend, gelbfärbend. Schwitzt leicht bei jeder Bewegung* (Bry., Hep.). **Kalter Schweiß auf der Stirn; nach jedem Stuhlgang; nach Erbrechen von Schleim.** Der Schweiß beginnt oft vor dem Frost und setzt sich durch den Anfall hindurch fort bis zum nächsten Frost.

Zunge: Weiß oder gelblich-braun belegt; **kalt**, *rote Spitze und Ränder; geschwollen.* Gieriger Appetit. *Verlangt nach kaltem Obst, Eiswasser, saftigen Speisen, möchte alles kalt haben.* Abneigung gegen warme Dinge. Hunger und Appetit zwischen den Anfällen von Erbrechen.

Puls: Klein, schwach, langsam, wird dauernd schwächer, oft nicht wahrnehmbar. Das Blut läuft wie kaltes Wasser durch die Gefäße.

Apyrexie: Es ist eine allgemeine Erschöpfung und schnelles Sinken der Kraft vorhanden; Beklemmung der Brust; tiefes Seufzen; Gesicht blaß und kalt, *mit kaltem Schweiß auf der Stirn*. Der Herzschlag ist sehr schwach während der Intermission, ebenso wie während des Anfalls; Ohnmacht; es gibt Krämpfe in Magen, Bauch und Gliedern; großer Durst, wenn viel Erbrechen und Durchfall vorhanden sind, und *umgekehrt*; Extremitäten anhaltend kalt. Haut bläulich, kalt, unelastisch, mit mangelnder Reaktion.

Wir bitten darum, Elaterium mit Veratrum zu vergleichen, das ihm in seiner Plötzlichkeit des Einsetzens, in der Menge seiner Entleerungen und in seiner großen Schwäche ähnelt. Aber das charakteristische Vorherrschen des Kältestadiums wird dazu dienen, die beiden auseinanderzuhalten.

Wie bei Camphora ist das Kältestadium so ausgeprägt, daß es alle anderen in den Schatten stellt; das Hitzestadium ist leicht oder oft gänzlich fehlend. Wenn das Hitzestadium vorhanden ist, dann ist die Temperatur selten erhöht, und sie ist oft während des Hitzestadiums vermindert. Es gibt einen solchen allgemeinen Mangel an Lebenswärme und solch eine langsame, unvollkommene Reaktion, daß der Patient sich kaum von dem einen Anfall erholt, bevor der nächste beginnt. Die Temperatur ist im allgemeinen subnormal.

Das oben Beschriebene ergibt eines unserer besten Bilder von den „zum Verfall führenden“, „kongestiven“ oder „perniziösen“ Formen von intermittierendem Fieber. Der Patient glaubt, er werde sterben; und der Arzt teilt seine Befürchtungen. Der Allopath nimmt vorerst Zuflucht zu Stimulantien, und zu Chinin, um einen weiteren Anfall zu verhindern. Sollen wir mit dem fadenscheinigen Vorwand der Pseudo-Homöopathen, daß „keine Zeit mehr dafür da ist, daß homöopathische Mittel wirken“, ihrem Beispiel folgen? Solche Leute, „die ihre Fahnen unter Feuer verlassen“, haben keinen Mangel an „Glauben“, sondern an *Wissen.* Der Homöopath, der seine Materia Medica kennt, wird *solche Fälle heilen*, ohne seine Zuflucht zu „rationalen“ (?) Unsicherheiten zu nehmen. Wenn er seine Materia Medica nicht kennt, dann ist er berechtigt, seine Zuflucht zu irgendetwas zu nehmen, um zu versuchen, das Leben seines Patienten zu retten; aber solch eine Behandlung sollte unter ihrem richtigen Namen stattfinden, und der Fehlschlag bei der Heilung sollte richtig zugeordnet werden. Jeder Homöopath ist verantwortlich dafür, *wenn er das nicht kennt*, was er zu praktizieren bekennt.

„Unter der großen Zahl von intermittierenden Fiebern gibt es eine schreckliche Pyrexie, die man *perniziös* nennt, weil sie den Patienten beim zweiten oder dritten Anfall hinwegraffen kann; er stirbt wahrscheinlich durch das Übermaß an Vergiftung. Diese äußerst heftige Pyrexie bildet keine Ausnahme von der Regel; und - wie alle anderen Pyrexien - findet sie ihr schnellstes und sicherstes Mittel in der Arznei, die am homöopathischsten zu ihr ist. Doch hier erhebt sich eine heikle Frage, die schnell gelöst werden sollte: Was sollen wir tun angesichts eines perniziösen Fiebers, bei dem wir Grund haben, einen plötzlichen Tod beim zweiten oder dritten Anfall zu fürchten? Finde das homöopathische Mittel! Ohne Zweifel sind Prinzipien unbeugsam, und ich kenne kein Mittel, mit dem man kraftvoller den Radikalismus des Falschen bekämpfen könnte, als ihm den Radikalismus der Wahrheit entgegenzusetzen.

Wir haben ein Gesetz der Heilung, das sich immer als siegreich erwiesen hat, wenn es exakt angewendet wurde. Warum sollten wir ihm gegenüber treulos sein? Ich sehe keinen Grund dafür. Die Heftigkeit der Krankheit? Doch je dringender die Eile, desto höher sollten wir den kürzesten Weg schätzen. Und so besteht das schnellste und sicherste Mittel, irgendeine Krankheit zu heilen, für wie perniziös wir sie auch halten mögen, darin, daß wir ihr das homöopathische Mittel entgegensetzen. Anstatt also in diesen Notfällen auf die Anwendung unseres Gesetzes zu verzichten, ist es das beste, sich nach seinen Anforderungen zu richten. Je größer die Gefahr, desto größer ist diese Verpflichtung.“ - A. CHARGE.

„Wenn wir es mit einer Kunst zu tun haben, deren Ziel es ist, menschliches Leben zu retten, dann wird jede Vernachlässigung bei der Bemühung, uns zu ganzen Meistern dieser Kunst zu machen, zu einem Verbrechen.“ - HAHNEMANN.

Kasuistik:

*1) Mann, 30 Jahre alt. Hatte mehrere Fröste gehabt, jeden zweiten Tag. Der Frost beginnt mit Kälte im Bauch, die sich von da aus über den ganzen Körper ausbreitet, häufige, dünne, wässerige Stühle; die Kälte wurde allgemein, aber es gab kein Schütteln; die Atmung stark beklemmt und anstrengend; die Stühle werden blutig, und schließlich lief stetig nichts als reines Blut aus dem Darm (unwillkürlich); zeitweise ist das Blut dünn und hellrot, später wieder dunkel und dick. *Die Entkräftung ist exzessiv; er kann nicht sprechen.* Der Frost hatte acht Stunden gedauert, und der Patient schien an der Grenze des Todes zu sein. Veratrum album C 200 in Wasser, alle halbe Stunde ein Teelöffel, wurde gegeben. Etwa in ¾ Stunde begann er sich warm zu fühlen, nach zwei Stunden schlief er ruhig. Keine Wiederkehr der Fröste. Wegen der zurückbleibenden Schwäche wurde dann China C 200, zweimal täglich, gegeben. - J.G. GILCHRIST, *Med. Inv.*, VII, S. 79.

*2) „Es ist das einzige Mittel, mit dem ich immer erfolgreich schwere Kongestion *während des Frostes* besserte. Es hat mehr Kälte als Hitze (Gegenteil von Arsenicum), kalten Schweiß und große Entkräftung, und es ist fast das einzige Mittel, das einen Anfall abschwächen wird, nachdem er eingesetzt hat.“ - C. PEARSON, *U. S. M.* und *S.J.*, April 1866.

VERATRUM VIRIDE

Charakteristisch: Für vollblütige plethorische Personen (Acon.).

Kongestionen, **besonders zur Gehirnbasis**, *zu Brust, Wirbelsäule und Magen.*

Heftige Schmerzen begleiten eine Entzündung.

Akuter Rheumatismus, hohes Fieber, voller, harter, schneller Puls, schlimme Schmerzen in Gelenken und Muskeln (Bry., Sal-ac.); spärlicher, roter Urin.

Das Kind zittert, zuckt, wird von Konvulsionen bedroht; andauerndes Zucken oder Nicken des Kopfes.

Nervöse Kopfschmerzen oder Migräne; Kongestion durch unterdrückte Menses; intensiv, fast apoplektisch, mit heftiger Übelkeit und Erbrechen.

Kongestive Apoplexie, heißer Kopf, blutunterlaufene Augen, schwere Sprache, *langsamer, voller Puls, hart wie Eisen.*

Konvulsionen: getrübtes Gesichtsfeld; **basilare Meningitis**; Kopf zurückgezogen; Kind an der Grenze zu Spasmen.

Cerebro-spinale Krankheiten; mit Spasmen, erweiterten Pupillen, tetanischen Konvulsionen, Opisthotonus; *kalter, klammer Schweiß.*

Sonnenstich, Kopf voll, Klopfen der Arterien, empfindlich gegen Geräusch; Doppeltsehen oder nur begrenztes Gesichtsfeld (Gels., Glon.).

Veratrum viride darf nicht gegeben werden, um einfach „den Puls herunterzubringen" oder um „die Herztätigkeit zu kontrollieren", sondern nur wie jedes andere Mittel nach der Totalität der Symptome.

Typ: Remittierend; Malaria-ähnlich; kongestiv; bösartig; Typhoid; kontinuierlich; Gelbfieber. Periodizität ist nicht ausgeprägt; Beginn plötzlich und Verlauf schwer und schnell.

Frost: Kälte des ganzen Körpers; mit Übelkeit; mit blassem Gesicht und kalter, klammer Haut; Wehtun in Nacken und Schultern.

Hitze: Intensives Fieber, mit cerebraler Reizung und Tendenz zu Spasmen; heftiger Schmerz im Rücken; schläfrig während des Tages; Übelkeit am Magen, oder Erbrechen und schwarzer Durchfall; Gesicht heiß, gerötet; große Schwäche der unteren Extremitäten und ausgeprägte Entkräftung.

Schweiß: Reichlich, kalt, klamm; Erbrechen, mit kaltem Schweiß auf dem blassen Gesicht.

Gelbfieber: intensives Fieber, mit Schmerzen in Nacken und Hinterkopf, vaskulärer oder nervöser Erregbarkeit, mit Spasmen oder drohenden Konvulsionen; andauernde gastrische Übelkeit; Erbrechen und kalter Schweiß auf dem Gesicht; plötzliche Veränderungen beim Puls und heftiges Klopfen in der linken Brust.

Typhoid: Temperatur 103 - 106° F. [39,4 - 41,1° C.]; Puls 120 - 140; heftiger Hinterkopfschmerz; Bohren des Kopfes ins Kissen, der Kopf ruckt rückwärts und vorwärts; Zucken der Gesichtsmuskeln; Herabfallen des Unterkiefers; Zupfen an der Bettdecke; Stuhl und Urin unwillkürlich.

Zunge: Weiß oder gelb belegt mit **rotem Streifen entlang der Mitte**; trocken, feucht, weiß oder gelb belegt, oder kein Belag auf beiden Seiten; fühlt sich verbrüht an (Sang.).

Puls: Beschleunigt sich plötzlich und verlangsamt sich allmählich auf unter normal; *langsam, weich, schwach*; unregelmäßig, intermittierend (Dig.).

Analyse: *Bei kongestiven, perniziösen intermittierenden Fiebern oder Gelbfieber, mit extremer Kälte*, Durst; *Gesicht kalt und kollabiert*; Haut kalt und klamm, große Entkräftung; kalter Schweiß auf der Stirn und Totenblässe auf dem Gesicht.

ZINCUM METALLICUM

Charakteristisch: Personen, die an cerebraler und nervöser Erschöpfung leiden; **mangelhafte Vitalität**, *Gehirn- oder Nervenkraft fehlt*; zu schwach, um Exantheme oder die menstruelle Funktion zu entwickeln, um zu expektorieren, um zu urinieren; um zu verstehen, um zu lernen.

Unaufhörliches und heftiges Zappelgefühl in den Füßen oder den unteren Extremitäten; muß sie dauernd bewegen.

Fühlt sich immer in jeder Hinsicht besser, *sobald die Menses zu fließen beginnen; es bessert alle ihre Leiden*, aber sie kehren bald nach Aufhören des Flußes wieder.

Bei cerebralen Affektionen: bei drohender Gehirnlähmung; wo die vis medicatrix naturae zu schwach ist, um Exantheme zu entwikkeln (Cupr., Sulf., Tub.); Symptome von Erguß in die Ventrikel.

Das Kind wiederholt alles, was man ihm sagt.

Das Kind schreit während des Schlafes auf; der ganze Körper ruckt während des Schlafes; wacht erschreckt auf, starrt, *rollt den Kopf von einer Seite zur anderen*; Gesicht abwechselnd blaß und rot.

Konvulsionen: während der Zahnung, **mit blassem Gesicht**, keine Hitze, außer vielleicht im Hinterkopf, kein Ansteigen der Temperatur (Gegenteil von Bell.); Rollen der Augen; Zähneknirschen.

Automatische Bewegung der Hände und des Kopfes, oder einer Hand und des Kopfes (Apoc., Bry., Hell.).

Chorea: durch unterdrückte Hautauschläge; durch Schreck.

Hunger: rasend, gegen 11.00 oder 12.00 Uhr (Sulf.); *große Gier beim Essen*; kann nicht schnell genug essen (Tub., - beginnende Gehirnerkrankung bei Kindern).

Exzessives nervöses Bewegen der Füße stundenlang nach dem Zu-Bett-Gehen, sogar im Schlaf.

Füße schweißig und wund um die Zehen; fötider, unterdrückter Fußschweiß; sehr nervös.

Frostbeulen, schmerzhaft, < durch Reiben.

Spinale Affektionen: *Brennen in der ganzen Länge der Wirbelsäule*; Rückenschmerz, *viel besser durch Sitzen*, schlechter durch Herumgehen (Cob., Puls., Rhus-t.).

Spinale Irritation; große Entkräftung der Körperkräfte.

Kann nicht ertragen, daß der Rücken berührt wird (Chin-s., Tarant., Ther.).

Kann nur Urin lassen, wenn er nach rückwärts gebeugt sitzt.

Zucken und Rucken einzelner Muskeln (Agar., Ign.).

Schwäche und Zittern der Extremitäten; der Hände beim Schreiben; während der Menses.

Verschlimmerung: Vieler Symptome durch Weintrinken, selbst eine kleine Menge (Alum., Con.).

Besserung: Symptome der Brust durch Auswurf; der Blase durch Urinieren; des Rückens durch Samenabgänge (< durch: Cob.); allgemein durch Menstruationsfluß.

Typ: Kontinuierlich; Typhoid; Typhus.

Zeit: 16.00 - 20.00 Uhr (Ars., Lyc., Puls.); Vormittag.

Frost: Mit kalter Nase, Händen und Füßen. Beginnt: nach dem Essen; in der frischen Luft; bei Herannahen eines Sturmes; läuft den Rücken hinunter; abwechselnd mit Hitze; äußerlich mit innerlicher Hitze; durch Berühren von etwas Kaltem; gefolgt von Übelkeit und viel saurem Speichel.

Schüttelfrost mit blassem, eingesunkenen Gesicht, schwachem, schnellen und unregelmäßigen Puls, oft mit Übelkeit und Erbrechen; zuletzt wird der Puls groß, voll, mit Hitze, rotem Gesicht, gefolgt von ruhelosem Schlaf, Erschöpfung und reichlichen Schweißen.

Frösteln und Kälte des ganzen Körpers, gefolgt von Fieber mit frostigem Kriechen durch den Rücken, mit Übelkeit, mit dauerndem Gähnen; über den Bauch.

Frösteln, mit Schaudern, Übelkeit, starkem Kopfschmerz, gefolgt von kalten Schweißen; den Rücken herunter, mit Zittern der Glieder.

Hitze: Mit Durst; in Wellen, mit Verlangen, gefächelt zu werden. Heftiges Klopfen durch den ganzen Körper, mit kurzem, heißen Atem.

Hitze; innerlich, mit kaltem Gefühl im Bauch; des Gesichtes, mit kühlem Körper; mit Röte des Gesichtes und Brennen in den Augen; Hitze im Rücken mit Kälte im Nacken; der Sohlen und einzelner Teile.

Typhoid; Delirium, versucht, aus dem Bett aufzustehen; völlige Bewußtlosigkeit; Herabrutschen im Bett; Flockenlesen; Sehnenhüpfen; Dekubitus; unwillkürlicher Stuhl und Urin.

Schweiß: Reichlich die ganze Nacht, möchte sich aufdecken; leicht, tagsüber, durch die geringste Anstrengung; übelriechend, sauer riechend; sauer, mit feinem, stechenden Jucken über den Körper; an Kopf, Händen und Füßen; beim Gehen in der frischen Luft. Nachtschweiß, mit Hitze, *kann keinerlei Bedeckung ertragen.*

Reichlicher, übelriechender Fußschweiß; Füße werden beim Gehen wund.

Puls: Klein und beschleunigt abends, langsam morgens; gespannt, unregelmäßig, klein und hart; schwach, leicht zu unterdrücken; drahtig, unregelmäßig, langsam, 40 und intermittierend.

[Das nun folgende Repertorium ist nicht vollständig! Manche Angaben aus der Arzneimittellehre dieses Buches findet man in ihm nicht wieder. Umgekehrt enthält es manche Symptome, die in der Arzneimittellehre dieses Buches nicht aufgeführt sind. Man muß bei der Mittelwahl also immer in beiden nachschlagen!

Grundsätzlich muß festgestellt werden, daß sowohl die Arzneimittellehre als auch das Repertorium die Erfahrungen H.C. ALLENs wiedergeben. Es empfiehlt sich daher immer, auch noch andere Autoren zu Rate zu ziehen. Jedoch trifft man sowohl in der Arzneimittellehre als auch im Repertorium H.C. ALLENs auf manche Angabe, die man sonst nirgendwo findet. - Anm. d. Übers.]

REPERTORIUM

T Y P

Anfall, *besteht nur aus Hitze und Schweiß*: Mang.
regelmäßig: Chin., Chin-s., Cina.
regelmäßig, Stadien unregelmäßig: *Op.*, Olnd.
regelmäßig, die beiden ersten Stadien unregelmäßig: *Rhus-t.*
regelmäßig, Stadien regelmäßig: Chin., **Chin-s.,** Cina.
regelmäßig, Stadien regelmäßig, neigen dazu, ineinander überzugehen: Ars., Nux- v., Puls., Podo.
unregelmäßig: **Ars.,** Eup-per., Ign., *Ip.*, Meny., **Nux-v., Psor., Puls.,** Samb.
unregelmäßiges Stadium: **Ars.,** *Ip.*, **Nux-v.**
unregelmäßiges Stadium, langer Frost, wenig Hitze, kein Durst: **Puls.**
unregelmäßiges Stadium, kurzer Frost, lange Hitze, kein Durst: *Ant-t.*, **Ip.**
unregelmäßig, ein Stadium fehlt: *Apis*, Aran., **Ars.,** Bov., Camph., Dros., Led., Lyc., Mang., Meny., Mez., Verat.
zunehmend an Schwere: Ars., **Bry.,** Eup-per., *Nat-m.*, Nux-v., Puls., **Psor.**

Anticipierend: Ant-t., **Ars.,** Bell., **Bry., Chin., Chin-s.,** Eup-per., **Gamb.,** Ign., **Nat-m., Nux-v.**
jeden Tag zwei Stunden: Cham.
jeden zweiten Tag: Nat-m., Nux-v.

jeden zweiten Tag eine Stunde: **Ars.**
jeden zweiten Tag mehrere Stunden: Ant-t.
eine bis drei Stunden bei jedem Anfall: Chin-s.
zwei bis drei Stunden bei jedem Anfall: Chin.
selten: Bell., Ign., Merc.
oder postponierend: **Bry.,** Gamb., **Ign.**
verwandelt in einen regelmäßigen Typ: Alst.

Apoplektisch: Laur., Nux-v., Op.

Biliös: *Bry.*, **Chel**., Hydr., **Ip**., Nat-s., **Podo**., Puls., Sep.

Bösartigkeit, *tendieren zur*: *Anthr.,* **Ars.,** Carb-ac., **Crot-h.,** *Mur-ac.,* **Psor., Pyrog.,** Verat-v.

Cerebro-spinal: Act-r., Bell., Bry., Gels., Nat-s., Nux-v., Tub., Zinc.

Endemisch: Ars., **Cedr.,** Chin., Chin-s., Eup-per., Gels., *Nux-v.,* **Psor.**

Epidemisch: Ant-t., Arn., *Ars.,* Bapt., Bry., *Chin-s.,* Colch., Elat., *Eup-per., Ip., Malar.,* **Nat-m.,** Phel., Rhus-t., Verat.

Epileptisch: Cupr., Hyos., *Lach.,* **Op., Psor.**

Frühling: *Ars., Canch.,* Carb-v., *Gels.,* **Lach., Psor.,** Sep., Staph., **Sulf.,** Sulf-ac.
und Herbst: Lach., **Psor.,** Sep.
zu Beginn des Frühjahrs: **Ant-t.,** *Lach.,* Sulf.

Gelbfieber: Act-r., **Ars.,** Arg-n., **Cadm-s.,** Calad., *Camph.,* **Canth., Carb-v.,** *Carb-ac.,* Colch., **Crot-h.,** Gels., Hydr., Ip., Lach., Mur-ac., **Nat-s., Nux-v.,** Phos., **Psor.,** Rhus-t., Staph., Sulf-ac., **Ter.,** *Verat.,* Verat-v.

Herbstlich: *Aesc.,* Bapt., **Bry.,** Carb-ac., *Chin.,* **Colch**., *Eup-per.*, Malar., **Nat-m., Verat.**

Intermittierende Fieber:
akut: *Ars.*, Bapt., *Bry.*, Chin., **Chin-s.**, *Gels.*, Ign., **Nat-m.**, *Nux-v.*
chronisch: Alum., Apis, Calc., Carb-v., Graph., Hep., Kali-c., Lach., Lyc., Nat-m., Nux-v., Phos., **Psor.**, Sep., Sil., **Sulf.**, Tub.
bei Kindern: **Ars.**, **Cham.**, Cina, Crot-h., *Gels.*, **Lach.**, *Op.*, **Psor.**
bei alten Menschen: Alum., Bar-c., **Op.**

Jährlich: *Ars.*, *Carb-v.*, **Lach.**, *Nat-m.*, **Psor.**, *Sulf.*, Thuj., Tub.
halbjährlich: Lach., *Sep.*

Kongestiv: Apis, **Arn.**, Bell., Cact., *Camph.*, Elat., Hyos., *Lyc.*, **Nux-v.**, Op., **Psor.**, **Verat.**

Malaria-ähnlich: Alst., **Arn.**, Cadm-s., Canch., Carb-ac., *Chin.*, **Chin-s.**, Chel., Cornus, Eucal., Eup-per., Eup-pur., Gels., Ip., *Malar.*, Nat-s., Nux-v., Podo., **Psor.**, Sulf-ac., Ter., Verat-v.
tropisch: **Cedr.**, *Gels.*, Nat-s., **Psor.**, Pyrog., Sep., Tarant., **Ter.**

Menses, *nach den*: **Nux-v.**, **Psor.**, Sep.

Monatlich: Nux-m., **Nux-v.**, Puls., Sep., Sulf.

Periodizität ausgeprägt: Aesc., Ang., **Aran.**, Cact., Caps., **Cedr.**, Chin., **Chin-s.**, *Cina*, **Gels.**, Podo., Sabad., Spig., Sulf-ac.

Periodizität nicht ausgeprägt: Acon., Ambr., Am-m., Bell., Camph., Canth., Carbo-an., Carbo-v., Caust., Chel., Cic., Coloc., Mag-c., **Psor.**, Verat-v.

Perniziös: *Apis*, *Arn.*, **Camph.**, *Cur.*, Lyc., **Nux-v.**, Op., **Psor.**, Sulf., Sulf-ac., **Verat.**, Verat-v.

Postponierend: Alst., Chin., Cina, **Gamb.**, Ign., *Ip.*

Quartana: Acon., Anac., Ant-c., *Arn.*, **Ars.**, Bell., Bry., Carb-v., Chin., Cina., Clem., Coff., Cor-r., *Elat.*, **Hyos.**, Ign., **Jod.**, Ip., Lach.,

Lyc., **Meny.,** *Nat-m.,* Nux-m., *Nux-v.,* Plant., Podo., **Puls.,** Rhus-t., **Sabad., Verat.**
duplicata: *Ars.,* Chin., **Dulc.,** Eup-per., *Eup-pur.*, Gamb., Lyc., Nux-m., Puls., Rhus-t.

Quotidiana: Acon., Aesc., Anac., Ant-c., Ant-t., Apis, *Aran., Ars.,* Bapt., Bar-c., Bell., Bry., *Cact.,* Calc., *Caps.,* Carb-v., *Cedr.,* Cham., Chin., Cic., *Cina.,* Con., **Cur.,** Dros., Elaps., Elat., Gamb., *Gels.,* Graph., Hep., Hydr., Ign., Kali-bi., Kali-br., Kali-c., Lach., Lob., Lyc., Mag-c., *Nat-m.,* Nit-ac., **Nux-v.,** Petros., Phos., Plant., *Podo.,* Polyp., *Puls., Rhus-t.,* Sabad., Sarr., Spig., Stann., Staph., Stram., Sulf., Verat.
duplicata: Ant-c., Apis, Bapt., *Bell., Chin.*, Dulc., **Elat.,** *Graph.*, Led., *Stram., Sulf.*

Rückfällig: Ars., Eucal., **Psor., Sulf.**
nach Chinin-Mißbrauch: **Ars.,** Ip.

Remittierend: Ars., Arg-n., Ant-t., Bapt., Carb-ac., Chel., Chin-s., Clem., Crot-h., Eup-per., Ip., Nat-s., Nux-v., Podo., *Psor.,* Tarant., Verat-v.
bei Kindern: Ant-c., Gels.
ähnelt einem remittierendem Fieber: Bapt., Cedr., Podo.
neigt dazu, remittierend zu werden: Ant-t., Eup-pur., Phos-ac., Phos., *Psor.*
ein intermittierendes wird zu einem remittierenden: Eup-per., *Gamb., Podo.*
ein remittierendes wird zu einem intermittierenden: Gels., Phos., *Psor.*
wird intermittierend oder typhoid: Ant-t., Phos-ac., **Psor.**
neigt dazu, typhoid zu werden: *Ant-t.,* **Ars., Bapt.,** Carb-ac., Mez., **Mur-ac.,** Phos., **Psor., Rhus-t.,** *Sec.,* Ter., Tub.
neigt dazu, typhoid und Typhus zu werden nach Chinin-Mißbrauch: **Ars.,** Bry., Lach., Rhus-t.

Schweiß, *wenn durch Luftzug abgestoppt*: Cadm-s.

Septisch: Acet-ac., *Anthr.,* **Ars.,** *Carb-ac.,* **Crot-h., Lach., Pyrog.,** Sulf-ac., Tarant., Ter.

Sieben-Tage-Rhythmus: *Am-m., Psor.,* Sulf.

Sommer : Caps., Casc., Cedr., Lach., Nat-m., Polyp., **Psor.**
bei exzessiver Sommerhitze: **Bapt.,** Nat-m.

Spasmodisch, *bei epidemischem Keuchhusten*: Dros., Kali-c., Hyos., Tub.

Tag:
jeden Tag präzise zur selben Stunde:Anac., *Ang.*, **Aran.**, Bov., Cact., **Cedr., Gels.,** Hell., Kali-c., *Sabad., Spig.,* **Thuj.** (siehe Psor.)
zu verschiedenen Zeiten des Tages: Eup-pur., Nat-m.
jeden zweiten Tag: Ant-c., **Aran., Cedr.,** Chin., *Chin-s., Nat-m.*
jeden zweiten Tag, am Abend: **Lyc.**
alle sieben Tage: *Am-m.*, Canth., *Chin., Lyc.,* Meny., Plant., Rhus-t., Sulf., Tub.
alle vierzehn Tage: *Am-m.,* **Ars.,** Calc., *Chin.,* Chin-s., **Lach.,** *Plant.,* Psor., Puls.
alle einundzwanzig Tage: *Chin-s.,* Mag-c., Psor., Sulf.

Tertiana: Aesc., Alum., Anac., Ant-c., *Apis*, **Aran.**, Arn., **Ars.**, Bar-c., Bar-m., **Bell.,** Brom., **Bry.,** Calc., **Canth.,** Caps., Carb-a., Carb-v., **Cedr.,** Cham., **Chin., Chin-s.,** Cic., Cina, Cor-r., Dros., Dulc., Elat., **Eup-per.,** Ferr., Gamb., Gels., Hydr., Hyos., Ign., Jod., **Ip.**, Lach., **Lyc., Mez., Nat-m.,** Nux-m., **Nux-v.,** Plant., Petros., *Podo., Polyp., Puls.,* **Rhus-t.,** *Sabad.,* Sarr., Staph., Sulf., Verat.
Fieber ohne Frost: **Gels.**
duplicata: Aesc., Ars., Chin., Dulc., Elat., Eup-pur., Gamb., Lyc., Nux-v., Rhus-t.

Typhoid: Acet-ac., Anthr., Apis, Arn., **Ars., Bapt., Bry.,** Carb-v., Carb-ac., Cocc., **Crot-h.,** *Elaps, Gels.,* Ham., **Hyos., Lach.,** Lyc., **Mur-ac.,** Naja, Nit-ac., Nux-v., *Op., Phos-ac.,* Phos., **Psor., Pyrog., Rhus-t.,** Sec., Sil., *Stram.,* Sulf., *Sulf-ac.,* Tarant., **Ter.,** Tub., *Zinc.*

Typhus: Arn., *Aran.,* Arg-n., **Ars., Lach., Mur-ac., Op.,** *Phos-ac.,* **Psor., Pyrog.,** *Sulf-ac., Sec., Ter.,* Zinc.

Unterdrückt, *durch Chinin oder Antiperiodika*: Stann.

Veränderlich: *Elat.*, Eup-per., **Ign.**, Meny., Psor., **Puls.**
häufig: *Elat.*, Ign., Psor., *Puls.*
keine zwei Anfälle sind gleich: Puls.
nach Chininmißbrauch: Arn., Ars., *Elat.*, **Eup-per.**, Ign., *Ip.*

Wetterwechsel: Merc., Psor., Thuj., Tub.

Winter: Ant-t., Nat-m., Polyp., **Psor.** (Husten).

Zymotisch: Anthr., Apis, **Arn., Ars.,** *Bell.,* **Bar-c., Bry.,** *Cadm-s.,* Carb-v., **Crot-h.,** *Cur., Hyos.,* **Lach., Lyc.,** Merc., **Mur-ac.,** Nux-m., Nux-v., Op., Phos., **Pyrog.,** Rhus-t., Sec., Staph., Sulf., *Sulf-ac.,* Tarant., Ter.

Z E I T

Abend: Acon., Aesc., **Alum.,** Agar., Am-c., *Am-m.,* Aran., **Arn., Ars.,** Bell., *Bov.,* Bry., *Calad., Calc.,* Carb-ac., Carb-v., Cedr., Cham., Chel., Chin-s., **Cina.,** Cocc., Cycl., Dulc., Ferr., *Gamb.,* Graph., **Hep.,** Hydr., *Ign.,* Kali-bi., *Kali-c., Lach.,* Lachn., *Lyc.,* Mag-c., *Mag-m.,* Merc., Mez., *Nit-ac., Nux-v., Petr.,* **Phos.,** Phos-ac., Plat., Prun., *Psor.,* **Puls., Rhus-t.,** Sabad., Samb., Sarr., **Sep.,** Sil., Stann., Staph., Stront-c., **Sulf.,** Tab., Tub.

bei Sonnenuntergang: *Ign.,* Puls., Thuj.
im Bett: Alum., Am-m., Bov., Carb-a., Chin-s., Ferr., *Dros.,* Hep., *Nat-s.,* Nux-v., **Phos.,** Sil., *Sulf.*
im Bett, läßt nach im Bett: *Nat-s.*
bei den Schmerzen: *Cycl.,* Ign., **Puls.**

Anfall kommt wieder um:
1.00 Uhr: **Ars.,** Canth., Puls., Sil.
1.00 - 2.00 Uhr: **Aloe.,** Ars.
2.00 Uhr: **Ars.,** Benz-ac., Canth., Hep., Lach., Puls., Sil.
2.00 - 4.00 Uhr: Bor., Kali-c.
3.00 Uhr: Am-m., Canth., Cedr., Eup-per., Led., Lyss., Nat-m., Sil., **Thuj.**
4.00 Uhr: *Alum.,* Am-m., Arn., **Cedr.,** Con., Dios., Nat-m., Sil.
5.00 Uhr: Apis, *Bov., Chin.,* Chin-s., Coff., Con., Dros., *Nat-m., Polyp.,* Sep., Sil.
5.00 - 8.00 Uhr: Sulf.
5.30 - 6.30 Uhr: Hura.
6.00 Uhr: *Arn., Bov.,* Chin-s., Eup-per., **Ferr.,** Graph., *Hep.,* Nat-m., *Nux-v.,* Stram., **Verat.**
6.00 - 9.00 Uhr: Bov., Chin-s., Eup-per., Nux-v.
7.00 Uhr: Am-m., *Bov.,* Dros., Elat., **Eup-per.,** Ferr., Graph., Hep., Hura, Nat-m., *Nux-v.,* **Podo.,** Sil., Stram.
7.00 - 8.00 Uhr: Ferr.
7.00 - 9.00 Uhr: **Eup-per.,** Nat-m., *Podo.*
7.00 - 9.00 Uhr an einem Tag, 12.00 Uhr am nächsten Tag: Eup-per.
8.00 Uhr: *Bov.,* Chin-s., Cocc., Dros., **Eup-per.,** Lyc., Mez., Nat-m., Podo., Puls., Sulf.
8.15 Uhr: Hura.
8.00 - 9.00 Uhr: Asaf., Eup-per.
8.00 - 10.30 Uhr: Arn., Eup-per., Ip., Nat-m.
8.30 - 9.00 Uhr: Asaf.
9.00 Uhr: Alst., Ang., Ant-t., Asaf., Carb-ac., **Eup-per.,** Hura, Hydr., Ip., Kali-c., Lyc., Mag-c., Mez., *Nat-m.,* Phos-ac., Polyp., Sep., Sulf.
9.00 - 10.00 Uhr: Eup-per., Ferr-j., Rhus-t.

9.00 - 11.00 Uhr: *Alst.,* **Nat-m.,** Polyp., *Stann.*
10.00 Uhr: Act-r., Alst., Ars., Berb., Bapt., Cact., Carb-v., Chin-s., Eup-per., Fago., Ferr-j., Hipp., Ip., Led., Med., **Nat-m.,** Petr., Phos-ac., *Polyp.,* Rhus-t., Sep., Sil., **Stann.,** Sulf., Thuj.
10.30 Uhr: Cact., Caps., Hura, *Lob., Nat-m.*
10.00 - 11.00 Uhr: Agar., Ars., Chin-s., Med., **Nat-m.,** Nux-v.
10.00 - 14.00 Uhr: Chlor., Merc., Sulf.
10.00 - 15.00 Uhr: Sil., Sulf., Tub.
11.00 Uhr: *Bapt.,* Berb., **Cact.,** Canth., Carb-v., Cham., *Chin-s.,* Cocc., Hydr., Hyos., *Ip.,* Lob., Med., **Nat-m., Nux-v.,** Op., Podo., *Polyp.,* Puls., *Sep.,* Sil., Sulf., Tub.
11.00 Uhr an einem Tag, 16.00 Uhr am nächsten Tag: Calc.
11.00 - 12.00 Uhr: Act-r., **Cact.,** Kali-c., Cob., Sulf.
11.00 - 14.00 Uhr: Cact., Lach., Med.
11.00 - 16.00 Uhr: Gels.
11.00 und 16.00 Uhr: **Cact.**
11.00 und 23.00 Uhr: **Cact.**
12.00 Uhr: Ant-c., Chin-s., Elat., Elaps, Eup-per., Ferr., *Kali-c., Lach.,* Lob., Merc., Nux-v., *Sil., Sulf.*
12.00 - 13.00 Uhr: Ars., Ferr-j., Lach.
12.00 - 13.30 Uhr: Merc., Sulf.
12.00 - 14.00 Uhr: *Ars.,* Cob., *Lach.,* Sulf.
13.00 Uhr: **Ars.,** Cact., Canth., *Cina.,* Chel., Elat., Eup-per., Ferr-p., Ip., *Lach.,* Merc., Nux-v., Phos., Polyp., **Puls.,** Sil., Sulf.
13.00 - 14.00 Uhr: **Ars.,** Eup-per., Nat-m., Puls.
14.00 Uhr: **Ars.,** *Calc.,* Canth., Cic., Cur., *Eup-per.,* Euph., Gels., Ip., Plant., Sil., Sulf.
14.00 - 15.00 Uhr: Cur.
14.00 - 16.00 Uhr: Gels.
14.00 - 18.00 Uhr: Bor.
14.30 Uhr: Led.
15.00 Uhr: **Ang., Ant-t., Apis,** Ars., Asaf., Calc., *Canth.,* **Cedr., Chin-s.,** Cic., Coff., Con., Cur., Ferr., Ip., Lyc., Med., Nux-v., Petr., Polyp., Sabad., Samb., Sil., **Staph.,** *Thuj.*
15.00 - 16.00 Uhr: Apis, Asaf., Canth., Med., Lach., Polyp., Puls.
15.00 -17.00 Uhr: Cocc., Con.

15.00 - 18.00 Uhr: Ars., Eup-per., Ferr.

16.00 Uhr: Aesc., Anac., **Apis,** Asaf., Bov., Canth., Caust., **Cedr.,** Cham., Chin-s., Chel., Eupion, Gamb., Gels., Graph., Hell., *Hep.,* Ip., Kali-j., **Lyc.,** Mag-m., Med., Nat-m., Nux-v., Petr., Phel., Phos-ac., Polyp., **Puls.,** Samb., Sep., Sil.

16.00 - 17.00 Uhr: Graph., Cob., Lyc., *Puls.,* Stann.

16.00 - 19.00 Uhr: Kali-j., Nat-m., Rhus-t.

16.00 - 20.00 Uhr: **Bov.,** Graph., Hell., *Hep.,* Kali-j., **Lyc.,** Mag-m., Nat-s., Sabad., Zinc.

16.00 - 22.00 Uhr: Phel.

17.00 Uhr: Act-r., Alum., Am-m., Apis, Ars., Bov., Canth., Caps., Carb-a., Cast., *Cedr.,* Chel., Chin., Con., Elat., Eup-per., Gamb., Gels., Graph., Hell., Hep., **Kali-c.,** Kali-j., Mag-c., Med., Nat-m., Nux-m., Nux-v., Phos., Puls., *Rhus-t.,* Sabad., Samb., Sarr., Sep., Sil., Sulf., **Thuj.**

17.00 - 18.00 Uhr: Caps., Kali-c., Phos., Sulf., Thuj.

17.00 - 20.00 Uhr: Alum., Arn., Carb-a., Gamb., Nat-m., Rhus-t.

18.00 Uhr: Am-m., *Ant-t.,* Arg-n., Ars., Bell., Bov., Canth., Caps., Carb-a., Cedr., Cham., Chel., Gamb., Graph., Hell., **Hep., Kali-c.,** Kali-j., Lyc., Mag-m., Nat-m., Nux-m., Nux-v., Petr., Phel., Phos-ac., Phos., *Rhus-t.,* Samb., Sep., *Sil.,* Sulf., Thuj.

18.00 - 19.00 Uhr: Hep., Rhus-t.

18.00 - 19.30 Uhr: Clem.

18.00 - 20.00 Uhr: Gamb., Hep., Kali-j., Sulf., Rhus-t.

18.00 - 24.00 Uhr: Lachn.

18.30 Uhr: Canth., Rhus-t.

19.00 Uhr: Alum., Am-m., *Bov.,* Calc., Canth., Carb-a., Carb-s., Cast., Caust., Cedr., Gamb., Graph., Hell., **Hep.,** Kali-j., **Lyc.,** Mag-c., Mag-s., Med., Nat-m., Nat-s., Nux-v., Petr., Phel., Phos-ac., Phos., **Rhus-t.,** Sil., *Sulf.,* Thuj.

19.30 Uhr: Thuj.

20.00 Uhr: Alum., Ars., Bar-c., *Bov.,* Canth., Carb-a., Chel., Coff., Elaps, Gamb., Gels., Graph., Hell., Hep., Kali-j., Mag-c., Mag-m., Nux-v., Phel., Phos-ac., *Rhus-t.,* Sil., *Sulf.,* Tarax.

20.30 Uhr: Chin-a.

21.00 Uhr: **Ars.,** *Bov.,* Canth., Carb-a., Cast., Cact., Cocc., Croc., Cycl., Gamb., Gels., Hydr., Mag-c., Mag-s., Merl., Nux-m., Nux-v., Phel., Phos-ac., Polyp., Sanic., Sulf.
22.00 Uhr: *Ars., Bov.,* Cact., Canth., Carb-a., *Chin-s.,* Elaps, Euphorbia amygdaloides, Hydr., *Kali-j.,* Mag-c., Phel., Phos-ac., Sabad.
23.00 Uhr: Ars., **Cact.,** Canth., Carb-a., Euphorbia amygdaloides, Sulf.
24.00 Uhr: *Ars.,* Canth., Caust., Sulf.

Anticipiert, *jeden Tag 2 ½ Stunden*: Aranea sciencia, Chin-s.
jeden zweiten Tag 1 Stunde: Ars., Chin., Ign., Nat-m., Nux-v.

Bett, im: *Alum.,* Am-m., Ars., Bov., Bry., Calc., Carb-a., Chin-s., Dros., Ferr., *Hep.,* Laur., *Merc.,* Nux-v., **Phos.,** Sil., Sulf.
am Morgen: Chin-s., Graph., Nux-v.
nachts: Canch.

Fieber, ohne Frost, kehrt wieder um:
Mitternacht: Stram., Sulf.
0.00 - 2.00 Uhr: Ars.
0.00 - 3.00 Uhr: **Ars.,** Kali-c., Med.
1.00 - 2.00 Uhr: Ars.
2.00 - 4.00 Uhr: Kali-c.
3.00 Uhr: **Ang.,** Thuj.
4.00 Uhr: Arn.
6.00 - 10.00 Uhr: Rhus-t.
7.00 Uhr: Podo.
8.00 - 14.00 Uhr: Doryphora.
9.00 Uhr: Kali-c., Meny.
9.00 - 12.00 Uhr: Cham.
9.00 - 15.00 Uhr: Meny.
10.00 Uhr: **Nat-m.,** *Rhus-t.,* Thuj.
10.00 - 11.00 Uhr: Bapt., Gels., **Nat-m.,** *Thuj.*
11.00 Uhr: *Bapt.,* Cact., Calc., Med., **Nat-m.,** Thuj.
12.00 Uhr: Spig., *Stram., Sulf.*
12.00 - 13.00 Uhr: Sil.

13.00 - 14.00 Uhr: **Ars.**
13.00 - 16.00 Uhr: Lac-ac.
14.00 Uhr: **Puls.**
14.00 - 15.00 Uhr: Cur.
15.00 Uhr: Ant-t., Ars., Coff., Cur., Ferr., Lyc., Nicc.
15.00 - 16.00 Uhr: **Apis,** Clem., Lyc.
16.00 Uhr: **Anac.,** *Apis,* Ars., Graph., Hep., Ip., Kali-bi.
16.00 Uhr, die ganze Nacht dauernd: Ars., Hep., Puls., Stann.
16.00 - 18.00 Uhr: Lyc.
17.00 Uhr: Con., Kali-bi., Kali-c., Petr., Sabad., Stann.
17.00 und 17.30 Uhr, Prickeln in der Zunge: Cedr.
17.00 - 18.00 Uhr: Hell.
17.00 - 18.00 Uhr, sehr schlechte Laune: Con.
18.00 Uhr: Ant-t., Bor., Calc., Carb-v., Caust., Cedr., Cocc., Hep., Kali-c., Lac-ac., **Nux-v.,** Petr., Rhod.
18.00 - 19.00 Uhr: Calc., Nux-v.
18.00 - 24.00 Uhr: Lachn.
18.00 Uhr, die ganze Nacht dauernd: *Nux-v.,* Lyc., **Rhus-t.**
18.00 - 20.00 Uhr: Ant-t., Caust.
18.30 Uhr: Cedr., Hura.
19.00 Uhr: Aesc., Bov., Lyc., *Calc.,* Mag-m., Mag-s., **Nux-v.,** Petr., *Rhus-t.*
19.00 - 20.00 Uhr: Ambr.
19.00 - 24.00 Uhr: Aesc.
20.00 Uhr: Ant-t., Coff., Ferr., Hep., Mur-ac., Sulf.
21.00 Uhr: Mag-s.
21.00 - 22.00 Uhr: Mag-s.
21.00 - 24.00 Uhr: Am-c.
22.00 Uhr: *Ars.,* Hydr., Lach., Petr., Sabad.
23.00 Uhr: Cact., **Calc.**
zweimal am Tag und 15.00 - 16.00 Uhr: Apis.
verschiedene Zeiten am Tag: Eup-per., Tub.

Herbst: Aesc., *Ars.,* Bapt., Carb-ac., **Colch.,** *Eup-per.,* Malar., *Nux-v.,* **Psor., Sep.,** *Ter.,* Tub.
heißen Tagen und kühlen Nächten, an: Acon., Colch., Malar., Merc.
und Frühling: Lach., **Psor., Sep.,** Tub.

Jährlich: Ars., Carb-v., Lach., Sulf.

Mittag: *Ant-c., Elat.,* Elaps, *Eup-per., Lach., Lob.,* Merc., Nux-v., Psor., Sil., *Sulf.,* Tub.

Mitternacht: Ars., Canth., Caust., **Sulf.**
vor M.: Cadm-s.
nach M.: Ars., Kali-c., Op., Thuj.
Hitze vor, Frost nach M.: Calad.

Morgen: Ang., Apis, Arn., **Bry.,** Calc., Con., Cycl., Dros., **Eup-per.,** Euph., *Ferr.,* Gels., Graph., *Hep.,* Hydr., Kali-c., Led., *Lyc.,* Merc., **Nat-m., Nux-v.,** Phos., **Podo., Sep.,** Sil., *Spig., Sulf.,* Thuj., Verat.

Morgen, *früh am*: Arn., *Chin-s.,* Graph., Lyc., *Nat-m.,* **Nux-v., Verat.**
bis Mittag: *Eup-per.,* **Nat-m.**

Nachmittag: Alum., Anac., Ant-c., Arg-m., *Arn.,* **Ars.,** Bapt., Bar-c., *Bor.,* Bry., Chel., Chin-s., Cic., Cina, Cocc., Croc., Crot-h., Dig., Eup-per., Gels., Graph., Kali-bi., Lach., **Lyc.,** Merl., *Nat-m.,* Nat-s., Nit-ac., *Nux-v.,* Op., Petr., Phos-ac., Phos., **Puls.,** Ran-b., Rob., Sabad., Samb., Sarr., Sil., Staph., Sulf., Thuj.

Nachts: *Alum.,* Ambr., Arg-m., **Apis,** Bell., Bov., Carb-v., Caust., Ferr., Gamb., Hep., Iris., *Kali-j.,* Mag-s., **Merc.,** Mur-ac., Nat-s., Nit-ac., **Nux-v.,** Op., **Phos.,** *Sars.,* Sil., Staph., *Sulf.,* Thuj.
im Bett: Canch.
niemals nachts: Chin.

Regelmäßige Intervalle: Aranea sciencia, Chin-s.
Intervalle von zwei Tagen: Brom.
Intervalle von sieben Tagen: **Am-m.**
Intervalle von vierzehn Tagen: Ars., Calc., Chin., Puls.

Sonnenuntergang: Puls.

Tag, *den ganzen*: *Alum.,* Sabin., **Sil.,** Tub.
während, Fieber nachts: Alum.
während: Asar.
während, zu irgendeiner Zeit: **Ars.,** Camph., Hell., Kali-c., *Plant.,* Sars.
und Nacht: Sars.

Vormittag: Alst., Ambr., Ang., *Arn.,* Asar., Calc., Con., Cycl., **Eup-per.,** Euph., Led., **Nat-m., Nux-v.,** Sil., Stann., Stront-c., Zinc.

C A U S A

Der Anfall wird hervorgerufen durch:

Alkohol, *Mißbrauch von*: Crot., Led., *Nux-v.*

Angst: Ars., *Gels.*

Animalische *Wärme, Mangel an*: Led., Sep., Sil., Teucr., Tub.
Gewebezerfall: Anthr., Ars., Pyrog.

Anstrengung, *körperliche*: Ars., Eup-per., Merc., Sil., Sulf.
zu viel geistige, zu wenig körperliche: Nux-v.

Arsen, *Mißbrauch von*: *Ip.*

Ausziehen (Kleider), *beim*: Euphorbium amygd., Hep.

Berührtwerden, *durch*: Spig.

Chinin, *Mißbrauch von*: Alst., Arn., Ars., Carb-v., Ip., Lach., Nat-m., Puls., Stann.

Cholera-ähnlich, *während Cholera-Epidemien auftretend*: Elat., Verat.

Diät, *Fehler in der*: Ant-c., Cycl., *Ip.*, Puls.
Fehler in der D. kann einen Rückfall hervorrufen: Ant-c., *Ip.*
Fehler in der D., Essen von Schweinefleisch, reichhaltigen, fetten Speisen: **Puls.**
Fehler in der D., Essen von Kuchen, Süßigkeiten: Cina. Ip.
Fehler in der D., spätes, unregelmäßiges Essen, zur falschen Zeit: *Nux-v.*

Eiter, *Absorption*: Anthr., Ars., Lach., Pyrog.

Entblößung, Ausgesetztsein (der Witterung): *Acon.*, Ang., Ant-c., Ant-t., *Aran.*, Arn., Ars., Bar-c., Bry., Cact., *Calc.*, Canth., Carb-v., *Cedr.*, Chin., *Chin-s.*, Dros., Dulc., Eucal., Hep., Kali-c., Led., Lach., Nat-m., Nat-s., Rhus-t., Sep., Spig., Zinc.
Baden, bei Wärme: Clem.
Baden, kalt, zu häufig: Ant-c., **Rhus-t.**
Boden, frisch umgegrabenem Boden ausgesetzt sein: **Nat-m.**
kalte Bettlaken, sobald er sie berührt: **Aran.,** Pyrog.
kalte Getränke, wenn überhitzt: Acon., Bell-per.
kaltes Gemüse oder Obst, beim Anfassen: Calc., Valer., Zinc.
Leben im Souterrain, in Kellern: *Ant-t.*, **Aran.,** *Ars.*, Ars-j., Carb-v., *Nat-s.*, **Ter.**
Leben am Ufer von Strömen oder Teichen: **Nat-m.**
Lehm, Arbeiten im: **Calc.**
Luftzug, einem L. ausgesetzt sein: *Acon.*, Bar-c., Canth., Hep.

Luftzug, einem L. ausgestzt sein, wenn erhitzt: **Acon.**
malarialen Einflüssen ausgesetzt sein: *Arn.,* Cadm-s., Carb-ac., **Cedr.,** Chin., **Chin-s.,** Cur., *Eucal.,* Eup-per., Nat-m., Nat-s., Ter.
Meeresküste, Wohnen an der: Nat-m., Nat-s.
Meeresküste, Besuche an der: *Ars.,* Nat-s.
Moor, in Mooren: Ang., Cedr.
Mooren, in, in tropischen Ländern: *Ang.,* **Cedr.,** Chin-s., *Eucal.,* **Nat-m.,** Ter.
naß, durch Naßwerden: Acon., Aran., Bell-per., *Bry.,* Clem., Dulc., **Rhus-t.,** *Sep.*
naß, durch Naßwerden, wenn überhitzt: *Acon.,* Bell-per., Clem., **Rhus-t.**
Regen, durch Arbeiten im: *Aran.,* Clem., **Rhus-t.**
Regenzeit, während: Aran., Cedr., Cur., Ferr., Dulc., Zinc.
rheumatisch, und Leben und Arbeiten in Kellern: Ant-t., Aran., *Ars.,* Carb-v., **Nat-s.,** *Ter.*
Schlafen in feuchten Räumen oder Betten, durch: Ant-t., *Aran., Carb-v.,* Nat-s., *Rhus-t.,* Ter.
Sonne, der S. ausgesetzt sein: Ant-t., *Cact.,* **Glon.,** Lach., Nat-c.
Sonnenhitze, der S. ausgesetzt sein: Ant-c., *Cact.,* Glon., Lach., Ter.
sumpfige Gegenden: Cedr., Chin-s., Eucal.
trockene, kalte Nord- oder Ostwinde: **Acon.,** *Bry.,* Hep.
Wasser, Stehen in: Aran., *Calc.,* Led., Rhus-t.
Wasser, Leben am: **Nat-s.**
Wasser, Arbeiten im: *Calc.,* **Rhus-t.**

Erhitztwerden, *nach*: Ant-c., Carb-v., Glon.

Essen, *nach*: Ars., Asar., Bell., Carb-a., Kali-c., Nux-v., Tarax., Teucr., Zinc.
nach, und Trinken: Asar., Tarax.
bei Beginn des Essens: Bell., Euph.

Faulschlammgas: Anthr., Bov., Op.

Freien, *im*: Zinc.

Freude, *exzessive*: **Coff.**

Gelbfieber, *während einer Epidemie von G.*: Cadm-s.

Gonorrhoe: Clem., Med., Nat-s., Thuj.

Hämorrhagische Diathese: Crot-h., Lach., Phos., Sec.

Infektion, *septisch*: Anthr., Crot-h., Lach., Pyrog.

Kaffee, *Mißbrauch von*: Cham., Nux-v.

Keuchhusten, *während epidemischem K.*: Dros., Kali-c.

Kummer: *Gels.,* **Ign.**

Lebenskräfte erschöpft: Ars., Carb-v., Crot-h., Psor., Sec.

Mechanische Verletzungen, *durch*: Arn., Bell-per., Calend., Ham., Hep., Mill., Rhus-t.

Milzbrand: Anthr., Ars., Carb-ac., Crot-h., Lach., Pyrog.

Obduktions-Infektion: *Anthr.,* **Ars., Lach., Pyrog.**

Organische Veränderung: Anthr., Ars., Hydr.

Rheumatisch: Acon., *Aran., Bry.,* Led., **Rhus-t.,** *Spig.,* Sulf.

Saures, *Mißbrauch von, oder Einnahme von*: Lach.

Schreck: Acon., Gels., Op.

Schweiß, *durch unterdrückten*: Acon., Cupr., *Sil.*
unterdrückt durch einen Luftzug: **Acon.**
unterdrückt, der Füße: *Cupr.,* **Sil.**

Sektionswunden: *Anthr.,* **Ars.,** Carb-ac., **Lach., Pyrog.**

Sumpf-Malaria: **Arn.,** Carb-ac., Casc., *Cedr.,* Chin., *Chin-s.,* **Eucal.,** Eup-per., *Nat-m.,* Ter.

Sykosis: Med., *Thuj.,* Sars.

Tabak, *Mißbrauch von*: Bell., Gels., Ign., Ip., Nux-v., Phos., Sec.

Trinken, *nach*: Ars., Asar.

Überhitzt *werden, durch*: *Ant-c.,* **Carb-v.,** Glon.

Unangenehme Dinge, *nach Reden über*: Cham., Teucr.

Unterirdisch, *leben, arbeiten*: Ant-t., Aran., Carb-v., Nat-s., Ter.

Wetter, *kalt, feucht, regnerisch*: Aran., Dulc., Merc., Nat-s., Rhus-t.
feucht, plötzlich kalt werdend: **Dulc.**
heiße Tage und kühle Nächte: **Acon.,** Colch., Merc.
heiße Tage und kühle, feuchte Nächte im Herbst: Colch., *Merc.*
Sturm, beim Nahen eines St.: Phos., Psor., Zinc.
trocken und kalt: Acon., Hep.
trocken, Wetter heiß oder kalt: *Bry*
warm, bei warmem Wetter: *Ant-c., Ars., Bell.,* Bry., *Calc.,* **Caps.,** Carb-v., Cedr., *Cina, Ip.,* **Lach.,** Nat-m., Puls., **Sulf.,** *Thuj.*
Wechsel, jeder W. von trocken zu naß: Nat-s.

Würmer, *oder intestinale Reizung*: Cina, Spig., Sil.

Wunden, *Sektionswunden*: *Ant-t.,* **Ars.,** Carb-ac., **Lach., Pyrog.**

Zimmer, *wenn in einem*: Ars.,
Wärme des Z.: *Apis, Ip.,* Puls.

Zorn: Bry., Cham., Cocc., **Nux-v.**

PRODROMALSTADIUM

Zustände, die während des Prodromalstadiums eintreten:

Anfall, *immer besser vor dem A.*: **Psor.**

Angst: Ars., Ars-h., Chin.

Ängstlich: Chin.

Appetitverlust: Hydr.

Augäpfel, *schmerzhafte Wundheit der A.*: Eup-per., Pyrog.

Augen, *blaue Ränder rundherum*: **Cina,** Phos.
Brennen darin: Rhus-t.
Schmerz über die A., in der Stirn: Lac-ac.

Bauch, *Auftreibung des B.*: Ars-h.

Bedeckt, *Verlangen, b. zu sein*: **Eup-per.,** Nux-v., Tub.

Biliös, *Symptome deutlich ausgeprägt*: **Podo.**

Brechwürgen, *heftig*: Ip.

Brust, *Beklemmung der B.*: Ars-h.
Schmerz in der B.: Ars., Plant.
Schmerz in der B., schneidend: Ars.
Schmerz in der B., wandernd: Plant.

Darm, *Schmerzen im D.*: Ars., Elat., Eup-per.
Schmerzen im D., schneidend wie von Messern: Ars.

Diarrhoe: *Ars.,* Cina, *Puls.,* Verat.

Gemütsbewegungen, durch: Arg-n., Calc-a., *Gels.,* Psor.
Morgen, am frühen M.: **Ferr.,** Sulf.
mukös, nachts: **Puls.**
vorausgehende Nacht ohne Durst, wenn Morgen-Frost kommt: *Puls.*

Durst: Alst., Am-m., Ang., **Arn.,** Ars., Bor., *Bry.,* Cimx., **Chin.,** Cina, **Eup-per.,** Lach., Lob., *Puls.,* Samb., *Sulf.*
und Knochenschmerzen einige Zeit vor dem Anfall: **Eup-per.,** *Nat-m.*
aber das Schlucken tut weh: Gels.
einige Zeit vor dem Anfall: **Caps.,** Chin., Nat-m.
nach großen Mengen von kaltem Wasser: **Arn.,** Bry., Eup-per.
nach warmen Getränken: Casc., Cedr., *Eup-per.*
danach Schaudern: Lach.

Epigastrium, *totales Hinsein-Gefühl fünf Tage vor dem Anfall*: **Hydr.**
bläht sich auf, empfindlich gegen Berührung: Cocc.

Erbrechen: Apis, Arn., Cina, *Eup-per., Ferr.,* Lyc., Nat-m., Puls., Sec.
von Galle: Cina, **Eup-per.**
des Gegessenen: Cina, *Eup-per.,* **Ferr.**
des Gegessenen, Wasser: *Nat-m.*
plötzlich: Apis.
von Schleim: Puls.
sauer: Lyc., Rob.

Erregung, *geistige*: **Cedr.**

Erwartungsspannung *vor irgendeiner unüblichen Prüfung kann den Frost beschleunigen*: Gels.

Frösteln: Elat., Thuj.
und Schwäche einige Zeit vorher: *Thuj.*
und Kriebeln, nach Trinken: Ars.

Fürchtet *den Anfall*: Cocc., **Nat-m.**

Fieber: Cedr., Lyc., Nux-v., *Sulf.*
abends, ohne Frost: Sulf.

Füße *kalt*: Carb-v.

Gähnen: Aesc., Ant-t., Aran., Arn., Ars., Ars-h., Chin., Chin-a., Elat., *Eup-per.*, Ign., Ip., Nat-m., Nicc., Nux-v., Rhus-t.
Mund bleibt eine Zeit lang offen beim G.: Ant-t.
und Zittern: Elat.

Gastrische Störungen: *Ant-c.*, Cycl., *Ip.*, Puls.
können einen Rückfall hervorrufen: *Ant-c., Ip.*
durch Essen von Schweinefleisch, reichhaltiger Nahrung: **Puls.**

Gelenke, *ziehender Schmerz in den G.*: Calc.
Wehtun in den großen G.: Polyp.
Wehtun in Knien, Fußknöcheln, Ellbogen und Handgelenken: Cham., *Podo.*

Gemütsbewegung, *plötzliche, kann den Frost beschleunigen*: Gels.

Geschmack, *bitter im Mund, Stunden vor dem Anfall*: Hep.

Gesicht, *blaß*: Ars., Cina, Ferr.
blühend, belebt: Cedr.
gelb, fahl: Ars-h.
Hitze des G.: Stram.
Hitze des G., mit blauen Rändern um die Augen: Cina.

Glieder, *Anziehen und Ausstrecken*: **Nux-v.**
lähmungsartige Schwäche der G.: Nux-v.
Schmerz in den G.: Carb-v., Elat., *Eup-per.*, Nat-m., *Nux-v., Rhus-t.*
Schmerz, reißend, in den G.: *Carb-v.*
Schmerz, reißend, in Händen, Füßen und Nieren: *Nat-m.*
Schwere der unteren G.: Cimx.
Wundheit der G.: Elat.

Ziehen in den G.: Ars., Bry., *Nux-v.*
Ziehen in den oberen G.: Ars-h.
ziehender Schmerz in den Oberschenkeln und Beinen: **Nux-v.**
ziehender Schmerz, als ob er im Periost wäre: *Arn.*, Pyrog.

Hals, *Schmerz im H.*: Ars-h.

Handgelenke, *Wehtun in den H.*: Arn., Podo., Polyp.

Haut, *blau*: Arn.

Hautausschlag, *miliar, schlechter an Stirn und Gesicht*: Ail.

Herzklopfen, *mit Angst*: Chin.

Hitze: Cedr., Lyc., *Nux-v., Sulf.*
allgemein: Cedr.
am Abend: *Sulf.*
Hitzewallungen: Lyc., Sulf.

Hunger: Cina, Chin., Eup-per., **Staph.**
rasender: Chin.

Husten: Apis, **Rhus-t.,** Rumx., Samb.
tief, trocken, eine halbe Stunde lang mit Übelkeit, Durst: Samb.
trocken, stundenlang quälend: **Rhus-t.**
trocken, hackend, in Anfällen: *Eup-pur.*

Ilium, *Schmerz über dem*: Eup-per.

Jammervolle *Stimmung*: **Ant-c.**

Knochen, *Schmerzen in den K.*: Chin., *Eup-per.,* Eup-pur., Nat-m.
Schmerzen in den Knochen der Extremitäten: Eup-pur.
Schmerzen in den Knochen der Extremitäten, wie gebrochen: **Eup-per.,** Tub.

Kolik: Chin., Eup-per.
Schmerz im Oberbauch: Eup-per.

Kopf, *Hitze des K.*: Cedr., **Stram.**
Klopfen in den Schläfen: Carb-v.
Klopfen und Dumpfheit im K.: Plant.
Schmerz, drückend im K.: Cedr.
Schmerz, heftig im K., und im Rücken: Eup-per.
Schwere des K.: *Calc.*
Schwere des K., und des Körpers: Calc.

Kopfschmerz: *Aesc.,* Ars., Ars-h., **Bry.,** Carb-v., Chin., Chin-a., Cedr., Corn., Elat., Ip., *Nat-m.,* Plant., Rhus-t., *Thuj.*
berstend: Aesc., *Bry.*
stechend, ruckend, klopfend, von vorn nach hinten, als ob der Kopf bersten wolle: **Bry.**

Kraftlosigkeit: Anthr., *Ars.,* Chin., Corn.

Krankheitsgefühl, *ein allgemeines*: Chin.

Kummer *kann Frost beschleunigen*: **Gels.,** Ign.

Leber, *dauernder Schmerz in der Lebergegend, mit Übelkeit und Erbrechen*: Tarant.

Leere *im Kopf*: Ars.

Lippe, *Oberlippe, wund*: Ars-h.

Magen, *Krampf im M.*: Aran.

Mattigkeit: Ars., *Bapt.,* Nat-m., Polyp., Tub.
möchte sich niederlegen: *Bapt.,* Tub.

Melancholie: Ant-c., Cedr., Puls.
niedergeschlagen, Sinne dumpf: Cedr.

Nachrichten, *schlechte, können den Frost beschleunigen*: *Gels.*

Nase, *wund*: Ars-h.

Niesen, *wenn kalter Luft ausgesetzt*: Chin.

Reizbar, *jähzornig, übellaunig*: Cham.

Rücken, *Wehtun im R.*: Aran., Carb-v., *Eup-per.,* Ip., **Podo.,** Rhus-t.
Schmerz im R., über dem rechten Darmbein: Eup-per.
Schmerz, schlimm in der Kreuzgegend: *Aesc.,* **Podo.**
Schmerz in der Kreuzgegend: Lac-ac.

Schaudern: *Ars.,* **Ign.,** Lach.
nach Durst: Lach.
nach Trinken: **Caps.**

Schläfrigkeit: Ars., Corn., Puls.
und Duseligkeit den ganzen Tag: Puls.
die Nacht vor dem Anfall: **Ars.**
tagelang geht S. voraus: Corn.

Schlaf, *ruhelos*: Anthr., Arn., *Chin.*
ruhelos, die Nacht vor dem Anfall: **Chin.**

Schlaflosigkeit: Am-m.
die Nacht vor dem Anfall: Chin.

Schreck *kann den Frost beschleunigen*: Gels.

Schwäche: *Ars.,* Ars-h., Bapt., Nat-m., Pyrog., Thuj.
Müdigkeit und Neigung, sich niederzulegen: Ars., *Bapt.,* Rhus-t.

Schwindel: Ars., Bry., Nat-m.

Schwitzen: Corn., Nux-v., Samb., *Verat.*
nach körperlicher Anstrengung: Bry., Corn., Psor.

Speichelfluß: Ip., Rhus-t.

Strecken: Aesc., Amyl., Ant-t., Aran., Arn., *Ars.,* Bry., Chin-a., *Eup-per.,* Ign., *Ip., Nat-m.,* Rhus-t.
der Glieder: Ars., *Nux-v.,* Plant., Rhus-t.
und Ziehen in den Gliedern: Bry.
und Wehtun in den Gliedern: Rhus-t.

Tonsillen, *Druck in den T.*: Ars-h.

Traurigkeit, *große*: **Ant-c.**

Trinken, *Erbrechen nach T.*: Ars., **Eup-per.,** *Nat-m.*
erfrischt: *Arn.*
kann in diesem Stadium trinken: Cimx.
kann nicht genug trinken: *Eup-per.*
Verlangen zu t., einige Zeit vorher: *Caps.,* Chin., *Eup-per.,* Nat-m.
verursacht Übelkeit und beschleunigt den Frost: *Eup-per.,* Nux-v.
unmittelbar danach Frösteln und Kriebeln: Ars.

Übelkeit: Am-m., Cina, *Chin., Eup-per.,* **Ip.,** Lyc., Nat-m., Puls., Samb.
und Brechwürgen: Ip.
und Durst, in der Nacht vor dem Anfall: **Eup-per.**
und Erbrechen: Lyc., Nat-m.

Unbehagen, *Unruhe*: Caps.

Unwohlsein: Ars., Bapt., Tub.

Urin, *Inkontinenz, setzt ein vor dem Anfall*: Gels.

Urtikaria, *juckend, stechend: Hep.*

Wundes, *zerschlagenes Gefühl*: Arn., Bapt., Pyrog.
zerschlagenes Gefühl in den Gliedern: Elat.
zerschlagenes Gefühl der Teile, auf denen man liegt: Bapt., Pyrog.

Zahnschmerz: Carb-v.

Zittert, *wie nach einer schweren Krankheit*: Bapt.

BEGINN DES FROSTES

Frost beginnt in:

Arm, *auf dem er liegt*: Carb-v.
links: Carb-v., *Nux-v.*
links, und Unterglieder: **Nux-m.**
links, und Hand: Carb-v.
rechts: *Merl.*
rechts, und Bein: Apis, Kreos., Rhus-t.
rechts, rechte Seite der Brust: Merl.

Armen: Bell., Dig., **Hell.,** *Ign.,* Mez., Plat.
in beiden: *Bell.,* Hell., Mez.
in beiden zugleich, danach über den ganzen Körper: **Bell.**
Oberarme, und breitet sich zu Brust und Rücken aus: **Ign.**
Oberarme und Oberschenkel: Psor.
Vorderseite: Chlor.

Bauch: Apis, *Bry.,* Coloc., Cur., *Ign.,* Verat.
und erstreckt sich zu den Fingern und Zehen: Calad.
der sich ausbreitet, als ob er vom B. käme: Teucr.

Beine: Cedr., *Chin.,* Kali-bi., *Nux-m.,* Thuj.
unterhalb der Knie: Chin.
unteres B.: Nux-m.

Brust: *Apis,* Ars., *Carb-a.,* Cic., Cina., Kreos., Lith., Merl., Nux-v., Rhus-t., *Sep.,* Spig.
und erstreckt sich die Beine hinunter und in die Arme: Cic.
und erstreckt sich vom Gesicht abwärts: Lil-t.
rechte Seite der B., in der: **Merl.**
Vorderseite der B., in der: **Apis.**

Finger: *Bry.,* Coff., Dig., Med., **Nat-m.,** Nux-v., *Sep.,* Sulf.
und Zehen: Med.
Fingerspitzen: **Bry.,** Cycl., Nat-m.
Fingerspitzen und Zehen: **Bry.,** Cycl., Dig., Meny., Nat-m., Nux-v., **Sep.,** Stann., Sulf.
Fingerspitzen, Zehen und Nase: Cycl.

Füße: Apis, Arn., Bar-c., *Chel.,* Cimx., Gels., Hyos., Kali-bi., Mag-c., Med., **Nat-m.,** Nux-m., *Nux-v.,* Sabad., Sarr., *Sep.,* Sulf.
und Beine: Kali-bi.
Sohlen: Dig.

Fuß, *rechter*: Chel., Lyc., Sabin.

Fußknöcheln, *zwischen Knien und F.*: Chin., Lach., Puls.

Gesicht: Bar-c., Berb., *Caust.,* Kreos., Petr.

Hände: Benz-ac., Bry., **Chel.,** Dig., Eup-per., **Gels.,** *Nux-v.,* Rhus-t., Sabad., Sulf.
mit Zusammenballen der H.: Cimx.
Handteller: Dig.
Handteller und Fußsohlen: *Dig.*
und Füße: Apis, Bry., Calc., Carb-v., Chel., Calend., Dig., Gels., **Nat-m.,** Nux-m., Op., Sabad., Sulf.

Hals: Staph., Valer.
und Rücken: Kali-m.

Hand, *links*: **Carb-v.,** Nux-m.
rechts: **Merl.**

Herz, *Gegend des*: Spig.

Herzgrube: Bell., Bry., *Calc.,* Helon.
mit Spasmen, oder einem festen, quälenden Gewicht: **Calc.**

Knie: Apis, Benz-ac., Thuj.
und Oberschenkel: *Thuj.*

Körper, *linke Seite*: Caust.
rechte Seite: Bry., Nat-m., Rhus-t.

Kopf: *Bar-c.,* Nat-m., Stann.

Kopfhaut, *in der K.*: Mosch.

Lippen: Bry.

Magen: Berb., Bry., Cahinca.
von der Magengrube zum Bauch: Spig.

Mund, *um den M.*: Bry.

Nacken, *den Rücken hinunterlaufend*: Valer.
und läuft entlang der Wirbelsäule zwischen den Schultern: Polyp.

Nase: Sabad., Tub., Zinc.

Oberschenkel: Cedr., Ther., **Thuj.**
in einem: Rhus-t.

Ohren, *in den*: Cycl.

Rücken: Ang., Arg-m., Ars-h., Bapt., Benz-ac., Bov., Cact., Canth., Calc-a., **Caps.,** Cedr., Chin-s., Chlor., Cimx., Crot-h., Dulc., **Eup-per., Eup-pur.,** *Gamb.,* Gels., Hipp., Jatr., Kali-j., Kali-m., **Lach.,** Led., *Lyc.,* Nat-m., **Polyp.,** Rhus-t., Sarr., *Sep.,* Spong.
breitet sich vom R. aus: Act-r., Cupr-s., *Eup-per., Gels.*
breitet sich vom R. zu Armen und Brust aus: Calc-a.
breitet sich vom R. aus über den ganzen Körper zum linken Bein, danach zum rechten Bein: Cupr-s.
breitet sich über den R. aus, und am linken Schulterblatt: Dios.
Dorsalgegend: *Eup-per.,* Gels., **Lach.,** Med., Nat-m., Thuj.
hinauflaufend: **Canth.,** Merc., Sulf.
hinauf- und herablaufend, von da über den ganzen Körper: Eup-pur., **Gels.**
interscapulare Gegend: **Caps.,** Eup-pur., Led., **Polyp.,** Rhus-t., Sarr., *Sep.*
Kreuzgegend: **Eup-pur., Lach., Nat-m.**
über den ganzen R.: Stann.

Scheitel: Arum-t.
zur Brust: Ol-an.

Schultern, *beginnt an den S.*: Lach.
zwischen: Sarr.

Schulterblätter, *manchmal zwischen den S.*: Rhus-t.
beginnt über dem linken S.: Dios.

Thorax, *Schaudern beginnt vom Th. aus*: Lith.

FROST, ORT DES FROSTES

Frost; befallener Teil, Ort des.

Achsel: Astacus.

Arm, *linker*: **Carb-v.,** *Nux-m.,* Rhus-t., Stann.
rechter: Lyss., **Merl.**

Arme: **Bell.,** *Camph., Caust.,* Cham., Cic., Dig., Euph., *Hell.,* Ign., Kali-bi., **Mez.,** Op., *Puls.,* Sec., *Sil.,* Sulf., Verat.
Oberarme, und breitet sich zu Rücken und Brust aus: **Ign.**
Hinterseiten der A.: Berb.

Bauch: Aeth., Agar., *Apis,* Ars., **Calc.,** Cham., Chel., Cist., Colch., Cur., *Ign.,* **Meny.,** *Merc., Merl.,* **Mez., Op.,** *Par.,* Phos-ac., *Puls., Sec.,* Sulf., Ter., Teucr., Verat., Zinc.
Kälte und Frost im B.: Ter.
Kälte, objektiv und subjektiv: Agar.
und Brust: *Apis,* Spig.
zu Fingern und Zehen: Calad.

Bein, *linkes*: Carb-v., Caust., Ol-an., Stann., Thuj.
rechtes B., Eiseskälte des: *Chel., Sabin.,* **Sep.**
rechtes B., als ob es in kaltem Wasser stände: *Sabin.,* **Sep.,** Tub.

Beine: *Caust.,* Cic., Cocc., Coff., Colch., Ign., Kalm., Lac-ac., **Meny.,** *Nux-v.,* Op., Par., Puls., **Rhus-t.,** *Sec., Sil.,* **Stram.,** *Sulf.,* Ter.
zu den Knien: Aur.
hinauflaufend: Ham.
den Rücken hinauflaufend: Caust.

Brust: **Apis,** Carb-a., Cham., Cic., Cina, Hydr., *Ign., Merl.,* Nat-p., Par., Sep., **Sulf.,** Sulf-ac., Zinc.
und Bauch: **Apis,** Par., *Sulf.,* Spig.
und erstreckt sich zu Beinen und Armen: *Cic.*
rechte Seite der B.: **Merl.**

Darm: Gymno.

Epigastrium: *Arn.,* Bar-c., **Bell., Calc.**

Extremitäten: Colch.
zu Gesicht und Kopf: *Acon., Benz.,* **Gels.**
der Finger und Zehen, zu Brust, Kopf und Scheitel: *Benz.*

Finger, *an den F.*: *Bry., Meny.,* Nat-m., **Phos-ac.**
Fingerspitzen, an den F.: *Bry.,* **Phos-ac.**

Flecke, *vereinzelte, wie von kalten Substanzen*: Berb., Par.

Füße, *der*: Alum., Aur., Benz-ac., Chel., Hyos., Ign., **Meny., Mez.,** Nux-v., Op., *Sep.,* **Sil.**
erstreckt sich zu den Waden: Crot-t.
der Sohlen: Coloc., **Dig.,** Lith., Manc., *Meny.*
als ob sie in kaltem Wasser wären: Mag-c., Merc., **Meny., Sep.**

Fußsohlen *und Hände, übriger Körper warm*: Coloc.

Genitalien, *Eiseskälte der G.*: **Sulf.**

Gesicht, *des G.*: Aster., **Bar-c.,** Berb., Cann-i., Caust., Cham., Ign., Lil-t., Merc-c., *Petr.*
linke Seite des G., nach Mitternacht: *Dros.*

Glieder: Chlor.
sehr kalt, Körper heiß: Ter.

Hände: Aur., Benz-ac., **Cact.,** **Camph.,** Cann-i., *Canth.,* **Carb-v.,** *Chel.,* Colch., Coloc., Dros., Ferr., *Hep., Hyos.,* Ip., Led., *Lyc.,* Manc., **Meny.,** Merc., Merc-c., **Mez.,** *Nat-m., Nux-v.,* **Op.,** Polyp., **Phos.,** **Sec.,** **Verat.**
und Füße kalt, Kopf heiß: Nat-c.
und Füße kalt mit Wärme des übrigen Körpers: Coloc., **Meny.**
kalt, Mund und Hals heiß: Jatr.

Hals, *vom H. herablaufend*: **Par.,** **Valer.**
Nacken: Chin-s.

Halsdrüsen, *schmerzhafte Schwellung der H.*: Cist., Tub.

Hüften: Ham., Mez.
rechte Hüfte: Bry., *Merl.,* Rhus-t.
linke Hüfte: Carb-v., Caust., Thuj.

Kälte, *äußerlich*: Agar.
äußerlich, mit innerlicher Hitze: Zinc.
innerlich, wie gefroren: Aran.
innerlicher Organe: **Calc.**
mit äußerlicher Hitze: Rheum.

Knie: **Apis,** **Carb-v.,** Chin., Ign., **Phos.,** **Sil.,** Stann.
Eiseskälte des rechten K.: Chel.

Körper, *über den ganzen*: Agar., Alum., Anac., Ant-t., Arn., Ars., Calad., **Camph.,** Canch., Canth., Carb-a., **Carb-v.,** Cedr., Chel., **Chin.,** **Chin-s.,** Cic., Cimx., Cocc., Con., Cupr., Cur., Dig., Dulc., Eup-per., Eup-pur., Euph., Ferr., Gamb., Gels., Graph., Hep., Hyos., **Ign.,** Iris, Kali-j., Kali-m., *Lach.,* Lachn., Lyss., *Lyc., Meny.,* Merc., *Merl.,* **Mez.,** **Nux-m.,** **Nux-v.,** Op., *Petr.,* Phel., Phos-ac., *Puls.,* **Rhus-t.,** *Sec., Sep.,* Spig., **Staph.,** *Stram., Sulf-ac.,* Stann., Teucr., **Verat.,** *Verat-v.,* Zinc.
über den ganzen K. und Kopf, mit Hitze und Röte des Gesichtes: **Arn.,** Cann-s., Cham.

über den ganzen K., abwechselnd mit Hitze des Gesichtes: *Cham.*
über den ganzen K., mit brennender Hitze des Gesichtes, die aus den Augen wie Feuer kommt: **Cham.**
über den ganzen K., mit einem gespannten Gefühl: Calad.
über den ganzen K., ausgenommen Gesicht, Hals und Genitalien: *Ambr.*
eine Seite des K.: Arn., Bar-c., **Bry., Carb-v., Caust.,** Chel., Dig., Elat., Ferr., *Lach.,* **Lyc.,** Nat-c., Nat-m., Nux-v., Par., *Phos.,* Puls., Rhus-t., *Sep.,* **Sil.,** Thuj., **Verat.**
linke Seite des K.: **Carb-v., Caust.,** Elat., Ferr., *Lach.,* **Lyc.,** Nat-c., Rhus-t., **Thuj.**
rechte Seite des K.: Arn., **Bry.,** Nat-m., **Par.,** *Rhus-t.,* **Thuj.**
rechte Seite des K., von Kopf zu Füßen, die andere Seite natürlich warm: **Par.**
rechte Seite des K., mit Hitze der linken: Par., **Rhus-t.**
hintere Teile des K., nur: Cham., *Ign.*
hintere Teile des K., mit Hitze der vorderen: **Cham.**
obere Teile des K.: **Meny.**
untere Teile des K., Gesicht heiß: Calc-p.
vordere Teile des K.: Cham.
an eiskalten Stellen hier und da: *Par.,* Ter.

Kopf: Chlor., Lac-ac., Merc-c.
im Hinterkopf: *Dulc.*
zu den Extremitäten: **Verat.**

Larynx, *Kältegefühl im L.*: Cist.

Lenden: Asaf., Camph., *Puls.,* Thuj.

Magen, *frostiges Schaudern im M.*: *Colch.*
Magengrube: **Arn.,** Bar-c., *Bell., Calc.*
Magengrube, am schlimmsten in der M. gefühlt: **Arn.**

Mund *und Rachen heiß mit kalten Händen*: **Jatr.**

Nase: Cann-i., Colch.

Oberschenkel: Chlor., Thuj.
mit Wehtun in den: **Hydr.**

Rücken, *im oder am*: Aesc., Agar., Amyl., Alum., Ang., Apis, Ars., Ars-h., Asaf., Bell., Bov., Benz-ac., Berb., **Cact.,** Calc-a., *Camph., Canch., Canth.,* Caps., Carb-a., Cedr., Cham., Chel., Cimx., Cocc., Coff., Con., Croc., Crot-t., Cupr-s., Dios., Dulc., **Eup-per., Eup-pur.,** *Gels.,* Ham., Hydr., Hyos., Ign., Ip., Kali-bi., Kali-m., Kalm., Lac-ac., **Lach.,** *Led., Lob., Lyc.,* Mag-c., Meny., Nit-s-d., **Nat-m.,** Sep., Stann., Staph., *Stram.,* **Sulf.,** Valer., Verat.
den R. auf- und abwärts kriechend: *Aesc., Crot-h.,* Gels., Med.
und Bauch: Cham.
vom Kreuz zu den Untergliedern: Nit-s-d.
erstreckt sich zu den Hüften: Berb.
als ob Wasser herunterlaufen würde: Agar.
den R. herunterlaufend: Act-r., *Agar.,* Apis, Bell., Canch., **Canth.,** Carb-a., *Caust., Chel., Cina, Coff., Croc., Eup-per.,* **Eup-pur.,** Ip., Lob., Med., Phos., Staph., **Stram.,** Valer., Zinc.
den R. herunterlaufend und durch die Beine: Colch., Mag-c., Nit-s-d.
den R. und den Körper herunterlaufend und in einem Zick-Zack-Kurs: Med.
den R. herunterlaufend und in der Magengrube endend: **Bell.**
den R. und den rechten Arm herunterlaufend: Lept.
den R. herunterlaufend, mit Hitze im Magen: Lob.
und Seiten, über: **Meny.**
in der interscapularen Gegend: **Caps.,** Eup-per., Led., **Polyp.,** Sarr., *Sep.,* Sulf.
interscapulare Gegend wie ein Stück von Eis: **Lachn.**
kriecht dauernd vom Sakrum hinauf: **Sulf.**
läuft den R. hinauf: Aesc., Am-m., Arg-n., Ars., Eup-per., *Eup-pur.,* **Gels.,** Hyos., Ip., Kali-bi., Kali-j., **Lach.,** Mag-s., Merc-s., Nat-s., Puls., *Sabad.,* Sulf.
läuft den R. hinauf und herunter: Amyl., **Eup-pur., Gels.**

läuft vom Sakrum zum Hinterkopf in schnellen, aufeinander folgenden Wellen: **Gels.,** Lach., Lachn., *Sulf.*
läuft hinauf mit Schütteln und Zähneklappern ohne äußerliche Kälte: Nat-s.
in der Lumalgegend: Asaf., **Eup-pur., Lach.,** Led.

Sakrum: Aesc., Asaf., Eup-pur., Puls., Sulf.

Scheitel *zur Brust, Schaudern vom S.*: Ol-an.

Schultern: Clem., Hydr., *Kali-bi.,* Lach., *Polyp.,* Verat.
querüber: Chin-s.
zwischen: Lachn., Sarr.

Sonnengeflecht, *ausstrahlend vom S.*: Helon.

Steigt ab: Agar., Bar-c., Bor., Canch., Carb-ac., Caust., Cic., Lil-t., *Phos.,* Valer., **Verat.**
vom Kopf zu den Zehen beider Füße: **Verat.**

Steigt auf: **Acon.,** Am-m., *Ars.,* Benz., Caust., Cina, Coff., Eup-per., *Gels.,* **Hyos.,** Kali-bi., *Sabad.,* Sulf.
von den Fingern und Zehen zu Brust, Kopf und Scheitel: *Benz.,* Coff.
von den Füßen zur Brust: *Acon.,* Benz.
vom oberen Teil des Körpers zum Kopf: *Cina.*

Teile, *einzelner*: **Ambr.,** Ars., Asar., Bar-c., Bell., Benz., Bry., Calad., *Calc.,* **Caust.,** *Cham.,* Coloc., Hep., Hydr., **Ign.,** *Led.,* Lyc., **Mez.,** Nux-v., Par., **Puls.,** Rhus-t., **Sep.,** *Sil., Spig., Thuj.,* Verat.

Wangen: Colch.

VERSCHLIMMERUNG DES FROSTES

Abend, *am*: Carb-v., Cycl., **Kali-c.,** Lyc., *Puls.*

Arme, *Bewegung der A.*: Helon.

Aufrichten *vom Bücken*: Merc.

Ausziehen, *beim*: Cham.

Berührung, *bei*: **Acon.,** Arg-n., Spig.
beim Berühren von irgendetwas Kaltem: Zinc.

Bett, *beim Aufstehen aus dem B.*: Bar-c., *Canth.,* **Nux-v.,** *Sil.*
beim Gehen in das B: Aran., Bov., Pyrog.
solange er außerhalb des B. ist: Hell.

Bewegung, *durch*: *Acon.,* Agar., Alum., *Ant-t., Apis,* Arn., **Bry.,** Camph., *Canth.,* Cedr., Chin., Chin-a., Coff., *Cur.,* Eup-per., *Hep., Kali-c.,* Kali-n., Merc-c., *Nit-ac.,* **Nux-v., Rhus-t., Sep., Sil.,** Spig., Sulf., Thuj.
Bewegen der Hände und Füße zu einem kühlen Teil des Bettes: Chin-a.

Denken *daran*: Chin-a.

Entblößung, *bei*: *Acon.,* Agar., *Am-m.,* Arg-n., Arn., Bell., Bor., Card-m., Carb-a., Cham., Clem., *Cycl.,* Merl., Nit-ac., Nux-m., **Nux-v.,** Stram., Thuj.
kehrt wieder bei E.: Arg-n.

Erwacht, *sooft er erwacht*: *Am-m.*

Essen, *nach*: Arg-n., **Bell.,** Carb-a., Cocc., Euph., **Graph., Kali-c.,** *Rhus-t.,* Tarax., Teucr.
und Trinken, nach: Asar., Tarax.
während E.: Euph., Lyc., *Rhus-t.*

Feuchtigkeit, *der F. ausgesetzt sein*: **Aran.,** *Calc.,* Dulc., *Rhus-t.*

Gehen *im Freien*: Alum., Am-c., *Ars.,* Cadm-s., Caust., Chel., Chin., Kali-chl., Merc., Nit-ac., **Nux-v.,** Petr., Puls., Rhus-t., Tab.

Körperlicher Anstrengung, *bei*: *Ars.,* Bar-c., Merc., Nux-v., Sil., Sulf.
im Freien: Sulf-ac.

Luft, *im Freien*: Anac., Agar., Ant-t., **Ars.,** *Bar-c.,* Bufo., Canth., Carb-ac., Calc-p., Calend., Cham., Chel., Chin., Dulc., **Hep.,** Kali-chl., Lil-t., *Merc.,* Merc-c., Mosch., Myric., Nit-ac., *Nux-m.,* **Nux-v.,** Ol-an., Petr., Plat., Polyp., *Puls.,* Ran-b., Rhus-t., Seneg., Sep., Sulf., Zinc.
in einem Luftzug: Caps., Carb-a., Dulc., **Nux-v.**

Ofen, *an einem warmen O.*: Alum., **Apis,** Chin., Ip., Nux-v., Sep.

Rauchen, *durch*: Cocc., *Ign.*

Ruhe, *während*: Dros., Rhus-t.

Schmerzen: Aur.

Tage, *während kalter Tage*: Acon., *Aran.,* Cham., Ign.
während regnerischer Tage: *Aran., Cur.,* Dulc., Rhus-t.

Trinken, *durch*: Alum., *Ars.,* Arn., Asar., Cadm-s., Cann-s., **Caps.,** Chin., Cocc., Croc., *Elaps, Eup-per., Lob.,* Lyc., Mez., **Nux-v.,** *Rhus-t.,* Sil., Tarax., **Verat.**
nach warmen Getränken: *Alum.,* Cham.
nach kalten Getränken: Calend.

Wärme, *in*: Alum., Anac., Ant-c., **Apis,** Ars., Bell., Bry., Bor., Canth., Caust., Chin., Cic., Cina, Cocc., Dulc., Grat., Guaj., Jod., **Ip.,** Kreos., Laur., Mag-m., Meny., Merc., Mez., Nat-m., Nux-m., Phos., Puls., Rhus-t., Ruta, Sep., Sil., Staph., Spong.

Wasser, *durch Baden mit kaltem W.*: Ant-c., Aran., Phos., Rhus-t.
Waschen der Hände in kaltem W.: Lac-d., Phos.

Wetter, *in feuchtem W.*: Cur., Dulc., **Rhus-t.**

Wind, *in kaltem W.*: *Acon.,* Cur., Hep.

Zimmer, *in einem*: **Apis,** Bry., Ip., Sulf-ac.
warm, in einem warmen Z.: Arg-n., Croc., Grat.
Hereinkommen aus dem Freien: Arg-n.

BESSERUNG DES FROSTES

Aufdecken, *durch*: Camph., Med., Sec.

Aufrichten, *beim*: Rhus-t.

Bett, *Aufdecken im B., durch*: *Kali-j.,* Mag-s., **Podo.,** Rhus-t.
warm Zudecken im B., durch: Hyper., **Podo.**
Aufstehen aus dem B., durch: Aur., Lyc., *Verat.*
Wärme des B., durch: Kali-j.

Bewegung, *bei*: Apis, Arn., Asar., Bell., **Caps.,** Cycl., Merc., Mez., Nit-ac., Nux-v., Podo., Rhus-t., Sil., Spig.

Einhüllen, *gefolgt von schwerem Fieber und Schweiß*: **Sil.**

Essen, *vor dem*: Berb.
nach dem E.: Ambr., *Cur.,* Ign., Nat-c., Phos.

Freien, *im*: *Graph., Ip.,* Phos., Puls., Sulf-ac.
Gehen im F.: **Caps.**
körperliche Anstrengung im F.: **Caps.,** Mag-c., *Puls., Staph.,* Sulf-ac.

Herabgedrückt *werden, durch*: *Lach.*

Hitze, *heißer Bügeleisen*: **Caps.,** *Lachn.*

Gehalten *werden, durch*: *Gels.,* Lach.
fest gehalten werden, durch : **Lach.**

Niederlegen, *nach*: Kali-c., Kali-n., Mag-m., Merl., Rhus-t., Sulf.

Schlaf, *nach*: Bry., Nux-v.
während S.: Rhus-t.

Sitzen, *durch*: Ign., Nux-v.

Sonnenschein, *durch Aufenthalt im S.*: Anac., Con.

Trinken, *nach*: **Caust.,** *Graph., Ip.*

Wärme, *äußerliche*: **Ars.,** Bar-c., Camph., Caps., Carb-a., *Chin.,* Cic., Con., Cor-r., **Ign.,** *Kali-c., Lach., Meny., Mez.,* Nicc., Nux-m., Nux-v., Ptel., *Sabad.,* Sulf.

Zimmer, *verschwindet beim Aufenthalt im Z.*: Chel.

Zudecken, *durch*: Merl. *Podo.,* Rhus-t.

FROST, ALLGEMEINES

Frost nicht vorhanden: *Anac., Ars., Apis, Calc.,* Caust., Cham., Cina, Coff., Eup-per., Ferr., Fl-ac., *Gels.,* Hep., Ip., Kali-bi., Kali-c., Lachn., Lyc., Nat-m., Nux-v., Petr., Rhus-t., Stram., Sulf., *Thuj.*

Frost herrscht vor: *Alum., Am-m.,* **Ant-c., Aran., Arn.,** *Bov.,* **Camph., Canth.,** Caps., Carb-v., *Cedr.,* **Chin., Chin-s.,** Cimx., Cina., *Cocc.,* Dig., *Dros.,* Elaps., Hep., Laur., Led., *Lyc.,* **Meny.,** Merl., **Mez., Nux-v.,** Petr., Petros., *Polyp., Rob.,* Rhus-t., **Sabad.,** Sec., Sep., **Staph.,** Tarant., Thuj., **Verat.**

herrscht vor, am Morgen: *Bry.,* **Eup-per., Nat-m., Nux-v.,** *Podo., Sep.,* Verat.

herrscht vor, am Mittag: *Ant-c.,* Elat., **Sulf.**

herrscht vor, am Nachmittag: Apis, Arn., **Ars., Lyc., Puls.,** *Rhus-t.,* Thuj.

herrscht vor, am Abend: Alum., Arn., *Cina,* Cycl., Hep., *Phos.,* **Puls., Rhus-t., Sulf.**

herrscht vor, in der Nacht: Apis, *Merc.,* Phos.

Frost im allgemeinen: Acon., Aeth., *Agar., Alum.,* Alst., Ambr., Am-c., Am-m., *Anac.,* Ang., **Ant-c.,** *Ant-t., Apis,* **Aran.,** Arg-m., **Arn.,** *Ars.,* Asaf., Asar., Bapt., Bell., Benz., Berb., Bov., Bry., Cact., Calad., Calc., **Camph.,** Canch., **Canth.,** *Caps.,* Carb-a., *Carb-v.,* Caust., **Cedr., Cham.,** Chel., **Chin., Chin-s.,** Cic., *Cimx., Cina,* Coca, Coff., Colch., Coloc., Con., Corn., Croc., Cupr., Cycl., Daph., *Dig.,* Dros., *Elaps,* Elat., *Eup-per., Eup-pur.,* Euph., Euon., Ferr., Gamb., *Gels.,* Graph., Guaj., Hell., *Hep., Hyos., Ign.,* Jod., *Ip.,* Kali-bi., *Kali-c., Kali-j.,* Kali-n., *Kreos., Lach.,* Lachn., Laur., *Led., Lob., Lyc., Meny.,* Mag-c., Mag-m., Mag-s., Merl., Merc., **Mez.,** Mur-ac., Nat-c., Nat-m., *Nit-ac., Nux-m.,* **Nux-v., Op.,** Par., *Petr.,* Phos-ac., Phos., Plant., *Podo.,* Polyp., Psor., *Puls.,* **Rob., Rhus-t.,** Ruta, **Sabad.,** Sabin., Samb., Sarr., Sars., **Sec.,** *Sep., Sil.,* Spig., Stann., *Staph., Stram., Sulf.,* **Tarax.,** Teucr., Ther., **Thuj.,** Valer., Verat.

CHARAKTER DES FROSTES

Abwechselnd *mit Hitze oder plötzlichem, kalten Schweiß*: Croc.
Hitze und Frost: **Am-m., Ars.,** *Bapt.,* Bar-c., **Bell.,** *Bry.,* **Calc.,** Cham., **Chin.,** Dig., *Cycl., Elaps,* Hell., **Hep.,** Hyos., **Ign.,** Laur., *Lyc.,* Mag-m., **Merc., Nux-v.,** Phos., **Psor., Rhus-t.,** Sec., *Sep.,* **Sulf.,** Verat., Zinc.
mit Hitze, nicht wahrnehmbar bei Berührung: **Merc.**
mit trockener, brennender Hitze: *Bell.,* **Malar.,** *Pyrog.,* Sanic.
mit Durst, danach Schweiß: Sabad.
mit Hitzewellen: Lachn.
mit Schmerz in den Gelenken: Hell.

Kälte, *Eiseskälte*: Bism., Cadm-s., Nat-s., Tarant.
und Zittern, danach allgemeiner Schüttelfrost: Sulf-ac.,
intensiv, der Glieder, Körper heiß: Ter.
intensiv, mit Schütteln: Tarant.
abwärtslaufend: Sulf-ac.
selbst in der Nähe des Feuers: Cadm-s.
nicht besser durch Wärme: Asar.

Langdauernd, *ohne Hitze oder Schweiß weggehend*: Hep., Lyc., Tarant.

Schlimm, *als ob er erfroren wäre*: Aran., Camph., Verat.

Schreck, *durch, während der Menses*: Am-c., Psor., Thuj.

Schüttelnd: Aran., **Chin-s.,** Zinc.
mit blassem, eingesunkenen Gesicht: Verat., Zinc.

Unregelmäßig, *und Hitzewellen*: Ter.

Wellen, *Frost kommt in W.*: Chin-a., Gels.

F R O S T , Symptome während

Abwechselnd *Hitzewellen und Frösteln*: Lachn.

Ameisen, *als ob sie beißen würden über den ganzen Körper, nachts*: Gamb.

Angst: Acon., Anthr., Ars., Camph., Caps., Nux-v., Puls., Verat.

Appetit *gut*: *Chin-s.*
Appetitverlust: Anthr.

Arme, *kalt*: Bell., Dig., Hell., Mez.
lähmungsartige Schwäche der A.: Phos-ac.
Erweiterung der Venen: **Chel.,** Meny. (siehe: Venen, erweitert).

Atem, *kalt*: **Carb-v.,** *Verat.*
heiß: Anac., Camph., Cham., **Rhus-t.**
Verlangen, einen langen Atemzug zu tun: Cimx.

Atmung, *beklemmt*: Apis, Ars., Bry., Nat-m., Nux-v.
schwierig: **Apis,** Ars., Bry., Gels., Kali-c., Mez., Nat-m., Puls., Seneg., *Thuj.,* Zinc.

Aufdecken, *Schmerzen durch A.*: **Stram.**
Frost durch A., erstickt jedoch, wenn zugedeckt: Arg-n.

Aufstoßen, *leeres*: Gamb.

Augen, *brennend*: Cedr.
Empfindlichkeit gegen Licht: Nux-v.
Gefühl einer fremden Substanz im rechten, danach im linken A.: Med.
Schmerz in den A.: Lac-ac., Seneg.
starr: Acon.

Augenlider, *geschwollen*: Astac.

Bauch, *aufgebläht*: Cina., *Kali-c.*
kalt: Aeth., Apis., *Ars.,* Cham., Chel., *Chin.,* Cist., **Meny.,** Phos-ac., Puls., Sec.
Kälte im B. durch Druck mit der Hand: **Meny.**
Pulsschlag im B.: Card-m.
Ruhelosigkeit und Schwere im B.: Merc-s.
Schmerz im B.: Aran., Ars., Bov., Bry., Calad., Calc., Calc-p., Chin., Coff., Eup-per., Ign., Lach., Meph., Merl., Merc., Nit-ac., Nux-v., Phos., Podo., Puls., Rhus-t., Rumx., Sep.

Bedeckt, *kann es nicht ertragen, b. zu sein*: **Camph.,** Med.
Verlangen, b. zu sein: Arn., Camph., *Eup-per.,* Hep., Nat-a., Nat-m., **Nux-v.,** Phos., **Stram.,** Tub.
nicht gebessert durch Bedeckung: Asar., Cact., **Nux-v.,** *Phos.,* Pyrog., Rhus-t.

Beine, *ausstrecken, Unfähigkeit, die B. auszustrecken*: Cimx.
Gänsehaut der B.: Chin-a.
Kälte des linken: Carb-v., Caust., Ol-an., Thuj.
Kälte des rechten: *Bry.,* Chel., Elaps., Sabin., Sep.
Kälte der B., exzessive: **Meny.,** Sec., Stram.
Krämpfe in den B.: Cupr., Elat., *Nux-v.*
Lage, muß die L. wechseln: Cimx., Pyrog., Rhus-t.
Lahmheit der B.: Ign.
müdes Gefühl der B.: Gels., Rhus-t.
Rucken der B.: Ign.
Schmerz, Wehtun in den Knochen: Eup-per., Eup-pur., Polyp.
Schwäche der B.: Seneg.
Schwere der B.: Ther.
Taubheit der B.: *Eup-pur., Nux-v.*
Taubheit und Kälte der B.: Lept.
unwillkürliche Bewegungen der B.: Tarant.
Wundheitsgefühl der B.: Bell.
ziehendes Gefühl in der linken Tibia: Brom.

<u>Bewußtlosigkeit</u>: *Bell.,* Camph., *Hep.,* **Nat-m.,** Nux-v., Op., Puls., Rob.

<u>Blut</u>, *Gefühl, als ob es nicht zirkulieren würde*: **Lyc.,** Rob.
Gefühl, als ob es kalt sei: Acon., Ars., *Lyc.,* **Rhus-t.**

<u>Brust</u>, *Beklemmung der B.*: **Apis,** *Bry.,* Cimx., Ip., Lach., Merl., *Mez., Nat-m., Puls.*
Keuchen, Schlagen in der B.: Calad.
Schmerzen in der B.: Ars., Bell., Chin-s., Lach., *Sabad., Rhus-t.,* Seneg.
Schmerzen in der B., bohrend: Med.
Stiche in der B.: **Bry.,** Eup-per., Kali-c., Lach., *Rhus-t., Rumx.,* Sabad.
Völle der B.: Ant-t.
Wundheitsschmerz der B.: Lach.

<u>Darm</u>, *Wehtun im D.*: Aeth.
Schmerz im D.: Gymn.

<u>Delirium</u>: Agar., *Arn.,* Astac., Bell., **Nat-m.,** Nux-v., Sulf., Verat.

<u>Depression</u>, *mentale*: Merc-s.

<u>Durchfall</u>: Ars., Elat., Phos., Rhus-t., Verat.

<u>Durst</u>: Acon., *Alum.,* Am-m., **Apis,** Aran., **Arn.,** *Ars.,* Bar-m., Bell., *Bry.,* Calad., *Calc.,* Camph., **Caps.,** *Carb-v.,* Chin., *Chin-s.,* Cor-r., Croc., Cur., Dulc., Elaps, Elat., **Eup-per.,** *Eup-pur., Ferr.,* Gamb., Graph., **Ign.,** Kali-c., Kali-j., Lach., Lachn., Laur., *Led.,* Lob., Mag-s., Med., Merc., Mez., Mur-ac., Nat-c., *Nat-m.,* Nat-s., Nit-ac., Nux-v., Plant., *Plb.,* Psor., Puls., *Rhus-t., Sec., Sep.,* Thuj., **Verat.**
viel: *Alum., Apis, Arn.,* **Bry., Caps., Eup-per.,** Gamb., Graph., **Ign.,** Led., Mez., **Nat-m.,** Puls., Rhus-t.
nach großen Mengen von Wasser, was bessert: **Bry., Nat-m.**
nach kleinen Mengen, häufiges Trinken: *Ars.,* Chin., *Eup-per.*

ohne Durst: Agar., *Ang.,* Am-m., Anac., *Ant-c., Ant-t., Aran.,* Ars., Asar., Bar-c., *Bell.,* Bov., *Cact.,* Calad., *Camph., Canth., Carb-a.,* Caust., *Cedr., Cham.,* Chel., *Chin., Cimx., Cina, Cocc.,* Coff., Coloc., Cur., Cycl., *Dros.,* Dulc., Elaps., Euph., *Gels.,* Graph., Guaj., Hell., Hep., Hyos., *Ip.,* Kali-bi., Lach., Lyc., Meny., Merc., Mur-ac., Nit-ac., Nat-c., Nat-m., Nat-s., Nux-m., Nux-v., Olnd., Petr., Phos-ac., Phos., Podo., *Puls.,* Rhus-t., Sabad., Samb., Sil., Spig., *Staph.,* Stram., Sulf., Ther.

Dyspnoe: Apis, Arn., Cina, *Nat-m.,* Nux-v., Puls.

Eis, *Gefühl, als ob er auf Eis liege*: **Lyc.**
Gefühl, als ob der Rücken zwischen den Schulterblättern auf E.liege: Lachn.

Ellbogen, *Schmerzen in den E.*: Ang., **Podo.**
Schwäche in den E.: Hell.

Empfindungsvermögen, *Verlust des E.*: Lach.

Entkräftung, *stark*: Anthr., Astac., Cupr., Phos-ac.

Erbrechen: Alum., Arn., *Ars.,* Asaf., Bar-m., **Eup-per.,** Ferr., Gamb., Ign., *Ip.,* Glon., Hydr., Lach., Lyc., Nat-m., Nux-v., Puls., Rhus-t., *Verat.,* Zinc.
in allen Stadien: **Eucal.,** Verat.
von Galle: Ars., Chin., Cina, **Eup-per.,** Ign., Ip.
des Gegessenen: Eup-per., **Ferr.,** Ign.
sauer: **Lyc.,** *Rob.,* Sulf-ac.
von Schleim: Caps., Ign., **Puls.**
von Schleim, weiß, nicht transparent: Kali-m.
nach Trinken: *Arn.,* **Ars., Eup-per.,** Nux-v.

Erfroren, *Gefühl als ob*: Aran., *Rob.,* Verat.

Erinnern, *Unfähigkeit, sich zu e.*: Ars., Caps., Stram.

Erschöpfung: Ambr., Aran., Ip., Merl.

Extremitäten, *eiskalt*: **Camph.,** *Canth.,* Carb-v., *Cedr.,* Colch., Con., Hep., Ip., Lyc., **Meny.,** Mur-ac., *Nat-m.,* Nux-m., **Nux-v., Phos.,** Samb., *Stram.,* **Verat.**
kalt und blau: *Camph.,* Stram., Nux-v., **Verat.**
Krämpfe in den E.: Cedr., Cupr.

Finger, *abwechselnd kalt und heiß*: Par.
Blaufärbung der: Nat-m., Nux-v., Petr., Tarant.
geschrumpelt wie die einer Waschfrau: **Canch.**
kalt: Ang., *Apis, Cact., Calad.,* Cedr., Dig., Meny., *Nat-m.,* Nux-v., Par., Phos-ac., Plant., **Sep.,** Sulf., Tarax.
Steifheit der F.: Ferr., Stann.
Taubheit der F.: Par., Sep., Stann.
ziehender Schmerz im linken kleinen F., als ob er voll und eingeschlafen sei: Calad.

Füße, *abwechselnd brennend und kalt*: Graph.
ein F. kalt, der andere heiß: Chin., Dig., Ip., Lyc., *Puls.*
Eiseskälte der F.: *Ant-c., Calad.,* **Meny.,** *Phos.,* Stann., Sep., **Verat.**
Eiseskälte der F., und Hände: Canth.
Eiseskälte der F., als ob sie in Schnee wären: Ferr., Petr.
Eiseskälte des rechten Beines, als ob es in Eiswasser stehen würde: Sabin.
Eiseskälte der Fußsohlen: *Nit-ac.*
Eiseskälte der Fußsohlen, als ob sie in kaltes Wasser gehalten würden: Merc.
Fußsohlen kalt: Lith., Phyt.
Hitze der F.: Calad., Kali-chl., Kali-m., Med.
Hitze, der Fußsohlen: Mang., Merc.
kalt: Acon., Alum., Ang., Ant-c., *Apis,* Asaf., Ascl., *Bar-c., Bell.,* Berb., Brom., Calad., Camph., *Canth.,* Carb-a., *Carb-v., Caust.,* Cedr., Chel., *Chin.,* Cimx., Coff., Cupr., Dig., Dor., Dros., Euppur., *Ferr.,* Gels., Graph., *Hep.,* Hipp., *Hyos.,* Ip., Jod., Kali-j., Kreos., Lach., Lac-ac., *Lyc.,* Mag-c., Mag-s., **Meny.,** Merc., *Mez.,*

Nat-m., *Nit-ac.,* Nux-m., *Op.,* Par., Petr., **Phos.,** Plant., Plb., *Polyp., Psor., Puls.,* Rhus-t., Sabad., *Samb.,* Sarr., *Sec.,* **Sep., Sil.,** Stann., *Stram.,* Sulf., *Thuj.,* **Verat.**

kalt, mit beklemmter Atmung: *Apis.*

kalt, Schweiß auf dem übrigen Körper: Ant-c.

kalter Schweiß an den F.: Mur-ac.

kaltes Stechen oder Prickeln: Eup-per.

livide: Stram.

Krämpfe in den F.: **Cupr.,** Elat., *Nux-v.*

naß, Gefühl als ob: Ip., **Sep.**

Schmerz in den F.: Cupr.

Schmerz im Fußrücken: Cop., Cupr.

Taubheit der F.: Ferr., Lyc., Lept., Nux-m., Puls., Sep., Stann.

totes Gefühl der F.: Cedr., Cimx., **Puls.,** Stram.

Wasser, Gefühl, als ob sie in kaltem Wasser wären: Gels., Merc., **Sep.**

wassersüchtige Schwellung der F.: Eup-per., Kali-j.

Fußknöchel, *geschwollen*: Chin-s.

Gähnen: Ars., *Bry.,* Brom., Calad., Caps., Caust., Cimx., *Cina,* Cob., **Elat., Eup-per.,** *Gamb.,* Laur., Lyc., *Meny.,* Merc., Merc-s., Mez., *Mur-ac.,* Murx., **Nat-m.,** Nat-s., *Olnd.,* Par., Phos., *Polyp.,* Sil., Teucr., Thuj., Zinc.

Gänsehaut: Aesc., *Ang.,* Bar-c., Bell., Bry., Calc., Camph., Canth., Carb-a., Chin-s., Crot-h., *Hell.,* Lach., Laur., **Lyc.,** *Merl.,* **Nat-m.,** Nat-s., **Nux-v.,** Par., Phos., Plant., Sabin., Sabad., Staph., Thuj.

wenn warm: Puls.

Gehalten, *Verlangen g. zu werden*: Gels., **Lach.**

Verlangen, fest gehalten zu werden: **Lach.**

Gefächelt, *möchte dauernd g. werden*: Carb-v.

Geistige *Anstrengung, Abneigung gegen*: Cob.

Gelenke, *Schmerz in den G.*: Cimx., Hell., *Podo.,* Polyp.
Schmerzen in den großen G.: Polyp., **Podo.**
Stechen in den G.: Hell.

Gemüts- und Stimmungssymptomen, *abwechselnd mit*: Plat.

Geräusch, *Furcht vor*: *Bell.,* **Caps.,** *Hyos.*

Geschmack, *bitter*: Alum., Ars., Dios., Eup-pur., **Hep.**
metallisch: Alumn.
schal: Aur.

Geschwätzigkeit: Podo., Teucr.

Gesicht, *Ameisenlaufen in der rechten Seite des G.*: Plat.
aufgetrieben und rot: *Am-m., Bell.*
blaß: Ant-t., Bell., *Camph.,* Canth., Chin., Chin-s., *Cina, Dros., Hep.,* Ign., *Nux-m.,* Nux-v., *Puls., Sec.,* Sulf., **Verat.,** Verat-v.
blaß beim Niederlegen, rot beim Aufsitzen: **Bell.**
Blaufärbung des G.: Nat-m., **Nux-v.,** Petr., **Stram.,** Tarant.
brennend: Mur-ac.
gerötet: Glon.
und Hände aufgetrieben: *Lyc.*
heiß: Acon., Agar., Alum., Ambr., Anac., *Apis,* **Arn.,** Bell., Berb., Bry., Calc., Calc-p., Cedr., Cham., Chin., Coloc., Dig., *Dros.,* Euph., *Ferr.,* Gels., Hell., *Hyos.,* Jatr., Kreos., Lach., Led., Merc., Merl., Mez., Mur-ac., Nat-c., **Nux-v.,** Olnd., Puls., Ran-b., *Rhus-t.,* Sabin., Samb., Seneg., Staph., *Stram.,* Sulf.
heiß und rot: Arn.
heiß, nur das G., übriger Körper kalt: *Arn.*
Hitze und Röte des G., übriger Körper kalt: **Arn.,** Dig.
kalt: *Camph.,* Chel., *Cina, Dros., Hep.,* Ign., Iris, **Nux-v.,** Merc-c., *Petr., Puls.,* Rhus-t., *Sec., Stram.,* **Verat.**
kalt und kollabiert: *Camph., Verat.*
rechte Hälfte des G. heiß und trocken: **Dros.**

rot: *Acon.,* Agar., **Am-m.,** Arn., Ars., Astac., **Bell.,** Bry., Cham., Chin., Dig., Ferr., *Hyos.,* **Ign.,** Kreos., Led., Lyc., Merc., Merl., Nux-v., Plb., Puls., *Rhus-t.,* Stram., Sulf.
rot und blaß, abwechselnd: Rhus-t.
rot beim Aufsitzen: **Bell.**
Schmerz (stechend) in der linken Seite des G.: Dros.
Zucken des G., schlechter auf der linken Seite: Tarant.

Gezerrtes *Gefühl im ganzen Körper*: Calad.

Glieder, *Kälte der G.*: Acon., Aeth., Ambr., Ant-t., Arg-n., Ars., *Bell.,* Berb., Calad., Calc., Camph., Canth., Carb-a., Carb-v., Caust., Cham., Chel., Chin., Cic., Coloc., Con., Dig., Graph., Hell., Hyos., Ip., Kali-c., Laur., Led., Lept., Lyc., Lyss., **Meny.,** Merc., **Mez.,** Nat-m., Nit-ac., *Nux-v., Op.,* Phos., Plant., *Puls.,* Plb., *Rhus-t.,* **Sec.,** Sep., **Stram.,** Sulf., Tarant., Thuj., Verat., Verb.
Kontraktion der G.: Caps., **Cimx.**
Lähmung der G.: Stram.
Lähmung der Oberglieder: Phos-ac.
Schmerz in den G.: Acon., Anthr., Ars., Bell., Bry., Dios., Dulc., Elat., *Eup-per.,* Eup-pur., Graph., Hell., Lach., Led., Lyc., Merl., *Mez.,* Nat-m., *Nux-v.,* Op., *Puls.,* Pyrog., *Rhus-t., Sabad.,* Sep., Sulf., Tub.
Schwere der G.: Ant-t.
Strecken und Beugen der G.: Alum.,
unwillkürliche Bewegungen der G.: Tarant.
Zittern der G.: Bell., *Chin-s.,* Con., *Sabad.*
Zucken in den G.: Nux-v., Stram., Tarant.

Haar, *Sträuben des H.*: **Bar-c.,** Dulc., Grat., **Meny.**
Haarsträuben: Aeth., Agar., **Bar-c.,** Cadm-s., Guare., *Meny.,* Psor., Sarr.

Hände, *Blässe der H.*: Cedr., Chin.
Blaufärbung der H.: Gels., Nat-m., **Nux-v.,** *Stram.*
geballt: Cimx.

Handteller feucht: Nicc., **Stict.**
Handteller steif: Kali-m.
Hitze der H.: *Apis,* Cadm-s., Cedr., Cina, Ip., Kali-c., Med., Mez., Nit-ac., Nat-s., Sabad., Sep.
Kälte: Acon., Agar., Ang., Apis, Arg-n., *Arn., Cact.,* **Camph., Canth., Carb-v.,** Cedr., *Chel.,* Chin., Coff., Con., Dig., Dor., *Dros.,* Eup-per., Eup-pur., *Ferr.,* Gels., *Hep.,* Hipp., *Hyos.,* Indg., *Ip.,* Jatr., Jod., Kali-bi., Kreos., *Led., Lyc.,* Manc., Mang., Med., **Meny.,** *Merc.,* Merc-c., Merc-s., *Mez.,* Nat-c., *Nat-m., Nit-ac.,* Nit-s-d., *Nux-v.,* Olnd., *Op.,* Phel., Petr., Phos-ac., **Phos.,** Plb., Polyp., *Puls., Rhus-t., Samb.,* Sabad., Sarr., **Sec.,** *Sep., Stann.,* Staph., Stram., Sulf., *Tarax., Thuj.,* **Verat.**
kalt und feucht: Brom., Sep.
eine kalt, die andere warm: Chin., Dig., Lyc.
eine kalt und rot, die andere heiß und blaß: Mosch., *Puls.*
livide: Cedr., Stram., Verat.
naß, Gefühl, als ob sie naß wären: Ip.
Schweiß, kalter, an den H.: Cina.
Steifheit der H.: Kali-c.
Taubheit der H.: Cimx., Ferr., Lyc., Nux-m., **Puls., Sep.**
Venen, erweitert: *Chel., Meny., Phos.*
Venen, Verschwinden der V.: Eup-per.

Hals, *Rasseln im H.*: Camph.
Schwellung der Drüsen am Hals und unter dem Ohr: Cist.

Handgelenke, *Reißen in den H.*: Phos-ac., **Podo.**

Harnröhre, *Schmerzen in der H.*: *Canth.,* **Petros.,** Sars.

Haut, *blau*: Arn., Cadm-s., Chin., Merc., Nat-m., Nux-m., *Nux-v.*
blau und marmoriert: Arn., Crot-h., **Nux-v.**
feucht: Bufo.
heiß: Coll.
juckend: *Hep., Petr.*

kalt, feucht, klamm: Anthr., Corn., Ferr., Lach., Lachn., Merc-c., Pyrog., Tub., **Verat.,** Verat-v.
kalt und blaß, bedeckt von tropfendem Schweiß: Merc-c.
kalt und brennend abwechselnd: Dor.
Kälte, eisiger, von: Nat-s., **Sec.,** *Stram.,* Verat.
schmerzhaft: Camph., *Nux-v.*
schmerzhaft bei Berührung: Camph., Chin.
stechend: *Hep.,* Samb.
trocken: Anthr., Ars., Asaf., Jod.
trocken und kalt: Crot-h.
warm bei Berührung: Ars., Calend., Cor-r., Elaps, Gamb.
zusammengezogen, Gefühl von: Par.

Heiserkeit: Hep.

Heiße Getränke, *Verlangen nach*: Ars., *Casc., Cedr.,* Eup-per.

Herz, *Herzklopfen*: Gels., Lil-t., Phos.
Eiseskälte um das H.: Arn., Camph., Helod., Kali-c., **Nat-m.,** Olnd., Petr.
Spasmen und Schmerzen in der Gegend des H.: *Calc.*

Hitze: Bar-m.
Gefühl von H.: Benz-ac.
Schaudern mit Hitzewellen: Guare.
Verlangen nach H.: Gymn.
verlangt H. auf dem Rücken: *Caps.,* Eup-per.
verlangt H. auf dem Rücken, aber sie bessert nicht: Eup-per.

Hitzewellen *wechseln ab mit Frösteln*: Lachn.

Hunger: Ail., **Cina,** Nux-v., Phos., **Sil.,** Staph.
zu Beginn des Frostes: Phyt.

Husten: Apis, **Bry.,** Calc., Calc-p., Cina, Kreos., Phos., *Psor.,* **Rhus-t.,** Rumx., **Sabad.,** *Samb.,* Sulf.

Trinken verursacht H.: **Psor.**
Trinken, nach, trockener, ununterbrochener H., mit Kitzeln im Larynx: Cimx.

Hysterie: *Eup-pur.*

Innerlich, *mit äußerlicher Hitze*: Astac., Calc., Coloc., Plb.
mit äußerlicher Hitze, mit Gähnen und Strecken: Nat-s.

Kälte, *abwechselnd mit Hitze an verschiedenen Teilen des Körpers*: Arund.
erkrankter Teile: Caust.
schwerer Frost mit wenig K.: Eup-per.
stark, einzelner Teile: Asar.
tödlich, des ganzen Körpers: Bism., Camph.

Klopfen *durch den Körper*: Zinc.

Knie, *kalt*: **Apis, Carb-v.,** *Ign.,* **Phos.,** *Sil.,* Stann.
Schmerz in den K.: Ang., *Cimx., Podo.*
Stiche in den K.: Aran.

Knochen, *Schmerzen in den K.*: Aran., Arn., Ars., Eup-per., Eup-pur., Nat-m., Nux-v., Polyp., Rhus-t., Sabad., Tub.
weher Schmerz in den K.: **Arn.,** Dios.

Körper *kalt, innerlich brennende Hitze*: Euph.

Kolik: **Cocc.,** Eup-per., *Led.,* Merc-c.
an einem Tag, am nächsten frostig: Eup-per.

Koma: Bell., *Hep., Nat-m.*

Konvulsionen: *Lach.,* Merc., Nux-v.
choreatisch: Tarant.
choreatisch, verschlechtert nach Bestrafung: Ign., Tarant.

Kopf, *Druck und Dumpfheit des K.*: Berb.
heiß: Acon., Alum., **Arn.,** Asar., *Bell.,* Berb., Bry., Cedr., Chin., Cina, Eup-per., Gels., Lachn., Mang., Nat-s., Nux-v., Op., Rhod., *Stram.,* Verat.
heiß, Hände und Füße kalt: Nat-c.
nur der K. heiß: **Arn., Op.**
Hitze im K., der übrige Körper kalt: **Arn.**
Scheitel, Gefühl, als ob er zusammengeschnürt sei: Kali-bi.
Schmerz im K.: Bell., Glon., Nat-m., Sep.
schmerzhaft, äußerlich: Hell.
Schweiß, reichlich um den K.: **Op.**
Stechen im K.: Aran.
Stiche im K.: Asaf., Crot-h.
Zittern des K.: Cocc.
zugeschraubt, als ob er z. wäre: Glon.

Kopfschmerz: Acon., Anac., Ant-t., Anthr., *Aran., Bell.,* Berb., Bov., Calc-a., Caps., Carb-v., Chin., Chin-s., Cimx., Cina, Cob., Coca, Cor-r., Dros., Elat., Eup-per., *Eup-pur.,* Ferr., Graph., Indg., Ign., Kreos., Mag-s., Mez., **Nat-m.,** Nux-v., Petr., *Puls.,* Sang., **Sep.,** *Sulf.*
einseitig: Ign.
hört im Freien völlig auf: *Aran.*
Scheitel: Hydr.
Stirn: Eup-pur., **Nat-m.**
Stirn, erstreckt sich durch die S.: Lac-ac.

Krämpfe: Mag-p., *Sil.*

Kriebeln *einzelner Teile*: Calad.

Leber, *Schmerz in der Lebergegend*: Ars., Bry., *Chin., Nux-v.,* **Podo.,** Verat.

Leeregefühl *im Magen*: Ail.

Lenden, *Schmerz in den L.*: Ars., Kreos., Lach., Nux-v., Verat.

Licht, *Furcht vor*: Bell., Psor.

Lichtscheu: Hep., *Psor.*

Lippen, *blau*: *Chin-s., Eup-pur.,* Ip., **Nat-m.,** *Nux-v., Sec.*

Luft, *Gefühl, sie sei zu heiß*: *Puls., Sep.*
des Zimmers scheint zu heiß: *Apis,* **Puls., Sep.**
Empfindlichkeit gegen kalte L.: *Bar-c.,* **Camph.,** *Canth.,* Caps., Carb-a., Caust., Chel., Coff., Cycl., *Dig.,* Elaps, **Hep.,** Kali-c., Kalm., Merc., *Mez.,* Nux-v., *Petr.,* Plb., **Sil., Stram., Thuj.**
empfindlich gegen frische L.: Ars., *Bapt.,* Camph., *Caps.,* Chel., **Hep.,** *Merc.,* Mez., *Nux-v.,* Polyp., Sulf., Thuj.
warme, fühlt sich kalt an: **Thuj.**

Luftschnappen: Alum., Cimx., *Elat.,* Lyc., *Nux-v.*
mit einem Geräusch, das dem Wiehern eines Pferdes entspricht: **Elat.**

Lungen, *Schmerz in den L.*: Dios.

Magen, *Bewegungen im M., als ob er schwach würde*: Calend.
Gefühl, als ob heißes Wasser im M. sei: Phos.
Gewicht im M., Gefühl von: *Bell.*
Hitze im M.: Aran., Lob.
Schmerz im M.: Ars., Eup-per., Lyc., Merl., Sil., Sulf.

Marmoriert *und gerunzelt*: Kali-bi.
und blau: Arn., Crot-h., Nux-v.

Mattigkeit: Ambr., Aran., Carb-v., Caust., Cob., Merl., Nat-m.

Milz, *Schmerz in der Milzgegend*: *Bry.,* **Chin-s.,** *Eup-per.,* **Podo.**
Schwellung der M.: Caps., Cean., Chin., Petr.
Stiche in der M.: Bry.

Mund, *Schaum am M.*: Cina, (?) Ther.
Trockenheit des M.: *Mez., Petr.,* Thuj.
Trockenheit des M., ohne Durst: Berb.
Trockenheit des M., hinten, Speichel vorn: **Mez.**

Muskeln, *Schmerzen in den M.*: **Arn.,** Bapt.
Schmerzen stark, muß zur Besserung umhergehen: Pyrog., Rhus-t.
unwillkürliche Bewegungen der M.: **Tarant.**

Nacken, *Wehtun im N.*: Gels., Nat-s., Verat-v.

Nägel, *blau*: Apis, Arn., Ars., *Asaf.,* Aur., *Carb-v., Chin.,* Chin-s., Cocc., Con., *Dros., Eup-pur.,* Ip., Jatr., Merc-s., Mez., **Nat-m., Nux-v.,** *Petr.,* Phos-ac., Sulf., *Thuj.*
Finger weiß: Sil.

Nase, *kalt*: Apis, Ant-c., Cedr., Chel., Colch., Jod., Meny., *Polyp.,* Sil., Sulf., *Tarax.*
kalt, Nasenspitze: **Cedr.**
rot: Bell.
Schweiß, kalter, auf der N.: Cina.

Nasenbluten: Kreos.

Nervosität: Cocc., Eup-pur.

Niederlegen, *Verlangen, sich niederzulegen*: Bry., Cedr., Dros., Ferr., *Lach.,* Merc., Nux-v., Puls., *Sep., Sil.,* Ther.

Nieren, *Schmerz in der linken N.*: Mill.

Niesen: Psor.

Oberschenkel, *Hitze der O.*: Thuj.
Schwäche der O.: Verat.

Ohnmacht: *Valer.*
todesähnlich: Alumn.

Ohren, *heiß*: Acon., **Ign.,** Ran-b.
kalt: Cic., Nat-m.
Klingeln in den O.: Cedr., **Chin-s.**
rot: *Bell.,* Ign.
Schwellung der Drüsen unter den O. und am Hals: Cist.
Stiche in den O.: Gamb.
Summen in den O.: Glon.

Ohrenschmerz: Graph., Gamb.

Puls, *fadenförmig*: Acon., Apis, Chel.
intermittierend: Acon., Dig., Merc.
hart: Chin.
langsam: Meny.
schnell: Chin., Nat-s.
schwach: Cedr., Gels.
unregelmäßig: Ant-c., Chin.
voll: Ant-t., Chin-s.
wahrnehmbar, kaum: Kalm.

Pupillen, *erweitert*: Acon., *Bell.,* Ip.
zusammengezogen: Acon., Gels.

Reizbarkeit: Anac., Caps., *Cina,* Gels., Hyos., **Ign.,** Kali-bi., Kreos., *Nit-ac.,* Plat.

Rheumatische *Schmerzen, schlimm, über den ganzen Körper*: Pyrog., Rhus-t., Tab.

Rippen *tun weh*: Calend.

Rucke: Stram.

Rücken, *Kreuz, Lahmheit des K.*: Cocc.
Kreuz, Lahmheit des K., und schmerzhaft: Lept.
verlangt Hitze darauf: Caps., Eup-pur.
verlangt Hitze darauf, ohne Besserung: Eup-per.
kaltes Wasser herabströmen würde, als ob: Alumn.
Lumbalgegend, weher Schmerz in der L.: Myric.
Schmerz im R.: Anthr., Apis, Ars., Bell., Calc., *Caps.,* Carb-v., Caust., **Chin-s.,** Dios., Elat., *Eup-per.,* Gamb., Hyos., Ign., Lach., Lyss., Mosch., Nat-m., **Nux-v.,** Podo., **Polyp.,** Puls., Zinc.

Ruhelosigkeit: Anthr., *Ars.,* Bell., Eup-pur., Kreos., Plant., Rhus-t., Ter.

Sakrum, *Schmerz im S.*: Ars., Gamb., Hyos., **Nux-v.,** Verat.

Schaudern, *mit*: Clem., Kali-br., Mur-ac., Sulf-ac., Sabin., Zinc.
in Anfällen: Sulf-ac.
mit Gänsehaut: Sabin., Zinc.
mit heißen Wangen und kalten Händen: Mur-ac.

Scheitelbein, *plötzlicher Schmerz im S.*: Calc.

Schlaf: Ambr., Ant-c., Ant-t., **Apis.,** Bor., Cimx., Gels., Grat., *Kali-j.,* Lyc., Merc., *Mez., Nat-m.,* **Nux-m.,** Nux-v., **Op.,** Podo., Psor., Sil.
tief, schnarchend: Laur., **Op.**

Schläfrigkeit: Aeth., Ambr., Aspar., Aster., Hell., Iris, Kali-bi., *Kali-j.,* Mez., *Nat-m., Nux-m.,* Nux-v., **Op.,** Phos., Tarant.

Schlechte Laune: Ign.

Schleim, *Erbrechen von S.*: *Puls.*

Schmerz, *in Teilen, auf denen man ruht*: *Bapt.,* Pyrog.
Anfall von S.: Ars., Chin., Eup-per., Puls., Rhus-t.

Schnee, *als ob Füße und Knöchel in S. wären*: Ferr., Petr.

Schneidezähne, *Gefühl, als ob die S. verlängert wären*: Gamb.

Schnupfen: Calad., Calc-p., Elat.

Schüttelfrost, *gefolgt von Hitze durch den ganzen Körper*: Ter.
und Kälte bei Berührung, aber der Patient fühlt sich brennend: Acon.
und Steifheit der Glieder: Agar., Sulf-ac.

Schultern *und Ellbogen, Stechen in*: Hell.

Schulterblatt, *Schmerz unter dem S.*: Elat.
Schmerz unter dem linken S.: Cimx.
Schmerz von der rechten Seite zum rechten S.: Aran.

Schwäche: Ambr., Anthr., Aran., Calc., Carb-v., Caust., Cob., Dros., Hep., Ip., Lach., Laur., Merl., *Nat-m.,* Op., Phos., Psor.
mit: Anthr.

Schweiß, *des Gesichtes*: Alum.
kalt, von Beginn des Frostes an: Tarant.
kalt und klamm: Cupr.
kalt, überall, so daß an jedem Haar ein Tropfen ist: Hell.
mit S.: *Acon.,* Alum., Anac., Ant-t., Apis., Ars., Bell., Bry., *Cadm-s., Calc.,* Caps., Carb-v., **Cham.,** *Chin.,* Cina, Eup-per., Ferr., Graph., Hep., Ign., Kali-bi., Kali-c., **Led.,** Lyc., Mez., Nat-m., Nit-ac., Nux-v., *Op.,* Phos., **Puls.,** Rhus-t., Sabad., Sep., Sulf., Tarant., Ter., Thuj., **Verat.,** Verat-v., Zinc.
ohne S.: Graph., Malar., Nat-s.

Schwindel: Alum., Anthr., Calc., Caps., Chin., *Eucal.,* Glon., Kali-bi., Laur., Lyss., Nat-m., Nux-v., Phos., Puls., Rhus-t., Sulf.

Sehnen, *Gefühl, als ob sie zu kurz seien*: Cimx.

Sehvermögen, *Blockierung des S.*: Bell., Cic., Hydr-ac., Sabad.

Sonne, *Verlangen nach Sonnenhitze*: *Con.*

Spasmen: *Calc.,* Camph., Tarant., Verat.
klonisch: Camph.

Speichel, *Spucken von S.*: Alum., Caps., Rhus-t.

Speichelfluß: Caps.

Speisen, *Abneigung gegen*: Cocc., Kali-c.
geschmacklos: Ars.

Sprechen, *unfähig zu s.*: Tarant.

Starren: Cic.

Steifheit, *und Starre des Körpers*: **Op.**
der Glieder mit Schüttelfrösten: Agar.

Stirn, *heiß*: *Acon.,* Calc., Chin., *Led.,* Nat-s.
kalter Schweiß auf der S.: Chin., Cina.
Schmerz in der S.: Eup-pur., **Nat-m.**
Stechen in der S.: Mang.
Schweiß auf der S.: Bry., Chin., Cina, Dig.

Stöhnen: *Eup-per.*

Strecken: Alum., Ars., Brom., Bry., Caps., Cimx., Coff., Elat., *Eup-per.,* Ip., Kreos., Laur., Mez., Mur-ac., Nat-s., Nit-ac., Nux-v., Prun., Petr., Polyp., *Rhus-t.,* Teucr.

Stuhl, *glänzend*: Dios.

Taubheit, *Erstarrung*: Chin., Ferr., Lyc., Puls., *Sep.*
Gefühl der T., im Gesicht: Plat.

Teile, *einzelne, werden eiskalt*: Asar.

Tenesmus: Canth., Caps., Coloc., Merc.

Torkeln: Caps.

Torpor *der befallenen Seite*: Puls.
von befallenen Teilen: Caust.

Tränenfluß: Elat.

Trismus: Lach.

Übelkeit: Alumn., Arg-n., *Ars.,* Aur., Bell., Bry., Chel., Chin., Cina, Cob., Eup-pur., Hydr., Ign., Iber., Ip., Kali-bi., Kali-c., Lach., Lob., *Lyc.,* Merc., Merc-s., *Nat-m.,* Petr., Puls., Rhus-t., Rumx., *Sabad.,* Sang., Sep., Verat., Verat-v., Zinc.
gebessert durch einen Schluck Wasser: *Lob.*
Trinken, nach: Arn., *Ars., Eup-per.*
und unwillkürlicher Urin: Dulc.

Unruhe, *innere*: Calc., Caps., Hyos., Sil.

Unwohlsein, *mit*: Anthr.

Urin, *braun*: Sep.
dunkel: Verat.
Inkontinenz, Übelkeit: Dulc.
sauer: Sep.
vermindert: Merc-s.

Urinieren, *häufiges*: Canth., Dulc., Gels., Hyper., Merc., *Petros.*
Drang zu U.: Card-m.
Verlangen zu U.: Hyper., Indg.

Urtikaria: Apis, **Hep.**
über den ganzen Körper, wenn die Fröste unterdrückt wurden: Elat.

Uterus, *Schmerzen im U.*: Calc-p.

Venen *erweitert*: Ars., Bry., Calad., Caps., Caust., Cimx., Cina, Cob., Elat., Eup-per., Gamb., Laur., Lyc., **Meny.,** Merc., Mez., Murx., Nat-m., Nat-s., Olnd., Par., Phos., Polyp., Sil., Teucr., Thuj.

Wärme, *äußerliche, unerträglich*: *Apis, Ip.,* **Puls., Sep.**
Verlangen nach W., aber erleichtert nicht: Alum., Aran., Camph., *Cic.,* Cina, Cocc., *Con.,* Hep., **Lach.,** Lyc., Meny., Nat-a., Nux-v., Phos., Podo., Ptel., Sil., Verat.
Verlangen nach W., besonders Sonnenhitze: **Con.**
ohne Verlangen nach W., oder Furcht vor frischer Luft: **Mez.**

Wange, *Hitze in einer W.*: *Acon.,* Arn.
Hitze und Röte einer W.: **Arn.**
Röte einer W.: Acon., Arn., *Cham.,* Ip.
Röte der einen, die andere blaß und kalt: *Acon.,* Cham., Ip.
eine blaß und heiß, die andere rot und kalt: Mosch.

Wangen, *kalt*: Chel., *Cina, Petr., Rhus-t.,* Rheum, Sec.
heiß: *Acon.,* Bry., Calc., Cham., *Chin., Cina,* Led., Puls., Staph.
rot: Alum., *Ars., Chin.,* Kreos., Merl.
rot, dunkel: *Alum.*

Wellen, *Frost kommt in W.*: Chin-a., Gels.

Wiehern, *wie Pferde*: Elat.

Wirbel, *Schmerz in den dorsalen W.*: **Chin-s.**
Kältegefühl in den W.: *Canth.*

Wirbelsäule, *Kälte in der W.*: Canth., **Meny.**

schießender Schmerz in der W., und in den Armen, vom Hinterkopf: Crot-h.
Schmerz in der W.: Lyss.
schmerzhaft bei Berührung: **Chin-s.**

Wundheitsgefühl: Arn., Bapt., Camph., Pyrog.

Zähne: *Schneidezähne, Gefühl der Verlängerung der S.*: Gamb.
Zähneklappern: Stann.

Zahnschmerzen: **Carb-v.,** Kali-c., Graph., Rhus-t.

Zehen, *Kälte der Z.*: **Ferr., Meny.**
Schmerz in den Z.: Ang.

Zerschlagen, *Gefühl, als ob*: **Arn., Bapt.,** Pyrog.

Zittern: *Agn.,* Anac., Ant-t., Ars., *Cina,* Cocc., Croc., Con., *Eup-per.,* Ferr., Gels., Merc-j., *Par., Petr.,* Plat., Sulf-ac., Sabad., *Zinc.*

F R O S T , gefolgt von:

Angst, *innerlich, mit kurzem Atem*: Berb., Kali-c.

Anschwellen *der Hände und des Gesichtes*: Lyc.

Atmung, *beklemmt*: Berb., Cimx.

Aufstoßen, *stinkend*: Dig.

Augen, *Röte der A.*: Cedr.

Augenlider, *bläulich*: Dig.
Jucken der A.: Cedr.

Brechwürgen, *nach Trinken*: Ant-t.

Brust, *spasmodischer Schmerz in der B.*: Kali-c.

Durst: Ars., Bar-c., *Cimx.,* **Chin., Dros.,** Hep. Kali-bi., Kreos., Mag-s., Puls., **Sabad.,** Thuj.
kann jedoch nicht trinken, das macht den Kopfschmerz unerträglich: Cimx.
ohne Hitze: Canth.

Entkräftung: Ars., Nat-m.

Erbrechen: Ant-t., Anthr., **Eup-per.,** Kali-c., *Lyc.,* **Nat-m.**
von Galle: **Eup-per.,** Kali-c., **Nat-m.**
sauer: Lyc.
saure Massen: Nat-p.
nach jedem Schluck: **Eup-per.**
und spasmodischer Schmerz in der Brust: Kali-c.

Fieber, *heimtückisch, mit Bronchien- oder Lungenkomplikationen*: Stann.

Finger, *Ziehen in den F.*: Lyc.

Füße, *Kälte der F.*: Petr.

Geschmack, *bitter*: Dig.

Gesicht, *gelb*: Dig.
Hitze des G.: Cain., Dros., Guare.

Hände, *Eiseskälte der H.*: Cedr.

und Arme blau marmoriert: Arn., Crot-h., Kali-bi., Nux-v.

Handgelenke, *Ziehen in den H.*: Lyc.

Haut, *Jucken der H.*: **Petr.**
heiß und trocken: Nat-a.

Herz, *Eiseskälte um das H.*: Helod., **Nat-m.**

Hinterkopf, *klopfender Schmerz im H.*: Dros.

Hitze, *Hitzewellen*: Nat-p.
mit Schlaf: Nat-c.
und Schweiß: Polyp.
und Schweiß, kalt: Lyss.
mit Schweiß: Guare.
mit Schweiß und Durst: Ant-c., Ant-t., *Caps.*
mit Zittern und schnellem Schwellen der Drüsen unter den Ohren und am Hals: Cist.

Hunger: Ars.

Husten, *trocken, unaufhörlich, durch Kitzeln im Larynx*: Cimx.

Jucken, *heftiges, der Haut*: **Petr.**

Kolik: Anthr.

Kollaps, *totenähnlich*: Anthr.

Kopf, *Gewicht im K.*: Cain.
Schwere des K.: Dros.

Kopfschmerz, *klopfend, im Hinterkopf*: Dros.
schwer, mit Schmerzhaftigkeit der Lungen: Ail.
in der Stirn: Ant-t., Cedr., Chin-s., Merc-s., **Nat-m.**

Lippen, *bläulich*: Dig.
Trockenheit der L.: Kali-bi.

Lungen, *Schmerzhaftigkeit der L.*: Ail.

Mattigkeit: Med.

Müdigkeit: Cimx., Lyc.
der Füße: Lyc.

Mund, *Trockenheit des M.*: Kali-bi.

Nase, *Kälte der Nasenspitze, das übrige Gesicht brennend heiß*: Cedr.

Ohren, *Brausen und Klingen in den O.*: Cain.

Ruhelosigkeit: Apis, Camph.

Schaudern: Caps., Cupr-s., Lyc., Sep.
nach Trinken und beim Essen: Caps., Lyc.
nach jedem Getränk: Caps.

Schlaf: Apis, Ars., Camph., Lyc., Mez., Nux-m., Nux-v., Sabin.

Schmerzen: Coff., Kali-c.

Schwäche: Ars., Lyc.

Schweiß: Am-m., Apis, **Ars.,** Bell., *Bry.,* Cact., **Caps.,** Carb-a., Carb-v., **Caust.,** Cedr., Cham., Cocc., Dig., Dros., **Eup-per.,** Eup-pur., Gels., Graph., Hyos., *Ign.,* **Ip.,** Kali-c., Kali-m., Lach., **Lyc., Mez., Nux-v., Petr., Puls.,** Rhus-t., Sabad., Sep., Spig., Thuj., *Verat.*
Schwellung *der Drüsen unter den Ohren und am Hals*: Cist.

Speichel, *viel, sauer*: Zinc.

Stirn, *dumpfer Schmerz in der S.*: Merc-s.

Übelkeit: Acon., Anthr., **Eup-per.,** Kali-c., Zinc.

Urtikaria: Apis.

Weinen, *verlangen zu w.*: Coff.

Zyanose: Anthr.

H I T Z E

H I T Z E , verschlimmert durch:

Abend, *gegen A.*: Ferr.

Ärger, *nach*: Petr., Sep.

Anstrengung, körperlicher, *bei*: Ant-c., Ant-t., **Camph., Chin., Cur.,** Nux-v., **Sep.,** Stram.
leichter: Con.

Bett, *im B.*: *Merc.*

Beugen, *beim*: Merc., Merc-c.
beim B., aber kalt beim Aufrichten: Merc-c.

Bewegung, *durch*: Alum., Ant-t., *Camph.,* **Chin.,** Cur., Nux-v., *Sep.,* Stram.

Essen, *nach E.*: Am-c., Brom., **Caust.,** Cocc., Coff., Fl-ac., Sep.

Freien, *im Freien*: Cur., **Nux-v.**

Gehen, *beim*: *Camph.,* **Chin.**

Geräusch: Con., Nux-v.

Kutsche, *beim Fahren in einer K.*: Graph., **Psor.**

Mitternacht, *nach*: *Dros.*

Nacht, *in der*: *Cina,* Cur., **Sil.**

Rauchen, *durch R.*: Cic., Coff., Ign.

Schlaf, *im*: Dulc., Petr., Samb., Viol-t.
nach Schlaf: Calad., Cina, *Lach.*

Sitzen, *beim*: Phos., Sep.

Trinken, *durch T.*: Calc., Cocc.

Wärme, *durch*: **Apis,** Bry., **Ign., Puls.**
des Zimmers, durch: Am-m., **Apis,** Ip., Nat-m.

Wetter, *durch feuchtes W.*: Cur., Dulc., Merc., Rhus-t.

HITZE, gebessert durch:

Aufdecken, *durch*: Acon., Ars., Bor., Bov., Ign., Puls., Sulf.

Bewegung, *durch*: **Caps.,** Ferr.

Essen, *nach*: Anac., Chin., Cur., Ferr.

Freien, *im*: Canch., Nat-m.

Gehen, *beim*: *Caps.*

Hitze, *durch künstliche H.*: Ars., **Ign.**

Kutsche, *durch Fahren in einer K.*: Nit-ac.

Sitzen, *beim*: **Bry.,** Nux-v.

Sprechen, *beim*: Ferr.

HITZE, im allgemeinen:

Acon., Aesc., Aeth., Alst., Alum., Ambr., Am-m., Ang., Ant-c., **Ant-t.,** *Apis,* Aran., **Arn., Ars.,** Asaf., Asar., *Bapt.,* Bar-c., **Bell.,** *Bry.,* **Cact.,** Calad., Calc., Canch., Canth., Carb-a., Carb-v., *Casc.,* Cedr., Cham., *Chel.,* **Chin., Chin-s.,** Cic., Cina, Coff., Con., Corn., Croc., Cupr., *Cur.,* Cycl., Daph., Dig., Dros., Dulc., *Elaps,* Elat., Eucal., **Eup-per.,** Eup-pur., Euph., *Ferr.,* Gamb., **Gels.,** Glon.,

Graph., Ham., *Hell.,* Hep., Hyos., *Ign.,* **Ip.,** Iris, Jod., Kali-bi., Kali-c., **Kali-j.,** *Lach.,* Lachn., Laur., Led., Lob., **Lyc.,** Mag-c., Mag-s., Malar., Meny., *Merl., Merc.,* **Mez.,** Mosch., Mur-ac., *Nat-m.,* Nat-s., *Nit-ac.,* Nux-m., **Nux-v.,** *Op.,* Par., Petr., Phos., Plant., Podo., Polyp., Psor., **Puls.,** Pyrog., **Rhus-t.,** Rob., Sabad., Sabin., *Samb.,* Sarr., **Sec.,** *Sep., Sil.,* Spig., Stann., Staph., Stram., Sulf., Tarax., Teucr., Thuj., Tub., Valer., Verat.

Hitze nicht vorhanden: Am-m., Agar., Aran., Benz., Bov., Cact., Camph., Caps., Caust., Cimx., Cocc., Dios., Hep., Lyc., Mag-c., Mez., Phos-ac., Rhus-t., Sabad., Staph., Sulf., Thuj., Verat.

H I T Z E , symptome während der:

Äpfel, *Verlangen nach Ä.*: Ant-t.

Ameisenlaufen, *von den Lenden zum Gesicht aufsteigend*: Arund.

Angst: Hyper.
und exzessive Beklemmung: **Acon.**

Angstgefühl, *mit:* Asaf., Berb., Casc., Guare., Merc-c., Nicc., Plb.

Anziehen, *Abneigung, sich a., die Kleider sind zu schwer*: Euph.

Appetitverlust: Chin., Lach.

Arme, *kalt*: Kali-bi.
Venen der A. erweitert: Chin., *Chin-s.*

Atem, *heiß*: Calc-p.

Atmung, *ängstlich und schnell*: Acon., Puls.
beklemmt: **Apis,** Ars., Bov., Cact., Carb-v., *Cimx.,* Elaps, *Ip.,* **Kali-c.,** Mygal., Plant.
kurz: Cact., Cina, Con., *Sil.*
schnarchend: Con., **Op.,** *Laur., Lob.*
schnell: Lob., Plant.
schwierig, als ob im Zimmer keine Luft wäre: Plant., Sulf.
tief: Lach.

Aufgedeckt, *Abneigung, a. zu sein*: *Apis,* **Arg-n.,** Ars., *Bell.,* Clem., Coff., Coloc., Con., *Hell., Hep.,* Ign., *Mag-c.,* Manc., Merc., Nux-m., **Nux-v.,** Phos-ac., Puls., Rhus-t., *Samb.,* **Stram.,** Stront-c.
Frösteln, wenn a.: Arg-n., *Chin.,* **Nux-v.,** Puls.
Verlangen, a. zu sein: *Acon.,* Apis., Arn., *Ars.,* Bar-c., Bor., Calc., *Chin., Eup-per.,* Ferr., Ferr-m., Fl-ac., *Hep.,* Hipp., Jod., *Lach.,* Lyc., Mur-ac., **Nat-m.,** Nit-ac., *Op., Petr.,* **Puls.,** Spig., Staph., Verat.

Aufstoßen: Rob.

Auftreibung des Bauches, *exzessive*: Ter.

Augen, *brennend*: Anthr., Chin.
glänzend: Gels.
geschwollen: Guare.
Pupillen erweitert: *Bell.,* Calc., Cic., Cina, *Hell.,* Ip., Stram., Verat.
Pupillen zusammengezogen: Gels., Laur., Op., Phys., Ter., Verat.
Reiben der A.: Cina.
Schmerz in den A.: Guare.
Schwäche der A.: Carb-v., **Nat-m.,** Sep.
verschwommen vor den A.: Chlor.

Augenlider, *Brennen in den A., beim Öffnen*: Ham.
Hitze der A.: Chel.

kann sie nicht öffnen: **Gels.**
Schwellung der oberen A.: Apis, **Kali-c.**

Bauch, *aufgebläht*: Ars.
aufgetrieben, Gefühl, als ob: Calc-a.
Brennen im B.: Coca.
Hitze im B.: Apis, *Cact.,* Calad., Canth., Chin., *Cic.,* Ferr., Lach., Sel., Spig., Stann.
Kälte im B.: Zinc.
Kälte im B., nach Mitternacht mit heißen Füßen: Calad.
Rumpeln im B.: Lachn.
Schmerz im B.: Ars., Caps., Carb-v., Cina, Elat., Lept., Nux-v., Pyrog., *Rhus-t.*
Pulsationen im B.: **Kali-c.**
schwach: Anac.

Bedeckung, *Verlangen nach*: Manc.

Beine, *Brennen in den B. verhindert den Schlaf:* Bapt., Bufo.
Hitze in den B.: Camph., Cur., **Led.,** Sarr., Stann.
Kälte der B.: Carb-a., Meph., Sep., **Stram.**
Schmerz in einem B.: Gels.
Taubheit der B.: Cedr.
Venen erweitert: **Chin-s.**
weher Schmerz in den B.: Lyss.

Beklemmung *und Angst*: *Acon.*

Bewußtlosigkeit: Laur., Manc., Nat-m.

Bewußtsein, *verliert beinahe das B.*: Phos-ac.

Bier, *Verlangen nach*: *Nux-v.,* Spig.

Blase, *Schmerz in der B.*: Cact.

Blut, *Gefühl, als ob es heiß sei*: *Ars., Bell.,* Cham., Med., **Rhus-t.**

Blutgefäße, *Erweiterung der*: *Bell.,* Camph., Cham., **Chin.,** *Chin-s., Croc.,* Puls.

Brennend, *b. Schmerz über den ganzen Körper, ausgenommen die Füße*: Merc-s.
intensiv: **Gels.**

Brust, *Beklemmung der B.*: Acon., **Apis.,** Ars., Berb., Bov., Carb-v., Hyper., Ip., Kali-c., *Lach.,* Merc., Plant., Puls.
Brennen in der B.: Am-m., *Apis,* Cham., Puls., Seneg., Stann., Sulf.
Gefühl von Zusammendrücken: Merc-j.
Schmerz in der B.: Ars., Ant-c., Caps., Carb-v., Chin., Guare., Kali-c., Nux-v.
schwaches Gefühl in der B.: Calend.
Stiche in der B.: Acon., **Bry.,** *Kali-c.,* Nux-v.

Delirium: Ail., Ant-t., **Arn.,** Ars., Bell., Carb-v., Chin., **Chin-s.,** Cina, Coff., Dor., Dulc., Gels., Hep., Hyper., Iris, Ign., Lach., Lachn., Malar., Myg., **Nat-m.,** Nit-ac., Nux-v., Op., **Podo.,** *Psor.,* Pyrog., Sabad., Sang., Sarr., Sec., Spong., **Stram.,** Sulf-ac., *Verat.*

Diarrhoe: Anthr., **Cina,** Con., Elat., Puls., *Rhus-t.,* Thuj., Verat-v.
biliös: Iris.
regelmäßig an den Tagen, die frei von Fieber sind: **Jod.**
schwarz: Lept. (?), Verat-v.

Dösigkeit: Aran., Bism.

Durst: *Acon.,* Ail., Alst., Am-c., Am-m., Ang., Anthr., Ant-c., Apis, *Arn.,* **Ars.,** Arund., Bar-c., *Bell.,* Berb., Bov., *Bry.,* Cact., Calad., Calc., Canth., Caps., *Cedr., Cham., Chin., Chin-m.,* Chin-s., *Cina, Coff.,* Con., Croc., Cur., Elaps, Elat., Eup-per., *Eup-pur., Hep.,* Hyos., Indg., Ip., Kali-bi., Lach., Lyc., Lyss., *Mag-c.,* Manc., Med., **Nat-m.,** Nicc., *Nux-v.,* Phos., Plant., Plb., Podo., *Psor., Puls., Rhus-t.,*

Rob., Sabin., Sarr., *Sec.,* Sep., *Sil.,* Staph., Stram., Sulf., *Thuj.,* Valer., Verat.

Aufdecken, verschlimmert durch: Bar-c.

Erbrechen nach Trinken, mit: Alst., *Ars.,* Phos.

fehlt: Aeth., Agar., *Alum., Ant-t., Apis,* Asaf., Bar-c., Bov., *Calc., Camph., Caps.,* Carb-a., *Carb-v., Caust., Cimx., Chin.,* Cocc., Cor-r., Cycl., Dig., *Dros., Ferr.,* Gels., Hell., *Ign.,* Ip., Kali-c., *Led.,* Med., Meny., Mur-ac., **Nux-m.,** Op., Phos-ac., **Puls.,** Rhus-t., Sabad., *Samb.,* **Sep.,** Spig., **Tarant.**

gering: Cact., Sabad.

große Mengen von Wasser, Verlangen nach: *Acon., Alst.,* Bar-c., Bell., Bry., Mygal., **Nat-m.**

große Mengen von Wasser, die bessern, Verlangen nach: **Nat-m.**

heiße Getränke, Verlangen nach: Ars., *Cedr.,* **Casc.,** Eup-pur., Sabad.

Verlangen nach, aber unfähig zu trinken: **Cimx.**

viel: Acon., Alst., *Arn., Ars.,* Bell., *Bry.,* Casc., Cham., Chin., Chin-s., Elat., *Hep.,* Hyos., Mygal., **Nat-m.**

Dyspnoe: Acon., Anac., **Apis,** *Arn.,* Ars., Bov., Cact., Camph., Carb-v., Cimx., Crot-h., Elaps, Ign., *Kali-c.,* Lob., Lyc., Phos., Plant., Puls., Sep.

Eiscreme, *Verlangen nach*: **Phos.,** Verat.

Entkräftung, *ausgeprägt*: Verat-v.

Epigastrium, *Völle im E.*: Aran., *Ars.*

Epilepsie: Hyos., Stram.

Erbrechen: Alst., Ant-c., Ars., Bism., Bry., Cact., *Cham., Cina,* Con., Dor., Elat., **Eup-per.,** Eup-pur., Ferr., Ferr-p., Ign., *Ip.,* Lach., *Lyc.,* **Nat-m.,** Nicc., Nux-v., Puls., Stram., Thuj., Verat-v.

bitter: Eup-per.

von Galle: *Cham., Cina,* **Eup-per.,** *Nat-m.,* Thuj.

des Gegessenen: Cina, *Eup-per.,* **Ferr.,** Ign., Nux-v.

nach kalten Getränken: Lyc.
nach Trinken: *Ars.*
schaumig: *Elat.*
schwarz: Sulf-ac.
sauer: **Lyc.,** Rob.
Verlangen zu e.: Guare.
von Wasser: Alst., Ars.

Erinnern, *Unfähigkeit, sich zu e.*: Ars., Nat-m., Phos-ac., Sep.

Erregbarkeit, *nervöse*: *Acon.,* Con.
im Gemüt: Teucr.

Erschöpfend: Cupr., Cupr-s.

Ersticken, *Gefühl von*: **Apis,** Carb-v., Cimx., Nat-m., Sep.

Essen, *nach*: Cycl., Valer.

Extremitäten, *klamm und kalt*: Merc-c.
Schmerzen in den E.: Elat., **Eup-per.,** Eup-pur., *Rob.*
Schwäche, große, der E.: Verat-v.
Zuckungen in den E.: Gels., Ign., Rob.

Fallen, *Furcht vor*: **Gels.**
Gefühl des F.: **Gels.**

Fauces, *Trockenheit der F.*: Chin-s.

Flatulenz, *mit*: Cinnb., Rob.

Finger, *abwechselnd heiß und kalt*: Par.
Hitze der F.: Lyc.
nervöse Bewegung der F.: Led.
Schmerz in den F.: Elat.

Füße, *brennen*: Calend.
heiß: *Led.,* Merl., Nux-v., Plant., Polyp., Ran-b., Sarr., Staph.
Hitze in F. und Zehen: Asaf.
Kälte der F.: Anac., Ant-c., *Arn.,* Asaf., Bell., Calc., Calad., Caps., Chin., Cocc., Ferr., Graph., Hydr-ac., Iber., Ign., Ip., Iris., Kali-c., Lach., Meny., Nux-v., Petr., Phos-ac., Ptel., Puls., Rheum, Sabad., Sabin., *Samb.,* **Stram., Sulf.,** Tarant.
Kälte, anhaltende: Tarant.
Schmerz in den F., durch Kälte und Aufdecken: Nux-v., Stram.
Schweiß auf den F.: Staph.
Sohlen brennen: Aesc., Canth., Cupr., Cupr-s., *Ferr.,* Graph., *Lach.,* **Sulf.**
Sohlen und Handteller brennen, müssen aufgedeckt sein: Aesc., Ferr., **Lach.**

Furcht: Acon., Med., Mygal.

Gähnen: Aesc., Calc., Calc-p., **Chin-s.,** Cina, Kali-c., *Rhus-t.,* Sabad.

Gaumen, *Hitze des G.*: Dulc.

Gefächelt, *Verlangen, g. zu werden*: Bapt., **Carb-v.,** Pyrog., Zinc.

Gefühl, *als ob eine heiße Welle, wie Dampf, durch den Körper aufwallt*: Lyss., Mag-c., Sarr.

Genitalien, *Brennen an den G.*: Prun.

Geräusch, *empfindlich gegen G.*: *Bell.,* **Caps.,** Gels., Ptel., **Ther.**

Geschwätzigkeit: *Carb-v.,* Gels., **Lach.,** Meny., **Podo., Teucr.**

Gesicht, *aufgetrieben*: Hyper.
baden, möchte baden: Fl-ac.
Blässe des G.: Ars., Bry., Caps., Cina, Croc., *Ip.,* Lyc., Rhus-t., Rob., Sep., Sulf-ac.

Blässe des G., beim Aufrichten: Acon.
brennend, aber nicht rot: Plat.
Brennen und Röte des G.: Croc., Phel., Zinc.
brennend, als ob Schweiß ausbrechen würde: Bapt.
brennend, mit kaltem Körper: Zinc.
errötet (von Welle überflutet): Glon.
gefleckt: Guaj.
gelb: Ars., Cina, Eup-per., Nat-m.
gelbsüchtige Farbe: Chin-s.
geschwollen: Am-m., Ars., Bell., Cact., Chel., Cina, Lyc., Puls.
geschwollen und aufgetrieben, Gefühl von: Croc., Ferr.
heiß: Anac., Bell., Cact., Camph., Caps., Carb-v., Caust., Cham., Chel., Chin., Cic., *Cina,* Cocc., Coff., Cycl., Dig., *Eup-per.,* Gels., Fl-ac., Indg., Ip., Kali-bi., Kali-c., Lach., Laur., *Lyc., Mag-c.,* Meny., Merl., Merc., Nit-ac., Par., Phos., Phos-ac., Plant., *Polyp.,* Rhus-t., Sabad., Sabin., *Samb., Sarr.,* Sep., Sulf., Tarax., *Verat.,* Verat-v.
Hitze im G., von der Magengrube zum Kopf aufsteigend: Glon.
Hitze im G., nach Essen: Asaf., Caust., Cham.
Hitze im G., Gefühl von: Calad., Plant., Sep., Tarax., *Thuj.*
Hitze an G. und Händen, mit Frost im Rücken: Asar., Spig.
Hitzewellen des G. und Halses: Med.
Hitzewellen über das G.: Aesc., Asaf., Bapt., Cact., Carb-v., Croc., Cupr., Glon., Hydr., Iber., Kali-j., Teucr., Verat-v.
Hitzewellen im G., der übrige Körper frostig: Calc-p., Sabin.
Kälte des G.: Ang., *Ip.,* Puls., Rheum.
rot: Acon., Alum., Am-m., Asaf., Astac., **Bell.,** Bry., *Cact.,* Calc., Camph., Caps., *Carb-v.,* Cedr., Chel., **Chin.,** *Chin-s.,* Cic., Coff., Con., *Croc.,* Crot-h., Cycl., Dulc., Elaps, Euph., **Ferr.,** Glon., Grat., Hep., Hyper., *Ign.,* Kali-j., Kreos., *Lachn.,* Lyc., Mag-c., Mag-s., Meny., Merc., Mygal., Nat-m., Nux-m., Nux-v., Op., *Petr.,* Plb., *Polyp., Puls.,* Rhus-t., Sabad., Sarr., **Sep., Sil.,** Spig., Spong., *Stram., Sulf.,* Tarax., Ter., Verat.
rot und blaß abwechselnd: Acon., Bell., Bov., Caps., Croc., Ip., Mag-s., Nux-v., Op., Phos., Puls.
rot und von Welle überflutet: Crot-h.

rot, beim Liegen: Acon.
rot und brennend, eine Seite des G.: Ign.
rot, und Brennen in den Augen: Zinc.
rot, rechte Seite des G.: Lachn.
Röte des G., dunkle: **Lachn.,** Rob., **Sil.**
Röte des G., und Erweiterung der Blutgefäße: Cham., Chin., Croc., Glon.
Röte des G., mahagoni-rot: Crot-h., **Eup-per.**
Schweiß auf dem G.: Dig., Dulc., Lob., Valer.
Schweiß auf dem G., kalt: Dig.
Schweiß auf dem G., Ströme von: Med.

Gesichtsfeld, *Verdunklung des G.*: Nat-m., Puls.

Glieder, *heiß, aber Gefühl, sie wären kalt*: Bapt.
kalt: Carb-a., **Stram.**
Schmerz in den G.: Ars., Bry., Calc., Caps., Carb-v., Chin., Eucal., *Eup-per.,* Eup-pur., Guaj., Lach., Lyc., Ptel., Puls., Rhus-t., Sec., Sep., Sulf., Valer.
Schwere der G.: Aran., Calc.
Zucken der G.: Gels., Op.

Haar *auf dem Kopf, feucht*: Hyper.

Hände, *Handteller, heiß*: Aesc., Anac., Asar., **Ferr.,** *Lach.,* Lyc., Merc., *Polyp.,* **Sulf.**
heiß und klamm: Plant.
Hitze der H.: Agar., Asar., Bell., Calad., Cedr., Chel., Cur., Cycl., Dig., Graph., Ham., Hydr., Kali-bi., Lach., *Led., Mag-c.,* Merl., *Nit-ac.,* Nux-m., *Nux-v.,* Petr., Phos., Plant., **Puls.,** Sabin., Stann., Staph., **Sulf.**
Hitze der einen, die andere kalt: Chin., Cocc., *Dig.,* Puls.
Hitze der einen, Kälte der anderen im Wechsel: Cocc.
kalt: *Arn.,* Asaf., Canth., Caps., Cycl., Euph., Iber., Ip., Iris, Nit-ac., Puls., Sabin., *Thuj.*
Schmerz in den H., durch Kälte, wenn unbedeckt: Nux-v., Stram.

Schweiß an den H.: Bar-c., Hep., Nit-ac., Plant.
Schweiß an den H., kalt: Nit-ac.
schwer: Aran.
Venen der H., erweitert: *Bell., Chin., Hyos.,* **Led.,** Meny.

Hals, *Hitze und Völle im H., und im Kopf*: Iber.
Schmerz im H.: Graph.
als ob Wasser vom Rücken aus aufwärts laufen würde: Glon.
Nacken, Kälte im N.: Zinc.

Hart, *Gefühl, als ob das Bett h. wäre*: **Arn.,** Bapt., Bell-per., Mur-ac., Pyrog.

Haut, *Brennen und Stechen (fein) der H.*: Merc-c.
Exkoriationen der H.: Sarr.
feucht: Ferr., Op., Verat.
Fissuren: Sarr., Nat-m.
gelb: Merc-c.
heiß: Acet-ac., Acon., Aesc., Apis, Ars., Bar-c., Bell., Carb-ac., Chin-m., Corn., Ferr., Hyos., Nat-a., Polyp., Sulf.
heiß und trocken: Acet-ac., Acon., Agar., Lept., Sulf., Ter.
heiß und trocken, und auch die Schleimhäute: Bry., Sulf., Ter.
Jucken der H.: Am-m., Apis, *Ign., Rhus-t.*
Jucken der H., schlechter durch Reiben: Rhus-t.
Kitzeln der H.: Manc.
rot: Ars., Tarant.
scharlachfarben: Tarant.
Stechen (feines) in der H.: Croc., *Gels.,* Nit-ac., Polyp.
Stechen in der Haut: Am-m., Chin.
trocken: Acet-ac., Aesc., Apis, Ars., Bar-c., Carb-ac., Hyos., Ign., Jod., Ip., Polyp., Sec., Sulf.

Heiserkeit: Hep.

Herz, *schlägt heftig*: Aesc., Kali-m.
Zusammenschnüren um das H.: Lil-t.
Herzklopfen: Acon., *Bar-c.,* Calc., Merc., Sars., Sep., Sulf.

Herzklopfen, und Hitze in der Brust: Calc-a.
Herzklopfen, zeitweise: Cocc.

Herzgrube, *Schmerz in der H.*: Eup-per.

Hinterkopf, *Hitze im H.*: Camph.

Hitzewellen: Amyl.
mit brennendem Gesicht: Arum-t.

Hüften, *Brennen in den H.*: Cur.
Schmerz in den H.: *Rhus-t.*

Hunger: **Chin.**, **Cina,** Cur., Eup-per., **Phos.**
rasend, oder Abneigung gegen Speisen: **Chin.**

Husten: **Acon.,** *Bry.*, Dros., Chin., Eup-per., **Ip.,** Lob., Sulf.
eng, trocken: Guare.
erregt Übelkeit und Erbrechen: **Ip.**
kurz, hackend, durch Kitzeln in der Halsgrube: Lob.
mit pleuritischen Stichen: *Acon.*, **Bry.**
reißend: Hyos.

Kälte: Arund.
des unteren Teils des Körpers, Hitze des oberen Teils: Guare.

Kalt *in einem Teil, Hitze in einem anderen*: Mag-s.

Karotiden, *klopfend*: Hyper.

Klopfen, *heftiges, durch den ganzen Körper*: Lil-t., Zinc.
der linken temporalen Arterie: Arg-n.

Knie *heiß, Nase kalt*: Ign.
schwach: Anac.

Knochen, *Schmerzen in den K.*: Ars., *Eup-per., Eup-pur.,* Ign., Mag-c., Nat-m., Puls.

Körper, *Hitze des K., hauptsächlich oberer Teil*: Agar., Lac-ac.
purpurrot: Cur.
rot: Canth.
war zu schwer, die Kleider schienen drückend: Euph.

Koma: Arn., Cact., Ign., Laur., Op., Tarant.

Komatös, *mit geschlossenen Augen*: Tarant.

Konjunktiven, *gelbsüchtige Färbung der K.*: Chin-s.

Konvulsionen: Cur., *Hyos.,* **Nux-v.,** Op., **Stram.**
epileptiform: Hyos., *Stram.*

Kopf, *heiß*: *Bell.,* Cact., *Calc.,* Camph., Carb-a., Caust., Chel., Croc., Cur., Dig., Eup-per., Ferr., Gels., Hyper., Iber., Ip., Kali-j., Kali-m., Lyc., *Mag-c.,* Merl., *Petr.,* Phel., Phos-ac., Plant., Rhus-t., Rob., Sabin., Sars., Sil., Staph., Stram., Verat.
heiß, und Körper kalt: **Hell., Mag-s.**
kalt: Bell.
kalt, ebenso Gesicht, Rücken und Hände: Nit-s-d.
kongestiert (cerebral): Dor.
Schmerz im K., lanzinierend: Cact.
Schmerz im K., schießend: Corn., Berb.
Schweiß auf dem K.: Mag-c.
schwer: Boliv., Cedr., Cocc.
Völle im K.: Chin-s., Iber.

Kopfschmerz: Acon., Aesc., Agar., Alst., *Ang.,* **Arn.,** *Ars.,* Astac., **Bell.,** Berb., Bor., Bry., Cact., Calc., Caps., Carb-v., **Chin.,** Chin-s., Cina, Cocc., Coloc., Corn., Crot-h., Dros., Dulc., Elat., **Eup-per.,** Graph., *Hep.,* Hipp., *Ign.,* Irid., Kali-bi., Kali-c., Lach., Lac-ac.,

Lob., Lyss., Manc., **Nat-m.,** Nux-v., Op., Plant., *Podo.,* Psor., Ptel., Puls., *Rhus-t.,* Rob., Ruta., Sabad., Sep., **Sil.,** Sulf., Valer.
als ob er bersten würde: Aesc., Bell., Corn.
einseitig: Spig., *Thuj.*
Stiche in den Schläfen: **Nux-v.,** Puls.
Stiche, unerträgliche, im K.: Asaf.

Krämpfe: Cur., Cupr., Mag-p., Rob.

Lähmung: Cur.

Lage, *Verlangen, die L. zu wechseln*: Arn., Bapt., *Rhus-t.*
Verlangen, die L. zu wechseln, weil das Bett zu hart ist: **Arn.,** Pyrog.
Verlangen, die L. zu wechseln, um den Schmerz zu erleichtern: Rhus-t.
Verlangen, sich zu einem kühlen Teil des Bettes zu bewegen: Bapt., Op.

Leber, *Schmerz in der Lebergegend*: Ars., Chin., Elat., *Nux-v.*

Lenden, *Schmerz in den L.*: Crot-h., Kali-c.

Licht, *Empfindlichkeit gegen L.*: Bell., Psor.

Lichtscheu: Hep., **Psor.**

Liegen, *möchte still liegen*: *Bry.,* Gels.
Gefühl, als ob er sich niederlegen müßte: Nat-m.

Lippen, *blau, Körper purpurrot*: Guare.
Brennen der L.: Chin.
Fieberblasen an den L.: Chin-s., *Hep., Ign.,* **Nat-m., Nux-v., Rhus-t.**
Fieberblasen an den Oberlippen: **Rhus-t.**
leckt sie, aber trinkt nicht: **Puls.**
Trockenheit der L.: Con., Rhus-t.

Luft, *kalte, Empfindlichkeit gegen*: *Bar-c.,* Camph., *Cocc.*

als ob keine Luft im Zimmer sei (Atmung schwierig): Plant.
warme, Empfindlichkeit gegen: *Cocc.*
des Zimmers unerträglich: **Apis.**
des Zimmers scheint heiß und knapp: Plant.

Luftschnappen: Calc-p.

Lungen, *fühlen sich an, als ob sie angeschoppt wären*: Aesc.

Magen, *aufgebläht, mit Erbrechen*: Ferr-p.
Hitze in der Magengrube: Chin-s., Lach., Sarr.
Hitze im M., als ob Flammen sich vom M. ausbreiten würden: Manc.
Schmerz im M.: Ars., Carb-v., Cina, Kali-c., Rhus-t., Sec., Sep.

Mattigkeit: Lyss.

Milch, *Verlangen nach*: Merc.

Milz, *Schmerz in der Milzgegend*: Ars., Carb-v., Eucal., *Nux-v.,* Podo., Rob.

Mund, *Blässe um den M.*: *Cina.*
Brennen im M.: Aesc., *Petr.*
Fieberblasen um den M.: *Hep., Ign.,* **Nat-m., Nux-v., Rhus-t.**
häufiges Spucken von Schleim: Aesc.
innen gelb: Plb.
offen: Op.
Trockenheit des M.: *Ars.,* Chin., Chin-s., Cinnb., **Nux-m.,** Tarant.

Muskeln, *Zucken der M.*: Gels., Ign., Jod., Op.

Nase, *Blässe um die N.*: **Cina.**
Bohren in der N.: *Cina.*
kalt: Ign.
Nasenspitze, heiß: **Caps.,** Chel.

Nasenbluten: Crot-h.

Nasenhöhlen, *schießende Schmerzen durch die N.*: Gels.

Nervöse Bewegungen *der Finger*: Led.

Niesen: Chin-b., *Chin-s.*

Ösophagus, *Druck im Ö.*: *Cimx.*

Ohnmacht: **Acon.**, Anac., **Arn.**, Bell., Calc., Eup-per., Merc., **Nat-m.**, Nux-v., Op., Phos.
beim Aufrichten: **Acon.**

Ohren, *Brausen in den O.*: *Nux-v.*
Hitze der O.: *Caps.*, Chin., Dig., Elaps, Lach., Lyc., *Meny.*
Hitze der O., und des Gesichtes: Merc-s.
Hitze und Brennen eines O.: **Ign.**
Kälte der O.: Ip.
Klingeln in den O.: Chin-s.
Röte der O.: *Camph.*, Caps., Cist., Elaps, **Ign.**
Schmerz in den O.: Calad.
Summen in den O.: Benz-ac., Nux-v.

Puls, *beschleunigt*: Fl-ac.
hart: Corn.
langsam: Ferr., Hell.
schnell: *Acon.*, Camph., *Chin.*, Corn., Dig., Jod., Mygal., Rhus-t.
schnell in der Nacht: Med.
schwach: Ant-t., Jod.
Schlag wird durch den ganzen Körper gefühlt: Cocc.
stürmisch: Kali-m.
stürmisch im Kopf, den Schlaf verhindernd: Benz-ac.
unregelmäßig: *Chin.*, Nit-ac.
voll: Acon., Camph., Cedr., Chin-s., Corn., Nit-ac.

Pupillen, *erweitert*: *Bell.,* Calc., Cic., Cina, *Hell.,* Ip., Stram., Verat.
zusammengezogen: Gels., Laur., Op., Phys., Ter., Verat.

Rachen, *brennende Trockenheit, Zusammenschnüren des R.*: Aesc.
Schmerz im R.: Phos., Phos-ac., Sep.
schmerzhaft: Ind-m.
schmerzhaft beim Schlucken: Berb., Phos-ac.

Reizbarkeit: *Anac.,* Bry., **Cham.,** Med., Plant., Ptel.
bei Säuglingen: **Anac.,** Cham., Sil.

Rücken, *Druck im R., und in der Stirn*: Lyss.
Hitze im R., Lumbalgegend: Sarr., Spig., Stann.
Hitze im R., und Hals: Par.
Hitze im R., mit Kälte des Nackens: Zinc.
und Lenden, Brennen in: Kalm.
Schmerz im R.: Alst., Arn., Ars., Caps., Carb-v., Chin-s., *Eup-per.,* Hyos., Ign., Kali-c., Lach., Laur., Lyc., Nat-m., **Nux-v.,** Puls., Rhus-t., Verat.
Weher Schmerz im R.: Ind.-m.

Ruhelosigkeit: *Acon.,* Am-c., *Arn.,* **Ars.,** Bapt., Bar-c., Bell., Caps., Carb-ac., *Cham.,* Chin., Cina, *Gels.,* Ip., Lachn., Mag-m., Manc., Nicc., Plant., *Puls.,* **Rhus-t.,** Sabin., *Sec.,* Valer.

Schaudern, *durch Aufdecken*: Apis, Arn., Bar-c., Hell., **Nux-v.,** Stram.

Scheitel, *heißes Gefühl auf dem S.*: Nat-s., Sulf.
Schmerz, klopfend im S.: Corn-c.

Schläfen, *Klopfen in den S.*: Corn-c.
schießende, drückende Schmerzen durch die S.: Gels.

Schläfrigkeit: Apis, Asaf., Cedr., Chin., *Gels.,* Hep., Ign., Lyc., Lyss., Nat-c., Nux-m., Op., Phos., Plb., Puls., Rhus-t., Stram., Verat., **Verat-v.**

Schlaf: Absin., **Ant-t.,** Apis, Calad., Caps., Cedr., *Chin.,* **Eup-per.,** *Gels.,* Ign., **Lach.,** Lachn., Laur., Lyc., Med., **Mez., Nat-m.,** *Nux-m.,* **Op., Podo.,** Rhus-t., **Rob., Samb.,** Stram.
Aufschrecken im S.: *Cham., Chin-s.,* Con., Gels., Lyc.
Aufschrecken beim Einschlafen: Ign., Puls.
Hitze verschwindet während des Schlafes: Calad.
auf der Höhe der Hitze: **Podo.**
soporös: **Op., Rob.**
tief, schnarchend: Con., **Ign.,** *Laur.,* **Op., Rob.**
träumt während des S.: Elaps.
Unfähigkeit zu s., nach 3.00 Uhr: Ang.

Schlaflosigkeit: Acon., Ang., Arn., Ars., Asaf., Bar-c., Coff., Con., Graph., Hyos., Nat-c., Puls., Staph.

Schlucken, *dauernde Neigung zu s.*: Aesc.
schmerzhaft: Manc.
Schwierigkeit beim S.: Cic., Cimx.

Schmerz, *in Teilen, auf denen man ruht*: *Bapt.,* Bell-per., Pyrog.
schmerzhaft, die Seite, auf der man liegt: Bapt., Phos-ac., Pyrog.
Schmerzen, heftig, beim Aufdecken: Nux-v., *Stram.*

Schmerzhaftigkeit, *des Körpers bei Berührung*: Puls., Spig., **Stram.**
des Körpers, wenn aufgedeckt: Merc., **Nux-v.,** *Stram.*

Schultern, *heiß*: Calend.
Schmerz zwischen den S.: *Rhus-t.*

Schulterblatt, *Schmerz unter dem rechten S.*: **Chel.,** *Nux-v.,* Podo.
Schmerz unter dem linken S.: Sang.

Schwäche: Anac., *Arn., Ars.,* Aspar., Bry., Calc., Carb-v., Clem., Coca, Cur., Eup-per., Ign., Indg., Ip., Lyc., Lyss., Nat-c., **Nat-m.,** Nux-m., Phos., **Rob.,** Sarr., Sulf.

Schwäche, *Erschöpfungszustand*: Lob., Nicc.

Schwächend: Cupr., Cupr-s.

Schweiß: Alum., Am-m., Ant-c., Anthr., Calend., Camph., Caps., Colch., Con., Hell., Mag-c., Nicc., Stann., Staph.
reichlich: **Colch.,** Psor.
am Kopf: Bell.
an der Stirn: Mag-s.

Schwindel: Ars., Bell., Berb., Bism., *Carb-v.,* Cocc., Eucal., Gels., Hep., Ip., Laur., Merc., *Nat-m.,* Nux-v., Phos., Puls., *Sep., Stram.,* Valer., Verat.
und Hitze, mit Schweiß auf der Stirn beim Kopfheben: Mag-s.

Sehen, *verschwommen*: Chin-s.

Sehnenhüpfen: Psor., Rhus-t., Ter., Verat-v., Zinc.

Seufzen: Ign., Puls.

Somnolenz: Ant-t., Arn., Ars., Cact., Dulc., Gels., Ign., Lachn., *Nat-m.,* Nux-m., Op., Phos-ac., Sep., Ter.

Speichel, *reichliche Absonderung von wässerigem S.*: Aesc., *Dros.*
schaumig: Rob.
zäh: Con., Kali-bi., Merc.

Speichelfluß: Arund., Merc.

Speisen, *Abneigung gegen*: Chin.
Verlangen nach kalten S.: Phos., Verat.

Sprechen, *unzusammenhängend*: Arn., Bapt., Cur., Gels., Nat-m., Op., Verat.

Starren, *wilder Blick*: Hyper.

Stimme, *schwach*: Hep.

Stirn, *Druck in der S., und Rücken*: Lyss.
heiß: Chel., *Stram.*
Kälte der S.: Chin., Cina, Puls.
Schweiß auf der S.: Ant-t., Ip., Lachn., Mag-s., Sars., Staph., **Verat.**

Stöhnen: Acon., Cham., *Eup-per.,* Lach., **Puls.**
während des Schlafs: Eup-per.

Strecken: Aesc., Calc., Chin-s., Cina, Rhus-t., Sabin.

Stuhldrang: Caps.

Stuhlgang, *häufig*: Lach.

Stupor *und murmelndes Delirium*: Arn., Bapt., Bry., Hyos., Rhus-t., Op., Ter.
Zustand von augenscheinlichem S.: Cocc., Phos-ac.

Taubheit [Gehör]: Chin., Lachn., Sulf.

Taubheitsgefühl [eingeschlafen, erstarrt]: Cedr., Par., *Sep.,* Thuj.

Temperatur, *empfindlich gegen Temperaturwechsel*: *Bar-c.,* Calc., Hep., Psor.
subnormal: Anthr. Arg-n., Carb-v., **Pyrog.**

Törichtes Aussehen: Gels.

Trachea, *Trockenheit der T.*: *Petr.*

Tränenfluß: Eup-per.

Trinken, *Getränke fühlen sich zu kalt an*: *Bell.*
Widerwille gegen T.: Con., Hell., Nux-v.
kalte Getränke, Übelkeit danach: Lyc.
trinkt wenig auf einmal: **Ars., Chin.,** Lyc.
warme Getränke, Verlangen nach: **Casc.,** Cedr., **Eup-pur.**

Übelkeit: Alum., Anac., Ant-t., Aran., Ars., Bor., Bry., *Carb-v.,* Cham., Cimx., Cocc., Dros., *Elat.,* Eup-per., Eup-pur., *Ip.,* Lyc., *Nat-m.,* Nit-ac., *Nux-v.,* Op., Phos., Ptel., Rob., Sabad., Sep., **Thuj.,** Verat., Verat-v.
nach Essen: Ind-m.
durch die geringste Bewegung: Fl-ac.

Urin, *blaß*: **Cedr.,** Cham.
blaß, häufige, große Mengen von Wasser: Phos-ac.
Harnverhaltung: Cact.
reichlich: Ant-t., Arg-m., Cedr., *Cham.,* Dulc., *Eup-pur.,* Indg., *Manc.,* Med., Mur-ac., *Phos.,* Phos-ac., Scill., Stram.
rot: Nux-v.
trübe: Berb., Phos.
weißliches Sediment: Phos., Sep.
Ziegelmehl-Sediment, mit: Lyc., Phos., Sars.

Urinieren, *häufig*: Arg-m., Bell., Indg., Kreos., Lyc., Merc., Phos., Rhus-t., Staph., Stram.
nach Trinken, Verlangen zu u.: Cimx., Eup-pur.
unwillkürlich: Sulf-ac.

Urtikaria: Apis, **Ign.,** *Rhus-t.*
während der Hitze, verschwindet beim Schweiß: **Ign.**

Uterus, *Schmerz in der Gegend des U.*: Cact.

Venen, *das Blut brennt in den V.*: *Ars., Hyos.,* Med.
das Blut läuft kalt in den V.: Verat.
als ob heißes Wasser durch die V. laufe: **Rhus-t.,** Pyrog.

erweitert: *Agar., Bell.,* **Camph., Chin.,** *Chin-s.,* Croc., Cycl., Dig., **Hyos., Led.,** *Merl.,* Nit-s-d., **Puls.**

Vergeßlichkeit: Guare.

Verstopfung: Chin-s., Lyc., Nat-m., Nux-v.

Verzagtheit: Mygal.

Wärme, *äußerliche, ist angenehm*: *Ign.*
äußerliche, ist unerträglich: *Apis,* Ip., **Puls., Sep.**
des Bettes, ist unerträglich: Lach., **Led.,** *Puls.*

Waden, *Krämpfe in den W.*: Mag-p.

Wangen, *brennend und dunkelrot*: Chel., Eup-per., Lachn., Merl.
frostig bei Bewegung: Ind-m.
geschwollen: Guaj.
glühend: Daph.
Hitze und Röte der einen: Coff., *Ign., Ip.,* Puls.
Röte der einen, die andere blaß: Acon., Bar-c., **Cham.,** *Ip., Puls.*
rot und heiß: Carb-a., Chel., *Cina, Cocc.,* Coff., Dig., **Eup-per.,** Ferr., Kreos., Kali-c., Lach., Lyc., *Meny.,* Merc., Nux-v., Rhus-t., Rob., *Verat.*
rot und heiß subjektiv, obwohl sie objektiv nicht warm sind: **Chin.**
roter Fleck an der linken: Lyc.
roter Fleck an der rechten: Lachn.

Weinbrand, *Verlangen nach*: Ail., Asar., Psor.

Weinen: Spong.

Wirbelsäule, *Hitze von der W. zum Hinterkopf*: Nit-s-d.
schmerzhaft bei Berührung: **Chin-s.**

Würgereiz: **Cimx.,** Kali-c.

Zähneklappern: Cedr.

Zahnschmerz: Carb-v.

Zerschlagen, *Gefühl, als ob*: Arn., Bapt., Bell-per., Pyrog.

Zimmer *scheint heiß und eng zu sein*: Apis, Plant., Sulf.

Zittern: Ars., Calc., Cist., Eup-per., Kali-j., Mag-c., Mygal., Sep.

Zunge, *belegt*: Guare.
trocken und braun: Mygal.
trocken, ohne Durst: Calc-p., Nux-m.

H I T Z E , gefolgt von:

Augen, *Stechen in den A.*: Aran.

Dösigkeit: Casc.

Durst: Anac., Am-m., Cact., *Chin.,* Coff., Cycl., Malar., Nux-v., Op., Puls., Pyrog., Stann., Stram., Tub.
Durst nicht vorhanden: Kali-n., Op.

Erbrechen: Aran., Calc., *Eup-per.*
biliös: *Eup-per.*

Erschöpfung: Ars., Malar., Pyrog., Tub.

Frost: Am-m., Ang., Apis, Asar., *Bell., Bry., Calad.,* **Calc.,** Caps., *Caust.,* Chin., Coloc., Dulc., Elaps, Eup-pur., *Hell.,* Ign., Iris, Kali-c., Lyc., **Malar.,** Meny., Merc., Nat-m., Nicc., Nit-ac., **Nux-v.,** Petr., Phos., **Puls.,** Pyrog., **Sep., Stann.,** Staph., Sulf., Thuj., **Tub.**
und sanfter Hitze: Myric.

Frösteln: Aster., Hell., Malar., Meny., Merc., Tub.

Gesicht, *Blässe des G.*: Scill.
Blässe des G. und Ohnmacht beim Aufrichten: Acon.
Röte des G., schlechter auf der rechten Seite: Lachn.

Hunger: **Cimx.,** Dulc., **Eup-per.,** Ign.
rasender H.: **Cimx.**

Kolik: Hell.

Kopfschmerz: Ars., Calc., *Carb-v.,* **Eup-per., Nat-m.**

Mattigkeit: Med.

Schlaf: Apis, *Eup-per.,* Lob., Op.
mit Scharchen: **Op.**

Schwäche: *Ars.,* Dig., Nat-m., Pyrog., Tub.

Schwäche, *Erschöpfungszustand*: Aran., Hydr.

CHARAKTERISTIKA DER HITZE:

Abends: Alum., Ambr., Ang., Aran., *Berb.,* Carb-v., **Chin.,** Dros., Ferr., Hell., *Hep.,* Hyos., Lach., Lyc., Mag-c., Merc., Mur-ac., Phos., Phos-ac., *Psor.,* Sars., **Sil.,** *Sulf.,* Sulf-ac., Thuj.

Ängstlich, *im ganzen Körper*: Acon., Casc.
als ob Schweiß ausbrechen würde: Stann.

Anticipierend: Nux-v.

Aufdecken, *Abneigung gegen A.*: Apis, Ars., Aur., Bell., Calc., *Eup-per.,* **Hep.,** Ign., Mag-c., **Nux-v., Psor.,** Pyrog., Rhus-t., Samb., **Stram., Tub.**

Aufsteigend *in den Kopf, mit Durst*: Mang.

Bauch, *Hitze des Bauches*: Stann.
vom Bauch zum Kopf, in Wellen: Indg.

Bett, *im*: Hell., Kali-c., Mag-m., Mag-s., Sulf-ac.
im, frostig, wenn nicht im B.: Merc.

Brennend: *Acon., Arn.,* Ant-t., **Apis, Ars.,** Bar-c., *Bell.,* Bry., Cact., Canth., Caps., Cham., Chel., Cur., Dulc., *Elaps,* Eup-pur., Hell., *Hep., Hyos.,* Lach., Laur., Led., Lyc., Lyss., Mag-c., Merl., Manc., Merc., Merc-s., Mosch., Nux-v., **Op.,** Phos., **Puls.,** Sabad., Sarr., Sec., Staph., Stann., **Tub.**
des ganzen Körpers: Sabin.
im Mund: Aesc.
im Rachen und Pharynx: Aesc.
über den ganzen Körper, mit Hitzewellen zu Kopf und Gesicht: Med.
im Gesicht, mit Pickeln: Mosch.
im Gesicht, aber nicht an den Füßen: Merc-s.

an Handtellern und Fußsohlen: Lach., Mur-ac., Sang., Sulf.
an Teilen, auf denen man liegt: Lyss.
intensiv, gleich bei Beginn: Crot-h.
wird nicht gefühlt: Canth.
mit innerlichem Frösteln: Hell.
mit Neigung, sich zu bedecken: Manc.
selbst wenn in Schweiß gebadet: **Op.**
ohne äußerliche Röte: Hyos.
unterbrochen durch Schüttelfrost: Sec.

Brust, *in oder auf der B.*: **Apis,** Cic., Stann.

Einzelne *Teile*: Tub., Zinc.

Fröste, *mit Schütteln*: Sec.

Frösteln, *mit*: **Apis,** *Arn., Caust., Cur., Elaps,* Hell., Iris, **Kali-bi.,** Kali-c., Kali-j., Lach., Lachn., *Merc., Nux-v.,* Petr., Phos., Plat., *Podo.,* **Puls.,** *Rhus-t.,* Sabad., Sabin., Sec., *Sil.,* Sulf.
abwechselnd mit, bei Berührung nicht wahrnehmbar: Merc., Myric.
abwechselnd mit Kälte hier und dort, über den ganzen Körper: Arn.
durch Herausstrecken der Hände aus der Bettdecke: Arn., Bar-c., **Nux-v.,** *Stram.,* **Tub.**
mit Hitzewellen: Plat.
während des Tages: **Dros.**

Fußsohlen: Zinc.

Gesicht, *am*: Acon., Aesc., Ambr., Asar., Aur., Cann-s., Cact., Cina, Dros., Indg., Kali-br., **Lyc.,** Merc-s., Stram.
des G., nach Essen: Asaf.
Hitzewellen im oder über das G.: Ambr., Am-m., Arn., *Bapt.,* Bar-c., *Cact.,* Calc., Carb-a., Carb-v., Chel., Chin., Graph., Hep., Ign., Jod., *Kali-bi.,* Kali-br., **Kali-c., Kali-j.,** Lach., Lyc., Mag-c., Meny., Nat-c., Nat-m., **Nit-ac.,** Nux-v., Petr., Phos., Puls., Sabad., Sabin., Sep., Sil., Spig., Stann., **Sulf.,** Sulf-ac., Thuj., Valer.

Hitzewellen im G., immer in Schweiß endend: *Am-m.*
Hitzewellen, steigen auf: Calad.
Hitzewellen, nur im G.: Crot-h., Euph.
Hitzewellen im G., der übrige Körper frostig: Sabin.
Hitzewellen im G., mit eiskalten Händen und Füßen: Sabin.
Hitzewellen im G., und Hals: Med.
Hitzewellen im G., plötzlich gegen Abend: Nat-s., Sulf-ac.
Hitzewellen im G., Verlangen, gefächelt zu werden: Zinc.
Hitzewellen im G., ebenso Brust und über den Rücken: Mang.

Glieder, *der*: Cob., Stann.

Handteller: Asar.

Heißes Wasser, *an Armen, Brust, Ohren und Beinen, Gefühl von*: *Cic.*
als ob mit h. W. übergossen: Puls., Rhus-t., Sep., Tub.

Hitzewellen, *danach Schweiß*: Act-r.
als ob er in einem Hochofen sei, mit Kälte und Frösten: Kali-br.
mit kaltem Körper: Hell.
jeden Nachmittag: Nat-p., **Tub.**
als ob Flammen aus der Magengegend aufloderten: Manc.

Hüften, *Brennen in den H.*: Cur.

Innerlich: *Acon., Arn., Ars.,* **Bell.,** Bry., Caps., Cham., Chel., Cic., Chin., Con., Ferr., Hell., Jod., Kali-c., Mag-c., Mur-ac., Nit-ac., Nux-v., Phos., Phos-ac., **Puls., Rhus-t.,** *Sabad.,* Sec., Sep., Spig., Stann., Verat.
mit äußerlicher Kälte: Bell., Jod., Phos.
möchte sich aufdecken: Mur-ac.
brennend, äußerliches Frösteln: **Mez.**
brennend, äußerliche Hitze: Rheum.
brennend, als ob zwischen Fleisch und Haut: Brom.
mit kaltem Gefühl im Bauch: Zinc.
Frost: Ran-b.

Kälte, *mit, ausgenommen Gesicht und Kopf*: Bell., *Op.,* Stram.
überall, bei Berührung: Carb-v., Ferr.

Kleider *und Körper zu schwer*: Euph.

Körper, *des ganzen K.*: Aesc., Bapt., Camph., Ign., Ip., Kali-bi., Led., Malar., Meny., Nit-ac., Nux-v., Op., Petr., Samb., Tub.
linke Seite des K.: **Mez.,** Rhus-t.
linke Seite des K., Kälte der rechten: *Rhus-t.*
rechte Seite des K.: **Alum.,** Meny., Mosch., **Puls.,** Ran-b., Tub.
nur auf einer Seite: Asaf., Clem.
oberer Teil des K.: Anac., Puls.
scheint zu schwer: Euph.

Kopf, *am meisten auf dem K.*: Cina, Cur., Dros., Hell., Merc., Sabad.
heiß, Hände kalt: Hell.
heiß, danach über den ganzen Körper: Aster.
Hitze läuft vom K. zu den Zehen: Calc-p.

Kurz: Ant-t., Aran., Nit-ac.

Langdauernd: *Acon.,* **Ant-t.,** Cact., Hep., *Sec.,* Sil., **Sulf.,** *Tarant.*

Leicht: Lob., Lyc., Nux-m.

Mittags: Lach., **Stram.,** *Sulf.*

Mitternacht, *vor*: *Ant-c.,* Calad., Laur.
um: Rhus-t., **Stram.,** *Sulf.*
nach: **Ars.,** Kali-c., Thuj.
und Mittag: *Stram.*

Morgens: Arn., Kali-c., Mag-c., *Nux-v.,* Rhus-t., **Sulf.,** Thuj.

Nachmittags, *ohne Frost*: Anac.

Nachts: Alum., Ant-c., Ars., Bar-c., Bry., *Calc.,* Carb-a., Carb-v., Caust., Kali-bi., Lach., Laur., Mag-c., Mag-m., Merc., Nat-m., Nit-ac., Petr., **Phos.,** Phos-ac., Polyp., Psor., **Puls.,** Rhus-t., Sabin., Sarr., **Sil.,** Staph., Stram., Sulf., Thuj., Zinc.
mit Herzklopfen: Mur-ac.
kann die ganze Nacht dauern: Rhus-t.

Rücken, *über den R.*: Bapt., Cur., Dulc., Hyos., Phos., Stann.
vom Kreuz in alle Richtungen: **Bapt.**
steigt ab: Laur.

Schaudern, *mit*: Acon., Anac., Ant-t., *Apis,* **Arn.,** Calc., Carb-v., Caust., Cham., Chin., *Cur., Elaps,* Eup-per., *Gels.,* Hep., Ign., Lach., **Malar.,** Meny., **Nux-v.,** Petr., Phos-ac., Podo., Rhus-t., Sabad., **Sulf.**
abwechselnd mit: Caust., Chin., Cycl., Elaps, Hep., Lach., Merc., Phos-ac., Sabad., Tarant.
durch Aufdecken: **Arn.,** Apis, *Bar-c.,* **Nux-v.,** Psor., **Tub.**
durch Bewegung: Apis, *Arn.,* **Nux-v.,** Podo., Stram.
durch Trinken: *Caps.,* Eup-per., **Nux-v.**
gemischt mit: Acon., Anac., Ant-t., Apis, Calc., **Caust.,** Cham., Malar., Petr., Podo., Rhus-t.

Schmerz, *der Glieder*: Guaj.

Schweiß, *mit*: **Alum.,** Am-m., **Ant-c.,** Camph., Canch., Caps., Cedr., **Con.,** Eup-per., Ip., *Kali-j.,* Mag-c., **Mez., Op.,** Par., **Phos., Podo., Psor., Puls.,** *Rhus-t.,* Sabad., Sep., Stram., **Tub., Verat.**
mit S., auf dem Gesicht: Valer.
mit S., auf dem Kopf: Bell.
mit S., auf dem oberen Teil des Körpers: Par.

Stark: *Acon., Ant-t.,* Arn., **Ars.,** *Bell.,* Bry., Cact., Canth., Caps., Chin-s., Colch., Dig., Hep., Kali-j., Lyc., Mag-c., Merl., **Mez., Nat-m.,** Nux-m., *Nux-v., Op.,* Puls., **Rhus-t., Sec., Sil.,** Staph., Stram., Sulf., **Tarant.,** *Verat-v.*

abwechselnd mit Eiseskälte: Tarant.
mit Gehirn-Irritation und Tendenz zu Spasmen: Verat-v.

Steigt auf: Alum., Ang., *Cina,* Crot-h., Hyos., *Phos., Nat-m.,* **Sep.,** *Verat.*

Stelle, *an einer S., die bei Berührung kalt ist*: *Arn.*

Tag, *während des T., periodisch*: Sil.

Teile, *der befallenen T.*: Acon., Bry., Sulf.
der bedeckten T.: Thuj.
einzelner T.: Stann., Zinc.
Hitze eines T. mit Frost eines anderen gleichzeitig: Chin.

Trocken: *Acon.,* Aesc., *Apis,* **Arn., Ars.,** Bar-c., *Bell.,* **Bry.,** Cact., Cedr., Clem., Cocc., Coff., Coloc., Con., Dulc., Ferr., Graph., Hell., *Hep., Hyos.,* Nat-s., Nit-ac., **Nux-v.,** Op., Ol-an., *Phos.,* Phos-ac., Ptel., **Puls.,** Rhus-t., *Samb.,* Sarr., Sec., Sep., Stram.
an bedeckten Teilen: Thuj.
nachts: Clem.
als ob das Blut kocht, kann nicht schwitzen: Chin-m.

Vorherrschend: *Ant-t.,* Bell., Cact., **Ip.,** Sec., Sil.

Vormittags: Eup-per., Kali-c., *Nat-m., Nux-v.,* Rhus-t., Sars., Thuj.

Wärme, *über den ganzen Körper, ausgenommen der Kopf*: Ang.

Wirbelsäule, *entlang der W.*: Hyos.

S C H W E I S S

S C H W E I S S , verschlimmert:

Augen, *beim Augenschließen*: *Con.*

Bedeckt, *beim b. sein*: *Bell.,* **Chin.,** Nit-ac., Tub.

Bett, *aus dem B. gehen*: Lach.
in das B. gehen: Nit-ac.
im B., und Frösteln, sobald er warm wird: Arg-n.

Bewegung: Alum., Am-m., Arund., Bell., Bry., Cain., Calc., Camph., Canth., *Carb-a., Caust., Chin.,* Chin-s., *Cocc.,* Cur., Fl-ac., Gels., Graph., **Hep.,** Ip., Kali-bi., *Kali-c.,* Malar., Mag-c., **Merc.,** *Nat-m., Phos.,* **Psor.,** Pyrog., **Sep.,** *Sil., Sulf.,* Tub., Valer., *Verat.*

Erbrechen, *nach Schleimerbrechen*: *Verat.*
von sauren Massen: Nat-p.

Erwachen, *beim*: Benz-ac., Canth., **Samb., Sep.,** *Sulf.*

Essen, *durch*: Bar-c., Benz-ac., Bor., Calc., *Carb-a., Carb-v.,* Card-m., Cain., Cocc., Con., Graph., Ign., Laur., Lyc., Nat-c., Nat-m., Nit-ac., Nux-v., Ol-an., Phos., Sars., Sep., Sulf-ac.

Gähnen: Caust.

Geistige Anstrengung: Hep., *Kali-c., Psor., Sep., Sulf.,* Tub.

Körperliche Anstrengung, *durch*: Bell., Berb., Brom., Bry., Cain., *Calc.,* Canth., Carb-v., Caust., *Chin., Cocc.,* Corn., *Ferr., Graph., Hep., Kali-c.,* Kali-n., Led., Lyc., Merc., *Nat-c., Nat-m.,* Op., *Phos., Psor., Stann.,* Rheum., Sulf-ac., Tub., Zinc.

Luft, *in der frischen L.*: *Bry., Calc., Carb-a., Caust., Chin.,* Ip., *Psor.,* Pyrog., Ruta, Tub.
körperliche Anstrengung in der L.: Bry., Casc., *Caust., Chin.*

Mitternacht, *nach*: Alum., Ambr., Am-m., Bar-c., Clem., Dros., Kali-c., Mag-m., Nux-v., Phos., *Sil.*

Morgen, *am*: Ambr., Puls.

Niederlegen, *nach*: Mag-s., Meny.

Rauchen, *durch*: Cocc.

Schlaf, *während des S.*: Ars., Bell., Camph., Cham., Chel., Chin., **Con.,** Hyos., *Mez., Phos.,* Plat., **Thuj.**
im ersten S.: Calc.
während des Morgenschlafes: Bor.
beim Einschlafen: Agar., Am-c., Ars., Chin., Con., Mur-ac., Tab., Thuj., Tub., Verat.

Schreiben, *durch*: *Hep., Kali-c., Psor.,* **Sep.,** *Sulf.,* Tub.

Schwäche: Apis, Ars., Bar-c., Camph., Ferr., Jod., *Merc., Phos.,* Psor., Puls., Pyrog.

Seite, *auf der befallenen S.*: Ambr.

Sitzen, *beim*: Anac., *Kali-bi.,* Rhus-t., Sep., Staph.

Stuhlgang, *nach jedem S.*: **Verat.**

Trinken, *durch*: Cocc.

Wärme, *des Bettes*: Arg-n.
des Zimmers: Plant.

Wetter, *in feuchtem W.*: Cur.

Wind, *durch kalten W.*: Cur.

Zimmer, *in einem Z.*: Fl-ac., Tub.

S C H W E I S S , gebessert:

Bedeckt, *durch b. sein*: Acon.

Bett, *beim Aufstehen aus dem B.*: Hell.

Bewegung, *durch*: **Caps.**

Essen, *durch*: Anac., Cur.
nach: Chin., Lach., Phos.

Freien, *im*: Alum., Graph.

Gehen, *beim*: Cham., Chel., *Puls., Thuj.*

Morgen, *am*: Bor., Lachn.

Schlaf, *im*: Nux-v., Rumx., *Samb.*
nach: Hell.

Speisen, *nach warmen S.*: Kali-c., Phos., Sulf-ac.

Trinken, *nach*: Chin-s.

Wein, *W. trinken*: Sulf-ac.

SCHWEISS, gefolgt von:

Besserung *aller Leiden*: Calad., *Nat-m.,* **Psor.,** Valer.

Durchfall: Puls.

Durst: Bell., Bor., **Lyc.,** Nux-v., Sabad.
viel: Lyc.

Entkräftung: Ars., Kali-br., Tarant., Ter.

Erbrechen: *Cina.*

Frost: **Carb-v.,** Corn., Corn-c., Hep., *Malar.,* **Nux-v.,** Tub.
danach Schweiß: Nux-v.
danach Schweiß mit Hitze: **Nux-v.**

Hitze *und Durst*: Ant-c.

Hunger: **Cina,** Staph.
rasender: **Cina.**

Husten: Eup-per., Sil.

Schlaf: Nux-m.

Schwäche: Ars., Malar., Pyrog.

Schwäche *und Entkräftung*: Tarant.

Steifheit *der Hände und Finger*: Lyss.

Unterdrückung, *wenn ernste Symptome nach U. erscheinen*: Cadm-s.

Wut, *Anfall von W.*: Cupr.

Verschlimmerung beim Schwitzen:

Acon., Ant-t., Arn., **Ars., Bry.,** Calc., **Caust., Cham.,** Chin., Cimx., Croc., Eup-per., *Ferr.,* Ign., *Ip.,* Lyc., **Merc.,** Mur-ac., *Nux-v.,* **Op.,** Phos., Psor., Puls., **Rhus-t., Sep.,** Spong., **Stram., Sulf.,** Verat., Tub.

Besserung beim Schwitzen:

Acon., Aesc., Aeth., Ars., Apis, Bapt., Bell., Bov., *Bry.,* Calc., Camph., Canth., Cham., Cimx., **Cupr.,** Elat., Eup-per., **Gels.,** Graph., *Hep., Lach.,* Lyc., **Nat-m., Psor., Rhus-t.,** Samb., Sec., Stront-c., *Thuj., Verat.*

S C H W E I S S nicht vorhanden:

Acon., Alum., Am-c., Apis, *Aran.,* Arn., *Ars.,* Aspar., Asaf., *Bell.,* Bism., *Bov.,* Bry., Calc., Cham., Chin., Chin-a., Chin-m., Coff., Colch., Corn., Dulc., *Eup-per.,* Gels., *Graph.,* Hyos., Ign., Ip., Jod., Kali-bi., Kali-c., Lach., Led., *Lyc.,* Mag-c., Merc., Nat-c., Nit-ac., Nux-m., Nux-v., Olnd., Op., Phel., Phos., Phos-ac., Plat., Psor., Puls., Rhus-t., Sabad., Sec., Seneg., Sil., Spong., Staph., Sulf., Verat.

SCHWEISS im allgemeinen:

Acon., Aesc., Aeth., *Agar.,* Alst., Alum., *Ambr.,* Am-m., Anac., Ang., Ant-c., **Ant-t.,** Apis, Arg-n., Arn., Ars., Asaf., Bapt., **Bar-c.,** *Bell.,* **Benz.,** *Bov.,* **Bry.,** Cact., Calad., **Calc.,** *Camph.,* Canch., *Canth., Caps.,* **Carb-a.,** *Carb-v.,* Cain., **Caust., Cedr.,** Cham., Chel., **Chin., Chin-s.,** Chlor., Cic., Cimx., Cina, Cocc., Coff., Con., Corn., Cupr., Cur., Cycl., **Dig.,** Dros., Dulc., *Elaps, Elat.,* Eup-per., *Eup-pur.,* Euph., **Ferr.,** Gamb., *Gels., Graph.,* Hell., **Hep.,** *Hyos.,* Ign., **Ip.,** *Jod.,* **Kali-bi.,** *Kali-c.,* Kali-j., **Lach.,** Lachn., Laur., Led., Lob., **Lyc., Mag-c.,** Meny., Merl., **Merc.,** *Mez.,* Nat-c., **Nat-m.,** Nit-ac., Nux-m., **Nux-v., Op.,** Par., *Petr.,* **Phos., Phos-ac.,** Plant., *Podo., Polyp.,* **Psor.,** Puls., *Rhus-t., Rob.,* Sabad., Sabin., **Samb.,** *Sarr.,* **Sec., Sep., Sil.,** Spong., Stann., *Staph.,* Teucr.

SCHWEISS herrscht vor:

Benz., **Carb-a.,** *Chin.,* Ferr., Hep., Kali-bi., **Merc.,** *Nit-ac.,* Nux-v., Phos-ac., **Psor., Samb., Tarax.,** *Thuj.*

Abends: Bar-c., Samb., Sulf., Tub.

Morgens: Alum., Am-c., Ferr., **Mag-c.,** Merc., Nat-m., *Nit-ac.,* **Psor.,** *Rhus-t., Sep.,* Stann.

Nachts: Alum., Ars., Asaf., **Carb-a.,** *Carb-v.,* Caust., *Chin.,* **Kali-c., Merc.,** Merc-s., Myric., *Nit-ac.,* Phos., **Psor.,** *Pyrog.,* Sep., **Sil.,** Stram., **Sulf., Tarax., Thuj., Tub.,** *Valer., Verat.*

Tagsüber: Carb-a., Chin., Con., **Ferr.,** Lyc., Malar., Nat-m., Pyrog., Sep., Stram.

SCHWEISS hervorgerufen durch:

Anstrengung, *geringste*: Aeth., Agar., Brom., Bry., Corn., Dros., Fl-ac., Psor., *Tub.,* Valer., Zinc.

Bedeckung, *durch die geringste*: **Chin.,** *Spig.*

Durst: Coff., Thuj.

Erwachen , *beim*: Ptel.

Essen: Benz-ac., Carb-v., Card-m., Guare.

Hunger: Staph.

Kopfschmerz: *Ferr.*

Krämpfe: Cedr.

Leicht hervorgerufen: Aeth., Agar., Colch., Tub.

Schlaf, *beim Einschlafen*: Aeth., Agar., Cadm-s., *Chin.,* **Con.**
nach 3.00 Uhr: Merl.
nur im S., hört auf beim Erwachen: Plat.

SCHWEISS, Eigenschaften:

Auswaschen, *schwierig auszuwaschen*: *Mag-c.,* **Merc.,** Pyrog.

Bett, *im*: **Alum.,** Ang., Arg-n.
beim Aufstehen aus dem B.: Lach.

Blutig: Calc., Clem., *Crot-h.,* **Cur., Lach., Lyc.,** *Nux-m.,* Nux-v.
rot färbend: **Lach.**

Erschöpfend: **Benz.,** Carb-ac., **Chin.,** Kali-bi., Kali-br., Kali-p., Mill., Stann.

Fliegen, *zieht die F. an*: **Calad.,** Puls., *Sumb.,* Thuj.

Frösteln, *mit*: Ant-c., Bry., **Eup-per.,** Eup-pur., *Nat-m.,* **Nux-v.,** Petr., Phos., Tub.
durch Baden: Arn.
durch Bewegung, oder wenn Luft an ihn kommt: Eup-per., Hep., **Nux-v.,** Psor., Tub.
und wechselt zu Trockenheit: Guaj.

Frost, *abwechselnd mit F.*: Ant-c., Calc., Glon., *Nux-v.*
gleichzeitig: Ant-c.
nach dem F.: *Ant-c.,* Caust.
nach dem F., ohne vorausgehende Hitze: *Caps.*

Füße, *an den F. beginnend*: Arn., Bell.

Gehen, *beim*: Agar., Ambr., Benz-ac., Casc., Caust., Cocc., Kali-c., Led., Nat-m., Sil.
nach G.: Cadm-s., Sulf.

Gering: Ant-c., Apis, Calad., Casc., Cimx., Cina, Croc., Cycl., Elaps, *Eup-per.,* Eup-pur., Ign., *Ip.,* Kali-j., Lach., Led., Malar., Nux-m., Nux-v., Phel., Sep., Sil.

Geruch, *aromatisch*: Benz-ac., Cop., Rhod.
bitter: Verat.
Blut, wie: Lyc.
faulig: Daph., **Carb-v.,** Led., **Psor.,** Pyrog., Rhus-t., Spig., **Staph.,** Stram., Verat.
Faulschlammgas, wie: Bov., Psor., *Pyrog.*
fötid: Aesc., **Psor.,** Pyrog., Rob., Zinc.
Genitalien, an den: Aloe, Petr.
Holunderblüten, wie: Sep.
Kampfer, wie: Camph.
Moschus, wie: Mosch., Puls., *Sulf.*
muffig: Cimx., Rhus-t., **Stann.**
Rhabarber, wie: Rheum.
sauer: Acon., **Arn.,** Ars., Asar., **Bry.,** Calc., Carb-v., *Caust., Cham.,* Cimx., *Colch.,* Fl-ac., Graph., *Hep.,* Hyos., *Ip.,* Jod., Led., **Lyc.,** *Mag-c.,* Merc., Nat-m., Nat-p., *Nit-ac., Nux-v.,* **Psor.,** Rhus-t., *Sep., Sil., Sulf.,* Sulf-ac., Thuj., Verat.
sauer, wie bei Masern: Ferr.
schimmelig: Psor., Puls., Rhus-t., **Stann.**
Schwefel, wie: *Phos.*
stechend: Caps.
mit feinem, stechenden Jucken: Zinc.
streng: Ferr.
süß: Calad.
Urin, wie: Berb., **Canth.,** Coloc., **Nit-ac.**
Urin von Pferden, wie: **Nit-ac.**
widerlich: All-s., **Arn.,** Ars., *Bar-c.,* Bell., **Carb-a.,** *Carb-v., Carb-ac.,* Cimx., Cocc., Con., Crot-h., Cycl., *Dulc.,* Euph., Ferr., Fl-ac., **Graph.,** Guaj., Kali-c., Kali-p., *Lach.,* Led., **Lyc.,** Mag-c., **Merc.,** Merc-c., *Merl., Nit-ac., Nux-v.,* Petr., **Psor.,** Puls., **Pyrog.,** Rhod., *Rhus-t.,* Rob., **Sep., Sil.,** Spig., Stann., Staph., Sulf., Verat., Zinc.
Zwiebeln, wie: *Bov., Lach., Lyc.*
Zwiebeln, wie, in der Achselhöhle: **Bov.**

Gesicht, *kalt am G.*: Cocc., Nux-v., Tab.

Heiß: Aesc., **Op.**

Hitze, *mit*: Aesc., Ant-c., Apis, Bell., Hell., Hep., Kali-bi., Laur., Lob., Nat-c., Op., Phel., Samb., Staph., Valer.
mit H., während des Schlafs: **Samb.**
mit H., in Hitzewellen: Ant-c., Bell., **Hep.,** Kali-bi., Op.
innerlicher H. und Entkräftung, mit: Calad.
trocken, der verbleibende Schweiß verschwindet bald: *Ant-c.*

Kälte, *mit K., bei Bewegung*: Eup-per., **Nux-v.**
mit K., beim Aufdecken: Eup-per., **Nux-v.,** Tub.

Kalt: Agar., Anac., **Ant-t., Anthr.,** Arn., **Ars.,** Asaf., Bar-c., Bar-m., Bry., Bufo, Benz-ac., Calad., **Camph.,** Canth., Caps., Chlor., Chin., *Cina,* Carb-ac., Crot-h., Cocc., Cupr., *Cur.,* Dig., Dros., Dulc., Elaps, Ferr., Fl-ac., Gels., Hell., **Hep.,** Hyos., *Ip.,* Jatr., Jod., Kalm., Lach., Lachn., Lob., **Lyc.,** Malar., Merc., Merc-c., Mez., Nat-c., Nat-m., Nux-v., Op., Plant., Plb., Podo., Puls., Rheum, Ruta, Sec., **Sep.,** Sil., Spig., Stann., Staph., **Stram.,** Sulf., Sulf-ac., Ter., Thuj. Tub., **Verat.,** Verat-v.
über den ganzen Körper: Crot-h., Hell., Merc-c., Spig., Verat.
auf der Stirn: Acet-ac., Acon., Asaf., Benz-ac., Gels., Graph., Lach., Lachn., Nux-v., Puls., Rheum, **Verat.**
auf Stirn und Gliedern: Asaf.
in plötzlichen Anfällen: Crot-h.
bald nach dem Essen warmer Speisen: Sulf-ac.

Klamm: Acon., Anac., Ant-t., Anthr., Arn., **Ars.,** Calc., Camph., Carb-ac., Cham., Cocc., Corn-c., Cupr-a., Dig., Dios., Elat., *Ferr.,* Fl-ac., Hell., Hep., Jatr., Jod., Lach., Lachn., Lyc., Merc., Merc-c., Nux-v., Op., *Phos.,* Phos-ac., Plb., Spig., Ter., Tub., Verat., Verat-v.

Klebrig: Ant-t., Anthr., Hell., Kali-br., Lachn.
um die Genitalien: Gels., Petr.
auf der Stirn: Cann-i.

Langdauernd: Kali-br., Zinc.

Leicht: Ant-t., Bry., Calad., *Calc.,* Ferr., Graph., *Lyc.,* **Nat-m., Sep., Sulf.,** *Sulf-ac.,* Zinc.

Niederlegen, *nach*: Mag-s., Meny.

Öl, *als ob er mit Öl gemischt sei*: Chin., Tub.

Ölig: Agar., Arg-m., **Bry.,** *China., Mag-c.,* **Merc.,** Merc-s., Nux-v., Rob., **Stram., Thuj.**

Partiell: Cham., *Chin.,* Merc., Nux-v., *Petr.,* Pyrog., Stram., **Thuj.,** Tub.

Plötzlich: Aml-n., Ip.
p. Anfälle, kalt: Crot-h.
häufig p. Aufhören: Valer.

Reden, *beim*: Graph., Jod.

Reichlich: Acet-ac., Acon., Aesc., Agar., Ambr., Aml-n., *Ant-t.,* Arg-m., Anthr., *Bar-c.,* Bell., *Benz.,* **Bry.,** Cadm-s., *Calc.,* Camph., Canth., Caps., **Carb-a.,** Carb-v., Carb-ac., *Casc., Caust., Cedr.,* **Chin.,** Chin-m., **Chin-s.,** Clem., Coca, Colch., *Dig.,* Elaps, Elat., Eup-per., Eup-pur., *Ferr.,* Gels., Graph., **Hep.,** Hyos., *Ip.,* Jod., *Kali-bi.,* Kali-br., Kali-c., Kali-p., *Lach.,* Lact., Lith., Lob., **Lyc.,** *Mag-c.,* **Malar.,** Mang., **Merc.,** Merc-s., Mez., **Nat-m.,** *Nit-ac., Nux-v., Op.,* Par., *Phos.,* **Phos-ac.,** Podo., *Polyp.,* Petr., **Psor., Pyrog.,** Rhus-t., Rob., Sabad., **Samb.,** Sarr., *Sec., Sep.,* **Sil.,** Stann., Staph., Stram., *Sulf.,* Sulf-ac., Tarant., **Tarax.,** Ter., *Thuj.,* **Tub.,** Valer., **Verat.,** Verat-v., Zinc.
an bedeckten Teilen: Cham., **Chin.**
nach Chinin-Mißbrauch: *Ip.*
an den Füßen: Sabin.
nach kongestivem Frost: *Nux-v.*
nach leichtem Frost: **Eup-per.**

stinkend in der Nacht: Carb-a., **Psor.,** Pyrog.
jeden Tag nach 4.00 Uhr: **Stann.**
an unbedeckten Teilen, ausgenommen Kopf: **Thuj.**

Scharf: All-s., Cadm-s., *Caps.,* Cham., Con., Carb-ac., Fl-ac., Graph., Jod., Nat-p., Rhus-t., Tarax.

Schaudern, *mit*: Cedr., Coff., Eup-per., *Nux-v.*

Schwäche, *keine S. verursachend*: Agar., Casc., Nat-s., **Rhus-t., Samb.,** Valer.
mit großer S.: Carb-v., Chin., Sulf-ac., Ter.

Schwächend, *durch die geringste Bewegung*: Anthr., Cocc., Kalm., **Stann.,** Tarax.
durch die geringste Bewegung, auf einer Seite: Puls.
schon von Anfang an: Verat.

Steigt auf: Arn., Bell.

Stuhlgang, *vor*: Merc.

Süß, *der die Fliegen anzieht*: Calad., Sumb., Thuj.

Trockenheit, *abwechselnd mit*: Apis, Nat-c.

Unterdrückt *oder fehlend*: Colch.
ernste Symptome erscheinen: Cadm-s.

Verfärbend: Bar-m.
in alten Fällen: Rhus-t., Sulf-ac.

Wachsein, *reichlich beim W.*: **Samb.,** Sep.
reichlich beim W., beim Einschlafen kehrt trockene Hitze wieder: **Samb.**

<u>**Wäsche,**</u> *färbt sie blutig*: **Lach.,** *Nux-m.*
färbt sie gelb: Ars., Bell., Bry., Cadm-s., **Carb-a.,** Chin., *Ferr., Graph.,* Ip., Lach., Mag-c., **Merc., Thuj.,** *Verat.*
färbt sie rot: Arn., Dulc., *Lach.,* Nux-v.
macht sie steif: Merc., Sel.

<u>**Wärme,**</u> *leichtes Schwitzen beim Aufenthalt in W.*: Carb-v.

<u>**Warm:**</u> Acon., Ant-c., Benz., Camph., Cham., Cocc., Dros., Ign., Kali-c., Lach., Led., Nat-m., Nux-v., Op., Phos., Sep., Staph., Stram.
und sehr erschöpfend: Benz.

<u>**Zähflüssig,**</u> *reichlich über den ganzen Körper*: Anthr., Daph., Kali-br., Plb.

<u>**Zimmer,**</u> *in einem Z.*: Ip.

S C H W E I S S , Zeit:

<u>**Abends:**</u> Bar-c., Calad., Mur-ac., **Samb.,** *Sulf.*
gegen Abend: Calad.
jeden zweiten Abend: Bar-c.

<u>**Gehen,**</u> *beim*: Cain.

<u>**Langdauernd:**</u> **Ferr.,** Kali-br., Led., Zinc.

<u>**Mehrere**</u> *Stunden nach der Hitze*: Ant-t., Ars.

Mittags: Cinnb.

Mitternacht, *vor*: Mur-ac.
nach: Alum., Ambr., Am-m., Bar-c., Clem., Dros., Lachn., Mag-m., *Merl.,* Nux-v., Par., Phos., *Polyp.,* Stann.

Morgens: *Alum.,* Am-c., Ang., Ant-c., Arg-n., *Aur.,* Benz., Bov., Bry., *Calc.,* Carb-a., Carb-v., Caust., Chel., Chin-s., Cic., Clem., Cocc., Coff., Dulc., Dros., *Euph.,* Eup-per., *Ferr.,* Graph., Hell., Jod., Kreos., Lachn., Lyc., **Mag-c.,** Mag-m., Mag-s., **Merc.,** Merl., Mosch., Mur-ac., Nat-c., Nat-m., Nat-s., Nicc., **Nit-ac.,** Nux-v., Par., **Phos., Phos-ac.,** Puls., **Rhus-t.,** Sabad., *Sep.,* Sil., Spong., **Stann.,** Sulf., Sulf-ac.
jeden zweiten Morgen, exakt zur selben Stunde: **Ant-c.**

Nachmittags: Berb., Mag-m., Mag-s., Nat-m., Nux-v., Sil., Staph.

Nachts: Acet-ac., Acon., Agar., *Alum., Ambr.,* Am-c., **Am-m.,** *Anac.,* Ang., Ant-t., Arg-m., Arn., *Ars.,* Aur., Bar-c., Bell., Benz., Bry., *Calc.,* Camph., Casc., Carb-ac., **Carb-a., Carb-v., Caust.,** Cham., Cic., Chin., Cist., Cocc., *Coloc., Con.,* Crot-h., Cupr., Cur., Cycl., Dig., *Dros., Dulc.,* Eup-per., Euph., Ferr., Ferr-p., Gamb., *Graph.,* Ham., Hell., **Hep.,** Ip., Jod., **Kali-c.,** Lach., Laur., Led., Lob., Lyc., *Mag-c.,* Mag-m., Mag-s., Meny., **Merc.,** Merl., *Mur-ac.,* Nat-c., *Nat-m.,* Nat-s., **Nit-ac.,** Nux-v., Petr., **Phos.,** Phos-ac., Polyp., Puls., Rhus-t., Sabad., Sabin., Samb., Sarr., **Sep., Sil.,** Spong., *Staph.,* Stram., *Stront-c.,* **Sulf.,** Tab., *Tarax.,* Thuj., Valer., Verat., Zinc.
auf Brust und Bauch: Anac., Benz., Thuj.
erleichtert durch Weintrinken: Sulf-ac.
faulig riechend: **Psor.,** *Pyrog.,* Spig.
gering, über den ganzen Körper, beim Erwachen vom Schlaf: Cycl.
mit Jucken: Mang.
den Kopfschmerz bessernd: Psor.
nur nachts, kalt und schwächend: Croc.
reichlich, jede zweite Nacht: **Nit-ac.**

reichlich, um 3.00 Uhr: **Psor.,** Stann.
reichlich, nach 4.00 Uhr: Stann.

Schlaf, *während des S.*: Aeth., Agar., Ars., Bell., Bufo, Cadm-s., Camph., Cham., Chel., **Chin., Con.,** Crot-h., Euph., Hyos., Phos., **Puls.,** *Plat.,* Prun., Sabad., Thuj.
im ersten S., bis 24.00 Uhr: Mur-ac.
am Morgen: Bor.
nach ruhelosem S.: Lachn.

Täglich, *zur selben Stunde*: Ant-c., Bov., Cina, Ign., Sabad., Spig.

Tagsüber: Agar., Ambr., Am-m., Anac., *Ant-t.,* Bell., Bry., *Calc.,* **Carb-a., Chin., Con.,** *Dulc.,* **Ferr.,** *Graph., Hep.,* Kali-c., Lach., Laur., Led., *Lyc.,* Nat-c., **Nat-m.,** Nit-ac., Phos-ac., Puls., **Sep.,** Sil., *Staph.,* **Stram.,** Sulf., Sulf-ac., *Verat.,* Zinc.

Vormittags: Ferr., Samb.

SCHWEISS, Orte:

Achselhöhle: Asar., *Benz., Bov.,* Cadm-s., Caps., Casc., Card-m., Chin-s., Crot-h., Dulc., **Kali-c.,** Lach., Nit-ac., Petr., Rhod.

Arme: Ip., **Merl.**

Bauch: Act-r., **Anac.,** Arg-m., Cic., **Dros.,** *Staph.*

Beckengegend: Canth.

Beine, *an den B.*: Euph.

Brust: *Agar, Anac.,* Arg-m., Arund., *Benz.,* Bov., Calc., Cimx., Cocc., Eup-per., Glon., Graph., Kali-n., Sep.

Entzündete Hautoberflächen: Graph.

Füße: Bell., Calc., Calend., Camph., Canth., *Carb-a.,* Carb-v., Dros., Graph., Led., Med., Manc., *Petr.,* Phos., Puls., Sabin., **Sil.,** Staph., Tub., Zinc.
und Hände: Hyper., Lac-ac.
reichlich, an den F.: Sabin.
reichlich, macht die F. wund: Graph., Sanic., Zinc.
reichlich, übelriechend: *Graph.,* **Psor.,** Pyrog., Sanic., **Sil.,** *Zinc.*
an den Sohlen: **Nit-ac.,** Sabad.
von den F. über den ganzen Körper: Euph.

Gelenke: Am-c., Lyc.

Genitalien: Aur., Canth., Con., Gels., Nat-s., **Petr.,** Sanic., Staph.
männlich: Hydr., Petr., Psor., *Sep.*
reichlich, übelriechend: *Hydr.,* Petr.

Gesicht: *Agar.,* Alum., Arg-n., Benz-ac., Coff., Chin., **Dros.,** Glon., Lyss., Nat-s., Podo., Prun., **Psor.,** *Puls.,* Rhus-t., Rob., Sabad., *Samb., Sil., Stram.*
auf dem G., in Perlen: Arg-n.
auf dem G., mit Hitze: Valer.
blaß, kalter Schweiß auf dem G.: Verat-v.
überall, ausgenommen das G.: *Rhus-t.,* Sec.
G. und Kopf allein: Aesc., Sil.
rechte Seite des G.: *Alum.,* Puls.

Glieder: Agar., Asaf., Calc., Coloc., Con., Euph., Hyos., Kali-n., Petr., Sarr.

Haar, *ein Tropfen an jedem H.*: Hell.

Hände: Canth., *Cina,* Cocc., Glon., *Kali-bi.,* Led., Phos., Sec., **Stict.,** Zinc.
abwechselnd an den H.: Cocc.
und Füße: Hyper.
Handteller: Brom., Calc., Coff., Dig., Dulc., Fl-ac., Guaj., Gymn., Jod., Med., Petr., *Psor.,* Sep.
Handrücken: Lith-c.

Hals: Agar., Elaps, Euph., Med., **Stann.**
Nacken: Sanic., Sil., Stann.

Hand, *linke*: Anac.
rechte: Lyss.

Knie: Calc.
Kniekehlen: Bufo., *Carb-a.*

Körper, *über den ganzen K.*: *Ant-t., Benz., Caust.,* Cocc., Coff., Coloc., Dulc., Elaps, Gamb., Hyos., Jod., Led., *Lyc.,* Mang., *Merl.,* **Nat-m.,** *Nit-ac.,* Op., *Phos.,* Puls., Sec., Sep., **Sil., Stram.,** Sulf., *Tarax.,* Ter., *Thuj.*
aber nicht am Gesicht: **Rhus-t.,** *Sec.*
nicht an den Gliedern: Lyc.
oberer Teil des K.: Arg-m., Asar., *Cham.,* Cina, Dulc., Eup-pur., Ip., Kali-c., Laur., Nux-v., Op., *Rheum,* Sep., Spig., *Sulf-ac.,* Valer., Verat.
überall, außer am Kopf: *Thuj.*
überall, außer am rechten Fuß: Ars-hyd.
unterer Teil des K.: Croc., Cycl., Euph.
Vorderseite: Agar., Arg-m., *Calc.,* Graph., Merc., Phos., *Sel.*

Kopf: Calc., Chin., Cimx., Coloc., Eup-pur., Mag-s., Mur-ac., *Op.,* Petr., Phos., Podo., Sabad., *Sil.,* Zinc.
und Extremitäten: Coloc.

und Gesicht: Aesc.
Hinterkopf-Gegend: Sulf.
nur am K.: *Sil.*
reichlich um den K.: Calc., Op., Sanic., Sil.
und Rücken: Mur-ac.

Kopfhaut: Puls., Rheum., Rob.

Leiste: Iris.

Nase: *Cina.*

Oberschenkel*:* Ambr., *Carb-a.,* Euph., *Hep., Sep.*
innere Fläche der O.: *Thuj.*
nur an den O.: Euph.
Gefühl von kaltem Schweiß an den O.: Caps.

Perineum: Chin-s., Con., *Hep., Kali-c., Psor., Thuj.*

Rücken: Cain., Casc., *Chin.,* Chin-s., Dulc., Gymn., Hyos., Ip., Lach., Petr., Plant., Podo., Puls., **Sep., Sulf.**
Lumbal- und Sakralgegend: Plant.

Schultern: Arund.

Seite, *befallene*: **Ambr.,** Nux-v.
auf einer: *Ambr.,* Acon., *Bar-c.,* Benz., Bry., Cham., Chin., Fl-ac., Lyc., Nux-m., *Nux-v.,* **Puls.,** Rhus-t., Sulf.
linke: *Bar-c.,* Fl-ac., Jab., *Puls.,* Phos.
auf der er liegt: *Acon.,* Bry., Chin., *Nit-ac.*
auf der man nicht liegt: *Benz.,* Sanic., Thuj.
rechte: Nux-v., *Puls.*

Seiten: Merl.

Skrotum: Nat-s., Petr., *Thuj.*

Stirn: Ang., Cann-i., Card-m., *Cina,* Crot-h., Elaps, Eup-pur., Glon., Ip., Kali-bi., Led., Merc-c., Nat-c., Op., Ptel., Rheum, Stann., *Stram.,* **Verat.**
und Gesicht, breitet sich danach zum Körper aus: Jab.
und Hals: Cann-s., Guaj.
klebrig: Gels.
während Stuhlgang: Ptel.

Teile, *bedeckte*: *Acon., Bell.,* Cham.
befallene: **Ant-t.,** *Ambr.,* Cocc., Merc., Sep., Sil.
auf der befallenen Seite schlechter: **Ambr.**
einzelne: *Acon.,* Bar-c., Bell., Bry., *Calc.,* Calc-p., Caps., Caust., Cham., Chin., Graph., Hell., Hep., Ign., Ip., Led., *Lyc.,* Merc., Nux-v., Nat-s., Petr., Phos., *Psor.,* **Pyrog.,** Puls., Rhus-t., Sabin., Samb., *Sel., Sep.,* Sil., Spig., Spong., *Stann., Sulf., Thuj.,* **Tub.,** Zinc.
durch Kleidung gedrückte: *Chin-s.*
obere: Fl-ac.
unbedeckte: **Thuj.**

S C H W E I S S , Symptome während:

Abwechselnd *mit Trockenheit*: Act-r.

Angst: Arn., Benz-ac., Berb., Bry., Calc., Cocc., Ferr., Merc-c., Nat-c., Nux-v., Phos., Plb., Puls., Sep., Sulf.
gebessert: Acon., Bar-c., Nat-m.

Appetit *gut*: Stram.

Atmung, *beschleunigt*: Cedr.
kurz, ängstlich: Mang.
stertorös: Op.

Aufdecken, *Abneigung gegen*: Clem.
Schmerz durch: Stram.

Augen, *Brennen in den A.*: Chin., Stram.

Bauch, *Aufblähung des B.*: Stram.

Bedeckt, *Verlangen, b. zu sein*: *Acon.,* Aeth., Aur., Clem., Colch., Con., Nux-m., **Nux-v.,** *Samb., Stram., Stront-c.*

Beine, *Schmerz in den B.*: Carb-v.
Schwäche in den B.: Ars., Jod.

Brust, *Schmerz in der B.*: *Bry.*

Delirium: Thuj.
bessert das D.: Aeth., Agar.

Diarrhoe: Acon., Chin-s., Stram., Sulf.
nächtliche D.: Chin-s.

Dösigkeit: Asaf.

Durst: Acon., Anac., **Ars.,** Cact., *Cedr.,* **Chin.,** *Chin-s.,* Coff., Con., Gels., Hep., Jod., Merl., **Nat-m.,** Phos-ac., Rhus-t., Sec., **Stram.,** Tarax., Thuj.
beginnend mit: Coff., Thuj.
fehlt: *Apis,* Bar-c., *Calc., Caps.,* Caust., *Cimx., Cina,* Eup-per., Euph., Hell., *Ign.,* Nat-s., *Nux-v., Samb.,* Staph., Stram., *Verat.*

Dyspnoe: Anac., Cact., Merc.

Entkräftung, *mit*: Ars., Cadm-s., Calad., Mur-ac.

Erbrechen: *Ars.,* Camph., Chin., Cina, *Dros., Eup-per.,* Ip., Sulf.
bitter: **Eup-per.**
des Gegessenen: Cina, *Eup-per.*
Gesicht kalt beim E.: Camph.
Getränke, nach kalten G.: *Ars.,* Chin.

Erregbarkeit, *nervöse, wird gebessert*: Acon.

Erschöpfung: *Benz., Camph.,* **Carb-a., Chin.,** Ign.

Erwachen, *beim*: Anac., Nat-m., Nit-ac. Par.
beim E. aus einem gesunden Schlaf: Rumx.

Extremitäten, *Schmerzen in den E.*: Cedr.

Finger, *Schrumpeln der F. wie bei einer Waschfrau*: *Ant-c.,* **Canch.,** *Merc.,* Phos-ac., **Verat.**

Frost: Aml-n.
abwechselnd mit F.: Glon.

Füße, *kalt*: Cedr., Jod.
Krämpfe in den F.: Puls.
Schmerzen in den F.: **Nit-ac.,** Staph.
Wundschmerz der F.: Graph., Sanic., **Sil.**
Wundschmerz der Ballen: **Nit-ac.**

Gähnen: Calad., Caust.

Gehen, *Schweiß sehr reichlich beim G.*: **Psor.**

Geruch, *rauchig*: Bell.
nach Schwefel: Phos.

Geschwätzigkeit: Puls.

Gesicht, *Blässe, tödliche*: **Verat.**
Hitze des G.: Bell., Nux-v., Sabad.
Kälte des G.: Canch., Lach., Nux-v.
rot: Bell., Con., Sep.
trocken: *Kali-bi.*

Glieder, *kalt*: Lyss., *Sec.*
kalt und livide: Lyss.

Hände, *heiß*: Nux-v.
kalt: Canch., Cedr., Kali-bi., **Nit-ac.**
Krämpfe in den H.: Puls.

Haut, *Beißen der H.*: Tarax.
beißendes Jucken, das zum Kratzen zwingt: Par.
Brennen der H.: Merc., Op.
Jucken der H.: Apis., Coloc., Mang., Par., Rhod., Rhus-t.
kochend: **Canch.,** *Chin.,* Merc.
schmerzend: Caps., Cham., Con.

Hautauschlag: Con.

Herz, *Herzklopfen*: Cedr., Merc.

Hunger: *Cimx.,* **Cina.**

Husten: Arg-n., *Ars.,* Bry., **Dros.,** Ip.
spasmodisch: *Dros.*

Jucken, *mit*: Benz-ac.
mit, und Kriebeln in der Haut: Rhod.

Kalt *und heiß und heiß und kalt*: Cedr.

Knochen, *Schmerzen in den K.*: *Eup-per.*

Körper, *heiß und trocken beim Einschlafen*: Samb.
rot, heiß und trocken: *Stram.*
unterer Teil heiß und trocken: Op.

Kolik: Nux-v., Stram.

Konvulsionen: Nux-v.

Kopf, *Brausen im K.*: Caust.
Kongestion von Blut zum K.: Thuj.
Schwere des K.: Ars., Caust.

Kopfschmerz: Ant-c., Arn., Eup., Ferr., Nat-m., Rhus-t., Thuj.
beginnend mit K.: Ferr.
allmählich gebessert: **Nat-m.,** Psor.
durch Durst gebessert: Chin-s.

Krämpfe: Ferr.
der Seiten der Taille: Corn.

Lippen, *kalt*: Canch.

Luft, *beim Gehen in frischer L.*: Zinc.

Milz, *Schmerz in der M.*:Tarax.

Mund, *offen*: *Op.*
trocken: Cedr.

Nägel, *Blaufärbung der N.*: **Nit-ac.**

Nasenbluten: Sulf-ac.

Ohnmacht: Anac., *Apis,* Ars., Chin., Ign., Sulf.

Ohren, *Brausen in den O.*: Ars., Ign.

Ohrenschmerz: Ign.

Periost, *Schmerz im P.*: *Arn.*

Puls, *intermittierend*: Sec.
schwach: Chin-s., Pyrog., Sec.

Rheumatische *Schmerzen*: Ant-t.

Rücken, *Fröste den R. hinauf und herunter*: Aml-n.
Schmerz im R.: Carb-v.

Ruhelosigkeit: Bry., Lachn.
wenn das Fenster geschlossen ist: Arg-n.

Schläfrig: Calad.

Schlaf: Agar., Arn., Ars., Bell., Calad., Carb-a., Chel., Chin., Cic., Cina, Cycl., Euph., Ferr., Hyos., Ign., Kali-c., Lob., Mez., Mur-ac., Nit-ac., Nux-m., **Op.,** Phos-ac., Plat., **Podo.,** Prun., Psor., *Puls.,* **Rhus-t.,** Sabad., Sulf.
ruhelos: *Sulf.*
tief, schnarchend: **Op.**

Schlaflos, *durch reichlichen Schweiß*: Corn.

Schmerz, *beim Aufdecken*: Stram.

Schmerzen, *halten an*: Eup-per., Kali-c., Lach., Merc., Nat-c., Nat-m., Nux-v., Puls., Rhus-t., Tab.
gebessert: Arn., Bry., Calad., Chel., *Lach., Nat-m., Nux-v.,* Sec.
alle gebessert, außer dem Kopfschmerz: Eup-per.
allmählich gebessert: Bell., **Nat-m.,** Psor.
verschlimmert durch Kaffee und Tabak: Ign.

Schwäche: Apis., Ars., Bar-c., Camph., Ferr., Jod., **Merc.,** *Phos.,* **Psor.,** Puls., Sel.

Schwäche, *Erschöpfung*: Ambr., *Benz.,* Bry., Calc., Camph., Cocc., *Carb-a., Chin.,* Chin-s., Croc., Dig., *Ferr.,* Graph., Hyos., Ign., Jod., Lyc., *Merc.,* Nat-m., Phos., Psor., Sep., Sil., **Stann.,** Sulf., Tarax.
nachts, Beißen der Haut verursachend: Tarax.

Schweigsam, *während Schweiß*: Mur-ac.

Schwindel: Arund., Lachn.

Sehen, *verschwommenes*: Stram.

Seufzen: Bry.

Seite, *Stiche in der S.*: Merc.

Stirn, *kühl, mit dem Gefühl von Kühle innerlich*: Cist.

Strecken: Caust.

Symptome, *allmähliches Aufhören der S.*: **Nat-m.**
Aufhören der vorausgegangenen: *Aesc.,* Ars., Calad., Cimx., Elat., Gels., *Nat-m.,* **Psor.,** Samb., Sec.
gebessert beim Schwitzen: Fl-ac., Nat-m., Psor.
verschlimmert beim Schwitzen: *Ferr.,* **Ip.,** *Merc.,* **Op.**

Tenesmus: Sulf.

Träume: Puls.

Unbedeckt, *Verlangen, u. zu sein*: *Acon.,* Calc., *Eup-per.,* Ferr., Jod., Led., Mur-ac., *Nat-m., Op.,* Spig., Staph., Verat., Zinc.
kann es nicht ertragen, u. zu sein: Acon., Aeth., Agar., Clem., **Nux-v.**

Unwohlsein, *gebessert durch Schweiß*: Agar.

Urin, *durchsichtig*: Dulc.
hochgefärbt: Cedr.
milchig: Phos.
reichlich: Acon., Dulc., Phos.
spärlich: Cedr.
trübe: *Ip.,* Phos.
vergrößerte Menge: Ant-t., Dulc.

Urtikaria: *Apis, Rhus-t.*

Venen, *Schwellung der V.*: *Agar.,* Chin.

Wangen, *Hitze und Röte der W.*: Kreos.

Wirbelsäule, *empfindlich gegen Berührung*: Agar.
Reizung der W.: Agar., Zinc.
schmerzhaft bei Berührung: *Chin-s.*
Schwäche der W.: Agar., Sel.

Wundwerden *der Teile, auf denen man liegt*: Fl-ac., Pyrog.

Zahnschmerz: Carb-v., Chin., *Coff.*
gebessert durch Halten von kaltem Wasser im Mund, kehrt wieder, wenn das Wasser warm wird: **Bry.,** Caust., *Coff.,* Nat-s., Puls., Sep.

Zehen, *Wundheit der Z.*: **Nit-ac.,** Petr., Sanic.

Zittern: Apis, Ars., Nux-v., Rhus-t.

Zunge *und Geschmack klamm und fiebrig*: Gels.

S C H W E I S S unterdrückt:

Acon., Anthr., Apis, Ars., **Bell., Bry., Cadm-s., Calc.,** Carb-v., *Cham.,* **Chin-s.,** Clem., **Colch.,** Cupr., Dulc., *Eup-per.,* Graph., Hep., Kali-c., Led., *Lyc.,* Merc., Nat-c., Nat-m., Nux-m., **Nux-v.,** *Op., Phos.,* Phos-ac., Plb., Puls., **Rhus-t.,** Sabad., *Sec.,* **Sep., Sil., Sulf.**

Verschlimmerung nach S C H W E I S S :

Acon., Ant-t., Calad., Calc., Cham., **Chin.,** Con., Ip., Merc., Phos., Phos-ac., Puls., **Sep.,** Sil., Staph., *Sulf.*

Besserung nach S C H W E I S S :

Eup-per., Gels., **Ip.,** Lyss., **Nat-m., Psor.**

Schmerzen in den Gliedern: Nux-v.

APPETIT; GESCHMACK; ZUNGE; USW.

Abneigung gegen: alkoholische Getränke: *Rhus-t.*
Brot: Nat-m., Nit-ac., *Nux-v.*
Fett: Hep., **Petr.,** Puls., Sec.
fette Sachen: Carb-v., Hep., *Puls.*
fettes Schweinefleisch: **Puls.**
Fisch: Graph.
Fisch, Geruch von kochendem F.: Ars., *Colch.,* Sep.
Fleisch: Alum., **Arn.,** Carb-v., Graph., Kali-bi., Nit-ac., Petr., Rhus-t., Sec., Sep., Sil., Sulf.
Kaffee: **Nux-v.**
Milch, die Flatulenz verursacht: Carb-v., Puls.
Salz: Graph.
Saure Sachen: Cocc.
Speisen: Ars., Bry., Op., Sec.
Speisen, gekochte: Graph., Petr.
Speisen und Getränke: Bry., Colch.
Speisen, warme, gekochte: Lyc., Petr., Sil.
Speisen, mit Ekel beim Anblick, und noch mehr beim Riechen: Colch.
Süße Sachen: Ars., Caust., Graph., Merc., Nit-ac., Phos., Sulf.
Süße Sachen, die schlecht bekommen: **Caust.**
Tabak: *Ign.,* Lyc., **Nux-v.**
Wasser: **Nux-v.**

Appetit, *fehlt*: Apis, Dig., Lob., Tarant.
gierig: *Verat.*
gut: Alum., Caps.
gut, sobald der Anfall vorüber ist: Canch.
völliger Appetitverlust: Apis, Lob., Op., Petr., Polyp., Sarr., Sil.
unbeeinträchtigt: Caps.
zwischen Anfällen von Erbrechen: *Verat.*

Atem, *aashaft*: Nit-ac.
faulig: Plant., Pyrog.
fötid: **Arn.,** Carb-ac., Crot-h., Gels., Mur-ac., Nit-ac.
fötid, wenn die Zunge dick belegt ist: Gels.
riecht nach Zwiebeln: Sin-n.
sauer: **Arn.**
schimmelig: Crot-h.
übelriechend: Plant., Podo., Psor.
übelriechend, objektiv: Podo.
Urin, riecht wie U.: Graph.

Aufstoßen, *sauer*: **Lyc.**
Schwefel, schmeckt nach S., dauert den ganzen Tag: Plant.

Bläschen, *schmerzhaft brennend, an den Seiten und der Spitze*: Carb-v., Thuj.
an der Spitze: Carb-a., Sep., Thuj.

Blutung. Crot-h., Ham., Lach.

Durst: Aesc., Eup-per., Cic., Cimx.
mit Unfähigkeit zu schlucken: Aesc., Cic., Cimx.

Erbrechen, *wenn man die aufrechte Haltung einnimmt*: Colch., Stram.

Essen, *besser beim E., schlechter danach*: Caps.

Geschmack, *Geschmackssinn zu scharf*: Chin.
bitter: Ant-c., Aran., Arn., Bapt., Bov., **Bry.,** Calc., Carb-v., Cham., **Chin., Chin-s.,** Con., Dulc., Elat., *Eup-per.,* Eup-pur., Gels., Graph., Hep., Ip., Kali-c., Lyc., Mag-c., Nat-m., Nat-s., **Nux-v.,** Polyp., *Psor.,* **Puls.,** Staph., Sulf., Thuj.
bitter, alles schmeckt b.: **Bry.**
bitter, alle Speisen schmecken b.: Ferr.
bitter, alles, außer Wasser: **Acon.,** Stann.
bitter, Brot schmeckt b.: Dig., Dros.

bitter, Brot, nach Essen: Rhus-t.
bitter, nach Essen: Nit-ac., Puls.
bitter, vor und nach Essen: Carb-v., Puls.
bitter, geht weg nach Essen oder Trinken: **Psor.**
bitter, am Morgen, Speisen schmecken normal: Sulf.
bitter, nach Rauchen: **Anac.,** Puls.
bitter, mit sauberer Zunge: Chin-s.
bitter, süßlich: Meny.
bitter, Wasser: *Ars.*
Blut, von: Sil.
Eisen, wie: Calc.
Eisen, wie, mit Speichelfluß: Aesc.
ekelhaft: Psor., **Puls.**
fade: Anac., Bapt., Kali-c., Cycl.
faulig: **Arn.,** *Bell.,* Bov., Cham., Cycl., Hep., Hyos., **Nux-v.,** Petr., Plant.
fettig: Lyc.
frisch, zu: Calc.
Geschmacksverlust: Anthr., Canth., Nat-s., Nux-v., **Podo.,** Sil.
Heringslake, wie: Anac.
kupferig: Ars., Kali-bi., Polyp.
metallisch: Aesc., Cocc., Hep., Merc.
Öl, von: Sil.
pappig: Eup-per., Petr., Podo.
ranziges Öl, wie: Ip.
saftiges Obst schmeckt trocken: Stram.
salzig: Graph., Jod., **Nat-m.**
salzig, zu: Sep.
sauer: Caps., Cham., Graph., Ign., Jod., *Lach.,* **Lyc.,** Mag-c., Mag-m., Nat-m., **Nux-v.,** Podo., Stann., Thuj.
sauer, alles nimmt einen s. Geschmack an: *Lach.*
sauer, alles schmeckt s.: Podo.
sauer, nachts: Mag-m.
schal: Eup-per., Ferr.
schlecht: Hyos., Kali-c., Sarr.
schleimig: Petr., **Puls.**

seifig: Cocc.
Seifenlauge: Sil.
süßlich: Anthr., Ip., Stann.
teigig: Podo.
Tinte, wie: Calc.
übel: Cycl.
übel, Speisen, nach Essen: Rhus-t.
übel, Wasser hat einen ü. Geschmack: Caps., Nat-m., Spig.
Übelkeit erregend, gebessert durch Rauchen: Aran.
verdorben: Calc., Gels., Podo., **Psor., Puls.**
von verdorbenen Eiern: **Arn.,** Ferr., Graph., **Pyrog.,** Sil.
widerlich: Anac., *Bell.,* Calc., Cycl., Hyos., Plant., Puls., Stann.
widerlich im Rachen beim Essen oder Trinken, obwohl die Speisen normal schmecken: **Bell.**

Geschwüre, *ausbreitend, sich*: Caps., **Merc.**
Aussehen, haben ein schmutziges A.:Merc.
flach: Caps.
speckig: Caps., **Merc.**
speckiger Grund, umgeben von einem dunklen Hof: **Merc.**
tief, mit schwarzem Grund: Mur-ac.
mit unregelmäßigen Rändern: **Merc.**
unregelmäßig: **Merc.**
auf Zahnfleisch, Zunge, Wangen und Rachen: **Merc.**
Zusammenlaufen, Neigung, zuammenzulaufen: *Merc.*

Hunger: Dig.
und Appetit zwischen Anfällen von Erbrechen: Verat.
Essen bessert nicht: Ant-c.
gierig: Carb-a., **Meny.,** Petr., Verat.
gierig, mit Übelkeit und Durst: Spig.
groß, ohne Appetit: **Psor.,** Rhus-t.
muß essen, bevor er aufstehen kann: Phos.
rasend: Eup-per.
rasend, nach Chinin: *Nux-v.,* Phos., Staph.

Hungrig, *aber kann nicht essen*: Bar-c.
Kopf schmerzt, wenn er nicht ißt: *Lyc.*

Husten, *verursacht durch reizende Sachen wie Salz, Essig, Pfeffer*: **Alum.**

Ißt *und trinkt hastig*: Anac., Bell., Coff., Hep.

Kartoffeln, *werden nicht vertragen, verursachen Kolik*: Alum.

Knacken *in den Kiefergelenken beim Kauen*: Nit-ac.

Lippen, *blaß*: Eup-per., **Ferr., Sec.**
blaß und blutleer: **Ferr.**
klebrig, trocken: *Nux-m.*
rissig: Ars., Hep., Nat-m.
rissig, an den Mundwinkeln: **Cond.,** Eup-per., Nat-m.
rissig und wund wie durch Kälte: Graph.
trocken: Nit-ac., *Nux-m.*
trocken und abschälend: Bry.
trocken, ohne tatsächliche Trockenhaut oder wirklichen Durst: Nux-m.

Magen, *in Unordnung*: Cact., Hep.

Milch *wird nicht vertragen, verursacht sauren Geschmack, saures Aufstoßen*: Sulf.

Mund, *ausspülen, muß den M. ausspülen*: **Nux-v.,** Puls.
ausspülen, muß nachts aufstehen und den M. ausspülen: Thuj.
bedeckt mit einem grau-weißen Belag: Mur-ac.
bitter, wenn man nicht ißt: *Bry.*
Geruch aus dem M. verfault: Graph.
Geruch widerlich: Petr., Podo., **Psor.,** Stann.
Geruch widerlich aus dem Mund, objektiv: Hep., Psor., Stann.
Rauheit des M.: Carb-a.
Rauheit des M., gebessert durch Essen: Carb-a.

trocken: Ars., Bapt., Bell., Bry., Mur-ac., *Nux-m.,* **Tarant.**
wund und geschwürig, die Mundwinkel: Nat-m., Nit-ac.

Papillen, *rot*: *Ant-t., Bell.,* Mez., Nux-m., Pyrog., Stram.
rot und erhöht: Acon., *Ant-t.*
rot, hell und aufgerichtet: **Bell.**
rot, groß und erhöht: *Mez.,* Pyrog.
rot, groß und erhöht, wie bei Scharlach: Ant-t., *Bell.,* Mez.

Rachen, *trocken*: Aesc., Bell., Cimx.
trocken, verursacht Trinken: Cimx.

Sattheit: Carb-v., Lyc.
ein paar Bissen machen ihn voll: Lyc.

Schwach, *Geruch von Fisch, Eiern, fettem Fleisch, macht ihn s.*: **Colch.**

Speichel, *blutgefärbt*: Gels.
„wie Baumwolle": Nux-m.
Eisen, schmeckt wie E.: Cimx., **Merc.**
fadenziehend: Con.
fötid: **Merc.,** *Nit-ac.,* Psor.
klebrig, fadenziehend: Hydr., **Kali-bi.,** Lyss.
metallisch: **Merc.**
in der Mitte der Zunge: Cimx.
reichlich: Ip., Merc., Nit-ac., Podo.
salzig: Ant-c., Jod.
sauer: Ign.
scharf: Nit-ac.
schmeckt bitter im Mund: Chel.
seifig: Dulc.
zäh: Dulc., Hydr., **Kali-bi.**

Speichelfluß: Dig., Dulc., *Jod.,* **Merc.,** Podo.
dauernd: Dig., Merc.

Speisen, *Ekel vor S.*: Cycl.
Ekel vor S., plötzlich während des Essens: Bar-c., Ferr.
geschmacklos: *Ant-t.,* Dros., *Eup-per.,* **Ign.,** *Nat-m.,* Plant.
Gleichgültigkeit gegenüber allen S., sogar beim Darandenken: *Chin.*
kaum geschluckt, kommen sie wieder hoch: Phos.
Regurgitation von S., in mundvollen Portionen, ohne Übelkeit: Alum., Phos.
schmecken wie Stroh: **Stram.**
schmecken trocken, hölzern: Ferr.
kann nur stark gewürzte S. verdauen: Nux-m.
süße, möchte s.: Sulf.
kann S. nicht verdauen: Bapt., Carb-v.
kein Verlangen nach S.: Apis, Colch.
Widerwille gegen S.: *Arn.*

Tabak, *hat keinen Geschmack*: Ant-t.
schmeckt bitter: Cocc.

Übelkeit, *der Geruch von Fleischbrühe macht Ü.*: Ars., *Colch.,* Sep.
mit Ruhelosigkeit: Colch.
sobald er beginnt, sich zu bewegen: Tab.

Verlangen nach: *Äpfeln*: **Ant-t.**
alkoholischen Getränken: Arn., Ars., Asar., *Puls.,* **Sel.,** Spig., Tub.
Austern, die nicht vertragen werden: **Lyc.**
Bier: Caust., Kali-bi., Nux-v., Puls., Rhus-t., *Sulf.*
bitteren Speisen: Dig., Nat-m.
Branntwein: Ars., Nux-v., Sulf.
Delikatessen: Ip.
Eiscreme: *Eup-per.,* Phos.
Eiswasser: *Phos.,* Puls., Rhus-t., **Verat.**
erfrischenden, saftigen Speisen: Phos-ac.
essigsaurem Gemüse: **Ant-c.,** Ars.
Fett: Nit-ac.
fetten Speisen: Nux-v.
Fleisch: **Canth.,** Mag-c., **Meny.**

geräuchertem Fleisch: Caust.
Holzkohle: Alum.
Kaffee: Caps., Coff.
Kaffee, aber er macht Übelkeit: Caps.
Kalk: Alum.
kalt, alles: Phos., *Sil.,* **Verat.**
kalten Getränken: *Dulc.,* Phos., Puls., Sil., *Verat.*
kalter Milch: **Rhus-t.**
kaltem Obst: **Verat.**
kalten Speisen: *Phos.,* Sil., **Verat**.
kaltem Wasser: Ars., Phos., Puls., Rhus-t., *Verat.*
Milch, die vertragen wird: Apis, Chel.
Milch, die nicht vertragen wird: Carb-v.
ranzig schmeckenden Sachen: Hep.
saftigem Obst: Ant-t., Phos-ac., Verat.
saftigen, erfrischenden Speisen: Phos-ac., Puls., **Verat.**
Salz: Calc., **Nat-m.**
sauberen Lappen: Alum., Psor.
Säuren: Alum., Ant-c., Ant-t., Arn., Hep., Kali-bi., Mag-c., Sec., Psor.
sauren Getränken: **Eup-pur.,** *Mag-c.*
sauren Sachen: Ant-c., Ant-t., Ars., Con., Dig., Eup-pur., Polyp., *Puls.,* Sec.
sauren Sachen, die immer bessern: Polyp.
Spirituosen: Op., Puls.
Stimulantien: Asar., Puls.
Süßigkeiten: Ip., Lyc., Mag-m., Sulf.
Tee-Satz: Alum.
unverdaulichen Sachen: Alum.
Zitronenlimonade: Eup-per., Sec.
zurückgewiesen, Sachen, die z. werden, wenn angeboten: Bry., Staph.

Wasser, *Furcht vor*: Canth., Hyos., *Lyss.*

Würgen, *erstickendes, neigt zum W. beim Essen oder Trinken*: *Anac.,* Pip-m.

Zahnfleisch, *blaß*: Ferr., Staph.
geschwürig, blutet bei Berührung: Sanic., **Staph.**
locker und schwammig: Dulc., **Merc.,** Staph.
weiß: *Staph.*

Zahnschmerz, *wenn der Säugling gestillt wird*: Chin.

Zunge, *Beben*: Op.
Belag schält sich ab in Fetzen und hinterläßt einen hellroten Fleck: Ter.
belegt, bräunlich-weiß: Sarr.
belegt, braun: Anthr., Ars., Carb-ac., Hyos., Lyc.
belegt, brauner Schleim: Sil.
belegt, dick: Anthr., Bry., Canth., Polyp.
belegt, dicker Belag: Phos.
belegt, dicker Belag, gräulich oder weiß: Kali-m.
belegt, dick gelb: Carb-ac., Kali-bi., Podo., Polyp., Spig., Stann.
belegt, dick gelb, mit roter Spitze: Polyp.
belegt, dick milchig-weiß: **Ant-c.,** Hydr.
belegt, flaumig weiß: Colch.
belegt, flaumig weiß, was sich am Tage verliert und rot und sauber am Abend wird: **Sulf.**
belegt, gelb: Bov., Cedr., Cham., Chin., Eup-per., *Kali-bi.,* **Podo.,** Polyp., Sec., Tarant.
belegt, gelb, schleimig: Kali-s.
belegt, gelb, weiß: Ars., Carb-ac., Cham., Gels., Ip., Nat-m.
belegt, gelber Schleim: Stann.
belegt, gelber Schleim, zäh: Camph.
belegt, gelb-braun, trocken in der Mitte: Crot-h.
belegt, grünlich-grau oder grünlich-braun, an der Basis: Nat-s.
belegt, hinten, wie getrockneter Lehm: Calc-s., **Hep.**
belegt, leicht: Aran.
belegt, in der Mitte: Sabad., Sec.
belegt, nur in der Mitte: Phos.
belegt, schmutzig: Elat.
belegt, schmutzig-brauner Belag: Elat.

belegt, stark: Bry., Canth., Nux-v.

belegt, stark, braun entlang der Mitte: Bapt., Eup-pur.

belegt, ein Streifen die Mitte entlang: Arn., Bapt., Crot-h., Eup-pur., Jod.

belegt, weiß: *Acon.,* Aesc., Anac., Arn., Bar-c., Calc., Carb-v., Carb-ac., Chin., Chin-s., Cocc., Cycl., Dig., *Eup-per.,* Ferr., Graph., Hydr., Ip., Kali-c., Lob., Mag-c., Nux-m., Plant., Podo., Polyp., Psor., *Puls.,* Rhus-t., Sep., Spig., Staph., Sulf., Verat.

belegt, weiß, oder braun, rote Ränder, dunkel in der Mitte: Crot-h., Phos.

belegt, weiß, dick: **Mez.,** Podo.

belegt, weiß, flaumig: Bar-c.

belegt, weiß, gelb: Aesc., Arn., *Nit-ac.,* Nux-v., Psor., *Puls.,* Sulf.

belegt, weiß, gelb-braun: Verat.

belegt, weiß, gelb in der Mitte, blaß an den Seiten: Chin-s.

belegt, weiß in der Mitte, dunkle Streifen an den Seiten: Petr.

belegt, weiß in der Mitte, Ränder rot: Bapt., Bell., Gels.

belegt, weiß, am Morgen, Spitze und Ränder sauber: Mag-m.

belegt, weiß an den Rändern, in der Mitte braun: Jod., Phos.

belegt, weiß, Ränder und Papillen rot: Bapt., Ter.

belegt, weiß oder schmutzig-gelb: Op.

belegt, weiß an den Seiten, rot in der Mitte: Caust., Cham.

belegt, weiß, teigiger Belag: Ant-t., Chin., Podo.

belegt, weiß, trocken: Cocc.

belegt, weißer oder gräulicher Belag: Kali-m.

Blasen auf der Z.: Bor., Caps., Cham., Lyc., Med., Nat-m., Nit-ac., Sars., Sep.

Blasen, brennender Schmerz auf der Z.: Caps., Carb-a., Mur-ac.

Blasen an den Seiten, Schmerz wie verbrannt: Carb-a.

blaß: **Ferr.,** *Ip.,* **Sec.**

bläulich: **Ars.,** Carb-v., Mur-ac.

blutet: Cur.

breit, zu: Hydr., Merc., Puls.

breit, mit Zahneindrücken: Chel., Hydr., *Kali-bi.,* **Merc.,** Podo., Rhus-t.

brennend, prickelnd, als ob Nadeln in sie pieksen würden: Arum-t., Carb-ac.
dick, sehr: Bar-c.
empfindlich: Apis, Graph.
Fissuren: Carb-v., Cur.
Gefühl, als ob ein Haar auf dem vorderen Teil sei: Sil.
gelähmt, teilweise: Hyos.
geschwollen: Stram., **Thuj.,** Verat.
geschwollen, als ob sie vor Kälte gelähmt sei: Dulc.
geschwollen und schwarz: Elaps.
groß, zu: Hydr., Merc., Puls.
Herausstrecken schwierig: *Crot-h.,* Hyos., **Lach.,** Stram.
Herausstrecken schwierig, sie verfängt sich hinter den Zähnen: Lach.
Himbeerzunge: Acon., Bell., Ter.
juckend: Cedr.
klebrig, gelb: Sec.
klebt am Gaumen: **Nux-m.**
Landkartenzunge: Lach., Nat-m., Ran-b., Tarax., Ter.
Pieksen, am frühen Morgen, geht weg nach Essen: Cedr.
rissig: Cur., Lyc., Spig.
rissig und geschwürig: Bapt.
roh und weiß: Anac.
rot: Lyc., *Rhus-t.,* Stram., Ter., **Thuj.**
rot, glatt und poliert: Crot-h., Mur-ac., *Pyrog.,* Ter.
rot, hell: Colch., Lyc., **Pyrog., Ter.**
rote Papillen, erhöht: Ter.
rote Papillen hier und dort: Ant-t., Bell., Carb-ac.
rot, tiefrot: Crot-h., Cur., Elaps, Hyos.
rot, trocken: Bell., Crot-h., Lach., Ter.
rot, trocken und rissig: Ars., Crot-h., Ter.
rot und weiß in abwechselnden Streifen: *Ant-t.*
rote Streifen die Mitte herunter: *Ars.,* Phos-ac.
sauber: *Alum.,* Cact., Caust., **Cina,** Dig., Gels., Dros., Elaps, Ign., Ip., Mag-c., Pyrog., Sil., Stram., Sulf.
sauber, in alten Fällen: Apis.
sauber, auf einer Seite: Rhus-t.

sauber auf der linken, belegt auf der rechten Seite: Lob.
sauber, aber trocken: Lyc.
sauber, niemals: **Arn.**
sauber, mit trockener, roter Spitze: Sec.
schlaff: Camph., Chel., Chin-s., Hydr., **Merc.,** Podo., Pyrog.
Schleim, glitschig, bedeckt mit g. S.: Nat-s.
schmerzhaft, roh: Apis.
schwammig: Camph.
Schwellung der Zunge: Apis, Cic., Dulc., Thuj.
schwer, behindert das Reden: Mur-ac.
steif: Colch., Con., Lyc., **Verat.**
steif und schmerzhaft: Con.
trocken: Anthr., Arn., Carb-v., Caust, Dulc., Lach., Lyc., Podo., Rhus-t., Stram.
trocken, beim Erwachen am Morgen: Calc., Nit-ac.
trocken, glänzend, als ob sie poliert wäre: Carb-ac., Crot-h., **Mur-ac., Pyrog.,** Ter.
trocken und klebrig: *Con.*
unempfindlich: Colch.
verbrannt, Spitze fühlt sich bis zur Mitte v. an: Psor.
verbrüht, Gefühl, als ob sie v. sei: *Aesc.,* Carb-ac., Cimx.
verbrüht, Zahnfleisch und Gaumen fühlen sich an, als ob sie v. seien: Cimx.
wund: Apis, Hydr., Mur-ac., Sulf., Sulf-ac.
wund und rissig: Rhus-t.
wund, mag nicht sprechen oder sie herausstrecken: Apis.
Zahneindrücke: Chel., Hydr., Kali-bi., **Merc.,** Podo., Rhus-t.
zittert: Camph., Canth., Lyc.
zittert beim Herausstrecken: Lach.

Zungenspitze, *bläulich und schmerzhaft*: Sabad.
Brennen an der Z.: Carb-an., Ter.
Brennen an der Z., gebessert durch Essen: Carb-a.
und Ränder rot: Lach., Sec., Ter., **Verat.**
rot: Ars., Rhus-t., Verat.
rot, braun in der Mitte: Lach.

rot, trocken, dreieckig: **Rhus-t.**
schmerzhaft, tut weh bei Berührung: **Thuj.**
trocken: Rhus-t., Thuj.
wund: *Aesc.,* Kali-c., Rhus-t., **Thuj.,** Sabad.
wund, als ob sie voll Blasen sei: Sabad.
wund, als ob sie geschwürig sei: Aesc., Kali-c.
wund und schmerzhaft: Hep., Thuj.

APYREXIE; Symptome während:

Abmagerung: Ars., Carb-v., Chin., Ferr., Jod., Merc., **Nat-m.,** Nux-v., Op., Phos-ac., Tarant.

Aftervorfall: **Ign.,** *Lach., Lyc.,* Merc., Nit-ac., Plb., **Podo., Rat.,** *Sep., Sulf.*
durch Beugen: **Rat.**
durch mäßige Anstrengung: **Ign.**
durch Überheben oder Anstrengung, nach der Geburt: Podo.

Ärgern, *sich*: Ant-c., Ant-t., *Cham.,* **Cina,** *Gels.,* Sil.

Allein, *kann es nicht ertragen, a. gelassen zu werden*: **Ars.,** Bism., *Kali-c.,* **Lyc.,** Verat.
fürchtet das Alleinsein, aber vermeidet Gesellschaft: Con.
möchte a. sein: **Chin.,** Ign., Nux-v.

Anämie, *mit*: **Ars.,** Carb-v., **Chin., Ferr.,** Eup-per.

Anasarka, *nach Wechselfieber*: Dulc.

Angst, *mit*: Acon., Camph.

Appetit, *gut*: Alum., **Canch.,** Caps.
Appetitverlust: Acon., *Ant-c.,* Apis, *Arn.,* Ars., Bry., Caps., Carb-v., Cocc., Chin., *Corn.,* Cycl., Dig., Graph., Ign., Ip., Kali-c., Lob., Nat-m., **Nux-v.,** Petr., **Podo.,** Polyp., Puls., Rhus-t., Sabad.

Atem, *fötid*: Gels., **Podo.,** Psor.
Kurzatmigkeit: *Calc.*
riecht wie Urin: Graph.
sauer: Arn., Nux-v., Rob., Sulf-ac.
übelriechend: **Podo.,** Psor., Puls.
übelriechend, was er bemerkt: Hep.
übelriechend, was er nicht bemerkt: Podo., Puls.
Aufstoßen: *Alum.,* Ant-c., Ant-t., *Arn.,* Chin., Corn., Lyc., Petros., Puls., Sabad.

Augäpfel, *schmerzhaft bei Berührung, als ob sie nach hinten in den Kopf gezogen würden*: Hep., Olnd., Par.

Augen, *Pupillen erweitert*: Bell., Calc., Laur., Stram.

Augenlider, *halb offen*: *Podo.,* Stram., *Sulf.*
Schwellung der oberen: Apis, **Kali-c.**
Schwellung der unteren: **Apis.**
Verklebung der: Graph., Kali-c.

Bauch, *aufgebläht nach Essen*: Carb-v., *Kali-c.,* Lyc.
aufgetrieben: *Ars.,* Chin., Graph., Nat-m., Sil.
Krämpfe im B.: Verat.
Schmerz im B.: Ant-t., Led., Petros., Polyp., Ran-b., Sulf.

Bedeckung, *Abneigung gegen*: Camph., *Sec.*

Bedeckt, *muß b. sein*: **Hep.,** Psor.

Berührung, *empfindlich gegen*: *Apis,* Bell., **Chin.,** Kali-c., *Lach.*

Bett, *muß im Bett sein*: Canth.

Bier, *Verlangen nach B.*: *Nux-v.,* Puls.

Blase, *Schmerz in der B., durch Trinken*: Canth., Lyss., Med.

Blutung: Cact., **Chin.,** Crot-h., Ferr., Ham., *Ip.,* Nit-ac., **Phos.,** *Psor.,* Ter., **Tub.**
aus dem Darm: Crot., Ham., Ip., Nit-ac., Rhus-t., Ter., Tub.
Wehen hören auf durch B: Chin.

Branntwein, *Verlangen nach*: Nux-v., Puls.

Brennen, *intensiv*: Anthr., Ars., Euph.
vom Mund zum After, mit biliöser Diarrhoe: Iris.

Brot, *Abneigung gegen*: Bell., Con., Cycl., Ign., Kali-c., Lyc., **Nat-m.,** Nit-ac., Nux-v., Phos., Phos-ac., Puls., Rhus-t., Sep., Sulf.

Brust, *Druck auf der B., kann ihn nicht ertragen*: Lach.
Schmerz in der B.: Sabad.
Schwäche in der B.: Dig., **Stann.**
zusammengeschnürtes Gefühl der B.: Ars., Caps., Carb-v., Cocc., Ign., Kali-c., Nat-m., Puls., Sabad., Samb., Spig., Stann., Stram., Sulf., Verat.

Cerebrale Kongestion, *Symptome von*: Bell., Hell., Laur., **Op.**

Darm, *Rumpeln im D.*: Carb-v., **Lyc.,** Podo.

Diarrhoe: Ant-c., Ant-t., *Ars., Calc.,* Caps., Carb-a., Cham., Chin., Cina, Corn., Dig., Dros., Dulc., Gels., Ign., **Jod.,** Merc., Mag-c., Nit-ac., Nux-v., Op., *Phos.,* Phos-ac., Puls., Rhus-t., Sabin., Sil., **Sulf.,** Valer., Verat.

am frühen Morgen: Aloe, Podo., Rumx., **Sulf.**
durch Erkältung in feuchtem Wetter: Dulc., Merc.
erschöpfend: **Carb-a.**
schmerzhaft: Corn., Merc., Nux-v., Verat.

Dinge, *wünscht D., die er zurückweist, wenn angeboten*: Bry., **Cham.,** Cina, Jod., Staph.

Drüsen, *Affektionen der D.*: Apis, *Bar-c., Bar-j.,* Bell., *Calc.,* Carb-a., Cina, Cocc., Jod., **Psor.,** Spong., Staph., *Sulf.,* Tub.

Durst: Canth., Cic., Cimx., **Chin.,** Dulc., Sulf., Verat.
aber Widerwille gegen alle Arten von Getränken: **Canth.**
nach kalten Getränken: Dulc.

Durstlosigkeit, *bei fast allen Leiden*: Apis, Puls.

Dyspepsie, *intermittierend, jeden zweiten Tag*: Ip.

Eiscreme, *Verlangen nach*: Eup-per.

Erbrechen: Ant-c., Ant-t., Chin., Cina, *Eup-per., Ferr.,* Hyos., Ip., Lyc., Merc., Nux-v., Petros., Sep., Sil., Verat.
bitter: Chin., Eup-per.
Galle, von: Ars., **Eup-per.,** Ip., Merc., Nux-v., Stram., Verat.
des Gegessenen: Ars., Cham., **Eup-per., Ferr.,** *Ip., Nux-v.,* Puls.
sauer: **Lyc.,** *Rob.*
Schleim, von: Merc., Nux-v., *Puls.*

Erkältet *sich leicht*: Bar-c., Calc., Caust., Dulc., Hep., Psor., **Tub.**

Fett, *Abneigung gegen*: Carb-v., *Cycl.,* Hell., Hep., Nat-m., Petr., **Puls.,** Sec.
Verlangen nach F.: Nit-ac., Nux-v.

Flatulenz: Carb-v., Chin., **Kali-c.,** Lyc., Petros., Polyp., Psor.

Fleisch, *Abneigung gegen*: Alum., *Arn.,* Ars., Bell., Calc., Carb-v., Cham., Ferr., Graph., Ign., Lyc., Merc., Nit-ac., Op., Petr., Puls., Rhus-t., Sabad., Sec., Sep., Sil., Sulf.
Verlangen nach: **Canth.,** *Mag-c.,* **Meny., Tub.**

Frostig, *anhaltend*: Anac., **Ars.,** Bry., Caps., Cocc., Dig., **Hep.,** Led., Nat-m., Puls., Sabad., Sil., Verat.

Füße, *empfindlich gegen Berührung, besonders der Sohlen*: Kali-c.
Feuchtigkeit um die F.: **Calc.,** Graph., Sep.
Kälte der F.: Carb-v., Graph., Hyos., Lyc., Rhus-t., Sep., Sil.
Schwellung der F.: Apis, Ars., Bry., Caps., Caust., Chin., Ferr., Lyc., Nux-v., Puls., Sep., Sil.
Schwere der F.: Canth.

Gastrische *Symptome*: *Ant-c.,* Ant-t., Bry., **Carb-v.,** Colch., *Cycl.,* Dros., Ip., Nux-v., **Puls.,** Psor., Sulf.
g. Symptome herrschen vor: Acon., **Ant-c.,** Ant-t., Bell., Bry., Cadm-s., Carb-v., Cham., Coff., **Colch.,** Corn., *Cycl.,* Dig., Ign., **Ip., Nux-v.,** Petros., **Puls.,** Rhus-t., Sulf.

Gaumen, *Gefühl, als ob er verbrüht sei*: Aesc., Cimx.

Gehen, *Verlangen, langsam zu g., was bessert*: *Ferr.*

Gehirn, *Symptome von Kongestion*: Acon., **Arn.,** Bell., Chin., Hell., Hyos., Lyc., **Nux-v., Op.,** Phos., Sep., Stram., Sulf., Verat-v.

Gelbsucht: Card-m., *Chel.,* **Crot-h., Merc.,** Podo.

Gelenke, *Schmerz in den G.*: Apis, Arn., Ars., **Bry.,** Caust., Cham., Chin., Cocc., Ign., Ip., Phos-ac., *Podo.,* Puls., Rhus-t., Sabin., Sulf.
Entzündung der G.: Apis.

Gemüse, *Verlangen nach*: Alum., Verat.

Geschmack, *bitter*: Ant-c., Aran., **Arn.,** Ars., *Bry.,* Calc., Carb-v., Cham., **Chel., Chin.,** *Chin-s.,* **Coloc.,** Con., Dros., Dulc., Eup-per., Ferr., Gels., Graph., Hep., Ip., Lach., Lyc., Mag-c., Merc., Nat-m., **Nat-s.,** Nit-ac., **Nux-v.,** Phos-ac., Polyp., Psor., Puls., Rhus-t., Sabin., Staph., **Sulf.,** Tarax., Thuj.

bitter, alles außer Wasser: **Acon.,** *Stann.*

Eisen, wie: Calc., Cimx.

faulig: **Anac., Arn.,** Bell., **Caps., Carb-v.,** Cham., *Ferr., Graph.,* Hep., Hyos., Merc., Nat-m., Nit-ac., **Nux-v.,** Petr., Plant., **Podo., Psor.,** *Puls.,* **Pyrog.,** Rhus-t., Sil., Staph.

faulig am Morgen: **Ars.,** Chin-s., Merc., *Rhus-t., Sulf.*

Heringslake, wie: Anac.

kupferig: Kali-bi., Merc., Ran-b.

Geschmackssinn scharf: Chin.

metallisch: **Cocc., Merc.,** Nux-v., Polyp., Rhus-t.

salzig: Ars., *Carb-v.,* Chin., Merc., Nat-m., **Sep.**

sauer: **Arg-n.,** Calc., Caps., Cham., Graph., Ign., Jod., Lach., **Lyc.,** Mag-c., *Nux-v.,* Petr., **Phos.,** Podo., Rob., Sep., Thuj.

seifig: Cact., Dulc., Jod., Sil.

süß: *Meny.*

süß, Tabak schmeckt s.: *Cocc.,* Puls.

Tinte, wie: Arg-n., **Calc.,** Fl-ac.

verloren: Canth., Nat-m., Podo., Psor., Sil.

Gesicht, *abgemagert*: Tarant.

aufgetrieben: *Ars.,* Eup-per., Ferr.

blaß: Anac., *Ars., Camph.,* Carb-v., Chin., Cina, **Ferr.,** Ign., Lyc., Mez., Nux-v., Petr., Phos., Puls., *Sec.,* Spong., Stann., Sulf., Verat.

eingesunken: *Ars., Camph., Sec.,* Verat.

gelb: **Arn., Ars.,** Caps., *Chin.,* **Eup-per.,** Ferr., **Nat-m., Nux-v.,** Petr., Rhus-t., *Sep.*

gelbe Flecke auf dem Gesicht: Ferr., **Sep.**

lehmfarben: *Ars.*

gerötet nach Anstrengung: Ferr.

Gesichtsfarbe, *bläßlich*: Chin., Eup-per., *Jod., Lyc., Nat-m.,* Sep., Sec.

Getränke, *Verlangen nach kalten G.*: Dulc., Pyrog.

Getragen, *Verlangen, g. zu werden*: Ars., **Cham.,** Cina, Puls.

Glieder, *Krämpfe in den G.*: Cupr., Sulf., Verat.
lähmungsartige Unbeweglichkeit der G.: Canth.
Schmerz in den G.: Calc., Caps., Carb-v., Caust., Chin., Dros., *Eup-per.,* Graph., Lyc., Nat-m., Nit-ac., Nux-v., Puls., Sabin.
Schmerzhaftigkeit der G.: Apis., Arn.
Schwäche der G.: Bar-c., Nux-v.

Hämorrhoiden: **Aesc.,** *Aloe,* **Mur-ac., Nux-v., Sulf.**

Harnorgane, *Reizung der*: Canth., Clem., Dulc., **Med.,** *Petr.,* Petros., Sars., Thuj.

Haut, *Blaufärbung der*: Carb-v., **Verat.**
gelb: Acon., Arn., Ars., Bell., Card-m., Cham., Chin., Dig., *Eup-per.,* Ferr., *Nat-m., Nux-v.,* Podo., Polyp., Psor., Puls., Rhus-t., Sulf., Tarant.
Jucken der: Hep., Ign., Rhus-t.

Herz, *Herzklopfen*: Acon., *Ant-t.,* Chin., Ign., Lach., Lil-t., Merc., **Nat-m.,** Sep., Spig., Sulf., Verat.
Herzklopfen durch Gemütserregung: Calc-a.
Pulsationen des H., schütteln den Körper: **Nat-m.**
Gefühl, als würde es aufhören zu schlagen, wenn sie sich bewegt: Dig.
Gefühl, als würde es aufhören zu schlagen, wenn man nicht dauernd in Bewegung ist: Gels.

Hitze, *Abneigung gegen*: Apis, Puls., Sec.
beim Schlafen: *Samb.*

Hunger: Ant-c., Arn., Bar-c., *Carb-a.,* Carb-v., Chin., **Cina,** Dig., Graph., Ign., **Jod.,** Lyc., *Meny.,* Nux-v., Petr., Rhus-t., Sanic., Sep., **Staph.,** Stann., Sulf., Verat.

aber kann nicht essen: Bar-c., Elaps, Ign.
H., den Essen nicht bessert: Ant-c.

Husten: Ant-t., Apis, Arn., Ars., Bell., Bry., Chin., **Cina,** Cocc., Con., **Dros., Eup-per.,** Hep., Hyos., Ign., Ip., Lyc., Merc., Nat-m., Nux-m., Nux-v., Op., Phos., *Puls.,* Sep., Sil., Spong., Stann., Sulf.

Hypochondrien, *schmerzhaft, geschwollen*: Card-m., **Chin.,** Chin-s., Merc., Podo.
rechtes, empfindlich gegen Berührung: Bry., Chel., Card-m., *Eup-per., Kali-c.,* Merc.

Knochen, *Schmerzen in den K.:* **Arn.,** Bry., Caust., **Eup-per.,** Merc., Nux-v., *Rhus-t.,* **Tub.**

Körper, *jede Stelle des K. ist schmerzhaft bei Druck*: *Bapt.,* Bell-per., **Bry.,** *Pyrog.*

Kolik: Cham., Coloc., Nux-v., Petros., Podo.

Konjunktiva, *gelbsüchtig*: Chel., **Eup-per.,** Ferr., Lyc., **Merc.,** Podo., Sabad.

Konvulsionen: Alum., Ars., Bell., Calc., Camph., Caust., **Cham.,** Cina, Dig., Dros., Hyos., Ign., Merc., *Nux-v.,* **Op.,** Phos-ac., Stann., Stram., Valer., Verat., Verat-v., Zinc.

Kopf, *Scheitel, brennende Hitze im S.*: Calc., Graph., Lach., **Sulf.**
Scheitel, Enge, Straffheit, über den S.: Chin.
Scheitel, Kälte des S.: Sep., Valer., Verat.

Kopfschmerz: Arn., Ars., Bell., Bry., Caps., Carb-v., Chin., Cocc., Dros., Ferr., Gels., Ign., Mez., **Nat-m., Nux-v.,** *Op.,* Phos-ac., Polyp., Puls., Rhus-t., Sep., Spong., Stann., Valer.
bei der Menstruation: Glon., **Nat-m.,** *Puls.*

Krankheitsgefühl *überall, unbeschreibbar*: Bapt.

Kummer, *schlimme Folgen von K.*: **Ign.,** Lach., Op., *Phos-ac., Staph.*

Leber, *Gefühl, als ob sie geschwollen sei*: Chin.
Schmerz in der L.: Ars., Bell., *Bry.,* Card-m., Cham., *Chel.,* Chin., Dulc., **Kali-c., Lyc.,** *Merc.,* **Nat-m., Nux-v.,** Podo., Polyp., Puls.

Leukorrhoe, *färbt die Wäsche gelb*: *Carb-a.*
erschöpfend: Alum., Carb-a.

Licht, *Abneigung gegen helles L.*: Nux-v.
Liebe, *schlimme Folgen von enttäuschter L.*: Calc-p., Hyos., **Ign.,** Nat-m., Staph.

Lippen, *Ausschlag auf den L.*: Hep., Ign., **Nat-m., Nux-v.,** Rhus-t.
Brennen der L.: Apis, Ars.
rissig: Graph., Hep., Ign., Rhus-t.
trocken: Ars., Bry., *Con.,* Ign., Nux-m., Rhus-t.

Luft, *Empfindlichkeit gegen kalte L.*: Bar-c., *Hep.,* Nux-m.

Magen, *Auftreibung des M.*: Nux-v., Petros., Sabad.
Beklemmung an der Magengrube: Lob.
Druck in der Gegend des M.: Ant-c., Rhus-t.
Krämpfe im: Cupr., Verat.
schlaff, als ob er herabhängen würde: Ip., Staph.
Schmerz im M.: Acon., Arn., Ars., Calc., Caust., *Chel.,* Cocc., Con., Ferr., Ign., Lyc., Nat-m., Nux-v., Petros., Puls., Rhus-t., Sabad., Sep., Sil., Stann., Verat.
schwaches Gefühl im M.: Lob., Phos.
Spasmen im M.: Ars., Bell., Bry., Carb-v., Cham., Cocc., Ferr., Ign., Nat-m., Nux-v., Puls., Sil., Stann., Sulf., Valer., Verat.
Völle, Gefühl der V.: Carb-v., Lob., *Lyc.,* **Nat-m.,** Podo., Rhus-t.

Menses, *zu erschöpfend*: Alum., Carb-a., Cocc.
zu früh: Acon., Alum., Arn., Ars., Bar-c., Bell., Bry., **Calc.,** *Calc-p.,* Carb-v., Cham., Cocc., Ferr., Hyos., Ign., Jod., Kali-c., Led., Merc., Nux-v., Petr., Phos., Rhus-t., Sabin., Sep., Spong., Staph., Sulf., Verat.
zu spät: Bell., Caust., Chin., Con., Ferr., Graph., Hyos., Ign., Ip., Kali-c., Lyc., Nat-m., **Puls.,** Sabad., Sil., Sulf., **Tub.**
zu reichlich: Acon., Aran., Ars., Bar-c., Bell., *Calc.,* Cham., Chin., Cina, Ferr., Hyos., Ign., Led., Lyc., Merc., Nat-m., Nux-v., Op., Phos., Sabin., Sep., Sil., Spong., Stann., Stram., Sulf.
zu spärlich: Alum., Con., Cycl., Graph., Lyc., Nat-m., Phos., Puls., Sabad., Sil., Sulf., **Tub.,** Verat.
Fluß setzt aus: Ferr., Puls., Sulf., Tub.
Morgen-Übelkeit während der M.: Graph., Psor.
Unterdrückung der: Ars., Calc., Cham., Chin., Con., Ferr., Graph., Kali-c., Lyc., Merc., Nux-v., Puls., Sep., Sil., Sulf., Tub.

Metrorrhagie *zwischen den Perioden bei jedem kleinen Anlaß*: Ambr.

Milch, *Abneigung gegen*: Puls., Sil.
Verlangen nach: Apis, Chel.
Verlangen nach, aber verursacht Flatulenz: Carb-v.

Milz, *Schmerz in der Milzgegend*: Apis, Ars., Chel., Chin., Ferr., **Nat-m., Nux-v.,** Podo., Tarax.
Schmerz in der Milzgegend, empfindlich gegen Druck: Apis., Ars., *Chel.,* Chin., Chin-s., Ferr., **Jod.,** *Nux-v.,* Podo., Puls.
vergrößert: Aran., Ars., Bell., Carb-ac., *Cean., Chin., Eup-per.,* Ferr., **Jod.,** Merc., Mez., Nit-ac., Podo., Puls.

Mund, *Roheit des M.*: Apis., Carb-a.
Schleimhäute des M. blaß: *Eup-per.,* Ferr.
Verlangen, den M. auszuspülen: **Nux-v.,** *Thuj.,* Puls.

Mundwinkel, *entzündet und geschwürig*: Nat-m., Nit-ac.
Geschwüre der M.: **Nat-m.,** Nit-ac., Sanic.

Hautausschläge an den M.: Hep., *Ign.,* **Nat-m., Nux-v.,** *Rhus-t.*

Nachtschweiße: Chin., Kali-c., Nat-m., Stann., Tarax.

Nacken, *Schmerz im N.*: Ferr.

Nervosität: Cedr., *Cham.,* Chin., Coff., *Gels.,* Ign., Nux-v., Puls., Rhus-t., Valer.

Obst, *Verlangen nach*: Alum., **Ant-t.,** *Phos-ac.,* Verat.

Ödem: Apis, Ars., Chin., Eup-per., Ferr.

Ohren, *Klingeln in den O.*: **Chin.,** Chin-s.

Puls, *beschleunigt durch Bewegung*: Ant-t., *Dig.,* Gels.
dritter, fünfter oder siebenter Schlag setzt aus: *Dig.*
fadenförmig: Acon., Gels., Lach.
langsam: Chel., Chin., **Dig.,** Sec., **Verat.**
langsam, weich, schwach: Verat-v.
plötzlich steigt er an, und danach vermindert er sich bis unter normal: Tub., Verat.
schnell, danach langsam: Ant-c.
schwach: *Acon.,* Ars., *Carb-v.,* Chin., Cupr., Ferr., Gels., Lach., *Laur., Op.,* Psor., *Sil., Stram., Verat.,* Verat-v.
voll: Acon., Bell., Bry., Dig., Ferr., Gels., Glon., Hyos., **Lach.,** Op., Stram.

Rachen, *Anfälligkeit für Halsentzündung*: Bar-c., Lac-c., Psor.
entzündet während der Menses: Lac-c., Mag-c.
trocken, schmerzhaft entzündet: Aesc.

Rein, *die Apyrexie ist r.*: Caps., Dros., Ign., Sabad.
nicht rein: *Acon.,* Calc., Carb-a., Chel., *Cina, Colch.,* **Eup-per.,** *Gels.,* Ip., **Nat-m.,** Rhus-t., Sep., Sil., Sulf., Thuj.

Reizbarkeit: Acon., *Anac.,* Bell., *Bry., Cham.,* Chin., Cina, Coff., Gels., *Ign.,* Merc., **Nux-v.,** Puls., Sil., Tub., Valer.

Rektum, *Brennen und Trockenheit des R.*: Aesc.

Remission, *gering*: Bapt., **Eup-per.,** Gels.

Rheumatismus: *Acon.,* Ant., Arn., *Bell., Bry.,* Carb-v., *Caust.,* Cham., Colch., Nux-v., *Puls., Rhus-t.,* Thuj., Valer., Verat.

Rückenschmerz: Aesc., Eup-per., Rhus-t.

Ruhelos, *bewegt sich dauernd von einem Ort zum anderen*: Pyrog., Rhus-t.

Ruhelosigkeit: Apis, Ars., Bapt., Cedr., Colch., Jod., Rhus-t.

Sauer, *s. Sachen, Abneigung gegen*: Cocc.
Verlangen nach S.: *Ant-c.,* Arn., Ars., Cocc., Dig., Eup-per., Hep., Kali-bi., Polyp., Puls., Sec.
Verlangen nach S., besonders essigsaurem Gemüse: **Ant-c.**

Schläfrigkeit: Acon., **Ant-t.,** Bell., Bry., Calc., Carb-v., Cham., Cocc., Hyos., Merc., **Op.,** Puls., Rhus-t., Sabad., Spig., Stann., Stram., Sulf., Valer.

Schlaf, *ruhelos*: Acon., Bapt., Cina, Ferr., Ign., Rhus-t., Stram.
mit Schnarchen: Ign., *Op.*
mit Träumen: Acon., Ign., Nat-m., Stram.

Schlaflosigkeit: Ars., Bell., Bry., Carb-v., Chin., Cina, Coff., Hyos., Ip., Led., Merc., Nat-m., Nit-ac., Op., Puls., Ran-b., Rhus-t., Sil., Spig.

Schmerz, *empfindlich gegen S.*: Cham., Chin., Coff., Ign.
besser beim Denken daran: Camph.

Schulterblätter, *Schmerz unter dem inneren Winkel des rechten*: Chel.
Schmerz unter dem inneren Winkel des linken: Sang.

Schwäche: Acon., *Alum.*, Apis, Arn., **Ars.,** Bapt., Bar-c., Calc., Camph., **Carb-a., Carb-v., Cedr., Chin.,** Chin-s., Corn., Dig., Eup-pur., **Ferr.,** *Gels.*, Ign., Ip., Jod., Lyc., **Nat-m.,** Nit-ac., Nux-v., Polyp., Sulf., Verat.
beim treppaufwärts Gehen: Calc., Jod.
in Magen und Bauch: Chel., Phos., *Sep.*

Schwäche, *Erschöpfung*: **Cedr., Chin.,** Corn., *Eup-per.*, Eup-pur., *Lob.*, **Nat-m.**

Schwäche, *Mattigkeit, Ohnmachtsgefühl*: Arn., **Ars.,** Bry., Calc., *Carb-v.*, Caust, Chin., Cina, Cocc., Con., Dig., Ign., Ip., Lyc., Nat-m., Nit-ac., Nux-v., Op., Puls., Sabad., Sulf., *Verat.*

Schwarz, *alles sieht s. aus*: *Nux-v.*

Schweiß: Ars., Chin., Lach., Sulf.
reichlich, des Kopfes: Calc., Mag-m., Sanic., Sil.
reichlich, beim Wachsein: **Samb.**
schwächend: **Chin.,** Eup-per., Tarax., **Tub.**
schwächend, nicht s.: **Samb.**

Schwindel: Acon., Arn., Ars., Bell., Calc., Caust., Cham., Cocc., Con., **Eup-per.,** Ferr., Hyos., Lyc., Nit-ac., Nux-v., Op., Petr., Phos., Polyp., Puls., Sep., Sil.
mit Gefühl von Fallen nach der linken Seite: Coloc., Eup-per., **Eup-pur.**
im Hinterkopf: Petr.

Schwitzen: **Chin.,** Nux-v., **Samb.,** Sil., *Verat.*

Seite, *besser beim Liegen auf der schmerzhaften S.*: *Bry.*
linke, Schmerz in der linken S: Apis.

Seufzen: *Ign., Phos-ac., Verat.*

Speichel, *Absonderung von S., reichlich*: Ip., Merc., Podo.
Baumwolle, wie: Nux-m.
bitter, sammelt sich im Mund: Chel.
blutig: *Bufo.,* Crot-h., Gels., Merc., *Nat-m.,* **Nit-ac.,** *Phos.,* Sec.
blutig, vor den Menses: Nat-m.
fädig: Con., Crot-h., Hydr., *Kali-bi.,* Lach.
klebrig: *Nux-m.*
salzig: Ant-c., Jod.
sauer: Ign.
scharf: Nit-ac.
Speichelfluß: Aesc., Jod., Merc., Podo.

Speisen, *Abneigung gegen*: **Ant-c.,** Ars., Ip., Kali-c.
flüssige, Verlangen nach: Staph.
geschmacklos: Ant-t., Canth., **Dros.,** Plant., Sil.
kalte, Verlangen nach: Phos., Verat.
kalte, verschlimmern: Lyc.
saftige, verlangt nach s.: *Phos-ac.,* Verat.
Verlangen nach S., veränderlich: Bry.
warme und gekochte, Abneigung gegen: Colch., **Petr.,** Sec.
wenig macht satt: Chin., Lyc.

Sputum, *blutig*: Nux-m.

Stuhlgang, *die Anwesenheit anderer während des S. ist unerträglich*: Ambr.

Tabak, *Abneigung gegen*: Alum., Arn., Bell., Calc., Chin., **Ign.,** Led., Nat-m., Nux-v., Phos., Rhus-t., Sep., Spig., Stann.
kann ihn nicht ertragen: **Ign.**
hat keinen Geschmack: Ant-t.

Tonsillen, *Verhärtung der T.*: **Bar-c.,** Calc., Jod., Lac-c., Lach., Merc., Psor.

Übelkeit: Ant-c., Ant-t., Arn., Ars., Caps., Dros., Eup-per., Graph., Hep., Hyos., Ip., *Nux-v.,* Petros., Rhus-t., Sabad., Sil.
gebessert durch Trinken: **Lob.**

Urin, *blaß*: Cham., **Eup-per., Phos-ac.,** Thuj.
braun: Camph., Cimx.
fettig: Chin-s.
gelblich: Camph.
Geruch, urinöser, intensiviert: Benz-ac.
Geruch, widerlich: **Nit-ac.,** Nux-v., Psor.
grün: Camph., *Plant.*
heiß: Cimx.
Inkontinenz: Caust., Dulc., **Med.,** Nit-ac., Puls., Rhus-t., Sulf.
milchig, wird m. nach Stehenlassen: *Cina,* Dulc., Sanic.
Pferdeurin, riecht wie: Absinth., **Nit-ac.**
rot: Bry., Camph., **Lyc.,** Nux-v.
rot, gelb: Kali-c.
schwarz: Canth.
spärlich: **Apis,** Bry., Chin., Lyc., *Nat-m.*
spärlich und schmerzhaft: **Apis,** Canth.
trübe: Ant-t., Berb., Camph., Chin., Cina, Dulc., Graph., Ip., **Lyc.,** Merc., *Nat-m., Nit-ac.*
unterdrückt: Stram., Tub.
weißem Sediment, mit: Berb., Graph.
Ziegelmehlsediment: Chin., Chin-s., **Lyc.,** Nat-m., *Sars.*
zurückgehalten, Blase voll: **Op.**
zurückgehalten durch Striktur, organisch oder entzündlich: *Clem.,* Med.

Urinieren, *häufig*: Apis, Canth., Cham., *Eup-per.,* Med., Phos-ac., Plant.
häufig, Harnfluß setzt aus: **Con.**
häufig, nachts: *Phos-ac.*
reichlich: Canth., **Eup-pur.,** Phos-ac.
reichlich, aber blaß, klar wie Wasser in der Nacht: **Phos-ac.**
schmerzhaft: Canth., *Eup-pur.*
schwierig: *Canth.,* Sars.
zurückgehalten, durch Striktur: Clem.

Urtikaria: Apis, Cop., Elat., **Hep.,** *Ign.,* **Rhus-t.**

Venen, *erweitert*: Ferr.

„Verdorbene Fälle“ *durch Chinin und Wechselfieber-Kuren*: Apis., **Ars.,** Chin-s., *Ign.,* **Ip.,** *Lach.,* Lyc., **Psor., Puls., Sep.,** Sil., **Sulf.**

Verfall: *Camph., Carb-v., Verat.*

Verstopfung: Aesc., Alum., Anac., Ant-c., **Bry.,** Calc., *Canch.,* Carb-v., Chin., Cocc., Con., Ferr., Graph., Ign., Led., *Lyc.,* Mag-m., **Nat-m., Nux-v., Op.,** *Phos.,* Polyp., Sabad., Sil., Staph., **Sulf.,** *Verat.*

Wassersucht: Apis, Ars., Chin., Eup-per., Ferr.
durch unterdrückten Schweiß oder Hautauschläge: Dulc., Merc.

Weinen, *Neigung zu W.*: *Cina,* Puls., Nux-v.

Wirbelsäule, *Reizung der W.*: **Agar.,** Ang., Gels., Nux-v., *Sil.,* **Zinc.**

Würmer, *mit Symptomen von W.*: *Cina.,* Psor., Spig., Stann., Sulf.

Wundgeschlagen, *Gefühl, als ob*: *Arn.,* Bapt., Bell-per., Nux-m., Pyrog.

Zahnfleisch, *blutet bei Berührung*: Carb-v., Staph.
Gefühl, als ob es verbrüht wäre: Cimx.
schwammig: Staph.
skorbutischer Zustand des Z.: Nat-m., *Nit-ac.,* Sanic.
weiß: Ferr., Staph., Valer.

Zahnschmerz, *täglich zur selben Stunde*: Aran.

Zunge, *belegt, dick*: **Ant-c.,** Arn., Bar-c., *Bry.,* Canth., Chel., Chin., Jod., Kali-bi., Mez., **Nux-v.,** Phos., Polyp.
belegt, mit einem roten Streifen die Mitte herunter: *Ars.,* Phos., Verat-v.

Bläschen an den Seiten und der Spitze: Carb-a., Caust., Lyc., Sep., Thuj.
voller Blasen: Caps., Carb-a., Carb-v., Cham., Nat-m., Thuj.
blaß: **Eup-per., Ferr.,** Ip., Kali-c., *Sec.*
bleifarben: Camph., **Carb-v.,** Verat.
braun: Ars., Carb-v., Elat., Hyos., Jod., Lyc., Phos., Verat.
braun, Ränder weiß: *Jod.*
brauner Streifen die Mitte herunter: *Arn.,* Eup-pur., Jod., Lach., Phos.
breit, rot, mit Zahneindrücken an den Rändern: Kali-bi., Merc., Podo., Rhus-t.
brennend: Carb-a., Carb-v., Cimx., Sang.
entzündet: *Apis,* Sulf., Tarax.
Flecke auf der Z., dunkel, rot und empfindlich: **Tarax.,** Ter.
gelb: Arn., Ars., Bov., *Bry.,* Canth., Carb-v., Cedr., Cham., Chel., Chin., Eup-per., Ferr., Gels., Ip., Kali-bi., *Merc.,* Nat-m., Nit-ac., *Nux-v.,* Op., **Podo.,** Polyp., Psor., *Puls.,* Sec., Sulf.
Geschwüre auf der Z.: Caps., Carb-a., **Merc.,** Mur-ac., Nit-ac.
groß, zu: Puls., Stram.
herausstrecken, kann sie nicht: Apis, *Lach.,* Stram.
Himbeerzunge: *Acon.,* Ant-t., **Apis, Bell.,** Ter.
kalt: **Camph.,** Carb-v., *Verat.*
Landkartenzunge: Lach., **Nat-m.,** *Ran-b.,* **Tarax., Ter.**
Landkartenzunge wie Herpes (Ringworm), an den Seiten: **Nat-m.**
Papillen erhöht: Acon., **Ant-t.,** *Bell.,* Mez., Nux-m.
Papillen rot: *Acon.,* **Apis.,** *Bell.,* Mez., Nux-v., *Stram.*
Ränder rot: **Ant-t.,** Bell., Canth., Gels., Phos., Sec., *Verat.*
Ränder rot, weiß in der Mitte: Bell.
rissig: Cur., Lyc.
roh: Anac.
rot: *Ant-t., Apis,* **Bell.,** Cur., Elaps, Hyos., Kali-bi., Lyc., Sulf., *Thuj.*
rot und weiß in Streifen: **Ant-t.**
roter Streifen in der Mitte: Phos-ac., Verat-v.
sauber: Alum., Apis, Cact., Caust., Chin-s., **Cina,** Dig., Dros., Elaps, Gels., Ign., Ip., Lyc., Mag-c., Puls., Sec., Stram., Sulf., *Thuj.*
Schleim, bedeckt mit S.: **Puls.**
Schleim, gelblich, auf der Z.: Camph.

schmerzhaft: Con., Graph., Hep.
schwarz: Elaps.
Schwellung der Z.: Cic., Dulc., Elaps, Merc., *Thuj., Verat.*
Spitze blau: Sabad.
Spitze entzündet: Carb-v., *Hep.,* Kali-c., Sabad., *Thuj.,* Tarax.
Spitze rot, dreieckig: **Rhus-t.**
Spitze trocken: Psor., *Rhus-t.,* Sec.
Spitze trocken und rot: *Ars.,* Lach., Nux-v., Polyp., **Rhus-t.,** Sec. *Verat.*
steif: Con., Dulc., Lyc.
trocken: Arn., **Bell.,** *Calc., Carb-v.,* Caust., Dulc., Lach., Lyc., *Nat-m.,* **Nux-m.,** Podo., Puls., *Stram.*
trocken, am hinteren Abschnitt: Hep.
trocken, an den Rändern: Cocc.
verbrannt, Gefühl, als ob: **Apis, Lyc.,** Psor., Mur-ac., Nit-ac., Sang., **Spig.**
verfängt sich hinter den Zähnen: Lach.
weiß: Anac., *Ant-c.,* Arn., Ars., Bar-c., Calc., Carb-v., Chel., Chin., Cina, Cocc., Dig., Eup-per., Ferr., Graph., Ip., Kali-c., Lach., Mag-c., Mez., Nat-m., Nit-ac., Nux-m., Nux-v., Phos., Plant., Podo., Polyp., Psor., **Puls.,** Rhus-t., Sabad., Sarr., Sep., Staph., Stram., Sulf., Verat.
weiß oder gelb in der Mitte, Ränder blaß: Chin-s.
weiß, oder gelb mit roten Rändern: Chel., Gels.
weiß in der Mitte, dunkler Streifen die Seiten entlang: Petr.
weiß, milchig: **Ant-c.**
weiß an den Seiten, in der Mitte rot: Cham.
zeigt Zahneindrücke: Chel., **Merc., Podo.,** Rhus-t.
zitternd: Camph., Canth., Lach., *Lyc.,* **Op.**
zusammengezogen: Carb-v.

TYPHOID, TYPHUS, PRODROMALSTADIUM

In frühen Stadien kann das Folgende angezeigt sein:

Beginn *mit Appetitverlust, Rülpsen, Zunge weiß belegt, Stirnkopfschmerz, Schwere der Glieder und Mattigkeit*: Bry.
mit Bluten des Zahnfleisches: **Carb-v.,** Merc., *Pyrog.*
mit Erbrechen und reichlichem Durchfall: Ip.
mit exzessiver Flatulenz: **Phos.**
mit Frösteln bei der geringsten Bewegung: **Bry.,** Nux-v., Sep., Sil.
mit gastrischen Symptomen und verzögerten Menses: **Psor.,** *Puls.,* Sulf.
mit gastrischen Symptomen und heftig schießenden Schmerzen in verschiedenen Teilen des Körpers: **Bry.,** *Pyrog.*
mit häufigem Nasenbluten: **Bry.,** Carb-v., *Rhus-t.*
plötzlich, mit gerötetem Gesicht, kongestivem Kopfschmerz: **Bapt.,** *Bell.*
mit lockerem, schmerzlosen Stuhl: *Bapt.,* Rhus-t.
mit reichlichem, schmerzhaften, wässerigen Stuhl, große Entkräftung: Verat.
mit saurem oder bitteren Aufstoßen und Schwindel: Nux-v., Puls.
mit Schläfrigkeit, aber kann nicht schlafen: *Bell.,* **Op.**
mit stark belegter Zunge, schleichend, Typhus ambulatorius [= levissimus]: Cocc.
mit Steifheit der Gelenke: **Bry.,** Pyrog.
mit Steifheit der Gelenke und Lahmheit der Muskeln: **Arn.,** *Bry.,* **Pyrog.**
mit trockener Zungenspitze und trockenem Mund: *Bell.,* Nux-v., *Rhus-t.*
mit unerträglicher Hitze, aber Aufdecken läßt ihn frösteln: Puls.
mit dem Wunsch, auf einem Fleck zu liegen: **Bry.,** Rhus-t.
mit Zittern und müden Gliedern: Bell.
wenn die sogenannten nervösen Symptome vorherrschen: Gels.

SYMPTOME DES GEMÜTS

Angst: Ars., Bry., Cham., Nux-v., Phos., *Psor.*

denkt dauernd an schreckliche Dinge; sein Ausdruck zeigt Furcht und Schrecken; sieht Katzen, Hunde, usw., die sich ihm von allen Seiten nähern; sieht Geister: Stram.

Depression des Gemüts, mit Ängstlichkeit: Sec.

entweder sorgenvoll, depressiv oder heftiges Delirium: Bell.

feige, furchtsam, zum Weinen geneigt, fürchtet den Tod: *Acon.,* **Ars.,** Cocc., Rhus-t., Verat.

Furcht, allein gelassen zu werden: Ars., **Bism.,** Hyos., *Kali-c.,* **Lyc.**

Furcht, mit, zum Weinen geneigt: Acon., Bry., Cocc., **Ign.,** Rhus-t.

Furcht vor dem Tod: **Acon., Ars.,** *Bry.,* Cocc., **Nit-ac.,** *Psor.,* **Rhus-t.,** Verat.

glaubt, er ist immer allein: Stram.

hoffnungslos in bezug auf die Wiederherstellung: Psor.

hoffnungslos, glaubt, es sei nutzlos, Medizin zu nehmen, er sei unheilbar: Ars.

hoffnungslos und des Todes sicher: Ars., Bapt.

möchte von einem Bett in ein anderes gehen: **Ars.,** Bell., *Coloc.,* Cham., *Cina, Hyos.,* Mez., **Rhus-t.,** Sep., Verat.

niedergeschlagen, geschwächt, mit Abneigung gegen Denken: Bry.

mit schrecklichen Träumen und großer Schwäche: Ars.

schüchtern und furchtsam: Bell., Bry.

mit Übelkeit und kaltem Schweiß auf der Stirn: Verat.

unbeherrschbar, geht bis zu Selbstmordversuchen: Chin.

Unwohlsein psychisch und physisch: Op.

Verlangen, aus dem Bett aufzustehen: Bry.

Verlangen, aus dem Bett zu entfliehen: **Bell.,** *Bry.,* **Hyos.,** Stram.

Verlangen, aus dem Bett zu springen: Bell., Hyos., Zinc.

Verlangen zu springen, wird nur mühsam beruhigt und zurückgehalten: Zinc.

Verlangen zu entfliehen: *Bell.,* **Hyos.,** Stram.

Verlangen, von einem Bett in ein anderes zu gehen: Ars., Calc., **Rhus-t.**

Verlangen, nach Hause zu gehen: **Bry.**

Verlangen, plötzlich aus dem Bett zu springen: **Bell.,** Nux-v.

weiß nicht, was er mit sich machen soll, < nach Mitternacht: **Ars.,** Psor., Kali-c.

Antwortet, *abschweifend, als ob er nur halb bei Bewußtsein sei*: Bapt., Lyc.

fällt mitten im Satz in Schlaf: Bapt.

korrekt, aber Bewußtlosigkeit und Delirium kehren sofort wieder: Arn.

korrekt, aber in schneller, heftiger Weise, als ob er zornig sei: Rhus-t.

korrekt, aber ungehalten: Puls.

korrekt, aber langsam, als ob er auf der Hut sei: Nux-m.

kurz mit „Ja" oder „Nein": Phos.

langsam: Ars-h., **Hell., Phos.,** Pyrog., Sulf.

schnell, hastig: Bry., Cocc., **Hell.,** *Hep., Hyos.,* Rhus-t.

weigert sich zu a.: Camph., *Hyos.,* **Phos.,** Stram.

wenn er überhaupt redet, ist es schnell und hastig: Ars., *Bry.*

widerwillig und langsam, oder kurz, unverständlich: Phos-ac.

Apathie: Chin., *Cocc.,* **Op.,** Phos., **Phos-ac.,** Pyrog., Verat.

äußert keinen Wunsch, hat keine Willenskraft: Hell.

bittet um nichts, hat keinen der üblichen Wünsche: Nit-s-d.

und extreme Dumpfheit der Sinne: Nit-s-d.

glaubt, er sei gesund: Ars.

mit Gleichgültigkeit: Chin., *Phos-ac.*

klagt nicht: Hyos., **Op.**

sagt, er sei gesund, seine Krankheit hat nichts zu bedeuten: Arn.

wenn nicht gefragt, spricht er nicht über seinen Zustand, der ihm ungefährlich zu sein scheint: Colch.

Begreifen, schwierig: *Arn.,* Bry., Carb-v., Cham., *Cocc.,* Con., Graph., *Hyos.,* **Lyc.,** Phos., Phos-ac., **Psor.,** Puls., Op., *Sulf.*

denkt richtig, aber gebraucht die falschen Worte für die richtigen Gedanken, die er zum Ausdruck bringen will: Arn., Graph., *Hyos.*, **Lyc.**

wenn man ihm eine Frage stellt: Sulf.

gibt irrelevante Antworten: **Hyos.,** Phos-ac., *Psor.*

wenn man ihn anspricht, sieht er blöde aus, als ob man ihn aus einem Traum geweckt hätte, und kann nur nach großer Anstrengung verstehen und antworten: Sulf.

kann nicht den richtigen Ausdruck für seine Gedanken finden, erinnert sich nicht an das, was geschehen ist: Cocc.

sitzt, als ob er in Gedanken wäre, denkt aber an nichts; wie ein Wachtraum: Arn.

beim Sprechen große Schwierigkeit, den richtigen Ausdruck zu benutzen: Puls.

spricht langsam, die Antworten entsprechen nicht den Fragen: Carb-v.

versteht die Fragen nicht, antwortet nicht: Sec.

versteht die Fragen nicht, oder versteht sie und kann nicht sprechen: Hyos.

versteht, was gesagt wird, aber scheint in einem Traum zu sein: Op.

Bewußtlos: *Apis.*, Arn., Ars., **Bell.,** Carb-ac., **Colch., Gels.,** Hyos., **Lach.,** Lyc., **Mur-ac.,** Nux-m., **Op.,** Phos., *Phos-ac.*, Psor., Rhus-t., *Stram.*, Sulf., *Zinc.*

und ohne Empfindung, Muskeln erschlafft: Op.

mit Imbezillität: Stram.

wie ein tiefer Schlaf: Merc., **Op.,** Pyrog.

mit Verlust des funktionellen Empfindungsvermögens: Hyos.

Wahrnehmungsvermögen völlig verloren, zupft an den Bettdecken: Colch.

weiß weder wo er ist, noch was er tut: Puls.

wenn angesprochen oder gerufen, kann er nicht aus seiner Lethargie geweckt werden: Hyos.

Delirium, mild: Arn., Ars., Bapt., **Bell.,** Calc., *Cic.*, Con., Crot-h., **Gels., Hyos.,** *Ign.*, Lach., Laur., Lyc., *Merc.*, Mur-ac., **Nit-ac.,** *Nux-m.*, *Nux-v.*, **Petr.,** *Phos.*, **Psor.,** Puls., **Stram.,** *Sulf.*, Verat.

abwechselnd mit lautem Reden: Bell., Hyos., Stram.
andauernd, verhindert Ruhe oder Schlaf: Mur-ac.
andauernd, mit Kongestion zu Kopf und Gesicht: Bapt., Op.
fortgesetzt beim Erwachen, sieht Personen, die nicht zugegen sind oder waren: Hyos.
im frühen Stadium, im Schlaf oder beim Wachsein: Bell., Bry.
Geschwätzigkeit, mild oder entsetzt: Stram.
klagt über nichts, mit allgemeiner Hitze: Hyos.
nach Calc., wenn der Patient von murmelndem Delirium gequält wird, einen reißenden und stechenden Kopfschmerz hat, in einem stillen Sopor liegt, der manchmal durch Schreien und Schimpfen unterbrochen wird; mit aufgetriebenem Bauch und Darmkollern: Lyc. - JAHR.
nach zwei Wochen: Calc., Hyos.
Reden, dauernd über seinen Beruf: Bry.
Reden, dauernd, er glaubt, er durchstreife Felder, schwimme, läge stundenlang im Wasser: Rhus-t.
Reden von alten Begebenheiten, mit offenen Augen, und was man ihm sagt, nimmt er nur wie im Traum wahr: Op.
Reden, geschwätzig, oder laut und heftig: Bell.
Reden, sehr geschwätzig, mit glänzenden Augen und umschriebener Röte der Wangen, später betäubt, reizbar: Lachn.
Reden von religiösen Dingen, erfüllt Gelübte, betet: *Stram.*, Verat.
redet von Geistern, Teufeln., Gespenstern, die sein Bett umringen: Op.
mit Singen, Lachen, Pfeifen; dauernde unwillkürliche, seltsame Bewegungen; Gegenstände scheinen schief zu sein: Stram.
wechselnde Bilder, aus Vergangenheit oder Gegenwart, halten ihn geschäftig und gereizt: Mur-ac.

Delirium, rasend, *auf dem Höhepunkt der Krankheit*: Bell., Colch., Stram., Zinc.
benommen, beim Augenschließen, alle Arten von schrecklichen Visionen: Calc.
benommen, Angst, Kopfschmerz, Geräusch vor den Ohren, Ruhelosigkeit, schlaflos, Zittern und ängstliches Schwitzen: Ars.
benommen, als ob betrunken, mit Mattigkeit und Schwäche: Sec.

benommen, mit Bewußtseinsverlust: Puls.
benommen, mit eingesunkenen Gesichtszügen: Zinc.
benommen, beim Einschlafen: Chin., Gins.
benommen, mit Heiserkeit: Stram.
benommen, ruhig, mit großer Betäubung und Dumpfheit des Kopfes: Phos-ac.
benommen, mit Schlaflosigkeit: Bell.
benommen, sobald er in Schlaf fällt: Gels., **Lach.,** Spong.
benommen, mit Stupor: Bapt., Nux-m., Lyc.
benommen, mit weit offenen Augen: Bell., Hyos., Stram.
benommen, wild, abwechselnd mit Stupor und stertoröser Atmung, mit offenem Mund und Herabsinken des Unterkiefers: Mur-ac., Lach., Op., Pyrog.
Betrunkenheit, mit Trägheit oder Taumeln, rasend: Nux-m.
Entkräftung, geistig ruhelos, aber zu matt, um sich zu bewegen: Ars., Bell.
Entkräftung und Gemütsdepression: Merc.
Entkräftung; mit Gemütsdepression; Schwäche mit Unfähigkeit, irgendeine Arbeit zu tun; deutliches Nachlassen der Kräfte, mit Unfähigkeit, sich zu bewegen; Fehlen der Spannkraft: Op., Psor.
heftig, gefolgt von Erbrechen und tiefem Schlaf: Sec.
manisch, steht auf, versucht wegzulaufen, schreit, brüllt, mit eingesunkenen Gesichtszügen, kalten Füßen, schnellem Puls: Zinc.
rasend, mit lautem Reden, Lachen und Versuchen zu entfliehen: Op.
Ruhelosigkeit, springt aus dem Bett, versucht wegzulaufen: Hyos.
schreit, sogar bis zur Heiserkeit und völligem Stimmverlust: Stram.
schreit, schlägt auf alles, was um ihn herum ist: Canth.
Schwäche des Geistes, kann keine zwei Gedanken zusammenbringen, als ob er ganz betäubt wäre: Rhus-t.
tobend, ruhelos, widerspenstig, weigert sich zu schlafen, Röte und Starren der Augen, mit Unerträglichkeit von Licht: Bell.
mit Verlangen, aus dem Bett zu entfliehen: Bell., Hyos., Stram.
auf Wahnsinn hinauslaufend: Hyos., Stram., Zinc.

Empfindungslosigkeit: Apis., Ars., Chin., *Hell.,* Merc., **Op.,** Psor., Pyrog., *Rhus-t.,* **Sulf.**

benommen und verwirrt, vermeidet das Umherbewegen: Sulf

und Bewußtseinsverlust: Apis, Hell., Rhus-t.

gegen alle äußeren Eindrücke: Stram.

ist gezwungen, die Stirn zu reiben: Verat.

mit Gleichgültigkeit: Verat.

mit Sprachverlust, ohne Puls, Leichen-ähnlich, obwohl die natürliche Körperwärme noch vorhanden ist; er ist in einem Schlaf-ähnlichen Zustand, aus dem er mit Bewußtsein und Sprache auftaucht: Merc.

mit Stupor, fühlt weder Schmerz noch Freude: Op.

Fixe Ideen, *wenn er einmal einen Gedanken gefaßt hat, dann erhebt er ihn*: Petr., Puls.

derselbe unangenehme Gedanke weckt ihn auf, sobald er in einen leichten Schlummer fällt: Calc.

große Menge wechselnder Gedanken: Lach., Puls.

Monomanie, ein Gedanke geht ihm nicht aus dem Kopf: Stram.

Gedächtnisschwäche: Anac., Apis, *Bar-c.,* Bell., Bry., Carb-v., Carb-ac., Cocc., **Colch.,** Crot-h., Dig., Graph., Hell., Ign., Kali-p., **Lach.,** Lyc., **Merc.,** Mur-ac., Nat-m., **Nux-m., Nux-v.,** *Phos.,* Psor., Puls., **Sep.**

der Geist ist mit vergangenen und gegenwärtigen Dingen beschäftigt: Mur-ac.

kennt die Umstehenden nicht, Verwandte oder Freunde: Hyos.

kennt seine Freunde zu einer Zeit, zu einer anderen nicht: Bell.

kennt weder Verwandte noch ihm vertraute Gegenstände: Op.

Gedächtnisverlust: Anac., Arn., Hyos., **Kali-br.,** Kali-p., **Lach.,** Merc., Mur-ac., *Nux-m.,* Nat-m., Op., Puls., *Rhus-t.,* Sep., Sil., Verat., Zinc.

oder Gedächtnisschwäche: Lach., Op.

Dumpfheit, wie ein Fehlen des Gedächtnisses: Puls.

vergißt die Worte beim Sprechen: Arn.

vergißt Zeit und Ort: Merc.
vergißt, was er gesagt hat: Mur-ac.
kann sich nicht an kürzliche Ereignisse erinnern: Rhus-t.
fast völliger Verlust des Verstandes; erinnert Ereignisse nur als Träume: Verat.

Geistesabwesend: Arn., **Agn., Apis,** Bell., Caust., Cham., Colch., Hyos., Ign., *Kali-br.,* Kali-c., Nat-m., *Nux-m.,* Phos., **Psor.,** Rhus-t.
mit Empfindungslosigkeit, als ob er betrunken sei: Nux-m.
mit Fehlen von Gedanken: Sulf.
als ob in Gedanken versunken, jedoch ein Minimum an Gedanken: Rhus-t.
kann seine Aufmerksamkeit nicht auf das Geschäft fixieren oder mit seinen Angelegenheiten fertig werden: Sulf.
mit Taumeln oder Schwindel: Ars.
mit völliger Selbstvergessenheit: Hyos.

Geschwätzigkeit: Apis, Bry., *Hyos.,* **Lach., Stram.**
danach benommen und reizbar: Lachn.
redet, anhaltendes murmelndes Delirium: Hyos., Stram., Tarax.
redet dauernd zu sich selbst: Rhus-t.
redet die ganze Zeit oder überhaupt nicht: Lach., **Stram.**
redet von Geschäften des Tages oder der letzten paar Wochen: Bry.

Gleichgültigkeit. Apis., *Arn.,* Carb-v., Chin., Cocc., **Op., Phos-ac.,** *Psor.*
gegen alles: Nux-v., Sec.
selbst gegen das geliebte Kind oder den besten Freund: **Phos.,** Sep.
gegen die am meisten geliebten Gegenstände, möchte sterben: Merc.
und Stumpfheit, mit blassem Gesicht: Chin.
und Stumpfheit, die ihn zwingt, die Stirn zu reiben: Verat.

Illusionen: *Apis,* Arn., *Ars.,* Bapt., **Bell.,** *Bry.,* **Hyos., Lach., Op.,** *Plat.,* Phos., **Stram.**
abwesende Personen reden zu ihm: Stram.

als ob der Körper in der Mitte zweigeteilt wäre; als ob alle umgebenden Gegenstände sehr klein wären, während er selbst sehr groß ist: Plat.
bildet sich ein, unter Fremden zu sein, möchte nach Hause gehen: Bry.
dachte, sie sei drei Personen, konnte sie nicht zugedeckt halten: Bapt., Petr.
daß er sehr groß und hochgewachsen ist: Pall.
daß Kopf oder Körper sich wie über das Bett verstreut anfühlen: Bapt.
glaubt, daß er an einem falschen Ort sei: Hyos.
glaubt, er sei immer allein: Stram.
glaubt, er sei gesund: Arn.
glaubt, er sei irgendwo, nur nicht zu Hause: Verat.
glaubt nicht, daß er in seinem eigenen Haus ist: Op.
glaubt, er sähe eine große Gesellschaft von Leuten um ihn herum und greift nach ihnen: Stram.
möchte nach Hause gehen: Bry.
murmelnder Stupor; glaubt, er sei tot: Apis, Lach.
phantasiert, im Schlummer und im Wachsein, als ob sie auf einer entfernten Insel sei, einen großen Besitz habe und eine Dame von hohem Rang sei: Phos.
redet dauernd davon, nach Hause zu gehen: Bell., Bry.
redet davon, eine Reise anzutreten, möchte angezogen werden, ist bereit zu gehen: Op.
sagt, er habe nichts Schlimmes: Arn.
von Sehen, Hören und Riechen: Stram.
sieht Leute am Fußende des Bettes stehen: Bry.
spricht zu den Abwesenden, als ob sie anwesend wären, nennt leblose Gegenstände mit Namen von Personen, während er keine Notiz von seinen Betreuern nimmt: Stram.
steht aus dem Bett auf, hat das Gefühl, als ob er nicht zu Hause wäre: Op.
versucht, aus dem Bett aufzustehen: Bell., Hyos., Op., Stram., Zinc.
versucht zu entfliehen*: Bell., Hyos., Op.*
des Verstandes und der Vorstellungskraft: Hyos.
hat Visionen von Schönheit oder Schrecken: Bell.

Körperlich, *tut närrische Dinge, benimmt sich wie ein Verrückter*: Hyos.
mißhandelt die, die um ihn sind: Hyos.
rasend, Bewegungen nie ungeschickt, sehr flink: Stram.
rasendes Delirium, mit Schmerz im Kopf: Ars., Bell.
schlägt, beißt oder bespuckt die Pflegepersonen: Bell.
schlägt und kratzt andere; je freundlicher andere zu ihm sprechen, desto schlimmer wird er: Hyos.
schlägt die Pflegepersonen, mit fürchterlichem Aufschreien; möchte alles mit seinen Zähnen beißen und zerreißen, sogar seine eigenen Glieder: Stram.

Murmeln: Apis, Ars., Cocc., Hyos., Lach., Lyc., Phos., Phos-ac., Tarax., Verat.
das nicht verstanden werden kann: Hyos., Lyc., Phos-ac.
mit Apathie, Schwerhörigkeit, und einem freundlichen, glücklichen Gesichtsausdruck, der sonderbar aussieht: Apis.
mit Zupfen der Bettdecken: Hyos., Op.

Reizbar: **Bry.,** *Carb-v.,* **Caust., Cham.,** Chin., Cocc., **Gels., Lyc., Merc.,** Mur-ac., **Nux-v.,** Phos., **Psor.**
zu empfindlich, leicht beleidigt, durch Fragen geärgert, oder gibt schroffe Antworten: Bry.
nervös, niedergeschlagen, Geräusch und alle äußeren Eindrücke sind unerträglich: Chin.
murrt, kann weder Geräusch noch Widerspruch ertragen, spricht hastig: Cocc.
verdrießlich, leicht beleidigt: Bry.

Schlechte Laune: Bell., *Bry.,* **Cham.,** Chin., Lach., **Nux-v.,** *Psor.,* Puls., *Rhus-t.,* **Sulf.**
ärgerlich, gereizt, möchte streiten: Bry.
gekränkt: Nux-v., Staph.
streitsüchtig: Bell.
zu Zorn geneigt: **Bry.,** Chin.

Schweigsam, *still*: Arn., Ars., Bell., Bapt., Bry., Chin., Cocc., Hyos., Merc., Nux-v., Op., Phos., Phos-ac., Psor.
als ob er allem abgeneigt sei: Nux-v.
er erlaubt keinem, ihn anzusprechen: Verat.
mit Geistesverwirrung: Merc.
antwortet kaum, trotz allem, was man tat, um ihn dazu zu bringen; er scheint zu hören, ohne zu verstehen, was gesagt wurde, oder ohne daß es irgendeinen Eindruck auf ihn macht: Nit-s-d.
hartnäckiges Schweigen, will nichts beantworten: Chin.
kurz und unrichtig, antwortet: Phos-ac.
lehnt es ab, Fragen zu beantworten: Arn., Ars., Hyos.
lehnt Sachen ab, die ihm angeboten werden: Bell., **Bry.,** Kreos., *Staph.*
mit einer unbezähmbaren Neigung zu schlafen: Cocc., **Op.**
möchte nicht reden: **Phos-ac.**
dem Reden abgeneigt, kann nur schwer denken: Rhus-t.
sitzt in Schweigen versunken: Op., *Phos-ac.,* **Psor.**
weist Sachen zurück, liegt träge, ohne zu schlafen oder zu sprechen: Nit-s-d.
Widerwille, Fragen zu beantworten: Phos-ac., Rhus-t.
Widerwille zu sprechen: Bell.

Singt, *von Zeit zu Zeit*: Ars., Stram.
und lacht laut im Delirium: Bell.
Opernarien, lacht, pfeift, rezitiert Gedichte: Stram.
und schreit plötzlich auf: **Hyos.,** Lyc., **Stram.**
*und stöhnt laut:*Mur-ac.
winselt, und weiß nicht, warum: Hyos.

Spricht *unzusammenhängend, kein Gedankenzusammenhang*: *Alum.,* Bapt., *Lach.*
wie ein betrunkener Mensch: Bapt., Lyc., Op.
von Hunden, Wölfen, Vieh, Soldaten, Schlachten: Bell.
leise und undeutlich: Hyos.
Unsinn, mit weit offenen Augen: Hyos.

Stupor: *Apis,* Arn., *Bapt.,* Bell., *Bry.,* **Hyos.,** Kali-c., Lach., *Nux-m.,* **Op., Phos-ac.,** Psor., Rhus-t., Sulf., Verat.
mit Apathie, Bewußtlosigkeit, murmelndem Delirium: Apis.
mit brauner, ausgedörrter Zunge; Zähne und Zahnfleisch sind bedeckt mit Sordes: Rhus-t.
wenn angesprochen, antwortet er prompt, aber die Bewußtlosigkeit kehrt sofort zurück: Arn., Bell., Hyos., Pyrog.
wenn aufgeweckt, kehrt der S. bald zurück: Hyos.
äußerste Empfindungslosigkeit: Op., Psor., Pyrog., Sulf.
blöde, dumm, Traurigkeit und schwaches Gedächtnis: Op.
Blutwallung zum Kopf, Verlangen, sich niederzulegen, wie betrunken: Bry.
Empfindungsvermögen völlig betäubt: Op.
fällt mitten im Satz in Schlaf: Bapt.
nimmt keine Notiz von dem, was sich ereignet; weder sieht noch hört noch erkennt er Freunde: Stram.
mit reichlichem Schweiß: Kali-c.
Schwindeligkeit und Schwinden der Gedanken: Nux-m.
sinkt in einen Zustand von Apathie oder Betäubung: Hyos.
so tief, daß er nicht zu sich selbst gebracht werden kann: Nit-s-d.
völliger Sprachverlust: Hyos.
weiß vorübergehend nicht, wo er ist: Merc.
ist sich keines Wunsches bewußt außer Durst: Hyos.

Trägheit, *Abneigung gegen alle Anstrengungen des Geistes und des Körpers*: Chin., Cocc.
des Geistes und des Körpers; am Tage der Arbeit und der Bewegung abgeneigt; am Abend dem Vergnügen abgeneigt; außerordentlich unbehaglich; weiß nicht, was los ist: Sulf.
sitzt in Schweigen: Cocc., Op., Psor.
weiß nicht, ob er annehmen soll, was angeboten wird: Hyos., Sulf.

Verstandestätigkeit: Arn., **Bapt.,** *Bry.,* Carb-v., Chin., *Colch.,* Hell., **Hyos.,** Merc., **Nit-s-d.,** *Nux-m.,* **Op.,** Petr., *Phos-ac.,* Phos., **Psor.,** Rhus-t., Sec., *Stram.,* Sulf.

benebelt, obwohl er richtige Antworten gibt; wenn er nicht gefragt wird, sagt er nichts über seinen Zustand, er scheint ihm nicht gefährlich zu sein: Colch.
betäubt, sitzt wie in Gedanken, wie ein Wachtraum: Arn.
betäubt und verwirrt für viele Tage: Phos.
Betäubung mit erweiterten Pupillen: Sec., Sulf.
dem Denken abgeneigt, Schwäche des Geistes, Schwinden der Gedanken, wie Ohnmacht: Bry.
mit dauernder Schwere in der Stirn, denkt nicht: Arn.
dumpf, betäubt, als ob schläfrig oder betrunken: **Op.,** *Rhus-t.*
kann einen Gedanken nicht begreifen; Kopfschmerz beim Erwachen am Morgen: Phos.
Gedanken fließen langsam und kreisen dauernd um eine Sache: Petr.
geistige Stumpfheit, mit großer Neigung zu schlafen: Merc.
Imbezillität, Dumpfheit, Stumpfsinn: Op., Rhus-t., Stram.
langsames Begreifen von Gedanken: Op.
langsamer Gedankenfluß: Chin., Nux-m., Phos., Rhus-t.
langsam und schwierig: Rhus-t.
Lethargie des Sensoriums, eine Lähmung der Mentalität: Nit-s-d.
schwach, kann keine zwei Gedanken in Zusammenhang bringen: Sulf.
Schwierigkeit beim Denken, große Vergeßlichkeit: Bry.
träge, mit Unfähigkeit zu denken: Carb-v.
Unfähigkeit zu denken, kann die Gedanken weder beherrschen noch lenken: Hyos.
verweilt lange bei seiner Antwort, oft antwortet er gar nicht: Nux-m.
Verwirrung der Gedanken: Bapt.
mit Verwirrung des Kopfes, wie behindert: Carb-v.

Visionen, *beim Augenschließen sieht er Personen und Ereignisse vor sich, die weder furchtbar noch ängstlich sind, meistens seltsame Gesichter*: Ars., Calc., Carb-v., Samb.
mit Furcht und Verlangen, sich zu verstecken oder wegzulaufen: Puls.
mit häufigem Wechsel der Bilder: Hyos.
lebhafte Halluzinationen: Mur-ac.
schrecklich: Carb-v.

schreckliche Phantasien, abends im Bett, fährt erschreckt auf beim Augenschließen: Chin.
sieht Tiere, die er fürchtet: Bell.
sieht die ganze Zeit Dinge: Bell., Calc., Stram.
versteckt sich unter den Bettdecken: Stram.

Zupfen *der Bettdecken*: Arn., Ars., Bapt., *Bell., Colch.,* **Hyos.,** Lyc., **Op.,** Psor., **Stram.,** Zinc.
des Bettes während des Schlafes: Op.
im Delirium beim Wachsein: Bell., Hyos.
mit murmelndem Delirium: Bell., **Hyos.,** Rhus-t.
oder Haschen, Greifen nach Flocken: Lyc., Phos-ac., Zinc.
oder Spielen mit seinen Händen: Hyos.
oder Bewegung mit den Händen, als ob man nach Dingen greift: Phos-ac.
oder die Hände hin- und herbewegen, als ob er Dinge aus der Luft greift: Psor., Stram., Sulf.
Herumgreifen mit den Händen: Op.

SENSORIUM

Dumpfheit *aller Sinne*: Stram., Sulf.
als ob die Sinne aufgehört hätten zu arbeiten: Hell.
mit Apathie: Nit-s-d.
Halluzinationen von Sehen, Riechen, Hören: Stram.
keine Klagen, hat keine Schmerzen, wenn gekniffen oder gestochen: Phos.
Langsamkeit, oder nicht begriffen: Hell., Op.
mit schweren Augen und extremer Schwäche: Op.

sensorische Tätigkeit herabgesetzt: Carb-v.
Verlust der Sinne: Apis, Psor., Verat.
völlige Betäubung: Stram.
ist völlig empfindungslos, wie in einem Traum, sieht nicht und hört nicht: Bell.
mit wässerigen Augen: Op.
Wahrnehmung völlig verloren: Colch.

Scharf, *alle Sinne verstärkt*: Bell., Coff., Gels., Ign., Mur-ac., Nux-m., Nux-v., Op.
besonders Hören und Riechen: Op., Phos.
besonders gegen Geräusch: Chin., Nux-v., Op., Ther.
Geräusche, Reden, Gerüche, Licht sind unerträglich: Nux-v.
Wahrnehmungen der üblichen Schmerzen s.: Bry.
Wahrnehmungen s., gefolgt von Dumpfheit: Rhus-t.

Schwindel, *Abwärtssehen, beim*: Kalm., *Spig.*
als ob er hinfallen würde nach Aufstehen aus dem Bett: Rhus-t.
als ob in einer Wiege oder einer Schaukel hin und her geschwungen: Ign.
als ob ein Wirbeln im Kreis im Kopf wäre, mit Bewußtseinsverlust: Nux-v.
mit Angst und Flimmern vor den Augen: Bell.
beim Aufrichten im Bett: Bapt., **Bry.**
beim Aufrichten vom Liegen auf dem Rücken, verdunkeltes Gesichtsfeld: Cocc., Nux-v.
beim Aufsitzen: Bry., Phos-ac., Tarax.
beim Aufstehen: **Bry.,** *Cocc., Nux-v.,* Rhus-t.
beim Aufwärtssehen: **Puls.,** *Sil.*
beim Augenschließen: Lach., **Ther.,** Thuj.
wie Betrunkenheit: Hyos., Puls.
beim Bewegen, besonders des Kopfes: Arn., **Bry.,** Carb-v., Puls.
nach Bewegungen: Bell.
mit Dumpfheit in der Stirn, als ob ein Brett davor wäre: Cocc.
fällt beim Versuch aufzusitzen: Phos-ac.

den ganzen Tag über Wirbeln bei Bewegung, besonders im Kopf: Carb-v.
beim Heben oder Bewegen des Kopfes: Arn., Bry.
mit Kopfschmerz und Schläfrigkeit: *Bry.*, Chin.
beim Liegen auf dem Rücken, wie Wirbeln, > beim Liegen auf der Seite: Merc.
am Morgen beim Erwachen, mit Schwäche der Glieder: Chin.
mit muskulärer Ruhelosigkeit: Nux-m.
beim Öffnen der Augen: **Tab.**
mit Ohnmacht beim Verlassen des Bettes: Op.
und Schläfrigkeit, wie betrunken; weiß nicht, wo er ist und geht mit geschlossenen Augen: Nux-m.
beim Stehen: Lach., Sec., Sulf.
mit Übelkeit, die dazu zwingt, sich wieder niederzulegen: Cocc.
mit Übelkeit und nachfolgender Hitze: Chin.
mit Unfähigkeit, aufrecht zu stehen: Sec.
sich verstärkend nach Delirium: Sec.
so daß er einen Gedanken nicht richtig begreifen kann: Puls.
verstärkt beim Kopfheben: Arn., Chin.
mit Verwirrung und Betäubung des Kopfes, als ob er den Verstand verlieren würde: Phos.
zwingt zum Niederlegen: *Bry.*, Cocc.

Verwirrung *des Kopfes*: *Arn.*, **Bapt.,** Rhus-t.
Benebelung des Kopfes: Bapt., Nux-v.
und benommenes Gefühl: Bapt., Gels., Puls.
und Betäubung: Rhus-t.
und Betäubung des Geistes: Sec.
mit einer Blutwallung zum Kopf: Camph., Sulf.
Denken schwierig: Stram.
wie ein Gedächtnisschwund: Puls.
nach einem Gelage: *Psor.*, Sulf.
mit Gleichgültigkeit gegen alle äußeren Eindrücke: Hell.
mit kaltem Schweiß an Stirn und Händen: Cocc., Verat.
des Kopfes, mit schwacher Sehkraft: Stram.
als ob er von langsamen Gedanken völlig eingenommen wäre: Carb-v.

mit Mattigkeit und Schwäche: Lach., **Ter.**
mit Schwindel: Puls.
und Schwindel beim Wachwerden und Aufsitzen, muß sich niederlegen: Op.
unfähig zu lesen oder die kleinste geistige Arbeit auszuführen: **Merc.**
mit Zerschlagenheitsschmerz in der Stirn: Puls.

INNERER KOPF

Betäubender *Schmerz:* Ars., Bapt., Bell., Bry., Hyos.
Druck in der Stirn, mit brausenden Ohrgeräuschen: Ars.
Druck in der Stirn, in Schießen, Reißen übergehend: Hyos.
drückender, zusammenziehender Kopfschmerz: Bell.
starker Schmerz in der Stirngegend: Bry.

Drückend *nach außen in den Schläfen*: Merc., Rhus-t.
dumpfe oder stechende Schmerzen, < durch Bewegung und Augenöffnen: Bry.
im Hinterkopf nach außen; in der Stirn, mit Schmerz im supraorbitalen Knochen, < bei Berührung: Merc.
Schmerz in Stirn und Schläfen: Ars., Bell., Bry., Glon., Hyos., Stram.
die Seiten zusammen: Rhus-t.

Hitze, *und Brennen im Gehirn*: Calc., Phos., Sulf.
und Frösteln im Körper: Cocc.
und Völle: Bry., Rhus-t., Sulf.

Kongestion *zum Kopf*: Apis, Arn., *Bapt.,* **Bell., Gels.,** Op., *Stram.*

im Anfangsstadium, bei heftigen Fällen, mit großer Dösigkeit, aber Unfähigkeit zu schlafen, und häufigem Aufschrecken: Bell.
mit mildem Delirium: Apis.
venös, mit dunkelrotem Gesicht: *Bapt.*, Gels., **Op.**, *Sulf.*

Kopfschmerz, *am Abend, mit Mattigkeit*: Bry.
dumpf, betäubend, mit Verwirrung der Gedanken: Bapt.
beim Delirium: Ars., Colch.
beim Erwachen vom Schlaf: Lach., Rhus-t.
das Gehirn scheint das Organ zu sein, das allein affiziert ist: Hell.
mit heftigem Stirnkopfschmerz: Bell., Bry.
in Hinterkopf, Stirn, besonders in den Hirnhäuten: Hyos.
läßt das Öffnen der Augen nicht zu, mit Anfällen von Gähnen und Strecken: Ign.
< beim Bewegen der Augen; Augen rot, starrend, hervortretend, glänzend: Bell.
< durch Öffnen und Bewegen der Augen: Bry., Rhus-t.
Schwere und Verwirrung im Kopf: Bell., Bry.
in Stirn und Augen: Bapt.

Reißender *Schmerz im Hinterkopf*: Tarax.
Schmerz an der linken Seite: Hyos., Lach.
als ob das Gehirn gerissen sei: Rhus-t.
am Morgen bei und nach dem Erwachen: Puls.

Schwere, *des Hinterkopfs, wie Blei, Kopf fällt dauernd nach rückwärts*: *Gels.*, Op., Petr.
kann nicht einschlafen, weil sie sich nicht zusammenbringen kann; der Kopf fühlt sich verteilt an, und sie wirft sich umher, um die Stücke zusammenzusammeln: Bapt.
am Morgen, mit Schwindel wie betrunken: Cocc., Nux-v.
im Scheitel, mit Gefühl der Völle: Sulf.
hat Schwierigkeit beim Kopfheben: Puls.
mit Summen und Brummen fast den ganzen Tag: Phos.
mit Unerträglichkeit von Licht: Psor., Puls.
Schwere des Kopfes: Bry., *Nux-m.*, Op.

wie Blei in der Stirn, schlimmer Schmerz: Carb-v.
alle Dinge scheinen sich im Kreis zu drehen: Verat.
mit Druck im Gehirn und Verlangen, sich niederzulegen: Bry.
und Dumpfheit: Bapt., *Gels.*, Puls.
und Dumpfheit, als ob benebelt: Merc.
mit leerer Verwirrung und schlimmem Schmerz: Hyos.

Zerschlagen, *z. Schmerz, wie zusammengedrückt*: Nux-v.
z. Schmerz im Hinterkopf, als ob das Cerebellum gequetscht würde: **Gels.,** Rhus-t.
z. Schmerz in der Stirn: *Bry.*, Puls.
z. Schmerz, erst in der Stirn, dann im Hinterkopf: Nux-m.

ÄUSSERER KOPF

Klopfen *der Arterien*: Bell., Op.
der Arterien, kann den Kopf nicht aufrecht halten: Op.
Bewegung des Hinterkopfs, greift ihn mit den Händen: Carb-v., Gels., Op.
dreht den Kopf von Seite zu Seite: Ars.
hebt oder ruckt den Kopf oft aus dem Kissen: Stram.
hebt den Kopf empor, aber er fällt dauernd nach hinten, und der Mund öffnet sich zu äußerster Weite: Colch.
kann kaum den Kopf aufrecht halten und fällt in Schlaf: Chin.

Kopf *und Extremitäten kalt, Körper heiß*: Phos.

Kopfhaut *sehr empfindlich gegen Berührung, wie ein Furunkel*: Rhus-t.

Reiben, *ist gezwungen, die Stirn zu r., bei einer Art von Empfindungslosigkeit*: Verat.

Stirn *bedeckt mit kaltem Schweiß*: Colch., Merc., Verat.

AUGEN UND SEHEN

Augen, *aufwärts gedreht beim Liegen auf dem Rücken*: Psor., Sulf.
aufwärts gedreht, über die Stirn schauend: Op.
glänzend und injiziert: Bell., Glon., Hell., Hyos., Stram.
glänzend: Ars., Bell., Tub.
glänzend, bei Delirium: Lach.
glänzend, ungewöhnlich hell: Op.
glänzend, mit zusammengezogenen Pupillen: Mur-ac.
glasig: Bell., Op.
glasig und wässerig: Bry., Psor.
herumrollend in ihren Höhlen: Hyos.
Rollen der A.: Bell., Hell., Hyos., Sec.
rot, funkelnd, starrend: Bell.
Schielen der A.: Bell., Hyos., Lyc., Stram.
trübe, glanzlos: Ars., Gels., Hyos., Merc., Mur-ac.
trübe, glanzlos, Pupillen ohne Reaktion auf Licht: Carb-v.
trübe, hohl, eingesunken: Ars., Bapt., Colch., Op., Pyrog.
trübe, ohne Ausdruck: Bapt., Bell., Op.
trübe, leerer Blick mit erweiterten Pupillen: Hell.
trübe und schläfrig: Phos-ac., Stram.
verdreht: Lach.
verdreht und starrend: Hyos.
voll und aufwärts gedreht: Ars., Op.

Augenlider, *blaß, Schwellung wie ein Sack über den Augen*: Kali-c.
blaß, Schwellung unter den Augen: Apis.
chronische Entzündung: Psor., Sulf.
eingesunken und schwer, mit blauen Ringen: Phos.
gelähmt, als ob, schwer, Dösigkeit steigert sich zum Koma: Cocc.
gelähmt, eingesunken, entweder kann oder will er sie nicht öffnen: Cocc., Colch., Lach., Zinc.
hängen herab: Ars., **Gels.,** Rhus-t., Zinc.
halboffen: Colch., Psor.
halb die trüben Augen bedeckend: Phos.
offen: Bell., Hyos., Lyc., Stram.
offen, im Delirium: Ars., *Bapt.,* Op., *Stram.,* Verat.
offen, mit Sopor: Lyc.
offen, und er liegt sprachlos da: Op.
beim Schließen der A. fährt er erschreckt auf: Chin.
schwieriges Heben der A.: Gels., Op.
zitternd und zuckend: Croc.

Pupillen, *erweitert und unbeweglich*: Colch., Stram.
erweitert, mit Ruhelosigkeit: *Hell.,* Merc., Nux-v.
links zusammengezogen, rechts erweitert: Colch.
öfters groß als klein; keine Reaktion auf Licht; entweder zusammengezogen oder stark erweitert und unbeweglich: Bell.
sehr erweitert, wenig empfindlich gegen Licht: Carb-v.
unbeweglich, aber leicht erweitert: Colch.
unbeweglich, aber sieht und spricht: Stram.
zuerst zusammengezogen, und danach erweitert: Puls.
zusammengezogen: Ars., Mur-ac., Op., Stram., Sulf.
zusammengezogen oder erweitert, mit langsamer Atmung: Cocc., Hyos., Nux-v., Sec., Verat.
zusammengezogen, mit Benebelung des Kopfes: Arn.
zusammengezogen, unbeweglich; unempfindlich gegen Licht: Chin., Op.

Sehen, *Empfindlichkeit gegen Licht*: Lach.
Halluzination beim S.; Gegenstände erscheinen schief oder doppelt, oder kleiner und weiter weg: Stram.
und Hören vermindert, oder völliger Verlust dieser Sinne: Sec.
offensichtlicher Verlust des S.: Psor., Sulf.
scheut das Licht: Mur-ac., *Psor.*
scheut das Licht, liegt mit dem Gesicht ins Kissen vergraben: **Psor.**
Unerträglichkeit von Licht: *Bell.*, **Psor.,** Puls.
verdunkelt bei Schwindel: Nux-v.
völlige Blindheit: Gels., Psor., Stram., Zinc.
völlige Blindheit mit Verlust des S., Hörens oder Sprechens: Stram.

Starren: *Bell.*, **Hyos.,** Op., Phos-ac., Sec., **Stram.,** Zinc.
mit langsamem Begreifen und langsamen Antworten: Hell.
auf einen Punkt mit offenen Augen: Bell.
auf die umgebenden Gegenstände: Hyos.
mit wässerigen Augen, ohne zu begreifen, was vor sich geht, und ohne seine Verwandten zu erkennen: Mur-ac., Op.

OHREN UND HÖREN

Gehör, *brausendes Geräusch*: Hyos., Merc.
brausendes Geräusch, wie Wind: Puls.
brausendes Geräusch, mit Summen: Sec.
brausendes Geräusch, und Donnern: Lach.
brausendes Geräusch, wie Regen oder Musik: Mur-ac.
Geräusch ist unerträglich: Chin., Cocc., Nux-v.
Klingeln im Kopf: Ars., Cocc.
klingelnde und brausende Geräusche im Ohr: Op.

jeder Laut ärgert ihn: Sulf.
Schwerhörigkeit: Apis, Ars., Bry., Phos.
Schwerhörigkeit, bei Fiebern: Bell., Carb-v., Hyos., Nit-s-d., Phos-ac.
Schwerhörigkeit, mit Summen beginnend: Hyos.
Summen, Singen, Brausen: Hyos.
überempfindlich: Bell., Bry., Lyc., Mur-ac., Nux-v., Phos., Op.
überempfindlich gegen Musik: Bry.

Taubheit: Ars., Bapt., Bell., Carb-v., Chlor., Hyos., Lach., Lachn., Merc., Nit-s-d., Phos-ac., Psor., Stram., Sulf.
als ob die Ohren verstopft wären: Verat.
mit einem brausenden Geräusch: Merc.

Trockenheit, *große, in den Ohren, verschwindet schnell nach einer Gabe* Sulf. *oder* Psor.

NASE UND GERUCH

Bluten: Arn., Bry., Carb-v., Gels., Hyos., Lach., Meli., Merc-s., Phos., Phos-ac., Psor., Rhus-t., Sec., Sulf., Sulf-ac.
anhaltend: Nux-v., Psor., Rhus-t.
beim Beginn des Fiebers: Rhus-t.
bessert: Meli., Rhus-t.
bessert nicht: Phos-ac.
häufig und reichlich, meist am Abend: Phos.
meistens um 3.00 Uhr oder nach dem Aufstehen, mehrere Tage lang täglich: Bry.
Mund und Zahnfleisch: Sulf.
Nase, Mund und Zahnfleisch: Carb-v.

nur aus der rechten Seite, nachts im Schlaf: Verat.
reichliche Blutung: Carb-v.
reichliche Blutung nachts, im Schlaf: Bry., Merc., Rhus-t.
reichlich nach Mitternacht oder am Morgen: Rhus-t.
mit Speichelfluß: Hyos. (**Geben Sie beim typhoiden Speichelfluß nicht Mercur!** - Anm. H.C. ALLEN)

Nase, *Bohren mit den Fingern in der N.*: Arum-t.
Geruchs- und Geschmackssinn sehr scharf: Mur-ac.
Geruch, Halluzinationen des G.: Stram.
Geruch schlecht, häufig: Ars., Psor.
kalt, und kalter Mund: Camph., Carb-v.
kann keine Gerüche ertragen: Nux-v., Sulf.
scharfe, jauchige Absonderung, die die Nasenflügel und die Oberlippe wundmacht und sie roh und entzündet sein läßt: Ars., Arum-t.
spitz: Cocc., Phos., Verat.
verstopft, muß durch den Mund atmen: Am-c., Arum-t.
zupft dauernd die Nase, bis sie blutet: Arum-t.

Nasenlöcher, *Fächer-artige Bewegungen der Nasenflügel*: Lyc.
rußig, rauchig: Ars., Chlor., Hell., Hyos.
sehen rauchig aus, mit trockener Zunge und Mund: Chlor.
trocken und schwarz: Colch.
weit geöffnet: Op.
weit geöffnet und trocken: Puls.

Trockenheit, *in der Nase*: Bry., Nux-m., Nux-v., Phos.
des Mundes und Rachens: Bell.
der Nase, Lippen, Zunge: Mur-ac.
in den Nasenlöchern: Puls.
von Schleim, zu harten Krusten: Rhus-t.

G E S I C H T

Gesicht, *ängstlich, hippokratisch*: Ars.

und Augen eingesunken: Chin., Cocc., Colch., Lach., Lyc., Merc., Phos., Phos-ac., Sec., Sulf.

Ausdruck von Furcht und Schrecken: Stram.

Ausdruck wild, mit Völle und Röte des G.: Bell.

bedeckt mit Schweiß: Colch.

berauschter Ausdruck, apathisch und gleichgültig: Bapt., Phos-ac.

blaß, mit kaltem Schweiß: Sec., Verat-v.

blaß, kalt, eingesunken: Carb-v., Cocc., Mur-ac.

blaß, kalt, eingesunken, leichenhaft, blaue Ringe um die Augen: Verat.

blaß, kränkliche Züge: Kali-c., Sulf.

blaß, kränklich, wie nach einer langen Krankheit; starkes Unwohlsein, eingesunkene Augen, mit blauen Ringen um sie: Phos., Sulf.

blaß, schmutzig, erdfarben, eingesunken: Ars., Phos., Sec.

blaß, mit spitzer Nase, hohlen Augen, mit dunklen Ringen um sie, Empfindungslosigkeit und Gleichgültigkeit: Chin., Phos., Verat.

blau, venöse Kongestion: Carb-v., Lach., Verat.

bläulich-rot, mit schwachem, intermittierenden Puls: Verat.

braun, schwarz: Ars., Lach.

dummes Aussehen, schlaff, und Facialis-Muskeln und Unterlippe herabhängend: Op.

dunkelrot, aufgetrieben, mit Schnarchen: Op.

eingesunkene Geichtszüge: Ars., Carb-v., Cocc., Zinc.

gelbe und schmutzige Farbe: Lyc., Merc.

gelblich, Augen eingesunken: Lyc.

gelblich und blaß: Bry.

gelblich und blaß, plötzlich, nach der ersten Woche (oft, tatsächlich im allgemeinen, fatal): Lyc.

glänzend und aufgeschwollen: Bell., Stram.

heiß, meist am Abend: Bry.

hippokratisch: Ars., Carb-v., Chin., Colch., Phos., Sec., Zinc.

kalt, bedeckt mit kaltem Schweiß: Carb-v., Verat-v.

kalter Schweiß an der Stirn; blaß, kühl, feucht, todesähnlich: Verat.

leichenhaft, und extreme Entkräftung: Colch., Verat.
leichenhaft, obwohl die Körperwärme noch vorhanden ist: Merc.
Risus sardonicus: Colch.
rot vor Hitze: Verat.
rot und rissig: Zinc.
Schlaffheit der Facialis-Muskeln: Op.
totenähnliches Aussehen des G.: Ars., Merc.
schwitzt an der rechten Seite: Puls.
spasmodische Bewegung des G.: Cocc., Hyos., Stram.
Unterkiefer hängt herab: Bapt., Lach., Lyc., Mur-ac.
Unterkiefer, Herabfallen des U.: Ars., Bapt., Lach.
Verzerrung der Muskeln des G.: Bell., Cocc., Hyos., Stram.
wächsern, weiß oder gelb: Sil., Zinc.
zeigt einen glücklichen und seltsamen Ausdruck: Apis.
zeigt eine betäubten Ausdruck: Colch., Stram.
zeigt einen betäubten Ausdruck, ohne Kollaps: Hell., Hyos.
zeigt einen apathischen Ausdruck: Rhus-t.
Zittern und Zucken: Cocc., Nux-v.
zitternde Konvulsion der Lippen und der Zunge: Op.

Lippen, *bläulich oder blaß*: Carb-v., Chin.
bläulich-rot, schwarz oder braun: Ars.
dunkelrot und trocken: Bell.
geschwürig und bedeckt mit Bläschen: Apis.
Hautausschlag auf oder um die L.: Phos-ac.
leuchtend rot: Sulf.
und Mundwinkel wund und rissig: Ars., Arum-t., Mur-ac.
rissig: Colch., Puls., Sulf.
rissig, trocken und schwarz: Verat.
trocken, als ob ausgedörrt vor Durst: Arn.
trocken und bedeckt mit braunen Krusten: Ars., Rhus-t.
trocken, bedeckt mit braunem oder schwarzen Schleim: Ars., Chin., Colch., Phos., Pyrog.
trocken und blutend: Lach., Pyrog.
trocken und braun: Bry., Nit-s-d., Rhus-t.
trocken, braun oder schwarz: Ars., Rhus-t.

trocken und rissig: Ars., Bell., Pyrog.
trocken und schwärzlich: Ars., Bell., Bry., Lach., Phos-ac., Pyrog., Rhus-t., Verat.
trocken, mit trockener Nase und Zunge: Mur-ac.
trocken, mit Trockenheit des Gaumens: Phos.
trockene Krusten oder Sordes auf den L.: Ars., Rhus-t.
Zähne und Zunge bedeckt mit einem dicken, braunen Belag: Colch.
Zahnfleisch und Zähne bedeckt mit braunem oder schwarzen Schleim: Ars.
zittern: Stram., Sulf.
Zittern der Unterlippe: Arn.
und Zunge blaß: Phos.
Zupfen an den L., bis sie bluten: Arum-t.

Mund, *aashafter, fauliger Geruch aus dem M.*: Arum-t., Hyos., Nux-v., Psor.
Aphthen: Bapt., Sulf-ac.
Aphthen, klein und bläulich, mit fauligem, sauren Gestank: Mur-ac.
Blutung aus dem M., und der Nase: Carb-v.
fötider Atem aus dem M.: Arn., Arum-t., Bapt., Merc., Psor., Sulf.
gefüllt mit schmierigem Schleim: Merc.
häufige Bewegungen während des Schlafs: Bry.
klebrig, weder Durst noch Appetit: Bapt., Gels.
klebrig, unerträglich: Phos.
offen: Merc., Mur-ac., Phos., Phos-ac.
offen bis zur äußersten Weite, fällt zurück beim Kopfheben: Colch.
roh, geschwürig, entzündet: Arum-t., Mur-ac., Stram.
schaumiger, seifenartiger Schleim im M., fast erstickend: Bry.
verzerrt: Bell., Camph., Colch., Op.

Mundwinkel, *entzündet, blutend*: Ars., Arum-t.
herabgezogen an der linken Seite: Verat-v.
Schmerz in den M., als ob eingeschnitten; Risse, Wundheit, Geschwüre: Merc.
und Oberlippe roh und wund; scharfe, jauchige Absonderung: Arum-t.

Rachen, Hals, *entzündet, die Drüsen des H., Hals geschwollen*: Arum-t.
entzündet, Kauen oder Schlucken von Speisen, selbst Trinken, verursacht Schmerz in dem rauhen Mund: Arum-t.
entzündet, Schlucken sehr schmerzhaft; Tonsillen und Uvula vergrößert: Bapt.
entzündet, mit Taubheit: Bapt., Lach.
Flüssigkeiten rollen hörbar in den Magen, Gurgeln beim Trinken: *Ars.*, Cocc. (?), **Hydr-ac.**
Flüssigkeiten rollen hörbar in den M., unwillkürlicher Stuhl und Urin: Mosch.
intensives Brennen im R.: Verat-v.
Schlucken von Flüssigkeiten, Schwierigkeit bei: Bapt., Bell., Hyos.
Schlucken sehr langsam: Hell.
Schlucken schwierig: Apis.
Schlucken schwierig, würgt selbst bei einem halben Teelöffel Wasser: Bapt.
Schlucken, die Trockenheit erlaubt es kaum: Phos.
Schlucken, völlige Unfähigkeit zu s.: Stram.
würgendes Gefühl vom Magen in den R., > durch Aufstoßen: Ign.

Sprache, *behindert durch eine trockene, harte, blanke Zunge*: Ars., Phos-ac., Pyrog.
kann nur mit großer Anstrengung laut sprechen: Op.
langsam und schwach, als ob ein Hindernis zu überwinden wäre: Sec.
langsam, als ob man die Zunge nicht bewegen könne: Carb-v.
murmelnd; es kostet ihn große Anstrengung, die Worte deutlich zu sprechen: Cocc.
schwierig, schwach, undeutlich: Hyos., Lach., Sec.
schwierig, mit Schwere der Zunge: Lach., Phos-ac.
schwierig, durch Trockenheit von Mund und Rachen: Bry.
durch schwierige Atmung und Schwäche: Bell.
stammelnd: Ars., Bell., Carb-v., Lyc., Sec., Stram.
stammelnd, als ob er betrunken sei: Bell., Lach., Op.
stammelnd, als ob die Zunge zu schwer sei, stotternd: Verat.
stammelnd, lispelnd, unverständlich: Ars., Bell., Op., Stram., Verat.

unfähig zu reden oder die Zunge herauszustrecken, die rissig, entzündet, geschwürig ist: Apis, Arum-t.
Unfähigkeit, laut zu sprechen: Nux-v., Pyrog.
Verlust der S.: Colch., Hyos., Pyrog., Verat.
Verlust der S., als ob gelähmt, lispelnd, stammelnd: Stram.
Verlust der S., als ob völlige Aphasie vorläge: Bell.
Verlust der S. und des Bewußtseins: Merc.
Verlust der S., mit Sehnenhüpfen: Mur-ac., Sec.
zaudert und zögert, mag sich nicht bemühen: Sulf.

Trockenheit, *von den Fauces in die Nase*: Bell.
oder Gefühl von T., nachmittags und nach Mitternacht: Rhus-t.
mit oder ohne Durst: Bry.
des Mundes und des Rachens: Nux-m., Nux-v., Puls.
des Mundes am Morgen, wie durch geistige Getränke am Abend davor: Nux-v.
des Mundes in der Nacht: Cocc., Puls.
von Mund und Zunge: Mur-ac., Nux-m.
des Mundes, Speisen schmecken wie Stroh: Stram.
des Mundes, vorderer Teil, und Zungenspitze, im Anfangsstadium: Nux-v.
des Mundes und der Fauces: Bell., Phos-ac.
ohne Durst: Nux-m., Puls.
schlimm, nicht > durch Trinken: Nux-m., Phos., Rhus-t.
stark, Zunge klebt am Gaumen: Nux-m.
trinkt große Mengen auf einmal: Arn., Bry.

Wangen, *Abmagerung der W.*: Tab.
abwechselnd rot und blaß: Verat.
brennend, beim Delirium: Lach.
brennend heiß, mit umschriebener Röte: Ars., Mur-ac.
brennend, am Nachmittag: Lyc.
eine rot, die andere blaß: Cham.
gelb, mit tiefroten Stellen in der Mitte: Bapt.
gerötet: Bapt., Bell., Calc., Hyos., Mur-ac., Stram., Sulf.
rot und heiß: Bell., Rhus-t.

rot und heiß, brennend: Bry.
rot oder venös blau: Bell.

Zähne, *bedeckt mit einer dunklen Masse*: Hyos.
brauner oder schwarzer Schleim auf den Z.: Ars., Hyos., Sulf.
dicker, brauner Belag auf den Z.: Colch.
Knirschen mit den Z.: Ars., Bell., Colch., Hyos., Verat-v.
Sordes an den Z.: Bapt., Pyrog., Rhus-t., Stram.

Zahnfleisch, *bei Beginn, geschwollen und blutend*: Merc.
schwammig, blutet bei der geringsten Berührung: Carb-v., Mur-ac., Phos., Sulf.
und Zähne bedeckt mit braunem oder schwarzen Schleim: Ars., Rhus-t.

Zunge, *als ob sie mit einer Haut belegt sei*: Phos.
als ob sie verbrannt und empfindungslos wäre: Puls.
als ob sie verbrüht oder verbrannt wäre: Ars., Verat-v.
atrophiert, Substanz verändert: Mur-ac.
bedeckt mit aufgerichteten Papillen: Ant-t., Ars., Bapt., Bell., Crot-h., Lach., Lyc., Pyrog., Rhus-t.
bedeckt mit einer dicken, zähen Paste, als ob eine Schicht von Kitt über sie verteilt wäre: Bry., Carb-v.
bedeckt mit dunkelbraunen Sordes mit widerlichem Geruch; faulig, mit einer dicken Schicht von gelblichem oder bräunlichen Belag: Bry.
Belag, der nach Bryonia zurückbleibt: Nux-v.
Belag, nach Entfernung hinterläßt er wunde Stellen: Tarax.
Belag weißlich, auf einer Seite: Rhus-t.
belegt in der Mitte und hinten, nicht an den Rändern: Bry.
blaß, bläulich oder bleifarben: Ars., Carb-v.
bräunliche, dicke Krusten auf ihr: Phos-ac.
braun, schwarz, trocken, hart: Bapt., Hyos., Sec., Rhus-t.
braun und trocken, am meisten in der Mitte: Bapt., Hyos., Puls.
brennend; sieht aus wie verbranntes Leder: *Hyos.*
dick: Chel., Merc., Nux-m., Nux-v.

dick belegt: Colch.
dick belegt und rissig: Bry.
dick, weiß oder schmutzig-weiß belegt: Bry., Merc.
dicker, weißer Belag zu Beginn: Cocc.
Fissuren in der Z.: Lach.
Gefühl, als ob sie zu dick wäre, beim Sprechen: Nux-v.
gelähmt: Bar-c., Bell., Hyos., Lach., **Mur-ac.,** Op., Stram.
gelähmt auf der rechten Seite (dreht sich nach links): Bell.
gelblich-braun, trocken in der Mitte: Stram.
glatt, nicht sehr trocken: Mur-ac., Phos-ac.
glatt, glänzend, als ob sie der Papillen beraubt wäre: **Pyrog.,** Ter.
grau-weiß: Phos-ac.
hart, dicker Schleim auf ihr: Rhus-t.
kann sie nicht herausstrecken, sie zittert, wenn er es tut: *Gels.,* Hyos., **Lach.,** *Lyc.*
kann sie nicht auf Wunsch bewegen, selbst wenn er bei Bewußtsein ist: Mur-ac.
klebrig, schmutzig, feucht, gelb: Carb-v., Lyc., Puls.
kommt trocken und schwarz heraus, mit einem schnappenden Geräusch, und bewegt sich wie ein Pendel: Lyc.
Landkartenzunge: Ars., *Lach.,* Merc., **Nat-m.,** Nit-ac., **Tarax.**
leuchtend rot: Bell., Colch., **Pyrog.**
nicht belegt, mit Verlangen zu trinken: Rhus-t.
rauh oder trocken, mit weißlich-gelbem Belag: Bapt., Bry., Cocc., Puls.
rauh, trocken und dunkelbraun: Bry.
rauh, trocken, rissig, dunkelbraun: Bapt., Bry., Hyos., Stram.
rissig und ausgedörrt: Apis, Carb-v.
roh, schmerzhaft, entzündet in der Mitte: Gels.
rot und rissig, oder rissig und blutend: Lach.
roter Rand und weiße Mitte: Bell., Gels., Sulf.
sauber, fast, mit leuchtend roten Rändern und rissigen Lippen: Op.
sauber, oder gering belegt: Gels., Mur-ac., Pyrog.
sauber und trocken: Stram.
schwer herauzustrecken: Gels., Hyos., **Lach.,** Lyc.
mit schwieriger Sprache, kaum beweglich: Carb-v.

wird mit Schwierigkeit herausgestreckt: Colch., **Lach.**
wird mit Schwierigkeit herausgestreckt, kann sie kaum zurückziehen: Hyos.
spasmodisch hin und her gestoßen zwischen den Zähnen: Lyc.
Spitze bleibt unter den Zähnen oder Lippen, kommt nicht heraus: Lach.
Spitze rot, dreieckig: Rhus-t.
Spitze rot, unbegrenzt: Sulf.
steif, Bewegung schwierig beim Schlucken: Lach.
steif, taub, wie ein Stück Holz: Ars., Colch.
trocken, als ob sie verbrannt sei, jedoch kein Durst: Mag-m., Op., **Puls.**
trocken und dunkelrot: Bapt.
trocken, mit einem braunen Streifen in der Mitte: Arn., Bapt.
trocken, großer Durst, trinkt wenig auf einmal: Ars.
trocken, großer Durst, trinkt große Mengen: Bry.
trocken und rissig: Ars., Hyos., Lach., Rhus-t.
trocken, rasselt wie Leder: **Mur-ac.**
trocken, rot, hart: Bry., Hyos., Rhus-t.
unbeweglich, durch trockene, schwarze Krusten: Phos.
weiß belegt, mit wunden Stellen: Nit-ac., Tarax.
weißer Belag in der Mitte: Bell., Bry., Gels., Phos., Sulf.
weißer Belag an den Seiten: Caust.
mit Zahneindrücken: Ant-t., Chel., Kali-bi., Merc., Podo., Pyrog., Rhus-t., Stram.
zitternd: Ars., **Bell.,** *Gels.,* **Lach.,** Lyc., Sec., Stram.
zittert beim Akt des Herausstreckens: Sec.
zittert beim Herausstrecken: Bell., Gels., **Lach.,** Sec., Stram.
zu rot, trocken, geschwollen: Stram., Verat.
mit zwei weißen Streifen auf einem roten Grund: Bell.

(Wegen weiterer Symptome der Zunge siehe **APYREXIE, Symptome während**)

M A G E N

<u>Appetit</u>, *Hunger in der Rekonvaleszenz, beginnt zu essen, es schmeckt nicht, alles ist so bitter:* Puls.

verlangt nach Essen, aber weist es zurück, wenn es angeboten wird: Bry., Phos.

Verlust des A., und Entkräftung: Rhus-t.

Verlust des A., möchte nicht essen oder trinken, keine Übelkeit: Iris.

Verlust des A., mit Völle des Magens: Nux-m.

völliger Appetitverlust: Bry., Nux-m., Nux-v.

weist die Speisen zurück, die er gewünscht hat: Bell.

will sich nicht wieder einstellen: Psor., Sulf.

<u>Aufstoßen</u>: Bry., Carb-v., Cocc.

<u>Durst</u>: Bell., Bry., Camph., Carb-v., Colch., Hyos., Merc., Mur-ac., Rhus-t., Stram.

mit Abneigung gegen Wasser: Nux-v.

nicht besser durch Trinken: Ars., Rhus-t.

Brennen im Kopf und Kälte des Rumpfes: Arn.

brennend, aber trinkt nicht viel: Bell.

dauernd, aber netzt nur die Lippen, jeder Schluck wird ekelhaft: Ars., Lyc.

dauernd, nach kalten Getränken, besonders nach Wasser: Merc., Phos.

exzessiv, mit einer roten, trockenen Zunge: Bell., Camph., Rhus-t.

Flüssigkeiten, in den Mund genommen, werden wieder ausgespuckt: Bapt.

groß, mit heißem Rumpf und kalten Extremitäten: Colch.

nach großen Mengen: Bry., Hyos.

mit Hitze, von 15.00 bis 18.00 Uhr: Phos.

nachmittags und abends, mit kaltem Schweiß: Verat.

unstillbar: Ars., Bry., Colch., Nat-m., Pyrog.

verlangt nicht nach Wasser, aber wenn angeboten, trinkt er es hastig: Hep., Op.

Wasser bringt den Magen in Unordnung: **Ars.,** *Phos.,* Pyrog., Sulf.
aber Wasser schmeckt nicht gut: Nat-m.

Epigastrium, *Auftreibung und schmerzhafte Empfindlichkeit gegen Druck*: Nux-v.
Brennen im E., und empfindlich gegen Druck: *Ars.*
Klopfen, Pulsieren: Puls.
große Schmerzhaftigkeit bei Berührung, Druck, Bewegung: Arn., Carb-v., Colch., Lach., Merc., Nux-v.
Schmerz und Empfindlichkeit bleiben nach Berührung oder Druck zurück: Bry.
sinkendes, schwaches Gefühl im E.: Ign.

Erbrechen, *und Brechreiz*: Ars., Bry., Kali-c.
besser durch Schlucken von Wasser, aber es kommt wieder hoch, wenn es im Magen warm geworden ist: Phos.
beim Bewegen: Bry., Sulf.
bei brennender Hitze: Cham.
nach Delirium: Sec.
dicke, schwarze Galle, gemischt mit klebrigem, biliösen Schleim, als ob er zersetzt sei; ein Quart [= ca. 1,1 l.] auf einmal: Sec.
nach Galle und Schleim schwarze Galle und Blut: Verat.
bei Kopfschmerz: Kali-c.
und wässerige Diarrhoe: Bry., Verat.
Wasser, biliös, schleimige Massen, mit großem Schmerz: Phos.
Wasser und grüne, schleimige Flüssigkeit, nicht das, was gegessen wurde: Ars.
Wasser, saurer Geschmack: Phos.

Essen, *Diarrhoe, unmittelbar nach E.*: Phos.
Frösteln nach E.: *Ars.,* Arum-t., **Bell.,** Calc., Carb-a., Carb-v., Cocc., Ip., **Kali-c.,** Nux-v., Rhus-t., **Tarax.,** Zinc.
saurer Geschmack nach E.: Nux-v.
oder Trinken, starkes Frösteln nach: Tarax.

Magen, *empfindlich gegen äußeren Druck*: Ars., Merc., Sec.
empfindlich, der kleinste Druck ist unerträglich, qualvoller Schmerz durch Berührung und Husten: Bry.
empfindlich, selbst die Bettdecken verursachen Schmerz: **Lach.,** Sulf.
scharfer Schmerz vom M. zur Hüfte: Bry.
Unbehagen und Übelkeit: Phos.
Völle im M.: Bapt., Carb-v., Nux-m.

Schluckauf: Ars., **Carb-v.,** Hyos., Ign., *Lach., Nux-m.,* Sec., Stram., Verat., Zinc.

Trinken, *schmerzt im Hals*: Hydr-ac.
nach T. Auftreibung und Schmerz im Darm: Nux-v.
nach T. heftiges Rumpeln im Darm: Ars., Merc., Thuj.
nach T., kalte Finger: Tarax.

Übelkeit *und Brechreiz*: Ars., Bry., Cocc.
und Erbrechen, Magen schmerzhaft empfindlich: Bry.

Verlangen, *nach alkoholischen Getränken*: Ars., Asar., Bry., Coff., Psor., *Tub.*
nach alkoholischen Getränken, die sogleich erbrochen werden: Agar.
nach erfrischenden, sauren Dingen: Merc., Phos-ac., Verat.

A B D O M E N

Bauch, *als ob er aufgeblasen sei*: Carb-v., Nux-m., Sulf.
als ob der B. roh und entzündet im Hypogastrium sei, < durch Berührung: Phos.

Auftreibung des B.: **Apis,** Arn., Ars., Bapt., Bry., *Carb-v.,* **Chin.,** *Cocc.,* **Colch.,** Lach., Merc., Lyc., **Phos.,** Phos-ac., Psor., **Ter.,** Tub., Verat-v.

Auftreibung, als ob Durchfall einsetzen würde: Bry., Chin., Rhus-t., Verat.

Auftreibung wie durch Flatulenz: Carb-v., Nux-m.

Auftreibung, als ob er roh wäre; unmittelbar nach Trinken aufgetrieben: Nux-v.

Blutung und Darmgeschwüre: Crot-h., Nit-ac., Ter.

Brennen oder Hitze im B.: Ars., Lach., Lachn., Sulf.

eingezogen in Richtung Wirbelsäule: Bell., Plb.

Härte des B.: Arn., Bry., Cocc., Colch., Verat.

heißer als der übrige Körper: Colch., Lach.

sehr empfindlich gegen Berührung: Bell., Ham., **Merc., Lach.,** *Nit-ac.,* **Phos.,** Psor., Pyrog., Ter.

sehr empfindlich, coecale und peritoneale Entzündung: Bell.

sehr empfindlich in der Ileocoecalgegend: Ars., Bell., Bry., Gels.

sehr empfindlich in der linken Darmbeingegend: Bapt., Lach.

sehr empfindlich in der Nabelgegend: Merc., Phos.

kneifende, greifende Schmerzen im B.: Puls.

Kolik mit häufigem, durchfälligen Stuhl: Ars.

Kolik mit heftigem Würgereiz: Nit-s-d.

Kolik, < am Morgen: Bry., Podo., Sulf.

Kolikschmerzen, mit Durchfall: Verat.

Schmerz im B., bei Druck: Op., Sec.

schmerzhaft während der Krisis, mit Besserung durch breiige Stühle: Ars., Carb-v., Mur-ac., Rhus-t.

Schmerzhaftigkeit und Auftreibung des B.: Apis.

Schmerzhaftigkeit bei Berührung: Apis, Arn., Cham., Ham., *Lach.,* **Nit-ac.,** Phos., Phos-ac., Pyrog.

Schwere im oberen Teil des B.: Bry., Nat-c., Nux-m.

zusammengepreßt, der ganze B.: Rhus-t.

Flatulenz: Ars., Bry., **Carb-v., Chin.,** Cocc., Colch., Gins., Hyos., *Lach., Lyc., Nux-m.,* Phos., Puls.

Gären, mit Durchfall und stinkenden Blähungen: Carb-v.

lautes Gluckern im Ileocoecaltrakt: Gins.
Rollen und Gluckern: Ars., **Carb-v.,** Lyc., **Phos.**
Rollen und Knurren: Nux-m., Sulf., Thuj.
Rumpeln im oberen Teil des B.: Chin.

Hautausschläge, *Petechien*: **Apis,** Ars., Crot-h., *Mur-ac.,* Phos., Psor., *Rhus-t.,* Sulf., **Ter.**
Petechien mit hämorrhagischen Flecken: *Sulf-ac.,* **Ter.**
Roseola-Flecken auf dem Bauch: Apis, *Arn.,* Hyos., Mur-ac.
weiß, miliar: Apis, Ter.

Lebergegend, *schmerzhaft, empfindlich*: *Bell.,* Bry., *Chel.,* Lach., Lyc., **Merc.,** *Phos., Tarax.,* Sulf.
vergrößert, angeschoppt: Merc., Psor.
nach Hepatitis: Bry., Lach., Lyc., *Merc.,* **Psor.**

Meteorismus: China., **Colch.,** *Nux-m., Op., Phos.,* **Pyrog.,** Sec., *Ter.*
durch Ansammlung von Gas, obwohl viel abgegangen ist: Phos.
am Morgen: Chin.
mit Schmerz im Rücken: Colch.
Schwere im oberen Teil des Bauches, ruheloser Schlaf: Nux-m.
sehr voller und harter Bauch: Arn., Phos.

Milz, *geschwollen, Härte der M.*: Cean., Chin.
geschwollen, schmerzhaft bei Druck: Ars.
Rumpeln in der Gegend der M.: Calc., Phos.
vergrößert: Arn., Ars., Calc., Carb-v., **Cean., Chin.,** Chin-s., Cocc., *Lach.,* Lyc., Phos-ac., Psor., Rhus-t.

Rumpeln: Bry., *Carb-v.,* Cocc., Colch., Hyos., Lach., Merc., *Nux-v., Phos.,* Phos-ac., *Puls.,* Pyrog., Ter., Verat.
Durchfall von zersetztem Blut, schrecklich stinkend: Carb-v., Crot-h., **Psor.,** *Pyrog.,* Ter.
meist am Abend im Bett, oder nachts: Bry.
schmerzhaft, sehr stinkende Blähungen: Phos., **Psor.**
nach Trinken oder vor jedem Stuhlgang: Merc.
vor Stuhlgang: Lach., Phos., *Phos-ac.,* **Pyrog.**

S T U H L

Blutung: *Alumn., Arn.,* Ars., Carb-v., **Crot-h., Ham.,** *Mur-ac.,* **Nit-ac., Phos., Ter., Tub.**

nach Durchfall, siebenter Tag, pfundweise *aus dem Rektum, wird schwach durch geringe Bewegung, ileo-coecale Gegend empfindlich*: **Nit-ac.**

Eiter, Meteorismus, Somnolenz, erschöpft bis an den Rand des Grabes: Carb-v.

flüssig, dunkel, teerartig, große Mengen: Ham., Ter.

flüssig, klumpig, schwarz, in der dritten Woche: Alumn.

flüssig, zersetzt: Crot-h., Sec.

durch Geschwürsbildung im Darm: Ars., **Crot-h., Mur-ac., Nit-ac.,** Phos-ac., **Ter.,** Tub.

hell, und klumpt nicht: Arn., **Nit-ac.**

sehr krank, aber keine B.: Hell.

schwarz, klumpig, wie verkohltes Stroh, mehr oder weniger zerstoßen, mit Nasenbluten: Lach.

Diarrhoe: Apis, Arn., **Ars.,** *Bapt.,* Bell., Bry., Calc., Carb-v., Camph., *Chin., Colch.,* Hyos., Lach., Lept., **Merc.,** *Mur-ac.,* Nit-ac., Op., *Podo.,* Phos., *Phos-ac., Psor., Puls.,* Pyrog., **Rhus-t.,** Sec., *Sulf.,* Stram., Ter., **Verat.**

biliös, schleimig: Bry., **Merc.**

mit bitterem, sauren Aufstoßen: Bapt., Phos., Puls.

blutig: Apis, *Arn., Ars.,* Carb-v., **Crot-h.,** *Ham.,* Lach., **Merc., Nit-ac.,** *Phos.,* Pyrog., **Ter.,** Tub.

bräunlich, gräulich: Carb-v.

dünn und äußerst übelriechend: Lach., Op., **Psor., Pyrog.,** *Sec., Sulf.*

dünn, mit eiweißartigem Schleim, starker Drang: Merc.

dünn, faulig: Apis, *Ars.,* **Psor.,** *Pyrog.*

dünn, schneidende, ziehende Schmerzen, die sich zu den Oberschenkeln erstrecken: Nux-v.

dünn, wässerig: *Ars.,* Colch., Hyos., Merc., Mur-ac., *Phos.,* **Verat.**

dünn, sehr wässerig: Op.

dunkel, braun, Geruch wie faulige Geschwüre: Ars.

dunkel, wässerig, schmerzhaft: Colch.

dunkel, teerartig, gemischt mit blutigem Schleim: Lept.

exzessiv, Stühle sauer: Calc., Sulf-ac.

faulig, reichlich: Nux-m.

flüssig, gelb, zwischen 4.00 und 7.00 Uhr: Nuph.

fötid: *Bapt.*, Kreos., **Psor.**

fötid, weder geformt noch durchfällig: *Lach.*, **Psor.**

gangränös und blutig: *Ars.*, **Phos.**, *Pyrog.*

gefolgt von Entkräftung: Ars., Kreos., Phos., Sulf., Verat.

gelb, wässerig, schleimig: Phos-ac.

grünlich, gräulich, wässerig: Phos.

grünlich, scharf, übelriechend: Nit-ac.

grünlich, schleimig, starker Tenesmus: Merc., Nit-ac.

häufig, schaumig, mit Tenesmus: Sulf.

mit kneifendem, greifenden Schmerz: Puls.

mit Kopfschmerz, reißendem Schmerz die Glieder entlang bei Stuhlgang: Rhus-t.

mit leerem Aufstoßen: Rhus-t.

leichenhaft, wie Aas: *Carb-v.*, **Psor.**, **Pyrog.**, Stram.

nachts, mit Druck im Bauch, wie von Gas: Arn.

nachts, nach Mitternacht: Ars., Kali-c., Sulf., Tub.

im Prodromalstadium, < nachts: Rhus-t.

reichlich, blutgestreift, wie Fleisch-Spülwasser; trockene Zunge: Phos.

schlechter nachts: **Merc.**, **Puls.**, *Rhus-t.*, Verat.

schmerzhaft, häufig: Apis.

schmerzhaft, mit starkem Abfall der Lebenskräfte: Calc., Tub.

schmerzlos: Calc., **Chin.**, *Phos-ac.*, **Sulf.**

schmerzlos, alle halbe Stunde, nach Knurren im Darm jedesmal: Sulf.

schmerzlos, mit lautem Rumpeln: Phos.

schmerzlos, am frühen Morgen: Podo., Sulf., Tub.

schwärzlich, oder bräunlich: Arn., *Ars.*, *Carb-v.*, Merc., Verat.

schwärzlich, wie Kaffeesatz: Ars.

schwärzlich, nur am Morgen: Podo.

schwärzlich, jede Stunde: Stram.

schwärzlich, übelriechend, mit schlimmem Schmerz: Colch.

schwärzlich, von zersetztem Blut: Lach., Phos., Ter.
schwarz, brennend, scharf; Kolik und große Ruhelosigkeit: Ars.
schwarz, und epigastrische Beklemmung: Dulc., Lept., Merc.
übelriechend, wässerig, mit weißen Flocken: Colch.

Unwillkürlich: *Apis,* Arn., *Ars.,* Bapt., Bry., *Carb-v.,* Chin., **Colch.,** *Hyos.,* Kali-c., **Mur-ac.,** *Op., Phos.,* **Phos-ac., Psor.,** Pyrog., *Rhus-t., Sec.,* **Sulf., Ter., Tub.,** Zinc.
bei Betäubung: Arn.
bei Blähungsabgang: **Aloe,** *Nat-m.,* **Nux-m.**
nach Essen, mit Rollen und Rumpeln im Darm: Camph.
Lähmung des Sphincter ani: Apis, *Phos.*
Lähmung des Sphincter ani und vesicae: Hyos.
nachts im Schlaf: Puls., Rhus-t.
plötzlich, schwarz-braun, alle drei Stunden: Bry.
schmerzhaft, faulig, blutig: Apis, Ars.
schmerzhaft und häufig: Apis, Zinc.
schmerzhaft, nach hartem Stuhl: Nux-m., Op.
Stuhl und Urin: Arn., Bell., **Mur-ac., Psor.,** *Pyrog., Rhus-t.,* **Sulf.**

Verstopfung: Apis, Ars., Bapt., **Bry.,** Hell., Hyos., *Lyc.,* **Nux-m., Nux-v., Op.,** Phos., Phos-ac., **Psor.,** Puls., **Sulf.**
abwechselnd mit Durchfall: Ars., Bapt.
kein Stuhlgang für eine lange Zeit: Apis, Bry., Lyc.
kein Stuhlgang für sechs oder zehn Tage: Puls.
lange, zähe Stühle, mit großer Anstrengung: Phos.
oder wässerige, schmerzlose, übelriechende Stühle: Op.
wenig oder kein Befallensein der Schleimhäute, selten einen Stuhlgang: Hell., Mur-ac.
wenn - obwohl vorhanden - die Geschwürsbildung im Darm nicht begonnen hat; wenn Schweißfriesel und Petechien schon erschienen sind während des entzündlichen Stadiums: Bry.

„Wenn keine Verstopfung vorhanden ist, dann gib nicht Carb-v.“ - JAHR
„Ich habe noch keinen einzigen Patienten verloren, bei dem bis zur Zeit der Krisis der Darm verstopft und inaktiv war.“ - JAHR.

„Ich habe vor mehr als zwanzig Jahren dasselbe gesagt und kann es nun wiederholen; selbst in der *dritten Woche* muß das Nicht-Erscheinen von Stuhl als bedeutsam angesehen werden. Dasselbe gilt für das Kindbett." - HERING.

Wenn der Verdauungstrakt krank ist, dann ist es immer am sichersten, ihn so lange wie möglich in Ruhe zu lassen; die Gefahr lauert im Durchfall, besonders in dem durch Abführmittel herbeigeführten. Purgativa sind beim Typhoid oft tödlich!

H A R N O R G A N E

Blase, *Blasengegend, schmerzhaft und sehr empfindlich bei Berührung*: Lyc.

Urin, *blutig, ganz durchmischt*: Ter.
bräunlich-rot, braun, mit Brennen, kein Sediment: Puls.
dunkel: **Bry.,** Carb-v., Merc., Nux-v., Puls.
dunkel, aber klar: Bell., *Calc.*
dunkelbraun: Ars., *Bry.*, Puls., *Sulf.*, **Ter.,** Verat.
gelb, kein Sediment: Lyc.
Geruch wie Ammoniak, stark: *Nit-ac.,* Phos.
Geruch wie Veilchen: Ter.
Geruch wie Veilchenwurzeln: Phos.
häufig, in kleiner Menge: Cocc.
häufig, reichlich: **Colch., Mur-ac.,** Stram.
häufig, reichlich und wässerig: **Mur-ac.**
häufig, spärlich, mit Brennen und Drang: Ars., Canth., Sec.
klar und scharf: Apis, Mur-ac., Phos-ac.
klar, sehr stark gefärbt: Nux-m.
koaguliert, wie Milch: Phos-ac.

schwierig, dauernder Drang: Sec.
trübe: *Ars.,* Carb-v., **Ter.,** Verat-v.
trübe, wie Pferdeurin: *Apis,* Carb-v., **Nit-ac.**
trübe, nach Stehenlassen: Sulf.
trübe, mit grauem Sediment: Puls.
trübe, grünlich oder dunkelbraun, wenn er gelassen wurde, und wird nicht klar beim Stehenlassen: Ars.
trübe, nachdem er ein Sediment abgesetzt hat, nicht klar: Phos.
trübe, rötlich, dunkel gefärbt: Carb-v.
trübe, mit weißem Sediment: Merc., Phos.
übelriechend, alkalisch: Ars., Bapt., Psor., *Sulf.*
unbewußter Fluß des U.: Apis.
unbewußt, trübe, wie Pferdeurin: Apis, **Nit-ac.**
unterdrückt: Arum-t., **Canth., Colch.,** Psor., Sec., **Stram.,** *Sulf.*
unwillkürlich: **Apis,** Arn., Ars., *Bapt.,* **Colch.,** Hell., **Hyos.,** Lyc., **Mosch., Op.,** *Phos., Rhus-t.,* Stram., Verat., Verat-v.
unwillkürlich, die ganze Nacht: *Arn.,* **Ars.,** Bell., *Hyos.,* Pyrog., **Rhus-t.**
unwillkürlich und reichlich: Stram., Verat.
unwillkürlich und unbewußt im Bett: Merc.
unwillkürlich und unwillkürlicher Stuhl, durch Sphincterlähmung: Bell., Hyos., **Mur-ac.**
zuerst klar, dann weiß oder kalkig: Merc.
zurückgehalten: Ars., **Hyos., Op.,** Stram.
zurückgehalten, wie durch Blasenverschluß oder Verlust der Kraft: Op.

KEHLKOPF, ATMUNG, HUSTEN

Atmung, *Atem kalt*: Carb-v.

Atem sehr übelriechend: Arn., Bapt.

beklemmt: Ars., Lach., Phos., Sulf.

beklemmt, ängstlich, mit Hochziehen der Brust: Op.

beklemmt, ängstlich in der Brust, als ob sie zusammengepreßt würde: Phos., Sulf.

beklemmt, mit extremer Entkräftung: Ars.

beklemmt, mit pleuritischen Stichen: Arn., Bry., Ran-b.

beklemmt, schwierig, pleuritische Stiche, quälender Husten, dickes gelbes oder rötliches Sputum: Phos.

beklemmt, mit Seufzen und Schluckauf: Sec.

beklemmt, durch Spannung im Magen: Merc.

beschleunigt: Ars., Colch., Mur-ac.

besser durch Austoßen: Carb-v., Ign.

Erstickung, Anfall von: Apis, Ars., Phos., Puls., Sulf.

hörbar, unregelmäßig, aussetzend: Colch.

je mehr er schnarcht, desto dunkler wird das Gesicht: Op.

keuchend, kann keinen vollen Atemzug tun: Bapt.

kurz, ängstlich, beklemmt, rasselnd: Ars.

kurz, ängstlich, mit Schwindel: Phos.

kurz, Husten, Hände und Füße kalt, verlangt Hitze im Zimmer: Carb-v.

kurz, nach jedem Husten: Phos.

langsam, aussetzend, ächzend: Hell., Op.

locker, rasselnd, laut, schwierig: Op.

rasselnd: Ant-t., Ars., Carb-v., Op., Phos.

Schleimgeräusch während Stupor oder Delirium: Hyos.

schnell, angestrengt, unterbrochen: Merc., Mur-ac., Phos.

stertorös: Lach., **Op.**

tief eingezogen, seufzend: Nux-m., Op.

tief seufzend, stöhnend, und ein saurer Geruch des Körpers, mit oder ohne Schweiß: Bry.

Husten, *mit bräunlichem, blutigen Sputum*: Nit-ac.
mit drohender Lähmung: **Ant-t.,** Carb-v., **Mosch., Nit-ac.**
mit Enge der Brust: **Phos.,** *Tub.*
graue Hepatisation, Sputum fällt im Wasser zu Boden und hinterläßt eine Spur von zähem Schleim, wie ein Meteor: Calc.
hart, mit stechenden Schmerzen in der rechten Brust und Leber: Bry., Kali-c., Merc.
heftig, folternd, trocken oder dicker, gelber, zäher Schleim: Lach.
hört auf, die Absonderungen verursachen laut rasselndes Atmen: Carb-v.
hört auf, Schleim kann nicht ausgeworfen werden: Ant-t., Mosch.
hört auf, Schleim verursacht Rasseln in der Trachea: Ars., Phos.
mit Infiltration der unteren Lungenlappen: Rhus-t.
kurz, hackend, durch Kitzeln unter der Sternummitte, < durch Reden oder Bewegen: Calc.
Lungen scheinen mit Blut gefüllt zu sein: Nit-ac., Tub.
bei Pneumo-Typhus oder Typhoid: *Apis,* Bell., Bry., Merc., **Phos.,** *Psor.,* Puls., *Rhus-t.,* **Sulf.,** Tub.
pulmonale Symptome herrschen vor: *Bry.,* Lach., Nit-ac., Psor., Rhus-t., Sulf., Stann., Tub.
rasselnd und rasselnde Atmung: **Ant-t.,** Nit-ac.
rasselnd, mit zähem, durchsichtigen, dicken, gelben oder rötlichen Sputum: Phos.
schlechter vom Abend bis Mitternacht: Phos., Puls.
Schleim im Rachen, kann ihn weder schlucken noch auswerfen: Bapt.
Schleim schwer auszuwerfen, in der Rekonvaleszenz: Ars., Phos., Seneg.
Schleim, zäh, hängt an Zunge und Lippen: Phos.
Schleim, zäh, im Rachen: Apis, Stann.
Schleimgeräusch, drohendes Ödem: **Ant-t.,** Carb-v., **Phos.**
Schleimgeräusch, Dyspnoe und Ödem: *Ant-t.*
mit schleimigem, blutigen Sputum: Lach.
mit schmutzigem, grauen, eiterartigen Sputum; wenn es auf eine harte Fläche fällt, bricht es und zerstiebt wie dünner Teig: Phos.
trocken: *Ars.,* Bell., **Bry.,** Merc., *Phos.,* Rhus-t., **Tub.**
bei tuberkulösen Patienten: Kali-c., **Tub.**
mit zähem, blutigen Sputum: Rhus-t.

Seufzen, *häufiges*: Bry., Ign., Ip., Sec., Op., Tub.

Stimme, *nasal, undeutlich*: Lach.
die paar Worte, die er spricht, werden gewispert, sind aber nicht irrelevant: Nit-s-d.
heiser und hohl: Hep., Sec., Spong., Tub.
rauh, heiser: Hep., Kali-bi.
schwach und zittrig, oder heiser, krähend: Ars.
unverständlich, stammelnd, als ob die Zunge zu schwer sei: Ars., Lach.
ist verloren, schreit, bis sie heiser ist: Stram.

HERZ, PULS

Herz, *drohende Lähmung des H., Blut stagniert in den Kapillaren, zyanotische Blaufärbung von Gesicht, Lippen und Zunge, Körper kalt und bedeckt mit kaltem Schweiß*: Carb-v.
Herzaktion heftig beim Umdrehen im Bett, schüttelt die linke Seite: Verat-v.
Herzaktion schnell, häufige kleine Schläge: Cocc.
Herzaktion wird schwächer: Ars., Mosch.
Herzaktion sehr langsam: Dig., Hell.

Puls, *beschleunigt und hart*: Bapt.
beschleunigt und langsam: Bapt., Op.
beschleunigt, voll, 120-140: **Bapt., Bell.,** Gels., Kali-c., Lach., *Phos.,* Pyrog., Rhus-t., Sulf.
häufig wechselnd: Apis, Bapt., Gels.

intermittierend: Apis, **Ars.,** Hyos., *Kali-c.,* Mur-ac., *Phos-ac.,* Sec., Verat., *Zinc.*

klein, fadenförmig, drahtig: Ars., Camph., *Carb-v., Colch.,* Hyos., **Lach.,** Phos., Psor., *Pyrog., Rhus-t.,* Zinc.

klein, schnell: **Ars.,** Colch., Psor., **Pyrog., Rhus-t.,** *Sulf.,* Zinc.

langsam: **Bapt.,** Gels., **Hell.,** Op., Sec.

schnell: **Ars.,** Bell., *Carb-v.,* Colch., Hyos., Jod., *Lach.,* **Mur-ac.,** Phos-ac., *Stram.*

schnell, durch Heben oder Drehen des Patienten, sonst langsam: Gels.

schwach, kaum wahrnehmbar: Carb-v., Hyos., Zinc.

schwach, keine Energie: Carb-v.

schwach, keine Energie, gereizt, 120-130: Mur-ac.

schwach, lahm: Apis, **Ars., Carb-v.,** Hyos., **Lach.,** Merc., *Phos.,* Phos-ac., **Psor.,** Puls., Verat., Verat-v.

schwach und klein: *Ars.,* **Carb-v.,** Hyos., **Lach.,** Phos., Phos-ac., Pyrog., *Rhus-t.*

schwach, nicht wahrnehmbar: *Ars.,* **Carb-v.,** Colch., Jod., Merc.

schwach und unregelmäßig: Apis, Bapt., Gels., Hyos., Nit-ac., Verat-v.

unregelmäßig: Apis, *Bapt.,* **Gels.,** Hyos., Nit-ac., *Verat-v.*

unregelmäßig, läßt jeden dritten Schlag aus: Mur-ac.

voll, mit klopfenden Karotiden: Bell., Glon., Hyos., Stram., Sulf.

voll, schnell: **Bapt.,** Bell., Glon., Hyos., *Jod.,* Stram.

zunehmend bei der kleinsten Bewegung: Jod.

RÜCKEN, EXTREMITÄTEN

Finger *kalt nach Trinken*: Tarax.
Zupfen an den Fingerspitzen: Arum-t.

Füße, *ein Fuß heiß, der andere kalt*: *Chin.*, Ip., **Lyc.**
große Schwere der F.: Bry., **Cocc.**
intensiv kalt: Jod., **Lyc.,** *Zinc.*
Schmerzhaftigkeit der Sohlen: Calc.
wund und schweißig zwischen den Zehen: Bar-c., Graph., **Sil.**

Hände, *eine kalt, die andere heiß*: *Chin.*, Dig., Ip., **Puls.**
und Füße kalt: *Ars.*, **Colch.,** Gels., Lyc.
und Füße kalt, sollen nicht bedeckt sein: Sec.
zitternd, automatische Bewegung der H.: Zinc.
zitternd, mit Kälte der Glieder: Zinc.
zitternd, beim Versuch, sie zu heben: Gels.

Rücken, *empfindlich, wenn das Fieber einsetzt*: Nux-v.
Schmerz im R. und Gliedern: Bapt., Gels., Pyrog.
Schmerz im R., Meteorismus: Colch.
Schmerz entlang der Wirbelsäule durch Bewegen der Hände oder Füße: Ferr.
schwach, muß sich nach der kleinsten Anstrengung niederlegen: Nux-m.
starke Hitze im R., mit kaltem Schweiß an Kopf und Gliedern: Phos.

Unterglieder, *fürchtet, daß sie gelähmt werden*: Sel.
kalt und bedeckt mit kaltem Schweiß: Carb-v.
klonische Spasmen der U., mit lähmungsartiger Schwäche: Laur.
Muskeln verweigern dem Willen den Gehorsam: Gels., Kali-br.
Schmerz in den U., sich ausbreitend von Ellbogen und Knien: Lach.
Schmerz in den U., schlechter durch Bewegen: Bry., Pyrog.
Schmerz und konvulsive Bewegungen der U.: Cocc., Ign.

schwach vom Morgen bis zum Abend: Sulf., Tub.
schwach, müde, schwer: Ars., Phos., Puls., Tub.
unerträglicher, reißender Schmerz in den U., in der Ruhe, besser, wenn sie bewegt werden: *Rhus-t.,* **Tarax.**
zerschlagenes, wundes Gefühl in den U.: Bry., Pyrog., Rhus-t.
zittern beim Versuch zu gehen: Calc., Gels.
Zucken der U., und des ganzen Körpers, beim Wachsein oder Schlafen: Lyc., Pyrog.

S C H L A F

Schläfrig, *dösig*: Arn., *Bapt.,* Bell., Bry., *Cact.,* Chin., Gels., Hyos., Lach., Merc., **Op.,** *Phos-ac.,* Puls., Pyrog., Rhus-t., Sec., Sulf., Verat.
wenn allein gelassen: Hell.
beim Beantworten einer Frage fällt er in einen tiefen Schlaf: Arn., **Bapt.,** Hyos.
mit herabfallenden Augenlidern: **Gels.,** Nux-m.
kann aufgeweckt werden und richtig antworten, danach fällt er wieder in Schlaf: Phos-ac.
kann nicht zu vollem Bewußtsein aufgeweckt werden: Bapt., **Hell.,** **Op.,** Phos., Verat.
aber kann nicht schlafen: *Bell.,* Merc., Mur-ac., **Op.**
aber kann nicht schlafen, weil sie sich nicht zusammenbringt; der Kopf fühlt sich an, als sei er verteilt: Bapt.
Koma-ähnlicher Schlaf: Cocc., Gels., *Nux-m.,* **Op.,** Phos., Puls., Sec.
mit offenen Augen: *Colch.,* **Op.**
mit schrecklichen Visionen beim Augenschließen: Ars., **Bell., Calc.,** Ign., Merc., *Op.*

tagsüber: Bry., Phos-ac., Sulf., Rhus-t.
oder tiefer Sopor: Ars., *Lach., Lyc.,* **Op.,** Rhus.t.

Schlaf, *nach, außerordentlich mürrisch, reizbar, Schimpfen, Schreien, eklig*: Lyc.
nach, erwacht mit Bewußtsein, aber ist apathisch, schweigsam: Phos-ac.
nach, Gefühl, als ob er gar nicht geschlafen habe: Puls.
nach, Gefühl, als ob er zu wenig geschlafen habe: Verat.
nach, kann sich nicht sofort von ängstlichen, phantastischen Visionen befreien: Sulf.
nach, müde, schwach, träge Mattigkeit: Bry.
nach, müder als zuvor: Bry., Nux-v., Puls., Tub.
nach, ruheloses Herumwälzen, Wegwerfen der Bettdecken: Lach.
nach, schwindelig beim Aufsitzen, muß sich wieder niederlegen: Op.
nach, schwindelig, betäubt, wie betrunken: Phos.
nach, Stammeln, Schwierigkeit, die Zunge zu bewegen: Op.
nach, starke Erschöpfung: Sec.
nach, Verschlechterung aller Symptome: Lach.
Verlust des S., gefolgt von großem Verlust an Kraft: **Cocc.,** Colch.
während des, Ächzen, Stöhnen, Murmeln: **Hyos.,** *Mur-ac.,* Op.
während des, häufiges Aufschrecken: Bell., Op.
während des, kauende Bewegungen des Mundes: Bry., Carb-v., Op.
während des, lautes Reden und Lachen. Lyc.
während des, murmelndes Delirium: Phos-ac.
während des, Reden, lautes Blasen beim Ausatmen: Arn.
während des, unzusammenhängendes Reden: Gels.
während des, Zupfen an den Bettdecken: Op.
während des, Zupfen an den Bettdecken und Murmeln: Rhus-t.

Schlaflos, *durch anhaltendes Delirium*: Mur-ac.
betäubt, halb schlafend, phantastische Visionen von Geistern, Drachen, Skeletten, Gespenstern: Op.
oder dauernder Schlaf mit Murmeln: Hyos.
durch geistige Überanstrengung, derselbe Gedanke weckt aus dem Schlaf: Calc.

durch nervöse Erregbarkeit: Hyos.
ruhelos: Ars., Arum-t., Hyos., Phos., Sulf.
ruhelos, Herumwälzen im Bett: Ars.
ruhelos während der Nacht: Sulf.
schreckliche Vorstellungen verhindern den Schlaf am Abend: Merc.
wegen der Visionen, sobald er in einen Schlummer fällt: Ign.

A L L G E M E I N E S

Konvulsive *Bewegungen*: Hyos., Ign., Nux-v.
automatisch: Camph., Cocc., Rhus-t.
Bewegungen, intermittierend, alle zwei oder drei Stunden, zur selben Stunde: Mosch.
Bewegungen des Mundes und Gesichtes: Bell.
Bewegungen, Sehnenhüpfen: **Hyos.,** *Ign.,* Lyc., Psor., Pyrog., Rhus-t., Sec., Sulf., Verat., Verat-v., Zinc.
Lähmungsartige *Symptome*: Carb-v., *Cocc.,* Cupr., *Nux-v.,* **Psor.,** Sel.
Muskeln verweigern dem Willen den Gehorsam: **Gels.,** Kali-br.

Lage, *bewegt Kopf und Glieder, der Rumpf liegt still wegen Schwäche*: Ars.
dauernder Wechsel der L.: Apis, *Ars.,* Bell., Chin., Hyos., Ign., *Puls.,* **Pyrog., Rhus-t.**
irgendeine, das Bett fühlt sich zu hart an: Arn., Pyrog.
kann nicht lange in irgendeiner Lage liegen: *Bapt.,* **Pyrog.**
Liegen auf dem Rücken: **Ars.,** Bapt., *Colch., Lach.,* Phos., *Pyrog.,* Zinc.
Liegen auf dem Rücken, mit hochgezogenen Beinen: *Ars.,* Hell., Puls.
Liegen auf dem Rücken, Oberschenkel an den Bauch gebeugt: Verat-v.

Liegen auf dem Rücken, Oberschenkel gebeugt und Unterarm fest gebeugt: Bell.
Umherwerfen: **Apis, Bell.,** *Rhus-t.*
wirft dauernd die Hände umher: Phos.
mit zurückgeworfenem Kopf: Bapt., Gels.

Nervös, *dauerndes Bewegen von Kopf und Gliedern, während der Rumpf wegen der großen Schwäche still liegt*: Ars.
dauernde Neigung, die Glieder zu strecken oder ihre Lage zu wechseln: Chin.
dauerndes Wechseln der Lage: *Ars.,* Chin., Pyrog., **Rhus-t.**
mit erweiterten Pupillen: Bell., Hyos., **Nux-v.**
fühlt sich besser, wenn er sich niederlegt: Bry.
die ganze Nacht, streckt seine Hände heraus: Phos.
große nervöse Ruhelosigkeit: Bapt.
große nervöse Ruhelosigkeit von Körper und Gliedern: Camph.
kann nicht lange irgendwo liegen: Bapt., Pyrog., Rhus-t.
hat keine Ruhe Tag oder Nacht: Sulf.
Herumwälzen: Ars., Bell., Canth., Rhus-t.
jede Lage fühlt sich zu hart an: Arn., Pyrog.
in den Muskeln, mit Schwindel: Nux-m.
ruhelos, ängstlich, geht von einem Bett ins andere: Ars., Bell., Calc., Cham., Cina, Hyos., Merc., Sep., Rhus-t., Verat.
plötzlich setzt er sich auf, danach legt er sich wieder nieder: Hyos.
wechselt von einem Platz zum anderen: *Ars.,* Hyos., Pyrog., *Rhus-t.*
Zittern des ganzen Körpers: Stram.
Zittern des Körpers und Herausstrecken der Zunge: Agar., **Lach.**
Zittern aus Schwäche: Gels.
Zittern und Zucken der Glieder: Apis, Cocc., **Zinc.**

Ruhelos, *automatische Bewegung der Hände und Füße*: Cocc., Rhus-t.
automatische Bewegung der Muskeln: Camph., Rhus-t.
Rucken, besonders bei Kindern: Bell., Calc.
Rucken und Zucken: Bell., Hyos., Ign., Lyc., Op., Zinc.
unwillkürliche Bewegungen: Bell., Colch., Hyos., Rhus-t.
unwillkürlich, erhebt oder ruckt den Kopf vom Kissen: Stram.

unwillkürliche seltsame Bewegungen von Gliedern und Körper: Stram.
unwillkürliche Zuckungen am vierzehnten Tag: Colch.
unwillkürliches Herausstrecken eines Beines und danach Hochziehen: Verat-v.

Schwäche, *allgemein und ausgeprägt*: Ars., Camph., Cocc., *Colch.,* **Phos-ac., Psor.,** *Rhus-t., Sec.,* Sel., Stram., Sulf., *Ter.*
in allen Gelenken: **Bry.,** Cocc., Phos.
besser durch Magnetisieren: Phos., Sil.
Gelenke zu schwach, um den Körper zu tragen: Carb-a., Carb-v.
große Entkräftung: Alumn., Arn., *Ars.,* Bapt., Colch., *Gels.,* Merc., Phos-ac., Psor., **Pyrog.,** *Rhus-t.,* Stram., *Verat.*
große Entkräftung, im ersten Stadium: Gels.
große Entkräftung, rutscht im Bett herab: Apis, Ars., Bapt., Hell., **Mur-ac.,** *Pyrog., Zinc.*
große Entkräftung, mit leichenhaftem Aussehen: Colch.
durch körperliche Anstrengung: Colch.
durch körperliche Bewegung, mit Verzerrung des Gesichts: Cocc.
und Mattigkeit: *Arn.,* **Bapt.,** Bry., *Phos.,* Sulf.
muskulär, durch die geringste Anstrengung: Lach.
muskulär, aber leicht: Mur-ac.
und nervöse Entkräftung: Bapt., Rhus-t.
mit Ohnmacht: Bry., *Camph.,* **Lach.,** Sec., Sulf., **Tarax.**
Sinken der Kräfte, schnelles: **Ars.,** Carb-v., *Colch.,* Chin., Nux-v., Phos., **Pyrog.,** *Sec.,* **Verat.**
Sinken der Kräfte, starkes: Arn., *Bapt.,* Hyos., *Phos.,* Phos-ac., **Psor.,** Tub.
und zerschlagene Schmerzhaftigkeit, zwingt zum Niederlegen: **Arn.,** *Pyrog.*

H A U T

Dekubitus: *Arn.,* Ars., **Bapt.,** Carb-v., **Carb-ac.,** Chin., **Fl-ac.,** Ham., **Mur-ac., Nux-m.,** Nux-v., Phos-ac., **Pyrog.,** Sec., **Sulf-ac., Zinc.**

mit Abszeß oder Furunkeln: Hep., Merc., Psor., Sil.

gangränös, schnell: Carb-v., Carb-ac., **Pyrog.**

Geschwürsbildungen: **Bapt.,** Carb-ac.

am Sakrum und Trochanter: Zinc.

wundgelegene Stellen an schwitzenden Teilen: Fl-ac.

Haut, *Bettdecke verursacht Schmerz*: Lach., Sulf.

Berührung verursacht Schmerz im Bauch und Hypogastrium: Phos.

bläulich, kalt: Carb-v.

bläulich-rote Flecken auf Teilen, auf denen der Patient liegt: Phos-ac.

blaß, gerunzelt: Verat.

blaß, schlaff, wächsern: Phos., Phos-ac.

Blut stagniert, Ausschlag wie Flohbisse: Puls.

Blut stagniert, Ekchymosen am Rumpf: Arn., Ars., *Carb-v., Phos.,* Phos-ac., Pyrog., **Sulf-ac.**

Blut stagniert, epidermische Extravasation: Ars.

Blut stagniert, was große purpurne Flecken, besonders an den Füßen, hervorruft: Sec.

Blut stagniert, rote Flecken wie Blutflecken, oder Petechien, auf Gesicht, Hals, Brust, Bauch: Bell.

Blut stagniert, was zyanotische Blaufärbung verursacht: Carb-v., Nux-m.

empfindlich gegen Berührung oder Druck auf Magen oder Bauch: Ars., **Lach.,** Phos.

Exanthem verzögert, am vierzehnten Tag steigt das Fieber mit neuen Symptomen von Gehirnreizung, Delirium, Zuckungen, schreckliche Visionen, oder große Angst (mit oder ohne Durchfall): Calc.

ikteroid: Crot-h., Merc.

ikteroid, mit Durchfall: Lept.

kutikulare rote Flecken, mit kleinen Bläschen in der Mitte: Rhus-t.

miliarer Ausschlag: Rhus-t.

miliarer Ausschlag um Hals, Brust, Rücken, breitet sich allmählich über die Beine zu den Füßen aus: Phos-ac.

miliarer Ausschlag am Rumpf: Phos.

miliare Eiterung mit Anasarka: Sulf.

Oberfläche sehr empfindlich: Colch., Ham.

Petechien: Ars., Bapt., Bry., Phos., Pyrog., Rhus-t., Sec., Stram., Sulf-ac., Ter.

Petechien, mit extremer Schwäche, völliger Verlust der Kräfte: Rhus-t.

Petechien, kleine, rote, juckende Flecke auf dem Körper, hier und da: Op.

Petechien, klein, glänzend, sternförmig, auf Gesicht, Hals., Brust: Stram.

rotes Exanthem auf der H.: Phos., Pyrog.

rotes Exanthem bricht wiederholt aus, mit Kurzatmigkeit: Ars.

rotes Exanthem erscheint auf dem Rücken beim Schwitzen: Stram.

rotes Exanthem, verteilt, unzureichend: Lyc., Phos-ac.

rote miliare Flecken an Brust und Rücken: Chin.

Schweißfriesel, kleine durchsichtige Bläschen am Morgen an verschiedenen Teilen des Körpers: Merc.

Schweißfriesel, weißer Ausschlag: Apis, Lach., Mur-ac.

trocken und heiß: *Ars.*, Bapt., **Mur-ac.**

trocken oder klamm und kalt: Phos.

weißer, miliarer Ausschlag: Ars.

weißer, miliarer Ausschlag zu Beginn, mit Angst in der Herzgegend: Bry.

zahlreiche Roseola-Flecken: Ars., Hyos., Phos., Pyrog., Rhus-t., Stram., Sulf., Sulf- ac.

SCHWEISS VON TYPHOID UND TYPHUS

ängstlich, verhindert den Schlaf, mit Seufzen, kurzem Husten, Druck in der Brust: Bry.
bedeckt das Gesicht: Colch.
mit großer Schwäche und Betäubung: Hyos.
kalt: Ars., **Camph., Carb-v.,** Carb-ac., **Colch.,** *Sec.,* **Verat.**
kalt, über den ganzen Körper: **Camph.,** Carb-v., Verat.
kalt, am Gesicht: **Bell.,** *Verat-v.*
kalt, Gesicht und Extremitäten: Carb-v.
kalt, Gesicht und Extremitäten, mit Hitze des Rumpfs: Phos.
kalt und klamm: Ars., Pyrog.
kalt und klebrig, anhaltend: Ars., Phos-ac., Sec.
kalt, nur an Kopf und Rumpf: Verat.
kalt, an der Stirn: Cocc., *Colch.,* Verat.
kalt, an Stirn und Gesicht: Sec.
kalt, und teilweise oder trocken brennende Haut: Apis.
kalt, mit Zittern des ganzen Körpers: Puls.
vom Kopf zum Epigastrium: Sec.
kritisch, an Stirn und Gesicht: Bapt.
leichenhafter Geruch, erfüllt die ganze Luft: *Ars.,* **Bapt.,** Carb-v., **Psor.,** *Pyrog.*
mäßig, möchte zugedeckt werden: Hep., Nux-v., Rhus-t.
ohne jegliche Besserung: *Lach.,* **Merc.,** Phos., *Pyrog.*
reichlich, große Schwäche, mit Verlangen, magnetisiert zu werden: Sil.
reichlich, schwächend: Merc.
reichlich, verzögert die Rekonvaleszenz: Psor.
sauer, macht den Patienten durstig: Jod.
sauer, am Mittag, saurer Durchfall tagsüber: Rhus-t.
sauer, meist am Nachmittag, am oberen Teil des Körpers: Fl-ac.
sauer, oder saurer Geruch des Körpers: Bry.
übelriechend: Ars., *Bapt.,* **Psor., Pyrog.**

übelriechend, auch der Atem übelriechend: Arn., Psor.
übelriechend und sauer: Ars.

Große Trockenheit, gefolgt von heißem Schweiß, ohne zu bessern, verlangt nicht Merc., sondern Stram.!

GEWEBE

Blutungen: **Alumn.,** Arn., Ars., Bry., **Crot-h.,** *Carb-v., Carb-ac.,* Chin., **Nit-ac., Phos.,** Rhus-t., Sulf., **Ter.**
Blutungen von Anfang an: *Crot-h.,* **Nit-ac.**
Blutungen, Erschöpfung durch den Säfteverlust: Carb-v., **Chin.,** Chin-s., Phos., Phos-ac.
Blutungen, mit Zersetzung der G., und großer Entkräftung: Bapt., Mur-ac., Pyrog.
Blutungen, mit Zersetzung der Säfte: Ars., *Bapt., Crot-h.,* **Lach.,** Pyrog., Rhus-t., *Sec.*
Gefühl von Blei in den Blutgefäßen, < beim Sitzen: Merc.
große Reizbarkeit aller Organe: Bell.
Klopfen in den Gefäßen, die Venen vergrößern sich stellenweise: Jod.
Leiden, die sich aufwärts ausbreiten: Fl-ac.
Leiden, die von oben nach unten gehen: Sel.
neuralgische Schmerzen hören plötzlich auf: Phos.
rheumatische Schmerzen: Bry., Camph., Pyrog., Rhus-t.
rheumatische Schmerzen, dumpf, stechend, reißend, < durch Bewegung und Augenöffnen: Bry.
rheumatische Schmerzen, in irgendeinen Teil des Körpers schießend, < wenn der Teil in Ruhe ist: Rhus-t.

rheumatische Schmerzen, intensiv, der Knochen und Muskeln, die den Patienten zwingen, sich zu bewegen: Bapt., Eup-per., Lac-c., Phyt., Puls., Pyrog.

rheumatische Schmerzen, klopfend, schlagend: Bry.

rheumatische Schmerzen, je mehr sie im ersten Stadium auftreten, desto sicherer ist ihre abdominelle Lokalisation. Der Patient wird die Schmerzen rheumatisch nennen, doch sie sind nervös (spinal), und nehmen ab, wenn man an sie denkt: Camph. - JAHR.

Steifheit der Muskeln, erstes Stadium: Bry.

wenig oder keine Affektion der Darmschleimhäute, keine Zersetzung: Hell., Mur-ac.

KONSTITUTIONELLES UND ALLGEMEINES

bei chronischem Alkoholismus: Agar.

ganz am Anfang kann bei Personen, die zur Fettleibigkeit neigen, jedes weitere Fortschreiten durch Calc. *coupiert werden.* - HERING.

wenn das bestgewählte Mittel versagt, das Fortschreiten von Typhoid aufzuhalten: Psor., Pyrog., Sulf., Tub.

großer Durst, aber Flüssigkeiten verursachen Schmerz und gurgeln durch die Eingeweide, wie durch ein leeres Faß: Hydr-ac.

mit schnellem Verlauf, der zur Bösartigkeit tendiert: Camph., Carb-v., Carb-ac., Psor.

schwache, entkräftete Personen, in der Kindheit oder im Alter, wenn die Vitalität klein ist: Ars., Bar-c., Op.

während epidemischer Cholera, oder wenn Cholera in Typhus endet: Ars., Cupr., Psor., Sulf., Verat.

nach geistiger und körperlicher Überanstrengung: Cocc.
nach Gemütsangst und Sorge: Calc.
nach Mißbrauch von Bryonia: Alum., Bapt., Mur-ac.
nach Mißbrauch von Opium: Hell.
nach Quecksilbermißbrauch: Nit-ac., Sulf.
nach Schock durch finanzielle Verluste: Staph.
bei einer Vorgeschichte von Ekzem, Halsentzündung, Asthma, Heufieber oder unterdrückten Hautausschlägen kann ein weiteres Fortschreiten coupiert und der Anfall abgebrochen werden durch Psor.

Verlag Müller & Steinicke, München

Schriftenreihe der Clemens von Bönninghausen-Akademie

Band 1
Die Heilung von Tumoren durch Arzneimittel
von John H. Clarke, M.D.
mit besonderem Hinweis auf die Krebsnosoden
(Übersetzung: Gerhard Risch)
Sanicula Aqua
(Übersetzung: Thomas von Reumont)

Band 2
Tumoren der Brust
Behandlung und Heilung
von J. Compton Burnett, M.D.
(Übersetzung: Heinz Pscheidl)

Band 3
Die Heilbarkeit von Tumoren durch Arzneimittel
von J. Compton Burnett, M.D.
(Übersetzung: Gerhard Risch)

Band 4
Vakzinose und ihre Heilung mit Thuja,
nebst Anmerkungen über die Homöoprophylaxe
von J. Compton Burnett, M.D.
(Übersetzung: Ingo Torp)

Band 5
Die Venenerkrankungen
speziell Venosität, Varikozele, Hämorrhoiden, variköse Venen und ihre Behandlung mit Arzneimitteln
von J. Compton Burnett, M.D.
(Übersetzung: Henner Kohl)

Band 6
Repertorium miasmatischer Symptome
Yves Laborde

Band 7
Siebenhundert Kardinalsymptome
von J. W. Hutchinson, M.D.
(Übersetzung: Clemens Ginten)

Band 8
Zarte, zurückgebliebene, schwächliche und im Wachstum behinderte Kinder
von J. Compton Burnett, M.D.
(Übersetzung: Dr. med. Carsta Schumacher-Giese)

Band 9
Die Wechseljahre der Frauen · Organerkrankungen der Frauen
von J. Compton Burnett, M.D.
(Übersetzung: Regine Beckmann und Gerhard Risch)

Band 10
Die Lebererkrankungen
von J. Compton Burnett, M.D.
(Übersetzung: Claudia-Maria Vorwerk)

Band 11
Die Gicht und ihre Heilung
von J. Compton Burnett, M.D.
(Übersetzung: Kristina Drews)

Band 12
Erkrankungen der Haut
von J. Compton Burnett, M.D.
(Übersetzung: Karlheinz Reinke und Gerhard Risch)

Band 13
Dr. Skinners Hauptcharakteristika der Materia Medica – Teil 1
von John H. Clarke, M.D.
(Übersetzung: Yves Laborde)
Radium als innerliches Mittel – Teil 2
von John H. Clarke, M.D.
(Übersetzung: Gisela Pütz)

Band 14
Klinische Materia Medica der Krebsmittel in 3 Bänden – Teil 1
Aalserum – Hydrocotyle
von Yves Laborde

Band 15
Klinische Materia Medica der Krebsmittel in 3 Bänden – Teil 2
Ignatia – Ozon
von Dr. Wolfgang Mettler

Band 16
Klinische Materia Medica der Krebsmittel in 3 Bänden – Teil 3
Pankreatinum – Zincum
von Roland Methner

Band 17
Krebs und Krebssymptome
von R.T. Cooper, M.D.
(Übersetzung: Karl-Heinz Reinke)
Die homöopathische Behandlung von Krebs
von Dr. Fortier-Bernoville / A.H. Grimmer, M.D.
(Übersetzung: Antje Tippett)

Band 18
Die Heilmittel von Fiebern
von H.C. Allen, M.D.
(Übersetzung: Gerhard Risch)

Die Reihe wird fortgesetzt . . .

Verlag Müller & Steinicke, München